Segunda Edição

POLLOCK
Fisiologia Clínica do Exercício

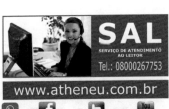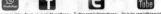

Segunda Edição

POLLOCK
Fisiologia Clínica do Exercício

Manual de condutas
em exercício físico

Vagner Raso
Júlia Maria D'Andrea Greve

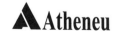

Rio de Janeiro • São Paulo
2021

EDITORA ATHENEU

São Paulo — Rua Avanhandava, 126 – 8º andar
Tel.: (11)2858-8750
E-mail: atheneu@atheneu.com.br

Rio de Janeiro — Rua Bambina, 74
Tel.: (21)3094-1295
E-mail: atheneu@atheneu.com.br

PRODUÇÃO EDITORIAL/CAPA: Equipe Atheneu
DIAGRAMAÇÃO: Know-How Desenvolvimento Editorial

Tradução e revisão técnica dos seguintes capítulos feitas pelo Dr. Vagner Raso:
5. Fundamentos em Flexibilidade; 7. Fundamentos em Biomecânica; 12. Fundamentos em Mudança de Comportamento para Atividade Física; 22. Doença Arterial Periférica; 26. Diabetes Melito Tipo 1; 27. Dislipidemias; 28. Obesidade na Infância e na Adolescência; 30. Síndrome Metabólica; 32. Insuficiência Renal Crônica; 36. Osteoporose; 37. Sarcopenia; 44. Fibrose Pulmonar Idiopática; 45. Câncer de Mama; 46. Câncer de Próstata; 48. HIV/Aids.

CIP-BRASIL. CATALOGAÇÃO NA PUBLICAÇÃO
SINDICATO NACIONAL DOS EDITORES DE LIVROS, RJ

P837
2. ed.

Pollock : fisiologia clínica do exercício / [editores] Vagner Raso, Júlia Maria D'Andrea Greve. – 2. ed. – Rio de Janeiro : Atheneu, 2021.
504 p. : il. ; 20 cm.

Inclui bibliografia e índice
ISBN 978-65-5586-177-8

1. Exercícios físicos – Aspectos fisiológicos. 2. Doenças crônicas – Exercícios terapêuticos. I. Raso, Vagner. II. Greve, Júlia Maria D'Andrea.

21-69941

CDD: 612.044
CDU: 612.766.1

Camila Donis Hartmann – Bibliotecária – CRB-7/6472

17/03/2021   17/03/2021

RASO, V.; GREVE, J.M.A.
Pollock: Fisiologia Clínica do Exercício

© Direitos reservados à EDITORA ATHENEU – Rio de Janeiro, São Paulo, 2021

Sobre Pollock

O Professor Michael Pollock nasceu em 24 de junho de 1936 na cidade de Los Angeles (Califórnia, EUA), onde foi um talentoso atleta e estudante até o colegial. Continuou seus estudos na *University of Arizona*, na qual jogou beisebol e recebeu seu bacharelado em Educação Física, em 1958. Foi Tenente da Marinha Americana, entre 1958 e 1960. Paralelamente, engajou-se à pós-graduação na *University of Illinois*, na qual completou seu mestrado em 1961, e seu doutorado, em 1967, em Fisiologia do Exercício, sob a orientação do Professor Thomas Cureton.

Começou sua carreira profissional na *Wake Forest University*, na qual permaneceu de 1967 a 1973 como membro da faculdade e diretor do laboratório de aptidão física. Subsequentemente, tornou-se diretor de pesquisa do *Institute for Aerobics Research* em *Dallas* (Texas, EUA), de 1973 a 1977; diretor do programa de reabilitação cardíaca e do laboratório de desempenho humano no *Mount Sinai Medical Center*, em Milwaukee (Wisconsin, EUA), de 1977 a 1984; e diretor do Programa de Reabilitação Cardíaca, Medicina do Esporte e Desempenho Humano no *Travis Medical Center*, em Houston (Texas, EUA), de 1984 a 1985. Em 1986, o Professor Pollock associou-se à *University of Florida*, onde foi diretor do Centro para Ciências do Exercício, da *College of Health and Human Performance*, até o momento do seu falecimento.

Foi um pesquisador produtivo, tendo publicado mais de 275 artigos, três livros e duas monografias. Foi pioneiro nas áreas de aptidão física e reabilitação cardíaca e homenageado por seus trabalhos:

1. Prêmio de honra da *American Alliance for Health, Physical Education, Recreation and Dance*, em 1979.
2. Prêmio de honra em pesquisa da *Association for Fitness and Business*, em 1984.
3. Prêmio *R. Tait McKenzie Award* da *American Alliance for Health, Physical Education, Recreation and Dance*, em 1987.
4. Prêmio de excelência da *American Association of Cardiovascular and Pulmonary Rehabilitation*, em 1993.
5. Prêmio de citação do *American College of Sports Medicine*, em 1994.

Além disso, o Professor Pollock foi presidente do *American College of Sports Medicine*, de 1982 a 1983, e fundador e coeditor do *Journal of Cardiopulmonary Rehabilitation*, de 1979 a 1991.

Infelizmente, faleceu numa sexta-feira, 5 de junho de 1998, em Orlando (Flórida, EUA). Ele realizaria uma importante apresentação no encontro anual do *American College of Sports Medicine* quando sofreu um aneurisma cerebral. Mesmo assim, ainda continua vivo nas lembranças da esposa e dos filhos, Jonathan, Lauren e Ellie. Ele tinha profundo amor pela profissão, esposa e filhos, e pelo seu senhor e salvador, Jesus Cristo.

A família do Professor Pollock sente-se imensamente honrada com este livro, que foi escrito em sua homenagem.

Jack Wilmore, PhD
(*in memoriam*)
Margie Gurley Seay Professor
Department of Kinesiology and Health
The University of Texas at Austin

Editores

Vagner Raso
Laboratório de Estudos do Movimento do Instituto de Ortopedia e Traumatologia do Hospital das Clínicas da Faculdade de Medicina da Universidade de São Paulo (LEM-IOT-HC-FMUSP)

Júlia Maria D'Andrea Greve
Laboratório de Estudos do Movimento do Instituto de Ortopedia e Traumatologia do Hospital das Clínicas da Faculdade de Medicina da Universidade de São Paulo (LEM-IOT-HC-FMUSP)

Colaboradores

Ahmed Ghachem
University of Sherbrooke Faculty of Physical Activity Sciences (Canadá) e Research Centre on Aging, Social Services and Health Centre of the University Institute of Geriatrics of Sherbrooke (Canadá)

Alexandre Simões Dias
Curso de Fisioterapia da Escola de Educação Física, Fisioterapia e Dança (ESEFID) da Universidade Federal do Rio Grande do Sul (UFRGS)

Alfredo José da Fonseca
Hospital das Clínicas da Faculdade de Medicina da Universidade de São Paulo (HC-FMUSP)

Alvaro Reischak de Oliveira
Departamento de Educação Física da Universidade Federal do Rio Grande do Sul (UFRGS)

Amélia Pasqual Marques
Curso de Fisioterapia da Faculdade de Medicina da Universidade de São Paulo (FMUSP)

Ana Assumpção
Mestre em Ciências pela Faculdade de Medicina da Universidade de São Paulo (FMUSP). Doutora em Ciências da Reabilitação pela FMUSP e Formação nos Métodos de Reeducação Postural/Global e Cadeias Musculares GDS

Ana Maria Forti Barela
Instituto de Ciências da Atividade Física e Esporte da Universidade Cruzeiro do Sul (ICAFE-UNICSUL)

Andrea Camaz Deslandes
Instituto de Psiquiatria da Universidade Federal do Rio de Janeiro (IPUB-UFRJ), Laboratório de Neurociência do Exercício da UFRJ. Programa de Pós-Graduação em Psiquiatria e Saúde Mental da UFRJ (PROPSAM-UFRJ) e Programa de Pós-Graduação em Ciências do Exercício e do Esporte da Universidade do Estado do Rio de Janeiro (PPGCEE-UERJ)

Andréia Cristiane Carrenho Queiroz
Departamento de Educação Física da Universidade Federal de Juiz de Fora em Governador Valadares (UFJF-GV), Programas de Pós-Graduação em Educação Física da UFJF, Programas de Pós-Graduação em Educação Física da Universidade Federal de Viçosa (UFV) e Programa de Pós-Graduação em Ciências Aplicadas à Saúde da UFJF-GV

Andrew Frank-Wilson
University of Saskatchewan College of Kinesiology (Canadá)

Angelina Zanesco
Programa de Pós-Graduação em Saúde e Meio Ambiente da Universidade Metropolitana de Santos (Unimes)

Antonio García-Hermoso
Navarrabiomed, Complejo Hospitalario de Navarra (CHN), Universidad Pública de Navarra (UPNA), IdiSNA (Espanha)

Audrey Borghi Silva
Departamento de Fisioterapia da Universidade Federal de São Carlos (UFSCar)

Bruno Gualano
Escola de Educação Física e Esporte da Universidade de São Paulo (EEFE-USP)

Bruno Rodrigues
Programa de Pós-Graduação em Educação Física e Ciências do Envelhecimento da Universidade São Judas Tadeu (USJT)

Caitlyn Hauff
Department of Health, Kinesiology and Sport of the University of South Alabama (EUA)

Camila de Moraes
Escola de Educação Física e Esporte de Ribeirão Preto da Universidade de São Paulo (EEFERP-USP)

Carolina Demarchi Munhoz
Departamento de Farmacologia do Instituto de Ciências Biomédicas da Universidade de São Paulo (ICB-USP)

Christopher J. Ryerson
Centre for Heart Lung Innovation of the St. Paul's Hospital (Canadá). Division of Respiratory Medicine of the Faculty of Medicine of the University of British Columbia (Canadá)

Christy Greenleaf
Exercise Science and Health Promotion Unit of the Kinesiology Department of the University of Wisconsin Milwaukee (EUA)

Cláudia Lúcia de Moraes Forjaz
Escola de Educação Física e Esporte da Universidade de São Paulo (EEFE-USP)

Claudio Andre Barbosa de Lira
Departamento de Ciências Biológicas da Universidade Federal de Goiás (UFG-Jataí)

Clovis Artur Almeida da Silva
Departamento de Pediatria da Faculdade de Medicina da Universidade de São Paulo (FMUSP)

Cristine Lima Alberton
Escola Superior de Educação Física da Universidade Federal de Pelotas (ESEF-UFPel) e Coordenadora do Laboratório de Avaliação Neuromuscular da ESEF-UFPEL

Crivaldo Gomes Cardoso Júnior
Departamento de Educação Física e Esporte da Universidade Estadual de Londrina (UEL)

Daniel Godoy Martinez
Faculdade de Educação Física e Desporto (Faefid) da Universidade Federal de Juiz de Fora (UFJF) e Unidade de Investigação Cardiovascular e Fisiologia do Exercício (InCFEx) da UFJF

Daniela Caetano Gonçalves
Curso de Nutrição da Universidade Federal de São Paulo (Unifesp-Baixada Santista)

Danielle Aparecida Gomes Pereira
Departamento de Fisioterapia da Universidade Federal de Minas Gerais (UFMG) e Programa de Pós-Graduação em Ciências da Reabilitação da UFMG

Danilo Cortozi Berton
Departamento de Medicina Interna da Universidade Federal do Rio Grande do Sul (UFGRS)

Danilo Marcelo Leite do Prado
Laboratório de Fisiologia do Exercício Aplicado a Atividade Motora (UltraLab)

David George Behm
Memorial University of Newfoundland School of Human Kinetics and Recreation (Canadá)

Dielly Catrina Favacho Lopes
Mestre em Neurociências pela Universidade Federal do Pará (UFPA)

Duane Knudson
Texas State University Department of Health and Human Performance (EUA)

Edilamar Menezes de Oliveira
Departamento de Biodinâmica do Movimento do Corpo Humano da Escola de Educação Física e Esporte da Universidade de São Paulo (EEFE-USP)

Elisa Maria Parahyba Campos
Departamento de Psicologia Clínica do Instituto de Psicologia da Universidade de São Paulo (IP-USP)

Elizabeth Alves Gonçalves Ferreira
Departamento de Fisioterapia, Fonoaudiologia e Terapia Ocupacional da Faculdade de Medicina da Universidade de São Paulo (FMUSP), Instituto de Psicologia da Universidade de São Paulo (IP-USP) e Institut des Chaînes Musculaires et Articulaires des Techniques GDS

Emiko Kamitani
Community Health Systems of the University of California School of Nursing (EUA)

Estevão Scudese Dessimoni Pinto
Doutor em Ciências pela Universidade Federal do Estado do Rio de Janeiro (UNIRIO), pesquisador visitante do Departamento de Fisiologia Humana da Universidade de Iowa, EUA (2017), Mestre em Educação Física pela Universidade Federal do Rio de Janeiro (UFRJ) e Pós-Graduado em Musculação e Treinamento de Força – Universidade Gama Filho (UGF)

Fábio Cangeri Di Naso
Mestre em Neurociências pela Universidade Federal do Pará (UFPA)

Fabíola Dach
Programa de Pós-Graduação da Faculdade de Medicina de Ribeirão Preto da Universidade de São Paulo (FMRP-USP) e Ambulatório de Algias Craniofaciais e da Enfermaria de Neurologia do Hospital das Clínicas (HC) da FMRP-USP

Felipe Donatto
Instituto de Ciências Biomédicas da Universidade de São Paulo (ICB-USP)

Flavia Meyer
Programa de Pós-Graduação em Ciências do Movimento Humano da Universidade Federal do Rio Grande do Sul (UFRGS)

Gabriela Salim de Castro
Instituto de Ciências Biomédicas da Universidade de São Paulo (ICB-USP)

Gabriela Tomedi Leites
Faculdade Anhanguera de Porto Alegre

Gaspar Rogério da Silva Chiappa
Centro Universitário de Anápolis, Universidade Federal de Mato Grosso do Sul (UFMS)

Giane Amorim Ribeiro-Samora
Laboratório de Avaliação e Pesquisa em Desempenho Cardiorrespiratório da Universidade Federal de Minas Gerais (LabCare – UFMG)

Guilherme Veiga Guimarães
Laboratório de Atividade Física e Saúde do Instituto do Coração do Hospital das Clínicas da Universidade de São Paulo (LAtiS-InCor-HCFMUSP) e Programa de Pós-Graduação do Departamento de Cardiopneumologia da FMUSP

Isabelle Dionne
University of Sherbrooke Faculty of Physical Activity Sciences (Canadá) e Research Centre on Aging, Social Services and Health Centre of the University Institute of Geriatrics of Sherbrooke (Canadá)

Jennifer Jochim
University of Saskatchewan College of Kinesiology (Canadá)

JoAnn Nilson
University of Saskatchewan School of Medicine (Canadá)

John Chow
Methodist Rehabilitation Center (EUA)

Jordan A. Guenette
Centre for Heart Lung Innovation of the St. Paul's Hospital (Canadá) e Department of Physical Therapy of University of British Columbia Faculty of Medicine Vancouver (Canadá)

José Angelo Barela
Instituto de Biociências da Universidade Estadual Paulista "Júlio de Mesquita Filho" (Unesp-Rio Claro)

José Geraldo Speciali
Departamento de Neurociências e Ciências do Comportamento da Faculdade de Medicina de Ribeirão Preto da Universidade de São Paulo (FMRP-USP)

José Grindler
Serviço de Eletrocardiografia do Hospital das Clínicas da Faculdade de Medicina da Universidade de São Paulo (HCFMUSP)

Jose Miguel Saavedra
Pesquisador independente

Julian de Ciutiis
University of Saskatchewan College of Kinesiology (Canadá) e University of Saskatchewan School of Medicine (Canadá)

Juliane Cruz Campos
Instituto de Ciências Biomédicas da Universidade de São Paulo (ICB-USP)

Karen Ferreira
Ambulatório de Cefaleias do Hospital das Clínicas da Faculdade de Medicina de Ribeirão Preto da Universidade de São Paulo (FMRP-USP) e Curso de Medicina do Centro Universitário Barão de Mauá (Ribeirão Preto)

Kátia De Angelis
Departamento de Fisiologia da Universidade Federal de São Paulo (Unifesp)

Kelb Bousquet Santos
Universidade de Brasília (UnB)

Kianna Ly
Drexel University School of Biomedical Engineering (EUA)

Kyle Leyshon
Springfield College Department of Exercise Science and Sport Studies (EUA)

Luciana Diniz Nagem Janot Matos
Doutora em Ciências pela Faculdade de Medicina da Universidade de São Paulo (FMUSP)

Luciana Maria Malosá Sampaio
Programa de Pós-Graduação em Ciências da Reabilitação da Universidade Nove de Julho (Uninove)

Luiz Fernando Martins Kruel
Universidade Federal do Rio Grande do Sul (UFRGS), Grupo de Pesquisa em Atividades Aquáticas e Terrestres e Grupo de Pesquisa em Voleibol

Luiz Roberto Grassmann Bechara
Graduação em Educação Física (Unesp – Bauru), Especialização em Fisiologia do Exercício (Unifesp), Mestrado em Educação Física, Doutorado em Ciências no programa Educação Física na Universidade de São Paulo (USP) e Pós-Doutorado no Instituto de Ciências Biomédicas da USP e no Department of Chemical & Systems Biology da Stanford University School of Medicine (EUA)

Márcia Pradella-Hallinan
Setor de Tratamento de Doenças Neuromusculares da Associação Fundo de Incentivo à Pesquisa (AFIP) e Setor de Medicina do Sono do Hospital Sírio-Libanês (HSL)

Maria Urbana Pinto Brandão Rondon
Departamento de Biodinâmica do Movimento do Corpo Humano da Escola de Educação Física e Esporte da Universidade de São Paulo (EEFE-USP) e Laboratório de Controle Autonômico da Circulação da EEFE-USP

Marília Seelaender
Departamento de Biologia Celular e do Desenvolvimento do Instituto de Ciências Biomédicas da Universidade de São Paulo (ICB-USP)

Michele R. Schaeffer
Centre for Heart Lung Innovation of the St. Paul's Hospital (Canadá) e Department of Physical Therapy of University of British Columbia Faculty of Medicine Vancouver (Canadá)

Mireia Olivan Riera
Universidade de Barcelona (Espanha)

Moritz Schumann
German Sport University Department of Molecular and Cellular Sports Medicine (Alemanha), Ministry of Education Key Laboratory of Systems Biomedicine (China) e Exercise Translational Medicine Centre of the Shanghai Center for Systems Biomedicine at Shanghai Jiao Tong University (China)

Nazrul Islam
University of Cambridge UK's Medical Research Council Epidemiology Unit (Inglaterra)

Noemy Pinto Pereira
Departamento de Biodinâmica do Movimento do Corpo Humano da Escola de Educação Física e Esporte da Universidade de São Paulo (EEFE-USP)

Patricia Chakur Brum
Escola de Educação Física e Esporte da Universidade de São Paulo (EEFE-USP)

Paulo de Tarso Muller
Faculdade de Medicina na Universidade Federal de Mato Grosso do Sul (UFMS)

Paulo Lague Sehl
Mestre em Ciências do Movimento Humano pela Escola de Educação Física do Estado do Rio Grande do Sul da Universidade Federal do Rio Grande do Sul (ESEF-UFRGS)

Paulo Roberto Jannig
Instituto do Coração do Hospital das Clínicas da Universidade de São Paulo (InCor-HCFMUSP)

Peter Thiel
University of Saskatchewan College of Kinesiology (Canadá)

Philip David Chilibeck
University of Saskatchewan College of Kinesiology (Canadá)

Rafael Ertner Castro
Laboratório de Atividade Física e Saúde do Instituto do Coração do Hospital das Clínicas da Universidade de São Paulo (LAtiS-InCor-HCFMUSP)

Raquel Rodrigues Britto
Departamento de Fisioterapia da Universidade Federal de Minas Gerais (UFMG)

Renata Silvério
Instituto de Ciências Biomédicas da Universidade de São Paulo (ICB-USP)

Ricardo Mario Arida
Departamento de Fisiologia da Universidade Federal de São Paulo (Unifesp)

Rodrigo Gonçalves Dias
Unidade de Reabilitação Cardiovascular e Fisiologia do Exercício do Instituto do Coração do Hospital das Clínicas da Universidade de São Paulo (InCor-HCFMUSP)

Rodrigo Luiz Vancini
Departamento de Fisiologia da Universidade Federal de São Paulo (Unifesp)

Ryan Justin Mays
University of Minnesota School of Nursing, Adult and Gerontological Health Cooperative (EUA) e University of Colorado School of Medicine, Division of General Internal Medicine, Department of Medicine (EUA)

Samuel Headley
Clinical Exercise Physiology Program of the Springfield College Department of Exercise Science and Sport Studies (EUA)

Sara Mijwel
Department of Neurobiology of the Karolinska Institutet Care Sciences and Society (Suécia)

Sílvia Maria Amado João
Departamento de Fisioterapia e Terapia Ocupacional da Faculdade de Medicina da Universidade de São Paulo (FMUSP)

Stella Lucia Volpe
Drexel University Department of Nutrition Sciences (EUA) e Drexel University Nutrition and Exercise Metabolic Laboratory (EUA)

Stephanie Santana Pinto
Escola Superior de Educação Física da Universidade Federal de Pelotas (UFPel) e Laboratório de Avaliação Neuromuscular da ESEF-UFPel

Suely Roizenblatt
Disciplina de Clínica Médica e Medicina Laboratorial da Universidade Federal de São Paulo (Unifesp)

Taís Tinucci
Departamento de Biodinâmica do Movimento do Corpo Humano da Escola de Educação Física e Esporte da Universidade de São Paulo (EEFE-USP)

Tânia Corrêa de Toledo Ferraz Alves
Departamento de Psiquiatria da Faculdade de Medicina da Universidade de São Paulo (FMUSP) e Unidade de Internação do Instituto de Psiquiatria do Hospital das Clínicas da Faculdade de Medicina da Universidade de São Paulo (IPq-HCFMUSP)

Tatiana Mesquita e Silva
Mestre e Doutora em Ciências pela Universidade Federal de São Paulo (Unifesp) e Especialista em Hidroterapia em Doenças Neuromusculares pela Unifesp

Telma Fátima da Cunha
Mestre em Ciências pela Universidade de São Paulo (USP)

Thiago Luiz de Russo
Departamento de Fisioterapia da Universidade Federal de São Carlos (UFSCar)

Tiago Fernandes
Escola de Educação Física e Esporte da Universidade de São Paulo (EEFE-USP)

Vagner Raso
Laboratório de Estudos do Movimento do Instituto de Ortopedia e Traumatologia do Hospital das Clínicas da Faculdade de Medicina da Universidade de São Paulo (LEM-IOT-HCFMUSP)

Vassilis Paschalis
National and Kapodistrian University of Athens School of Physical Education and Sport Science (Grécia)

Vitor Agnew Lira
University of Iowa Department of Health and Human Physiology (EUA), Obesity Research and Education Initiative, F.O.E. Diabetes Research Center, Abboud Cardiovascular Research Center e Pappajohn Biomedical Institute of the University of Iowa (EUA)

Viviane Louise Andrée Nouailhetas
Universidade Federal de São Paulo (Unifesp)

William Guyton Hornsby Junior
Department of Human Performance and Applied Exercise Science of the Robert C. Byrd Health Sciences Center at West Virginia University School of Medicine (EUA)

Yannick Molgat-Seon
Centre for Heart Lung Innovation of the St. Paul's Hospital (Canadá) e Department of Physical Therapy of University of British Columbia Faculty of Medicine Vancouver (Canadá)

Apresentação

O Professor Michael Pollock foi um líder mundial na área de fisiologia clínica do exercício (Knudson D, comunicação pessoal). *Seus estudos ajudaram a definir aspectos essenciais da prescrição de exercício físico para diferentes populações* (Lira VA, comunicação pessoal).

Desde sua primeira edição, Pollock: Fisiologia Clínica do Exercício é referência obrigatória a estudantes e profissionais da área de saúde (Moraes C, comunicação pessoal), pois *contém uma coleção extensiva e completa de importantes tópicos* (Schumann M, comunicação pessoal) que fornecem diretrizes *para o ensino da arte de prescrever exercícios físicos* (Britto R, comunicação pessoal) baseada em evidência. Não é surpresa, portanto, que *esta obra é similar aos livros publicados pelo* American College of Sports Medicine (Schumann M, comunicação pessoal).

Esta segunda edição, revisada, atualizada e ampliada, contém *contribuições modernas* não apenas de *renomados* pesquisadores brasileiros, mas também conta com a colaboração de importantes *colegas da Alemanha, Canadá, Chile, Grécia, Islândia, Estados Unidos e Suécia* (Lira VA, comunicação pessoal).

A estrutura do livro mantém os capítulos sobre fundamentos, assim como sobre condições e doenças.

Os capítulos sobre fundamentos fornecem a base essencial de conhecimento, necessária à compreensão dos múltiplos fatores relacionados ao exercício físico. Isso inclui as etapas envolvidas no gerenciamento do exercício físico, a análise da magnitude de efeito de determinada estratégia terapêutica e as peculiaridades de determinada fase da vida. Esses elementos são importantes juntamente à compreensão dos mecanismos fisiopatológicos, iatrogenia, interferência farmacológica na resposta ao exercício físico e, sobretudo, na interpretação dos indicadores empregados nas recomendações das diferentes modalidades de exercício físico e das considerações especiais que são descritas nos capítulos referentes às condições e doenças.

A cultura da prática baseada em evidência continua sendo o elemento primordial que norteia o compromisso e a responsabilidade de cada um dos colaboradores. O quadro sobre evidência, certeza e recomendação anteriormente disposto na abertura de cada capítulo das condições e doenças está disponível nos Anexos 1, 2 e 3. Isso continua permitindo aos leitores terem conhecimento dos estudos que suportam a tomada de decisão no processo de elaboração da prescrição de exercício físico de acordo com determinada condição e doença. O mesmo pressuposto pode ser usado entre as modalidades de exercício aeróbico, com pesos, de flexibilidade e aquático. Portanto, os números descritos em cada um dos anexos representam estudos que suportam a indicação eficaz e segura de cada modalidade de exercício físico de acordo com o poder de evidência, certeza e recomendação (Quadro 1)[1] disponíveis no momento atual do conhecimento.

A experiência acumulada por cada um dos colaboradores a partir das suas práticas diárias também serve como importante fundamento do julgamento clínico. Isso significa que os mecanismos fisiopatológicos, respostas iatrogênicas, interferência farmacológica sobre a responsividade ao exercício físico e considerações especiais foram também utilizados para respaldar as recomendações. Esses fatores foram principalmente empregados naqueles casos em que não existiam evidências científicas disponíveis, as evidências não estabeleciam consenso ou não alcançavam os requisitos mínimos necessários à classificação dos estudos de acordo com os níveis evidência, certeza e recomendação[2]. Tal estratégia é fundamental em razão do fato de que nem todos os indivíduos apresentam características similares às daqueles incluídos em estudos ou abordadas nas diretrizes de prescrição de exercício físico. Isso, portanto, continua enaltecendo a experiência profissional assim como reforçando a importância do conhecimento de aspectos peculiares relacionados ao gerenciamento do exercício físico.

A estrutura dos capítulos sobre condições ou doenças é organizada de modo que se contemplem alguns dos principais fatores envolvidos no gerenciamento dos programas de exercício físico. O conhecimento referente a cada condição ou doença é geralmente introduzido por meio de abordagem geral, considerando definição, fatores de risco, estratégias de prevenção e de tratamento, e a importância do exercício físico, seguida de breve descrição com dados estatísticos da sua prevalência ou incidência nacional e mundial.

Os fatores de risco e os mecanismos fisio- e imunopatológicos desencadeadores de determinada condição ou doença são descritos na profundidade necessária para a manipulação e compreensão dos elementos relacionados ao gerenciamento do exercício físico de acordo com a condição ou doença. Essa abordagem também está estendida à descrição dos aspectos iatrogênicos e da interferência farmacológica na prescrição do exercício físico. É possível ter conhecimento dos principais medicamentos, efeitos colaterais, interações medicamentosas e as alterações nas respostas fisiológicas de repouso, de esforço e após o exercício físico.

O gerenciamento adequado do exercício físico inclui avaliação pré--participação, que aborda os principais protocolos e procedimentos clínicos e físicos a serem empregados, como critérios padrão de referência para a prescrição do exercício físico. Isso abrange características clínicas básicas da condição ou doença que têm significativo impacto na prescrição e no monitoramento do exercício físico, além de protocolos e possíveis ajustes específicos para cada condição ou doença na avaliação clínica (p.ex., absorciometria de dupla emissão de raios X, broncoconstrição induzida pelo exercício), da aptidão física (p.ex., potência aeróbica, força muscular) e de parâmetros psicossociocomportamentais (p.ex., escala de depressão de Hamilton).

A cultura da prática baseada em evidência permite aos colaboradores tecerem recomendações práticas em termos de tipo, frequência, duração e intensidade para os exercícios aeróbicos, com pesos, de flexibilidade e aquático. Fatores intrínsecos (p.ex., massa muscular envolvida, velocidade de execução do movimento) e extrínsecos (p.ex., profundidade da água, temperatura ambiente) na prescrição e monitorização do exercício físico de acordo com a condição ou doença são também discutidos. E, finalmente, são tecidas alusões sobre o estado da arte ao se considerar o impacto da aderência ao exercício físico nos mais variados aspectos biopsicossociocomportamentais, assim como limitações e potenciais aplicações práticas, além de perspectivas futuras.

Quadro 1 — Evidência, certeza e recomendação[1].

Evidência	I	Evidência obtida de, no mínimo, um estudo adequadamente delineado, isto é, aleatorizado e controlado.
	II1	Evidência obtida de estudos adequadamente delineados, mas sem aleatorização.
	II2	Evidência obtida de estudos analíticos adequadamente delineados, isto é, coorte ou caso-controle, preferencialmente de mais de um centro ou grupo de pesquisa.
	II3	Evidência obtida de medidas de séries múltiplas de tempo independente de intervenção. Os resultados de estudos não controlados também podem ser considerados neste nível de evidência.
	III	Opiniões de autoridades respeitadas, baseadas em experiência clínica, estudos descritivos ou registros de comitês de especialistas.
Certeza	Alta	As evidências disponíveis geralmente incluem resultados consistentes de estudos bem-delineados e bem-conduzidos em populações representativas. Estes estudos avaliam os efeitos sobre a saúde. Portanto, esta conclusão é improvável de ser significativamente afetada por resultados de estudos futuros.
	Moderada	As evidências disponíveis são suficientes para avaliar os efeitos sobre a saúde, mas a confiança na estimativa é abalada em decorrência do número, tamanho ou qualidade dos estudos isolados, inconsistência de descoberta nos estudos isolados, descobertas que não são generalizadas à rotina de prática e ausência de coerência na cadeia de evidências. A disponibilidade de informações adicionais pode ser importante o suficiente para alterar a conclusão, caso a magnitude ou direção do efeito observado seja alterada.
	Baixa	As evidências disponíveis são insuficientes para avaliar os efeitos sobre a saúde em decorrência do número limitado de estudos, importantes limitações no delineamento ou nos métodos, inconsistência de descoberta nos estudos isolados, lacunas na cadeia de evidências, descobertas que não são generalizadas à rotina de prática em cuidados primários e ausência de informação em importantes resultados de saúde. Informações adicionais podem permitir a avaliação dos efeitos sobre a saúde.
Recomendação	A	O exercício é recomendado, pois existe elevada certeza de que o benefício é substancial.
	B	O exercício é recomendado, pois existe elevada certeza de que o benefício é moderado, ou existe moderada certeza de que o benefício é moderado a substancial.
	C	O exercício não é rotineiramente recomendado, pois existem aspectos que devem ser considerados na prescrição do exercício para determinados indivíduos. Existe no mínimo moderada certeza de que o benefício é pequeno.
	D	O exercício não é recomendado, pois existe moderada a elevada certeza de que não existem benefícios ou de que os riscos são maiores que os benefícios.
	I	As evidências disponíveis são insuficientes para a determinação da relação risco e benefício. A ausência, ruim qualidade ou evidências conflitantes, assim como o equilíbrio da relação risco e benefício, não podem ser determinados.

Referências bibliográficas

1. U.S. Department of Health and Human Services. Agency for Healthcare and Quality Advancing Excellence in Health Care. The guide to clinical preventive services – Recommendations of the U.S. Preventive Services Task Force; 2009.
2. West S, King V, Carey TS, Lohr KN, McKoy N, et al. Systems to rate the strength of scientific evidence. Evid Rep Technol Assess. 2002;47:1-11.

Introdução

If we could give every individual the right amount of nourishment and exercise, not too little and not too much, we would have found the safest way to health.

Hippocrates

Não há dúvidas de que a atividade física e o exercício físico devem ser empregados como algumas das principais estratégias profiláticas e terapêuticas adjuvantes ao tratamento da maioria dos agravos e doenças crônicas transmissíveis e não transmissíveis[1,2]. Existem evidências científicas consistentes do efeito agudo e crônico do exercício físico como importante recurso redutor da magnitude e da velocidade da maioria das alterações deletérias relacionadas a agravos, distúrbios, doenças e envelhecimento[3].

O treinamento físico em muitos casos pode incrementar o limiar de tolerância fisiológica e psicológica, que decisivamente contribui para o decréscimo da velocidade e progressão de determinada condição. Esse nível superior de tolerância pode tornar o indivíduo fisicamente ativo mais resistente aos estressores psicobiológicos, aumentando a predisposição não apenas física, mas também mental, para superar desafios diários[4,5].

Noutros casos, é possível que o exercício físico possua potencial terapêutico similar ao da terapia farmacológica padrão, mas com benefícios adicionais sobre a função física para realizar as atividades da vida diária e na qualidade de vida. É também muito possível que o treinamento físico atenue muitas das complicações iatrogênicas decorrentes de interações medicamentosas e doença-medicamento comumente observadas com a polifarmácia e potencial cascata de prescrição, especialmente naqueles indivíduos com limitada reserva fisiológica[1,6]. Isso ainda inclui o fato de que pode alterar o curso clínico de determinada condição ao contribuir para a estabilização de potenciais distúrbios primários, prevenção de incapacidades secundárias, promoção da recuperação funcional e, sobretudo, para o prolongamento dos anos de vida ajustados à qualidade[6].

Referências bibliográficas

1. U.S. Department of Health and Human Services. Physical Activity and Health: A Report of the Surgeon General. Atlanta, GA: U.S. Department of Health and Human Services, Centers for Disease Control and Prevention, National Center for Chronic Disease Prevention and Health Promotion, 1996.
2. Pate RR, Pratt M, Blair SN, Haskell WL, Macera CA, Bouchard C, et al. Physical activity and public health. A recommendation from the Centers for Disease Control and Prevention and the American College of Sports Medicine. JAMA. 1995;273:402-7.

3. Durstine JL, Moore GE, LaMonte MJ, Franklin BA. Pollock's textbook of cardiovascular disease and rehabilitation. USA: Human Kinetics, 2008.
4. Haskell WL, Lee IM, Pate RR, Powell KE, Blair SN, Franklin BA, et al. Physical activity and public health: updated recommwndation for adults from the American College of Sports Medicine and the American Heart Association. Circulation. 2007;116:1081-93.
5. Chodzko-Zajko WJ, Proctor DN, Fiatarone Singh MA, Minson CT, Nigg CR, Salem GJ, et al. American College of Sports Medicine position stand. Exercise and physical activity for older adults. Med Sci Sports Exerc. 2009;41:1510-30.
6. Durstine JL, Moore GE, Painter PL, Roberts SO. ACSM's exercise management for persons with chronic diseases and disabilities. USA: Human Kinetics, 2009.

Abreviações

1RM	Uma repetição máxima
+dp/dt	Derivada de contração do ventrículo esquerdo
3TC	Lamivudina
5HTT	Transportador de serotonina
8-oxo-dG	8-hidroxi-2-deoxiguanosina
A1C	Hemoglobina glicada
AAVD	Atividade avançada da vida diária
ABC	Abacavir
ABVD	Atividade básica da vida diária
ACTH	Adrenocorticotropina
ADCC	Citotoxicidade celular dependente de anticorpo
ADM	Amplitude de movimento
ADT	Terapia de privação androgênica
AGL	Ácidos graxos livres
AHA	American Heart Association
Aids	Síndrome da imunodeficiência adquirida
AINE	Anti-inflamatórios não esteroides
AIVD	Atividade instrumental da vida diária
ALT	Alanina aminotransferase
AMP	Adenosina monofosfato
AMPK	Proteína quinase ativada por AMP
ANSM	Atividade nervosa simpática muscular
ANVISA	Agência Nacional de Vigilância Sanitária
APC	Gene da polipose adenomatosa de cólon
ARV	Antirretroviral
AST	Aspartato aminotransferase
AT II	Angiotensina II
ATP	Adenosina trifosfato
ATPase	Adenosinatrifosfatase
ATV	Atazanavir
ATV/r	Atazanavir + ritonavir
AVC	Acidente vascular cerebral
BAC	β agonistas inalados de curta duração
BAL	β agonistas inalados de longa duração
BDNF	Fator neurotrófico derivado do cérebro
BH	Tetra-hidrobiopterina
BIA	Análise de impedância bioelétrica
BIE	Broncoconstrição induzida pelo exercício
bpm	Batimentos por minuto
BRA	Bloqueador do receptor de angiotensina
CaP	Câncer de próstata
CCR	Câncer de cólon e reto
CK	Creatina quinase
CLI	Isquemia crítica de membro inferior
CMH	Cardiomiopatia hipertrófica
COX IV	Enzima citocromo oxidase IV

CPE	Células-tronco progenitoras endoteliais
CPK	Creatina fosfoquinase
CRPC	Câncer de próstata resistente à castração primária
CS	Célula satélite
CT	Colesterol total
CTH	Células-tronco hematopoiéticas
CTM	Células-tronco mesenquimais
CTT	Cefaleia do tipo tensional
CV	Condutância vascular
CVM	Contração voluntária máxima
D4t	Estavudina
DAC	Depressão alastrante cortical
DAC	Doença arterial coronariana
DAE	Drogas antiepilépticas
DAP	Doença arterial periférica
DATASUS	Dados do Sistema Único de Saúde
DC	Débito cardíaco
DCC	Doença cardíaca coronariana
DCV	Doenças cardiovasculares
ddC	Zalcitabina
ddI	Didanosina
DHEA	Dehidroepiandrosterona
DIC	Doença isquêmica do coração
dif a-vO_2	Diferença arteriovenosa de oxigênio
DLV	Delaviridina
DM	Diabetes melito
DM1	Diabetes melito tipo 1
DM2	Diabetes melito tipo 2
DMO	Densidade mineral óssea
DMT	Dor muscular tardia
DNA	Acido desoxirribonucléico
DP	Duplo produto
-dp/dt	Derivada de relaxamento do ventrículo esquerdo
DPOC	Doença pulmonar obstrutiva crônica
DRC	Doença renal crônica
DRT	Doença renal terminal
DRV	Darunavir
DRV/r	Darunavir + ritonavir
DS	Duplo suporte
DSM	*Diagnostic and Statistical Manual of Mental Disorders*
DXA	Densitometria óssea
ECA	Enzima conversora de angiotensina
ECG	Eletrocardiograma
ECIM	Exercício contínuo de intensidade moderada
EEG	Eletroencefalograma
EFV	Efavirenz
EI	Inibidores de entrada
ELT	Epilepsia do lobo temporal
EMG	Eletromiografia
Emp	Empuxo
eNOS	Óxido nítrico sintase endotelial
EPO	Eritropoietina
ER	Receptor de estrogênio
ER+	Câncer de mama positivo para o receptor de estrogênio
ERR alfa	Receptor associado ao estrogênio alfa
ETR	Etravirina
EWGSOP	European Working Group on Sarcopenia

Abreviações

FAD	Flavina adenina dinucleotídeo
FC	Frequência cardíaca
FCM	Frequência cardíaca máxima
FCpico	Frequência cardíaca de pico
FCR	Frequência cardíaca de repouso
FCreserva	Frequência cardíaca de reserva
Fe	Ferro heme
FEVE	Fração de ejeção ventricular esquerda
FGF-2	Fator de crescimento de fibroblastos 2
FIQ	Fibromyalgia impact questionnaire
FM	Fibromialgia
FMN	Flavina mononucleotídeo
FNP	Facilitação neuromuscular proprioceptiva
FPI	Fibrose pulmonar idiopática
FPV	Fosamprenavir
FPV/r	Fosamprenavir + ritonavir
FR	Força de resistência
FRDE	Fatores relaxantes derivados do endotélio
FRS	Força de reação do solo
FTC	Emtricitabina
G	Fibra glicolítica
GABA	Ácido alfa-aminobutírico
G-CSF	Fator de estimulação de colônias de granulócitos
GDF8	Fator de crescimento de diferenciação 8
GGT	Gama glutamil transferase
GH	Hormônio de crescimento
GH	Genoma humano
GHRH	Hormônio de liberação do hormônio do crescimento
GI	Glicocorticoides inalados
GI	Gastrointestinal
GINA	Global Initiative for Asthma
GMFCS	Sistema de classificação da função motora grossa
GOLD	Global Initiative for Chronic Obstructive Pulmonary Disease
GS	Glicocorticoides sistêmicos
GTT	Teste de tolerância à glicose
HAART	Terapia antirretroviral de alta eficácia
HAS	Hipertensão arterial sistêmica
Hb	Hemoglobina
HBV	Vírus da hepatite B
HDL-c	Lipoproteína de alta densidade
HER2	Receptor do fator de crescimento epidérmico humano 2
HER2+	Câncer de mama positivo para o receptor do fator de crescimento epidérmico humano 2
HHA	Eixo hipotálamo-hipófise-adrenal
HIF-1α	Fator induzido por hipóxia
HIIT	Treinamento intervalado de intensidade vigorosa
HIV	Vírus da imunodeficiência humana
HKII	Enzima hexoquinase II
HMG-CoA	β-hidroxi-β-metilglutaril-CoA
HOMA	Modelo de avaliação da homeostase
HSR	Reação de hipersensibilidade
IAH	Índice de adiposidade hepática
IAM	Infarto agudo do miocárdio
IC	Índice cardíaco
IC	Insuficiência cardíaca
ICC	Insuficiência congestiva crônica
IDV	Indinavir

IECA	Inibidores da enzima conversora de angiotensina
IFC	Fase de contato inicial do pé
IGF-1	Fator de crescimento semelhante à insulina tipo 1
IL	Interleucina
IM	Infarto do miocárdio
IMAO	Inibidores da monoamina oxidase
IMC	Índice de massa corporal
IMT	Treinamento muscular inspiratório
INCA	Instituto Nacional de Câncer
Incor/HC/FMUSP	Instituto do Coração do Hospital das Clínicas da Faculdade de Medicina da Universidade de São Paulo
INSTI	Inibidor de integrase
IP	Inibidores de protease
IRC	Insuficiência renal crônica
IRMN	Imagem de ressonância magnética nuclear
ISRN	Inibidores seletivos de recaptação de noradrenalina
ISRS	Inibidores seletivos de recaptação de serotonina
ITB	Sistema de liberação intratecal de baclofen
km	quilômetro
$km \cdot h^{-1}$	quilômetros por hora
KNHANES	Korean National Health and Nutrition Examination Survey
LA	Limiar anaeróbico
LA	Lado menos afetado
LDH	Lactato desidrogenase
LDL-c	Lipoproteína de baixa densidade
LES	Lúpus eritematoso sistêmico
L-NMMA	N^G-monometil-L-arginina
LPL	Lipase de lipoproteína
LPV/r	Lopinavir + ritonavir
M	Momento de força
MA	Lado mais afetado
mCRPC	Câncer de próstata resistente à castração primária metastático
MEF2	Fator de estimulação de miócitos 2
MET	Unidade metabólica
MGF	Fator de crescimento mecânico
MHC	Miosina de cadeia pesada
min	Minutos
$mL \cdot bat^{-1}$	Mililitros por batimento
mmHg	Milímetros de mercúrio
MMP	Metaloproteinases da matriz
MRF	Fator regulatório miogênico
MVC	Maraviroque
N	Newton
NAFLD	Doença hepática gordurosa não alcoólica
NASH	Esteato-hepatite não alcoólica
NFAT	Fator de transcrição nuclear de células T ativadas
NFV	Nelfinavir
NK	Células *natural killer*
Nm	Newton por metro
NNRTI	Inibidor de transcriptase reversa não análogo de nucleosídeo
NO	Óxido nítrico
NOS	Enzima óxido nítrico sintase
NRF1	Fator respiratório nuclear 1
NRF2	Fator respiratório nuclear 2
NRTI	Inibidor de transcriptase reversa análogo de nucleosídeo
NVP	Nevirapina
NYHA	New York Heart Association
O	Fibra oxidativa
O_2	Oxigênio

Abreviações

OA	Osteoartrite
OG	Fibra oxidativa/glicolítica
OMS	Organização Mundial da Saúde
OTG	Órgão tendinoso de Golgi
PA	Pressão arterial
$PaCO_2$	Pressão parcial de dióxido de carbono
PAD	Pressão arterial diastólica
PaO_2	Pressão parcial de oxigênio
PAR-Q	Physical Activity Readiness Questionnaire
PAS	Pressão arterial sistólica
PC	Paralisia cerebral
PC	Peso corporal
PCP	Pressão capilar pulmonar
PCR	Proteína C-reativa
PCR	Ponto de compensação respiratória
PDFC	Ponto de deflexão da frequência cardíaca
$PetCO_2$	Pressão de dióxido de carbono ao final da expiração
$PetO_2$	Pressão de oxigênio ao final da expiração
PFK-1	Fosfofrutoquinase-1
PGC-1-alfa	Coativador alfa-1 do receptor ativado do proliferador de peroxissoma
PH	Peso hidrostático
PHCG	Pressão hidráulica no capilar glomerular
PICC	Cateter central de inserção periférica
PImáx	Pressão inspiratória máxima
Platino	Projeto Latino-Americano para Investigação da Doença Pulmonar Obstrutiva Crônica
PPAR	Receptor proliferador ativado de peroxissomo
PR	Receptor de progesterona
PR+	Câncer de mama positivo para o receptor de progesterona
PRI	Perfil de risco imunológico
PSA	Antígeno prostático específico
PSE	Percepção subjetiva de esforço
PSI	*Post-sleep inventory*
PT	Tempo de protrombina
PTH	Paratormônio
Pulso O_2	Pulso de oxigênio
PVC	Pico de velocidade de crescimento
PVHA	Pessoas vivendo com HIV/Aids
QTc	Intervalo QT corrigido
RAL	Raltegravir
RAS	Sistema renina angiotensina
RCI	Restrição do crescimento intrauterino
RER	Razão da troca respiratória
RM	Repetições máximas
RNA	Ácido ribonucleico
RNAm	RNA mensageiro
RS	Retículo sarcoplasmático
RTV	Ritonavir
RVP	Resistência vascular periférica
s	Segundos
SAF	Síndrome antifosfolípide
SaO_2	Saturação de oxigênio
SARMs	Moduladores seletivos de receptores de androgênio
SC	Sobrecarga
SCA	Síndrome coronariana aguda
SCC	Síndrome coronariana crônica
SDF-1	Fator derivado do estroma 1
SDH	Succinato desidrogenase
SIRT1	*Desacetilase de histonas sirtuin 1*

SJS	Síndrome Stevens-Johnson
SM	Síndrome metabólica
SNC	Sistema nervoso central
SQV/r	Saquinavir + ritonavir
SS	*Symptom Severity Score*
SUP	Sistema ubiquitina-proteassoma
T	Hormônio tri-iodotironina
T	Hormônio tiroxina
TARV	Terapia antirretroviral combinada
TC	Tomografia computadorizada
TC6M	Teste de caminhada de seis minutos
TCC	Terapia comportamental cognitiva
TCPE	Teste cardiopulmonar de exercício
TDF	Tenofovir
TE	Terapia com exercício
TEN	Necrose epidérmica tóxica
TFAM	Fator de transcrição A mitocondrial
TG	Triglicerídeos
TGF-beta-1	Fator de crescimento transformador-beta-1
TMB	Taxa metabólica basal
TMR	Treinamento muscular respiratório
TNF-α	Fator de necrose tumoral alfa
TO	Início da fase aérea
TOR	*Target of rapamycin*
TPV	Hemorragia intracraniana
TPV	Tipranavir
TR	Receptor da tireoide
TRH	Terapia de reposição hormonal
TSH	Hormônio tireoestimulante ou tireotrofina
TVP	Trombose venosa profunda
Tzds	Tiazolidinodionas
ULK1	*Unc-51 like autophagy activating kinase*
UM	Unidade motora
UML	Unidade motora lenta
UMRF	Unidade motora rápida e fatigável
UMRRF	Unidade motora rápida e resistente à fadiga
V/Q	Relação ventilação-perfusão
VC	Volume corrente
VE	Ventrículo esquerdo
VE	Ventilação pulmonar
VE/VCO_2	Equivalente ventilatório de dióxido de carbono
VE/VO_2	Equivalente ventilatório de oxigênio
VEF	Volume expiratório forçado no primeiro segundo
VEGF	Fator de crescimento endotelial vascular
VLDL	Lipoproteína de muito baixa densidade
VO_2	Consumo de oxigênio
VO_2 máx	Consumo máximo de oxigênio
VO_2 pico	Consumo de oxigênio de pico
VO_2 R	Consumo de oxigênio de reserva
VR	Volume residual
WADA	Agência Mundial Anti-*doping*
WPI	*Widespread Pain Index*
YMCA	Young Men's Christian Association
ZDV	Zidovudina

Nota ao leitor

Este projeto une esforços de vários colaboradores. Alguns se dedicaram para desenvolver um produto facilmente manipulado e visualmente atraente. Outros tiveram a responsabilidade de criar um conteúdo rigorosamente fundamentado nas mais importantes evidências científicas.

Tal união resultou num compacto, mas denso, manual de condutas, corroborado por quase 2.300 referências bibliográficas. Os autores se fundamentaram em estudos clássicos da literatura e nos mais atualizados artigos originais e de revisão. Este tesouro de conhecimento em fisiologia clínica do exercício permitirá distinto aprofundamento. As referências bibliográficas de cada capítulo estão disponíveis por meio do *QR code* a seguir ou do endereço eletrônico www.atheneu.com.br sob o título do livro.

Sumário

PARTE 1
FUNDAMENTOS

1 Prescrição de Exercício Físico, *3*

2 Avaliação da Capacidade Funcional Cardiorrespiratória, *17*

3 Plasticidade Neuromuscular Aplicada aos Exercícios com Pesos, *31*

4 Mecanismos de Adaptação no Músculo Esquelético, *43*

5 Flexibilidade, *55*

6 Exercício em Ambiente Aquático, *65*

7 Biomecânica, *73*

8 Eletrocardiograma, *85*

9 Farmacologia, *103*

10 Genética, *111*

11 Células-Tronco, *121*

12 Mudança de Comportamento para Atividade Física, *133*

13 Enfrentamento da Doença, *141*

14 Criança e Adolescente, *149*

15 Envelhecimento, *159*

16 Síndrome Pós-Poliomielite, *185*

PARTE 2
DOENÇAS

17 Hipertensão Arterial Sistêmica, *195*

18 Doença Isquêmica do Coração, *203*

19 Infarto Agudo do Miocárdio, *211*

20 Insuficiência Cardíaca, *221*

21 Transplante de Coração, *229*

22 Doença Arterial Periférica, *237*

23 Acidente Vascular Cerebral, *243*

24 Cefaleia, *251*

25 Depressão, *259*

26 Diabetes Melito Tipo 1, *267*

27 Dislipidemias, *273*

28 Obesidade na Infância e na Adolescência, *281*

29 Obesidade no Adulto, *289*

30 Síndrome Metabólica, *297*

31 Doença Hepática Gordurosa não Alcoólica, *305*

32 Insuficiência Renal Crônica, *313*

33 Distúrbios da Tireoide, *319*

34 Caquexia, *325*

35 Dores Lombares, *331*

36 Osteoporose, *339*

37 Sarcopenia, *347*

38 Osteoartrite, *355*

39 Fibromialgia, *363*

40 Epilepsia, *369*

41 Paralisia Cerebral, *379*

42 Asma, *385*

43 Doença Pulmonar Obstrutiva Crônica, *395*

44 Fibrose Pulmonar Idiopática, *401*

45 Câncer de Mama, *407*

46 Câncer de Próstata, *413*

47 Câncer de Cólon e Reto, *419*

48 HIV/Aids, *427*

49 Lúpus Eritematoso Sistêmico, *439*

Anexos, *445*

Índice remissivo, *457*

Parte 1

Fundamentos

Prescrição de Exercício Físico

Vagner Raso

Introdução

> (...) a run is going to improve your skin health,
> eye health, gonadal health (...)
> it's unbelievable (...) if there were a drug
> that could do for human health everything
> that exercise can, it would likely be the most valuable
> pharmaceutical ever developed.
>
> Mark Tarnopolsky

As pessoas fazem exercício físico por diferentes motivos. Algumas dizem que ele as ajuda a dormir melhor[1], reduzir o risco de demência[2] e diabetes[3], tratar doenças[4] e até economizar dinheiro em custos de saúde[5-8]. Embora usem muitos qualificadores para apoiar suas decisões sobre a realização de atividades físicas, a maioria das razões está conectada entre si por apenas uma única palavra: eficiência.

Quem se exercita tem corpo[3] e mente[2] mais eficientes. Essas pessoas dormem melhor[1] e seu sistema imunológico funciona melhor[9-11], consequentemente prevenindo ou se tornando mais eficientes no combate a doenças[12]. Elas também economizam parte do dinheiro gasto ou que seria gasto no tratamento de enfermidades[5-8]. O indivíduo fisicamente ativo tem menor risco de desenvolver incapacidade ou dependência física e irá deslocar mais à direita a curva referente à necessidade de cuidados médicos adicionais para, possivelmente, somente os anos finais de vida, mesmo que tenha determinada doença. É também provável que a atividade e o exercício físicos sirvam como fator protetor, de modo que as pessoas fisicamente ativas irão possivelmente sobreviver sem a necessidade de cuidados médicos, tratamentos adicionais ou ao ponto de alcançar falência funcional.

Pode-se, então, aludir que não existe diferença entre uma pessoa em um centro de reabilitação física e um atleta de elite; ambos têm o mesmo objetivo, que é a melhora da eficiência. O indivíduo no centro de reabilitação precisa se dedicar para diminuir o impacto global de determinada doença e melhorar sua capacidade em realizar as atividades da vida diária

---

Utilize o QR code localizado na página xxix para acessar as referências bibliográficas, que também estão disponíveis em www.atheneu.com.br sob o título do livro.

com pouca ou nenhuma limitação. O atleta de elite precisa se dedicar por anos para melhorar seu recorde pessoal em apenas alguns milissegundos, haja vista que sua capacidade atlética está próxima do limite fisiológico. Ambos estão, portanto, buscando eficiência.

É possível supor que o indivíduo é mais eficiente do que antes de começar a reabilitação física quando percorre certa distância, do início ao ponto de interrupção, em um ritmo preferencial constante sem assistência externa após algumas sessões. Seu corpo é basicamente capaz de recrutar e sincronizar a quantidade necessária de fibras musculares e fornecer oxigênio e nutrientes suficientes para cobrir o respectivo percurso. O coração de um indivíduo fisicamente ativo, que tem vasos extras devido ao exercício, é outro exemplo. Esse órgão será capaz de bombear mais sangue a cada batimento se comparado a uma pessoa fisicamente inativa. Embora ambos tenham o mesmo débito cardíaco em repouso, o coração do indivíduo fisicamente inativo terá que trabalhar mais para manter o mesmo desempenho. Isso significa que ele é menos eficiente para a mesma quantidade de trabalho quando comparado a alguém fisicamente ativo, além do fato de que irá interromper o exercício físico mais precocemente em virtude de sua tolerância ao esforço ser menor[14].

Eficiência é, portanto, um dos conceitos-chave em exercício físico. Alguns aludem que qualquer dose de exercício seja suficiente para melhorar o estado funcional sobretudo daqueles localizados abaixo do primeiro quartil para a função física. Tal premissa talvez tenha certo fundamento. No entanto, isso não apenas pode ser insuficiente em um curto período como pode incrementar o risco de eventos adversos em longo prazo e talvez representar a diferença entre ser ou não detentor do recorde mundial para um atleta de elite. Mas, para um indivíduo que tem determinada condição ou doença, pode ter repercussões no ciclo doença-motivação--atividade e na sua capacidade de enfrentamento da enfermidade e qualidade de vida.

Portanto, a prescrição adequada de exercício físico é uma arte baseada em evidência. O exercício, para aqueles indivíduos acometidos por doenças, representa uma das principais estratégias não farmacológicas disponíveis não apenas como importante recurso na minimização dos efeitos deletérios decorrentes de determinada condição ou doença e dos iatrogênicos. É também essencial na estabilização de potenciais distúrbios primários, prevenção de incapacidades secundárias, promoção da recuperação funcional e prolongamento dos anos de vida ajustados à qualidade[3,14,15].

Componentes da sessão de exercício físico

A sessão de exercício físico é constituída de aquecimento, fase de condicionamento e volta à calma.

Tanto o aquecimento como a volta à calma consistem geralmente em 5 a 10 minutos de atividades de intensidade leve. Elas podem preceder os exercícios de alongamento e promovem decréscimo da rigidez tecidual que, por sua vez, incrementa a amplitude de movimento (ver capítulo *Flexibilidade*)[16]. Esse pode ser um dos fatores que possibilita ao indivíduo obter maiores benefícios durante a fase de condicionamento. Os exercícios de alongamento são também usados como maneira de relaxamento na fase de volta à calma[16-18].

Todavia, o aquecimento deveria incluir não somente atividades de intensidade leve, mas também movimentos similares aos que serão usados na fase de condicionamento[16]. Uma sessão de exercícios com pesos não teria, portanto, que ser precedida por exercícios aeróbicos. O aquecimento é uma fase de transição que permite ao corpo se ajustar à maior demanda específica necessária à realização dos exercícios da fase de condicionamento[16,19]. Esse componente de especificidade biomecânica é tão importante quanto os relacionados aos fatores fisiológicos e bioenergéticos (ver capítulo *Biomecânica*).

Outro importante aspecto está relacionado à interdependência volume-intensidade (ver seção *Interdependência Volume-Intensidade*). Idosos[20,21] ou aqueles com doenças, sobretudo comorbidades[22], têm menor reserva fisiológica. Um período de aquecimento inadequadamente planejado pode não apenas comprometer a capacidade de o indivíduo executar apropriadamente os exercícios físicos da fase de condicionamento como limitar seu potencial de responsividade e progressão durante o programa de treinamento físico.

Os exercícios físicos da fase de condicionamento devem, no mínimo, seguir uma sequência baseada em demanda fisiológica e complexidade motora. Geralmente, não é esperado que exercícios de elevada demanda e elevada complexidade sejam organizados imediatamente após a fase de aquecimento ou imediatamente antes da fase de volta à calma[16,19]. Sobretudo os de elevada demanda poderiam impor uma exigência significativa ainda no período de transição ou mesmo provocar uma interrupção abrupta no fornecimento de oxigênio que pode substancialmente incrementar o risco de eventos adversos, risco esse diretamente proporcional à gravidade do quadro clínico.

Princípios para a prescrição de exercício físico

A prescrição de exercício físico deve ser fundamentada em princípios que incluem individualidade biológica, adaptação, sobrecarga, interdependência volume-intensidade, continuidade e especificidade[19,23-25]. Alguns desses são intercambiáveis com os mais recentemente usados, como frequência, intensidade, tempo, tipo, volume e progressão[16-18].

Todos esses princípios norteiam a prescrição bem-sucedida de exercício físico e são, portanto, descritos neste capítulo. Os leitores são, por outro lado, orientados a consultar os capítulos sobre fundamentos assim como aqueles específicos as condições ou doenças. Isso permitirá a melhor compreensão de outros potenciais indicadores e cuidados necessários na prescrição de exercício físico baseada em evidência para cada respectiva condição ou doença.

Individualidade biológica

A responsividade ao estímulo oferecido pelo exercício físico é de grande variabilidade interindividual e dependente da interação dos genes com outros múltiplos fatores (ver capítulo *Genética*)[26-29]; esses incluem, mas não estão limitados, a ambiente, maturação biológica (ver capítulo *Criança e Adolescente*) e utilização de medicamentos[27-30].

Indivíduos que compartilham o mesmo estado clínico, caracterizado por similar histórico e gravidade da doença, terapia farmacológica, além das demais variáveis sociodemográficas, podem responder completamente diferente a uma rotina idêntica de exercícios físicos. O limiar de resposta ao exercício físico e a velocidade de progressão da adaptação podem ser diferentes em virtude de os indivíduos possuírem distintos perfis de expressão gênica de responsividade[30,31]. Interação gene-gene e gene-ambiente podem sensivelmente modular o padrão de resposta de indivíduos com perfis similares, mas com diferentes magnitudes de resposta[27,30]. Existem indivíduos resistentes que apresentam baixo limiar de resposta e lenta velocidade de progressão, enquanto outros têm limiar e velocidade dentro daquilo que é esperado. É ainda possível identificar indivíduos que possuem elevado limiar de resposta e velocidade de progressão[27,30-32].

Isso não necessariamente significa que esse fenômeno tenha o mesmo padrão de resposta independente do estímulo induzido pelo exercício físico. Pouquíssimas pessoas irão apresentar elevado limiar de resposta e velocidade de progressão tanto para os fenótipos de capacidade cardiorrespiratória, *endurance* e força musculares como para o de flexibilidade. Esses são aqueles indivíduos capazes de apresentar consistência na resposta a diferentes estímulos. A maioria, por outro lado, será mais propensa a um padrão de resposta fenótipo-específico[26,27,30-32].

O histórico clínico, incluindo a gravidade, efetividade do controle, número de comorbidades e coinfecções, terapia farmacológica, além do estado nutricional, representam importantes componentes extrínsecos da prescrição de exercício físico para aqueles acometidos por doenças[19,23-25]. Esses fatores irão influenciar o padrão de sensibilidade ao estímulo e, portanto, a responsividade ao exercício físico[27,30,32].

Adaptação

O organismo possui sofisticada adaptabilidade e especificidade (ver subseção *Especificidade*) aos estímulos aos quais é submetido. Muitos dos efeitos agudos e crônicos induzidos pelo exercício físico nos sistemas cardiovascular, endócrino, musculoesquelético e respiratório de pessoas com diferentes condições e doenças parecem ser similares aos observados em indivíduos saudáveis (ver capítulos das doenças)[14,24,25]. Existe, portanto, a preservação da capacidade de responder ao exercício físico de magnitude e intensidade suficientes para induzir adaptação crônica tanto nos sistemas efetores como nos sinergísticos, independente da condição ou estado clínico[19,23]. No entanto, a amplitude da resposta para aqueles com doenças pode ser maior quando comparada a indivíduos saudáveis (ver subseção *Sobrecarga*)[14]. Um exemplo é a maior magnitude de redução da pressão arterial em indivíduos com hipertensão comparados a normotensos (ver capítulo *Hipertensão Arterial Sistêmica*)[33].

A resposta imediata a determinado agente estressor caracteriza a adaptação aguda que pode ser exemplificada pelo aumento momentâneo da pressão arterial sistólica a uma corrida à 80% da frequência cardíaca máxima. Enquanto a resposta à exposição contínua ao mesmo estímulo durante período prolongado (sejam semanas, meses ou anos) corresponde à adaptação crônica. Haveria, portanto, decréscimo da pressão arterial sistólica para a mesma rotina de exercício físico após alguns meses de treinamento (ver capítulos *Avaliação da Capacidade Funcional Cardiorrespiratória, Plasticidade Neuromuscular Aplicada aos Exercícios com Pesos, Mecanismos de Adaptação no Músculo, Flexibilidade, Exercício* em *Ambiente Aquático, Criança e Adolescente* e *Envelhecimento*, assim como os das doenças).

A habituação envolve modulação integrada dos diversos sistemas, além de incorporar adaptações moleculares[34,35]. Isso permite adequar as necessidades fisiológicas de acordo com a demanda a estímulos familiares (homotípicos) ou novos (heterotípicos), que resulta em facilitação da resposta a determinado desafio biomecânico ou fisiológico no indivíduo habituado[36,37]. A sensibilização é outro importante conceito envolvido no processo de adaptação. Ela é caracterizada pela resposta não habitual ao estímulo novo ou intenso[35] que ocorre especialmente em circunstâncias em que existe a necessidade de redirecionar o estímulo para que ocorra reajuste constante da homeostase e, consequentemente, o organismo continue respondendo positiva e periodicamente.

A magnitude de responsividade ao estímulo é inversamente proporcional ao nível de aptidão física. Portanto, indivíduos que possuem baixo nível de aptidão física respondem em maior magnitude e mais rapidamente ao estresse imposto pelo exercício físico do que aqueles com elevado nível de aptidão física (ver subseção *Sobrecarga*)[14].

Sobrecarga

A sobrecarga de esforço empregada em determinado exercício físico é um dos principais fatores diretamente envolvidos no processo de adaptação. Isso é geralmente caracterizado por valores absolutos (p.ex., sobrecarga em quilos usada nos exercícios com pesos ou a frequência cardíaca em batimentos por minuto usada em exercícios aeróbicos) ou relativos (p.ex., porcentagem do teste de uma repetição máxima [%1RM] ou da frequência cardíaca de reserva [%FCreserva]) (ver capítulos *Avaliação da Capacidade Funcional Cardiorrespiratória, Plasticidade Neuromuscular Aplicada aos Exercícios com Pesos, Mecanismos de Adaptação no Músculo, Flexibilidade, Exercício em Ambiente Aquático, Criança e Adolescente* e *Envelhecimento*, assim como os das doenças).

A sobrecarga representa diametralmente a intensidade do estímulo oferecido que parece ser proporcional à magnitude da adaptação[19]. No entanto, existe uma curva em formato de "J" invertido em que os ganhos relativos induzidos pelo exercício físico são mais proeminentes em intensidade moderada a vigorosa[3,14]. Além disso, indivíduos sedentários, iniciantes ou em estado clínico não controlado ou mais grave (liberados para a prática de exercício físico) geralmente obtêm maiores ganhos relativos mesmo em intensidades menores nas primeiras semanas ou meses de aderência a um programa de exercício físico[19,33]. Os ganhos relativos posteriores são geralmente inversamente proporcionais ao nível de aptidão física[14,16,18]. Eles não apenas tendem a diminuir, mas podem consequentemente incrementar o risco de eventos adversos em intensidades próximas ao limite fisiológico (isto é, ≥ 90% do máximo)[14]. Existe, portanto, tendência de menores ganhos relativos à medida que determinado indivíduo progride no *continuum* de aptidão física.

Esse fenômeno está intimamente relacionado à ocorrência de platô. É necessário o incremento progressivo na quantidade de trabalho, de modo que exista adaptação contínua[16,19-25]. Uma intensidade inicialmente fixada a 60% da velocidade de caminhada pode não mais representar um estímulo suficiente para induzir importantes benefícios após poucas semanas ou meses. Isso poderia, por exemplo, ser resolvido ao aumentar a intensidade para 65% ou realizar um reteste para ajuste da velocidade. A intensidade no último caso poderia ser mantida a 60% caso o indivíduo tenha aumentado sua capacidade total de trabalho (isto é, melhorado a velocidade máxima de caminhada) no reteste.

É importante ter em mente que a sobrecarga não se restringe isoladamente à magnitude da intensidade com base em determinado parâmetro (p.ex., %1RM ou %FCreserva)[16,19,25]. Outros fatores intrínsecos relacionados aos critérios para a prescrição de exercício físico podem diretamente influenciar a intensidade de esforço. Isso significa que uma sessão de exercício físico intervalado a 70% FCreserva com 30 segundos de intervalo de recuperação é mais vigorosa que uma sessão similar, mas, com 60 segundos de recuperação. Exercícios com pesos com maior amplitude de movimento podem significativamente incrementar a intensidade total da sessão. A seleção (p.ex., equipamento ou pesos livres) e ordem (p.ex., uni- ou multiarticulares) dos exercícios com pesos podem também ter impacto substancial[38]. O incremento da frequência, duração e, finalmente, da intensidade de esforço pode ser uma estratégia segura para o controle da sobrecarga de trabalho, especialmente em indivíduos em estado clínico mais grave[16,24,25]. No entanto, a leitura dos capítulos específicos é recomendada para o esclarecimento das peculiaridades relacionadas a cada condição ou doença.

Interdependência volume-intensidade

O volume e a intensidade estão íntima e inversamente associados de modo que uma maior intensidade de esforço está condicionalmente relacionada a um menor volume. O incremento concomitante de ambos acarreta aumento da quantidade total de trabalho que, por sua vez, irá significativamente influenciar o nível de tolerância ao esforço, além do risco de eventos adversos[16,19,25].

Um dos principais objetivos do exercício físico está associado ao incremento da tolerância ao esforço independente do estado de saúde[14,24,25]. Indivíduos com condições ou doenças podem experimentar elevada demanda biomecânica e fisiológica em percursos curtos de caminhada ou mesmo em atividades básicas da vida diária (p.ex., se levantar de uma posição sentada) devido ao fato de terem menor reserva fisiológica[20-22]. Nesse sentido, uma caminhada realizada durante 60 minutos deve ocorrer numa velocidade inferior quando comparada a 30 minutos. O mesmo raciocínio deve ser utilizado nos exercícios com pesos em que um menor número de repetições deve ser executado quando a sobrecarga é elevada.

É possível que alguns indivíduos com diferentes condições ou doenças e alto nível de aptidão física estejam preparados para tolerar exercício com elevado volume e intensidade. No entanto, tais estímulos estão possivelmente restritos a um número bastante limitado de pessoas e devem seguir cuidados e recomendações específicas para cada respectiva condição ou doença (ver capítulos *Criança e Adolescente* e *Envelhecimento*, assim como os das doenças). A maioria das demais, incluindo sedentárias, iniciantes ou em estado clínico não controlado ou mais grave (liberados para a prática de exercício físico), deveria ser submetida a um programa de exercício físico com monitoramento preciso dos fatores extrínsecos relacionados à prescrição.

Continuidade

A exposição contínua a determinado estímulo representa um dos pressupostos básicos para a manutenção do benefício adquirido[16-19] ou para o incremento da complexidade (p.ex., envolvimento de vias genéticas e moleculares na resposta ao exercício [ver capítulos Genética e Células-Tronco])[29-32] ou da magnitude da adaptação[14].

Essa frequência em que determinado estímulo deve ser repetido está também associada com a demanda cardiovascular, metabólica e neuromuscular da tarefa[16,18]. É ainda esperado que a magnitude e a velocidade de responsividade ocorram diferentemente nos distintos sistemas. Os componentes morfológicos parecem depender de maior frequência, assim como maior período de exposição, que os indicadores funcionais[14]. A variabilidade também acontece em nível intra e intersistêmico; por exemplo, os músculos da região lombar necessitam de menor frequência de exposição quando comparados aos dos membros inferiores[38]. Indivíduos sedentários, iniciantes ou em estado clínico não controlado ou mais grave (liberados para a prática de exercício físico) podem primariamente alcançar adaptações substanciais ao se exercitarem apenas uma vez por semana (ver capítulos das condições e doenças para conhecimento da frequência mínima necessária)[16,18,38]. A magnitude e a significância dessas potenciais adaptações irão proporcionalmente diminuir à medida que o indivíduo se torna fisicamente mais ativo[14].

As adaptações podem, no entanto, ser revertidas caso o indivíduo intencionalmente diminua ou interrompa o treinamento físico[39]. O mesmo fenômeno é observado naqueles que necessitam de um período de inatividade em virtude de exacerbação do quadro clínico (p.ex., repouso ou hospitalização [ver capítulos da Parte 2 Doenças]) ou imobilização[14,40]. As adaptações cardiorrespiratórias parecem se deteriorar mais rapidamente que as neuromusculares[40]. No entanto, a magnitude da deterioração é maior em pessoas que necessitam desse período de inatividade do que naquelas que voluntariamente diminuem ou interrompem o programa de treinamento físico[14]. Essa magnitude de perda é ainda diretamente proporcional ao período de destreinamento ou inatividade[39] e pode até mesmo envolver repercussão metabólica, como resistência à insulina[14,41]. É também importante ter em mente que imobilizações segmentares sofrerão maior consequência (p.ex., perda de massa muscular ou óssea)[40].

Especificidade

O estímulo induzido por determinado tipo de exercício físico e intensidade de esforço resulta em adaptação específica[19]. Isso significa que o benefício biomecânico, fisiológico ou morfológico adquirido não é necessariamente transferido para a mesma atividade, mas com diferentes doses de estímulo ou para outro tipo de atividade com distinta demanda biomecânica e fisiológica[14,16] (ver capítulo Plasticidade Neuromuscular Aplicada aos Exercícios com Pesos). O primeiro cenário ilustra o caso de que o incremento na força muscular induzido por programa de exercícios com pesos de intensidade vigorosa é maior do que aquele alcançado por programa similar, mas com intensidade moderada, enquanto o segundo sugere que adaptações promovidas por quaisquer dos programas não sejam necessariamente convertidas em melhora da potência cardiorrespiratória.

O mesmo pressuposto deve ser considerado como critério para a seleção de testes. Avaliações em esteira rolante podem ter maior sensibilidade e especificidade tanto na prescrição como na detecção de efeito induzido por programa de caminhada sobre a potência cardiorrespiratória quando comparadas àquelas em cicloergômetro[42,43]. Protocolos em rampa podem não necessariamente ser apropriados, dependendo do objetivo, assim como do programa de treinamento físico (ver capítulo *Avaliação da Capacidade Funcional Cardiorrespiratória*)[42,43]. A dose de exercício físico prescrita pode ser insuficiente e, consequentemente, ocorrer ausência ou mínima adaptação quando o teste ou protocolo selecionado subestima a capacidade de esforço. Por outro lado, pode existir maior risco de eventos adversos quando a dose é excessiva devido à capacidade de esforço ter sido superestimada. O tamanho dos grupos musculares (ver capítulos *Plasticidade Neuromuscular Aplicada aos Exercícios com Pesos* e *Mecanismos de Adaptação no Músculo*) e o ambiente são algumas das variáveis que devem ser controladas no caso de programas que também incluem exercício em ambiente aquático, como no último caso (ver capítulo *Exercício em Ambiente Aquático*).

Especificidade é um conceito sólido. No entanto, é importante ter em mente que o corpo humano é um sistema integrado que responde com uma série de adaptações em diferentes magnitudes na maioria dos sistemas fisiológicos, senão em todos, em virtude do envolvimento integrado de sinalizadores intra e intercelulares[44]. Ocorre adaptação generalizada independente do sistema estimulado quando o exercício físico é de intensidade suficiente para induzir padrão de resposta mais generalizado. Outra implicação é a de que a resposta específica dos sistemas efetores a determinado estímulo é também propagada aos sistemas sinergísticos[45]. Outros sistemas podem ainda se beneficiar de adaptações cruzadas em uma magnitude menor[46], mas que pode ter significado clínico substancial sobretudo para indivíduos no período pós-operatório ou em estado clínico mais grave.

Considerações especiais
Comorbidades e coinfecções

Alguns indivíduos podem ter não apenas uma, mas múltiplas doenças. Os tradicionais fatores de risco modificáveis e não modificáveis que incrementam o risco para determinada doença podem ser gatilhos para o desenvolvimento de outras doenças. Idade avançada, histórico familiar positivo, dieta inadequada e inatividade física[47] são fatores compartilhados entre doenças como hipertensão arterial sistêmica (HAS) e doença isquêmica do coração (DIC) (ver capítulos *HAS* e *DIC*); obesidade, síndrome metabólica e doença hepática gordurosa não alcoólica também incrementam o risco de desenvolvimento de muitas outras doenças (ver capítulos *Obesidade na Infância e Adolescência, Obesidade no Adulto e Síndrome Metabólica* e *Doença Hepática Gordurosa não Alcoólica*). Algumas doenças, por sua vez, podem predispor outras. Diabetes e HAS aumentam o risco de acidente vascular cerebral (AVC), enquanto insuficiência renal crônica (IRC) está associada com o incremento da susceptibilidade a doenças cardiovasculares (ver capítulos *Diabetes, HAS, AVC* e *IRC*)[48-50]. Pessoas vivendo com HIV/Aids estão mais propensas a coinfecções oportunistas como hepatites B e C e tuberculose (ver capítulo *HIV/Aids*)[51]. O compartilhamento de características comuns pode também estar presente em doenças como asma e doença pulmonar obstrutiva crônica (DPOC) (ver capítulos *Asma* e *DPOC*). A insuficiência cardíaca (IC) pode ser a via final comum para a maioria das doenças cardiovasculares (ver capítulo *IC*), enquanto o desenvolvimento de sintomas depressivos pode estar associado à maioria das doenças (ver capítulo *Depressão*)[52].

A presença de múltiplas condições e doenças, assim como o estado clínico, pode ser fator característico de elevada complexidade, sugerindo maior nível de atenção na prescrição de exercício físico (ver capítulo *Envelhecimento*).

Contexto multifatorial

Características pessoais, gravidade da doença e fatores psicossocioambientais e econômicos são alguns dos vários componentes que constituem o complexo contexto multifatorial de cada indivíduo.

O sistema de valores, suporte social, atitude e opinião sobre a doença influenciam diretamente na aderência ao tratamento (p.ex., farmacológico, treinamento físico) e no desenvolvimento de comportamentos saudáveis (p.ex., alimentação adequada, atividade física)[53-56]. O tipo e gravidade da doença, medicamentos e potenciais efeitos colaterais, assim como a frequência de episódios de exacerbação do quadro clínico, podem ter impacto substancial sobre o estado geral de saúde[57-59]. Outros fatores, como distância da residência ao centro de reabilitação física, disponibilidade de recursos financeiros, suporte entre participantes e profissionais responsáveis, são elementos essenciais no desenvolvimento de programas de treinamento físico (ver seções *Programa de Exercício Físico em Casa* e *Programa de Exercício Físico em Grupo*)[60].

Estado nutricional

A existência de um ciclo vicioso entre déficit nutricional e progressão e gravidade do estado clínico pode ser uma característica comum para a maioria das doenças. Isso está ainda mais agravado em indivíduos institucionalizados ou hospitalizados[61]. O déficit nutricional pode incrementar o risco de complicações (ver capítulo *Osteoporose*)[62-64], enquanto algumas doenças, por outro lado, podem estar associadas a maior susceptibilidade de carência nutricional (ver capítulos *Caquexia, Insuficiência Renal Crônica* e *Sarcopenia*)[65,66]. Tais déficits também incrementam proporcionalmente em função da idade (ver capítulo *Envelhecimento*)[67].

Isso exerce influência direta na capacidade de o indivíduo responder adequadamente ao estímulo induzido pelo programa de exercícios físicos. É possível que essa demanda rivalize com as necessidades de manutenção das funções fisiológicas. Esse aspecto deveria ser cuidadosamente analisado, sobretudo naqueles indivíduos com múltiplas doenças, estado clínico mais grave ou abaixo do nível de função física IV (ver capítulo *Envelhecimento*).

Medicamentos

O conhecimento dos vários medicamentos usados por determinado indivíduo é fundamental para a melhor compreensão dos efeitos colaterais e sua interferência potencial na prescrição do exercício físico (ver capítulos das doenças)[68-71]. Alguns podem ainda estar mais vulneráveis a eventos adversos devido a comportamentos de estilo de vida (p.ex., etilismo, tabagismo e hábitos alimentares inadequados), enfermidades agudas, presença de comorbidades e coinfecções, assim como interações medicamentosa e medicamento-nutriente. Esses fatores podem interferir na aderência, tolerância e responsividade ao tratamento e, consequentemente, incrementar o risco de complicações[72,73].

O envelhecimento *per se*, as comorbidades e a gravidade do quadro clínico podem também resultar em alteração da absorção, distribuição, metabolismo e excreção de medicamentos. Os mecanismos responsáveis incluem, mas não estão limitados a, (i) decréscimo da massa magra e incremento da massa de gordura, que afetam a distribuição e a eliminação de medicamentos, além de alguns que podem se acumular no tecido adiposo; (ii) decréscimo da água corporal total, o que diminui a distribuição e aumenta a concentração de medicamentos solúveis em água; (iii) deficiência funcional do trato gastrointestinal, que diminui a absorção de medicamentos orais; (iv) decréscimo do débito cardíaco, que reduz a distribuição, metabolismo e eliminação do medicamento; e (v) diminuição da eficiência hepática e renal, que tornam mais lentas tanto a ação como a eliminação do medicamento (ver capítulo *Farmacologia*)[74].

Programa de exercício físico em casa

Os riscos do exercício físico em casa não parecem superar aqueles envolvidos em programas de treinamento em centros tradicionais[60]. Isso sugere que exercício em casa pode servir como importante recurso terapêutico adicional ou mesmo como estratégia primária em circunstâncias que obrigam as pessoas a se isolarem em suas residências (como no caso da pandemia pelo coronavírus).

Serviços com elevada procura por reabilitação física podem oferecer programas com frequência de 3 dias·sem^{-1} futuramente convertidos em dois dias na instituição e outro dia em casa[60,75,76]. Isso pode propiciar que indivíduos em fila de espera tenham chances mais rápidas de se beneficiar do programa de reabilitação física e expandir a capacidade de acesso do serviço. A elevada oferta de recursos tecnológicos disponíveis (p.ex., aplicativos para celulares, mensagens de texto, sensores de movimento, vídeos) pode auxiliar no monitoramento das sessões de treinamento, de modo que permita o decréscimo da frequência de exercício físico na instituição para o consequente aumento em casa[75-80]. Essas ferramentas podem também proporcionar que outros centros de treinamento físico não vinculados às unidades hospitalares e com profissionais qualificados sirvam como canal de transição. A parceria com tais centros poderia, por exemplo, fornecer informações periódicas sobre desfechos clínicos relacionados à função física do indivíduo[60,76].

É também possível que exercícios físicos em casa possam contribuir subsequentemente para a manutenção do estilo de vida fisicamente ativo em longo prazo, servindo como estratégia de suporte para mudanças comportamentais (ver capítulo *Mudança de Comportamento para Atividade Física*)[81-83]. Os profissionais deveriam, para tanto, orientar os indivíduos a se exercitarem em suas casas nos dias em que não existam atividades regulares no centro de reabilitação física[75,84]. Essas atividades devem, evidentemente, ser consideradas dentro da quantidade total de trabalho projetada para a semana e podem ser restritas a indivíduos clinicamente estáveis, com risco baixo a moderado.

Os indivíduos podem ser agrupados em duplas para aumentar a influência dos componentes psicossociais, desde que (i) residam próximo um ao outro; (ii) encontrem um horário conveniente para ambos; (iii) não interfira na rotina doméstica regular; e, sobretudo, (iv) não exista prejuízo à individualidade da prescrição[60]. É importante fornecer aconselhamento e monitoramento periódico para analisar o progresso individual, nível de aderência, revisar a prescrição e fornecer suporte. Ligações telefônicas, chamadas de vídeo (p.ex., *FaceTime*, *WhatsApp*), mensagens de texto e estratégias baseadas na Internet devem ser personalizadas[76,77,79,80]. Grupos de suporte social podem ser periodicamente usados[60], pois auxiliam não apenas no monitoramento do exercício físico, mas também na aderência a outros componentes relacionados à doença (p.ex., medicamento) e ao estilo de vida (p.ex., evitar bebidas alcoólicas, cigarro, alimentos não saudáveis)[76,79]. Sessões de avaliação da aptidão física e de desfechos clínicos devem ser periodicamente agendadas[60,79].

A execução de exercício físico em casa não está condicionada à aquisição de equipamentos sofisticados[60,85,86]. Bandas elásticas, bastões e halteres confeccionados com materiais alternativos podem ser utilizados[85,86]. Os exercícios físicos podem também ser baseados nas atividades básicas e instrumentais da vida diária (ver capítulo *Envelhecimento*)[86], além de caminhada e *jogging*[60,79]. Vídeos curtos com (i) diferentes sessões de alongamento e aquecimento; (ii) técnicas e cuidados na execução do movimento; e (iii) sobre controle e monitoramento da intensidade poderiam ser confeccionados e disponibilizados em plataformas como o *YouTube*[60,79]. Muitas ferramentas tecnológicas podem ter papel fundamental no desenvolvimento do programa de exercício físico em casa. Planilhas de treinamento eletrônicas poderiam estar disponíveis e aplicativos de celulares apropriados podem ser usados[60]. Os monitores de frequência cardíaca e sensores de movimento podem ser excelentes aliados[87].

Essas estratégias e ferramentas são igualmente recomendadas nessa fase de isolamento social gerada pelo coronavírus devido ao fato de que o exercício físico é parte fundamental do processo de gerenciamento da doença. Isso significa que os indivíduos devem continuar a se exercitarem, se alimentarem e a se hidratarem adequadamente para melhor controle do estado de saúde. A exceção é a de que indivíduos devem evitar se exercitar com outros que não sejam aqueles vivendo na mesma residência. Não existem evidencias disponíveis, mas recomendações práticas devem incluir: (i) assegurar que a condição ou doença esteja bem controlada; (ii) não realizar exercícios caso o indivíduo sentir cansaço, tiver dor de garganta, dores musculares e febre; (iii) não engajar em exercício de intensidade vigorosa para evitar imunossupressão e, consequente, aumento do risco de infecções oportunistas (tanto aqueles que fazem parte do grupo de risco como pessoas com transplante de coração, caquexia, sarcopenia, asma, doença pulmonar obstrutiva crônica, fibrose pulmonar idiopática, câncer de mama, câncer de próstata, câncer de cólon e reto, e HIV/aids); (iv) se exercitar ao lado (mantendo distanciamento mínimo), mas não atrás ou na frente de outros, e (v) manter medidas apropriadas de higiene como evitar contato das mãos com o rosto e as lavar constantemente (isso também inclui não compartilhar equipamentos, além de limpá-los após o uso). O exercício físico é reconhecido como importante modulador do eixo psiconeuroimunoendócrino ao potencializar os estados de humor e a cascata de interações celulares e moleculares que torna os indivíduos mais resistentes a infecções causadas pelo influenza, rinovírus e herpes vírus (p.ex., vírus Epstein-Barr, varicela-zoster e herpes-simplex-virus-1). Estudos futuros determinarão se o exercício físico também protege as pessoas contra o coronavírus.

Programa de exercício físico em grupo

Atividades em grupo têm importantes componentes psicossociais que podem potencializar a aderência a programas de exercício físico (ver capítulo *Depressão*). Também podem ser utilizadas como relevante estratégia motivacional para a incorporação de hábitos em um estilo de vida fisicamente ativo (ver capítulo *Mudança de Comportamento para Atividade Física*)[88-90].

O profissional tem papel fundamental no desenvolvimento de um ambiente que permita aos indivíduos uma experiência única. Isso inclui não apenas a maneira de abordá-los individualmente, mas também como elementos essenciais do grupo[88,89,91,92]. É importante ter conhecimento dos limites e peculiaridades de cada indivíduo (p.ex., limitações biomecânicas) para realizar ajustes quando necessários (p.ex., alternativas para aqueles que não podem executar exercícios de impacto); isso também inclui ajustes no uso de equipamentos (ver, por exemplo, os capítulos *Osteoartrite* e *Osteoporose*)[88,91,93-95]. Iniciantes devem ser orientados sobre roupas adequadas e todos devem ser constantemente monitorados com relação à adequada execução do movimento e intensidade de esforço[88,93]. O uso apropriado de música deve também considerar os níveis de função física (ver capítulo *Envelhecimento*). Alguns indivíduos, sobretudo idosos, podem ter dificuldade em acompanhar os comandos em virtude do volume tanto da música como da voz do profissional responsável pela sessão[88,94]. O reconhecimento constante do desempenho dos participantes é outra importante responsabilidade, intimamente associada à sequência e progressão dos exercícios físicos[88,89].

É sugerido que os programas sejam baseados nos níveis de aptidão e função física. Caso isso não seja possível, os participantes deveriam ser organizados em duplas ou pequenos grupos, de acordo com os mesmos critérios. Essas estratégias promovem melhor controle da velocidade de aprendizagem e, consequente, progressão. Também auxiliam no comportamento de autorresponsabilidade, em que os indivíduos coparticipam no monitoramento de suas próprias atividades e desempenho[88,93,95].

Por outro lado, nossa experiência prática tem demonstrado que alguns indivíduos em grupos de exercício físico podem superestimar o relato da percepção subjetiva de esforço de modo a evitar incremento futuro da sobrecarga quanto à intensidade é somente baseada na resposta perceptiva. Pode também existir sub-relato de sintomas (p.ex., tontura). As pessoas devem, portanto, ser adequadamente orientadas sobre a importância do relato adequado da percepção subjetiva de esforço e de sintomas. É ainda essencial incluir outras formas de monitoramento, como a frequência cardíaca e o *talk-test*[88,95]. No último caso, os indivíduos devem ser orientados a responder sim (intensidade leve), mais ou menos (intensidade moderada) ou não (intensidade vigorosa) quando interpelados sobre a capacidade de falar confortavelmente enquanto se exercitam.

Considerações finais

A capacidade de o indivíduo com determinada condição ou doença desempenhar adequadamente uma certa tarefa física está associada à sua responsividade aos estímulos oferecidos por programa de exercício físico que é, por sua vez, dependente da interação gene-gene e gene-ambiente. Atletas envolvidos em rigorosos programas de treinamento físico necessitam de um nível mínimo de congruência na associação entre expressão gênica e ambiente, que talvez não seja muito diferente daquela necessária para um indivíduo acometido por uma ou múltiplas doenças e que participa ativamente de programa de treinamento físico. Isso significa que a busca da eficiência em determinada tarefa ocorre independente do nível de função física, embora a excelência seja buscada na elite esportiva. Portanto, os princípios envolvidos na prescrição de exercício físico representam alguns dos elementos primordiais que possibilitam direcionar e personalizar estímulos para a melhoria da eficiência biomecânica, energética e fisiológica de indivíduos com as mais diversas condições e doenças.

Agradecimentos

O autor expressa seus agradecimentos à Profa. Dra. Camila de Moraes, da Escola de Educação Física e Esporte da Universidade de São Paulo, pelos seus valiosos comentários.

Avaliação da Capacidade Funcional Cardiorrespiratória

Danilo Marcelo Leite do Prado • Rodrigo Gonçalves Dias
• Luciana Diniz Nagem Janot Matos

Introdução

O exercício físico é fisiologicamente reconhecido como um estímulo estressor. Os ajustes cardiovasculares, respiratórios e metabólicos, podem ser avaliados através da capacidade funcional. A análise integrada dos sinais biológicos reflete a demanda energética aumentada desencadeada pela prática do exercício físico. Essa análise se caracteriza como uma avaliação importante e necessária a partir do momento em que variações na tolerância ao esforço, indicativas de graus variados de capacidade funcional, podem refletir um estado fisicamente ativo, sedentário ou até mesmo a presença de doença. A partir desse raciocínio fica evidente que, para a prescrição segura e eficaz de um programa de treinamento físico, torna-se importante tanto a estratificação de possíveis anormalidades na função cardiorrespiratória e metabólica quanto a determinação dos parâmetros utilizados para o controle de intensidade do exercício físico. Tal conduta pode ser conseguida utilizando-se a avaliação da capacidade funcional cardiorrespiratória em testes de esforço físico.

A complexidade dos resultados obtidos através dos testes de esforço físico varia de acordo com as necessidades de informação referente ao indivíduo, fato que se encontra parcialmente na dependência do equipamento e dos métodos utilizados. Este capítulo tem como objetivo apresentar a aplicação do teste cardiopulmonar de exercício, evidenciando as peculiaridades do método e sua aplicabilidade na prescrição e avaliação das adaptações fisiológicas decorrentes do treinamento físico aeróbico.

Ergômetros e protocolos

Dentre os ergômetros utilizados para o controle e a mensuração da potência e do trabalho realizado, o cicloergômetro e a esteira são os comumente adotados em laboratórios para a realização dos testes de esforço físico[1]. A esteira ergométrica é a que melhor reproduz a maioria das atividades físicas e, como consequência do maior número de grupos musculares envolvidos, impõe maior demanda metabólica. Curiosamente, em testes realizados em cicloergômetro, o consumo de oxigênio no pico

---

Utilize o QR code localizado na página xxix para acessar as referências bibliográficas, que também estão disponíveis em www.atheneu.com.br sob o título do livro.

do esforço (VO₂pico) é aproximadamente de 10 a 15% inferior quando comparado aos realizados em esteira ergométrica[2]. As diferenças observadas no comportamento das variáveis hemodinâmicas, metabólicas e ventilatórias no teste de esforço físico são parcialmente determinadas pelo incremento da carga de trabalho. A determinação do protocolo de carga incremental a ser adotado fica, portanto, na dependência do objetivo para o qual o exame está sendo indicado, considerando ainda o histórico de aptidão física. Os protocolos são classificados como escalonado, rampa e carga constante ou retangular. Basicamente, o que os diferencia é o tempo e a amplitude da carga de trabalho imposta a cada estágio[3].

Testes de esforço físico

Teste cardiopulmonar de exercício

O teste cardiopulmonar de exercício (TCPE) ou ergoespirometria é um método que associa as análises realizadas na ergometria à análise dos gases expirados (oxigênio consumido e dióxido de carbono produzido pelo metabolismo celular) durante a realização de exercício físico progressivo. Este método permite avaliar a inter-relação existente entre os componentes do sistema de transporte e de consumo de oxigênio (cardiovascular, respiratório e metabolismo energético) durante o esforço físico. O TCPE fornece também informações clínicas, eletrocardiográficas e hemodinâmicas, constituindo-se um método diagnóstico de grande importância na avaliação de indivíduos saudáveis e de pacientes com anormalidades cardiorrespiratórias e metabólicas[4-6]. Além disso, o método possibilita a obtenção de parâmetros para a elaboração de programas de treinamento físico, de acordo com a capacidade funcional.

Parâmetros determinados pelo teste cardiopulmonar de exercício

Consumo de oxigênio (VO₂)

O consumo de oxigênio (VO_2) pode ser definido como a capacidade do organismo em captar, transportar e utilizar esse gás em nível periférico para a oxidação dos macronutrientes. O VO_2 está diretamente relacionado com o débito cardíaco, com o conteúdo arterial de O_2, com a distribuição fracional do débito cardíaco para os diferentes tecidos e, principalmente durante o exercício, com a habilidade do tecido muscular esquelético em extrair oxigênio:

$$\text{Equação de Fick: } VO_2 = DC \times (\text{dif a-v}O_2)$$

O VO_2 aumenta linearmente durante um teste de esforço progressivo em rampa e a proporção de incremento está diretamente relacionada à intensidade das cargas aplicadas. O VO_2pico é considerado o mais alto valor de consumo de oxigênio obtido no auge do esforço. Condições em que são observados aumentos de VO_2 inferiores a 2,1 mL·kg⁻¹·min⁻¹ ou estabilização dessa variável mesmo com incrementos na carga de trabalho são reconhecidas como consumo máximo de oxigênio (VO_2máx). Classicamente, o VO_2 é expresso em unidades de volume em função do tempo (L·min⁻¹ ou mL·min⁻¹) ou em unidade de volume em função do peso corporal e do tempo (mL·kg⁻¹·min⁻¹)[6]. De modo geral, indivíduos com cardiopatias estruturais atingem valores de VO_2pico de 10 a 20 mL·kg⁻¹·min⁻¹; em contrapartida, em indivíduos jovens, saudáveis e condicionados, são observados valores de VO_2pico de 35 a 40 mL·kg⁻¹·min⁻¹[5,6]. Em um patamar superior, são observados valores de VO$_2$pico acima de 60 até 85 mL·kg^{-1}·min^{-1} em corredores de *endurance* (Figura 2.1).

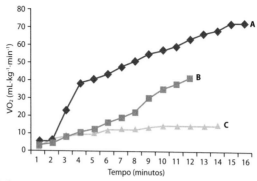

Figura 2.1. Comportamento do consumo de oxigênio durante protocolo do tipo rampa na esteira ergométrica em três indivíduos com diferentes níveis de aptidão cardiorrespiratória.
A: corredor de meia maratona (25 anos) com VO$_2$pico de 73,5 mL·kg^{-1}·min^{-1} (143,1% do previsto) e velocidade de pico = 22 km·h^{-1}; **B:** indivíduo fisicamente ativo (21 anos) com VO$_2$pico de 44,2 mL·kg^{-1}·min^{-1} (82,1% do previsto) e velocidade de pico = 13 km·h^{-1}; **C:** paciente com doença arterial coronariana (67 anos) com VO$_2$pico de 15,1 mL·kg^{-1}·min^{-1} (58,6% do previsto) e carga de pico = 4 km·h^{-1} e 20% de inclinação.

Os principais determinantes do VO$_2$ são: hereditariedade, gênero, faixa etária, treinabilidade e volume de massa muscular recrutada durante o exercício físico[7]. Em síntese, o VO$_2$ é um índice que reflete a capacidade funcional cardiorrespiratória, fornecendo importantes informações diagnósticas, prognósticas e referentes ao condicionamento físico. Em geral, o VO$_2$pico é considerado anormal quando o avaliado apresentar valores abaixo de 85% do previsto para sua idade e gênero[8].

Pulso de oxigênio

O pulso de oxigênio (pulso de O$_2$) é um índice que mensura a relação do VO$_2$ com a frequência cardíaca (VO$_2$/FC). O pulso de O$_2$ pode ser definido como o produto do volume sistólico pela diferença arteriovenosa de oxigênio (VO$_2$/FC = VS x CaO$_2$ − CvO$_2$), sendo considerado um parâmetro que avalia indiretamente a capacidade de transporte convectivo de oxigênio pelo organismo. Nesse contexto, o pulso de O$_2$ pode avaliar de modo não invasivo o desempenho ventricular esquerdo. Geralmente o pulso de O$_2$ é expresso em mililitros de oxigênio por batimento (mL·batimento^{-1}), sendo observados valores superiores em indivíduos condicionados em comparação a sedentários. Por exemplo, atletas de *endurance* apresentam valores acima de 20 mL·batimento^{-1},[9]. Por outro lado, pessoas sedentárias podem apresentar valores entre 10 e 15 mL·batimento^{-1}.

Além disso, cabe salientar que a análise do comportamento da curva de pulso de O$_2$ pode auxiliar no diagnóstico tanto de isquemia do miocárdio como de disfunção ventricular esquerda. Mais especificamente, estudos prévios observaram que a duração da morfologia em platô da curva de pulso de O$_2$ está associada com alterações eletrocardiográficas sugestivas de isquemia do miocárdio[10] (Figuras 2.2 a 2.7).

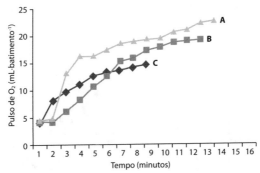

Figura 2.2. Comportamento da curva de pulso de oxigênio durante protocolo do tipo rampa na esteira ergométrica em três indivíduos com diferentes níveis de aptidão cardiorrespiratória.
A: corredor de maratona (38 anos) com pulso de O_2pico de 22,1 mL·batimento^{-1} (119,5% do previsto) e VO_2pico de 58,4 mL·kg^{-1}·min^{-1} (134,6% do previsto); **B:** indivíduo fisicamente ativo (36 anos) com pulso de O_2pico de 21 mL·batimento^{-1} (104,2% do previsto) e VO_2pico de 46,1 mL·kg^{-1}·min^{-1} (103,1% do previsto); **C:** indivíduo sedentário (53 anos) com pulso de O_2pico de 15,1 mL·batimento^{-1} (77,4% do previsto) e VO_2pico de 26,3 mL·kg^{-1}·min^{-1} (76,9% do previsto).

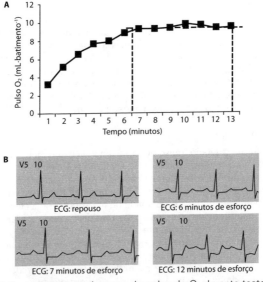

Figura 2.3. Comportamento da curva de pulso de O_2 durante teste cardiopulmonar de exercício na esteira ergométrica em paciente portador de doença arterial coronariana.
Painel A: observar que o início do comportamento em platô da curva de pulso de O_2 ocorreu a partir de 6:30, estendendo-se até o final da fase de esforço, aos 13 minutos.
Painel B: concomitantemente, foi observado na derivação V5 do eletrocardiograma (ECG) que, a partir do sexto minuto, ocorreu um infradesnivelamento do segmento ST de 1 mL de morfologia horizontal, caracterizando o limiar de isquemia. No presente caso, o infradesnivelamento do segmento ST atingiu 3 mL aos 12 minutos de exercício.

Razão da troca respiratória

A razão da troca respiratória (RER) é um índice que expressa a relação entre o CO_2 produzido e o O_2 consumido (VCO_2/VO_2). A RER fornece informações referentes à proporção na oxidação dos macronutrientes (relação entre gorduras e carboidratos) em distintos estados nutricionais, em condição de repouso e durante diferentes intensidades de exercício físico. Em condição de repouso, comumente observa-se valores de 0,75 a 0,85 para a RER, indicativo de maior oxidação de ácidos graxos proporcionalmente ao carboidrato (ver Tabela 2.1).

Tabela 2.1. Contribuição percentual na oxidação dos substratos energéticos analisados pela razão da troca respiratória.

RER	Carboidrato (%)	Gordura (%)
0,70	0	100
0,75	14,7	85,3
0,80	31,7	68,3
0,85	48,8	51,2
0,90	65,9	34,1
0,95	82,9	17,1
1	100	0

RER: razão da troca respiratória.

No decorrer do exercício, o aumento nos valores da RER está diretamente relacionado à intensidade do esforço físico. Assim, em intensidades progressivas de exercício físico, observa-se o aumento nos valores da RER, situação que reflete a crescente dependência da oxidação de carboidratos para a ressíntese do ATP. Durante a realização de um teste de esforço de cargas progressivas, valores de RER acima de 1 estão associados a um nível de esforço físico intenso. Além disso, valores de RER maiores ou iguais a 1,10 sugerem nível de esforço físico máximo do ponto de vista metabólico, com estreita dependência do metabolismo anaeróbico lático.

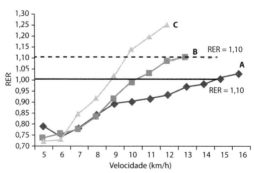

Figura 2.4. Comportamento da razão da troca respiratória (RER) durante protocolo do tipo rampa na esteira ergométrica em três indivíduos com diferentes níveis de aptidão cardiorrespiratória.

A: praticante de corrida de rua (44 anos) com VO_2pico de 47,5 mL·kg^{-1}·min^{-1} (119,6% do previsto); **B:** indivíduo fisicamente ativo (31 anos) com VO_2pico de 38,7 mL·kg^{-1}·min^{-1} (81,1% do previsto); **C:** indivíduo sedentário (47 anos) com VO_2pico de 35,6 mL·kg^{-1}·min^{-1} (93,8% do previsto).

1) Observar que o indivíduo **A** atingiu valor de RER = 1 para uma velocidade superior (eixo X do gráfico) em comparação aos indivíduos **B** e **C**. Esses achados sugerem maior eficiência do metabolismo oxidativo aeróbico no indivíduo **A**. 2) Notar que somente os indivíduos **B** e **C** alcançaram valores de RER maior ou igual a 1,10, sugerindo nível de esforço máximo do ponto de vista metabólico.

Equivalentes ventilatórios

Os equivalentes ventilatórios são a razão entre ventilação pulmonar e consumo de O_2 ou ventilação pulmonar e produção de CO_2 (VE/VO_2 e VE/VCO_2, respectivamente)[5]. Ambos os índices têm aplicação na determinação dos limiares ventilatórios[5,8] (ver seção *Determinação dos Limiares Ventilatórios*).

Outra aplicação prática do equivalente ventilatório de CO_2 é a mensuração da eficiência ventilatória durante o exercício físico em pacientes submetidos ao teste cardiopulmonar de exercício[10]. De fato, na prática, diferentes metodologias são utilizadas para a avaliação da eficiência ventilatória, tais como a análise do ponto mais baixo da curva do VE/VCO_2 (VE/VCO_2 *nadir*) e do grau de inclinação da relação entre a ventilação pulmonar e o volume de CO_2 produzido (VE/VCO_2 *slope*) analisado através de modelo de regressão linear[11]. Como exemplo, valores de VE/VCO_2 *slope* superiores a 34 em exercícios realizados abaixo do ponto de compensação respiratória indicam baixa eficiência ventilatória, sugerindo aumento da ventilação do espaço morto fisiológico[5,11].

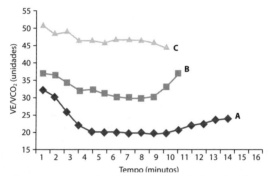

Figura 2.5. Comportamento do equivalente ventilatório de dióxido de carbono (VE/VCO_2) durante protocolo do tipo rampa na esteira ergométrica em três indivíduos com diferentes níveis de aptidão cardiorrespiratória.
A: atleta de triátlon (28 anos) com VO_2pico de 80,9 $mL·kg^{-1}·min^{-1}$ (163,3% do previsto) e VE/VCO_2 *slope* de 23,4 unidades; **B:** indivíduo ativo (50 anos) com VO_2pico de 36,5 $mL·kg^{-1}·min^{-1}$ (101,1% do previsto) e VE/VCO_2 *slope* de 29,1 unidades; **C:** paciente com insuficiência cardíaca de etiologia isquêmica (75 anos) com VO_2pico de 17,3 $mL·kg^{-1}·min^{-1}$ (54% do previsto) e VE/VCO_2 *slope* de 44,6 unidades.
Observar que o indivíduo **A** apresentou valores mais baixos de VE/VCO_2 ao longo do teste de esforço cardiopulmonar em comparação aos indivíduos **B** e **C**. Esses achados, conjuntamente com o VE/VCO_2 *slope* de 23,4, sugerem melhor eficiência ventilatória no indivíduo **A**.

O equivalente ventilatório de O_2 pode ser utilizado como indicador tanto do nível de eficiência ventilatória como aeróbica durante exercício físico[5]. Por exemplo, evidências científicas demonstram que valores de VE/VO_2 no pico superior a 50 estão associados com miopatia mitocondrial[11].

Pressões expiratórias finais

As pressões expiratórias finais de oxigênio e de dióxido de carbono ($PetO_2$ e $PetCO_2$, respectivamente) representam, razoavelmente, as pressões alveolares médias de O_2 e CO_2 em indivíduos saudáveis[3]. Na prática, esses índices são utilizados em conjunto com os equivalentes ventilatórios de O_2 e CO_2

para a determinação dos limiares ventilatórios[5,8]. Adicionalmente, a PetCO$_2$ pode ser utilizada durante o exercício físico como indicador indireto da relação ventilação-perfusão (V/Q) dentro do sistema pulmonar[11]. Dentro desse contexto, evidências científicas demonstram que o maior débito cardíaco durante o exercício físico se correlaciona positivamente com maiores valores de PetCO$_2$, refletindo a melhor relação V/Q[13].

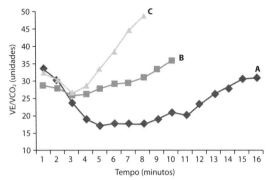

Figura 2.6. Comportamento do equivalente ventilatório de oxigênio (VE/VO$_2$) durante protocolo do tipo rampa na esteira ergométrica em três indivíduos com diferentes níveis de aptidão cardiorrespiratória.

A: atleta de triátlon (28 anos) com VO$_2$pico de 80,9 mL·kg^{-1}·min^{-1} (163,3% do previsto) e VE/VO$_2$pico de 30,1 unidades; **B:** indivíduo fisicamente ativo (50 anos) com VO$_2$pico de 36,5 mL·kg^{-1}·min^{-1} (101,1% do previsto) e VE/VO$_2$pico de 35,6 unidades; **C:** paciente sedentária (51 anos) com VO$_2$pico de 20,8 mL·kg^{-1}·min^{-1} (64,5% do previsto) e VE/VO$_2$pico de 48 unidades.

Observar que o indivíduo **A** mostrou valores mais baixos de VE/VO$_2$ ao longo do teste cardiopulmonar de exercício em comparação aos indivíduos **B** e **C**. Estes achados em conjunto com o VE/VO$_2$pico de 30,1 sugerem melhor eficiência do metabolismo aeróbico no indivíduo **A**.

Determinação dos limiares ventilatórios

Limiar anaeróbico

O limiar anaeróbico (LA) representa o ponto de transição entre a predominância do metabolismo aeróbico e a do anaeróbico durante esforço físico. O LA é definido como o VO$_2$ durante exercício, no qual a ressíntese do ATP por vias metabólicas aeróbicas é suplantada por vias anaeróbicas. Bioquimicamente, esse índice se caracteriza por:

1. Acentuada produção de lactato e de protons (H$^+$) pelas fibras musculares participantes dos ciclos de contração e relaxamento. O H$^+$ produzido é proveniente, principalmente, da hidrólise do ATP.

2. Difusão desse lactato e H$^+$ para a corrente sanguínea, com subsequente tamponamento do H$^+$ pelo bicarbonato.

   $H^+ + HCO_3^- \leftrightarrow H_2CO_3 \leftrightarrow H_2O + CO_2$

Através dos parâmetros obtidos pelo teste cardiopulmonar de exercício, o LA é identificado pela ocorrência da[3,14]:

1. Perda da linearidade entre a taxa de produção de CO$_2$ e o consumo de O$_2$ (plotagem do VO$_2$ contra VCO$_2$).

2. Aumento progressivo do equivalente ventilatório de oxigênio (VE/VO$_2$) sem o incremento concomitante do correspondente ventilatório de dióxido de carbono (VE/VCO$_2$).

3. Aumento progressivo da pressão de oxigênio ao final da expiração ($PetO_2$) sem queda concomitante da pressão de dióxido de carbono ao final da expiração ($PetCO_2$).

Em indivíduos sedentários, normalmente observa-se a ocorrência do LA em 45 a 65% do VO_2pico. Entretanto, em atletas de *endurance*, a ocorrência do mesmo pode ser verificada em até 80-90% da capacidade funcional cardiorrespiratória máxima[6]. O LA tem ampla aplicação tanto para a mensuração da capacidade aeróbica como para a prescrição do treinamento físico para indivíduos sedentários, fisicamente ativos, atletas e indivíduos com doenças cardiorrespiratórias[3,5,8].

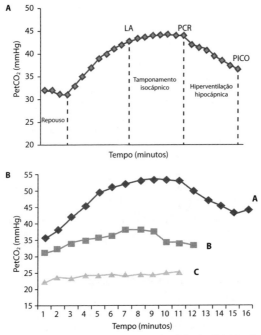

Figura 2.7. Comportamento da pressão expiratória de dióxido de carbono ao final ($PetCO_2$) durante protocolo do tipo rampa em esteira ergométrica.
Painel A: comportamento fisiológico da $PetCO_2$ em indivíduo saudável durante teste cardiopulmonar de exercício. Observe que, na transição repouso-exercício, a $PetCO_2$ aumentou 5 a 8 mmHg acima dos valores de repouso após o incremento inicial a $PetCO_2$ se estabiliza entre o limiar anaeróbico (LA) e o ponto de compensação respiratória (PCR) (período de tamponamento isocápnico) e após o PCR, a $PetCO_2$ diminuiu até o pico do esforço (hiperventilação hipocápnica). **Painel B:** comportamento da $PetCO_2$ em três indivíduos com diferentes níveis de aptidão cardiorrespiratória. **A:** atleta de triátlon (28 anos) com VO_2pico de 80,9 mL·kg^{-1}·min^{-1} (163,3% do previsto); **B:** indivíduo ativo (50 anos) com VO_2pico de 36,5 mL·kg^{-1}·min^{-1} (101,1% do previsto); **C:** paciente com insuficiência cardíaca de etiologia isquêmica (75 anos) com VO_2pico de 17,3 mL·kg^{-1}·min^{-1} (54% do previsto).
1) Note que o indivíduo **A** apresentou valores superiores de $PetCO_2$ ao longo do teste cardiopulmonar de exercício em comparação aos indivíduos **B** e **C**. Estes achados sugerem melhor eficiência cardiorrespiratória no indivíduo **A**. 2) Observe que o indivíduo **C** não apresentou aumento dos valores de $PetCO_2$ durante o teste cardiopulmonar de exercício, sugerindo aumento do espaço morto fisiológico (p.ex., predominância de unidades pulmonares com alta relação V/Q). Estes dados sugerem baixo débito cardíaco durante o exercício físico, achado comumente observado em pacientes com insuficiência cardíaca sistólica severa.

Ponto de compensação respiratória

O ponto de compensação respiratória (PCR) pode ser definido como o momento onde existe aumento progressivo e sustentado na acidose metabólica, principalmente como consequência da alta taxa de hidrólise do ATP. Após o PCR ocorre aumento abrupto e contínuo na produção do lactato e de ions H⁺, excedendo a eficiência de suas remoções do músculo para a corrente sanguínea. No sangue, acredita-se que a capacidade de tamponamento pelo bicarbonato de sódio seja excedida, resultando em aumento acentuado do débito ventilatório[8].

Na prática, o PCR é determinado no teste cardiopulmonar de exercício pela ocorrência dos seguintes parâmetros[8,15]:

1. Aumento progressivo do equivalente ventilatório de dióxido de carbono (VE/VCO_2) subsequente ao *nadir*.
2. Queda progressiva da $PetCO_2$ subsequente ao maior valor identificado.

As Figuras 2.8 e 2.9 exemplificam, através da análise do tabular numérico e da plotagem de valores (gráficos), a detecção dos limiares ventilatórios (LA e PCR) em protocolo do tipo rampa com incrementos na carga de trabalho a cada minuto. Em exercícios físicos realizados entre o LA e o PCR, é observado aumento do débito ventilatório sem modificações na PCO_2 arterial, fenômeno conhecido como tamponamento isocápnico[16]. No período de tamponamento isocápnico, o exercício físico pode ser realizado confortavelmente, com pequena ocorrência de desequilíbrio acidobásico. No entanto, após o PCR, a oxidação dos macronutrientes por vias anaeróbicas aumenta de maneira expressiva associada à elevação exponencial da acidose, resultando no fenômeno conhecido como hiperventilação hipocápnica (↓PCO_2 arterial)[17].

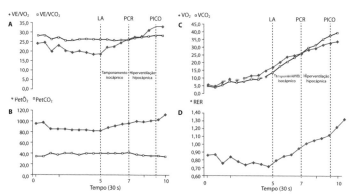

Figura 2.8. Gráficos plotados a partir dos dados numéricos obtidos do teste cardiopulmonar de exercício realizado em indivíduo sedentário, 40 anos de idade e do sexo masculino.

Observe no traçado do VE/VO_2 (**Painel A**) a ocorrência do *nadir* aos 5 minutos de exercício (LA), com subsequente aumento progressivo, sem incremento concomitante do VE/VCO_2. Nesse mesmo momento, observe no traçado do $PetO_2$ (**Painel B**) a ocorrência do *nadir* com subsequente aumento progressivo, sem queda concomitante da $PetCO_2$. Observe no traçado do VE/VCO_2 (Painel A) a ocorrência do *nadir* aos 7 minutos de exercício (PCR), com subsequente aumento progressivo. Nesse mesmo momento, observe a queda progressiva da $PetCO_2$ (**Painel B**), subsequente ao maior valor desta variável. Nos **Painéis C** e **D** estão graficamente representados os comportamentos das variáveis VO_2 e VCO_2 e RER, respectivamente.

t	Fase	VO$_2$	VC	FR	VE	PetO$_2$	PetCO$_2$	VCO$_2$	RER	VO$_2$/kg	VE/VO$_2$	VE/VCO$_2$	FC
hh:mm:ss		L·min^{-1}	L	L·min^{-1}	L·min^{-1}	mmHg	mmHg	L·min^{-1}		mL·kg^{-1}·min^{-1}			L·min^{-1}
00:00:00	Repouso	0,40	0,60	14,2	10	97,3	33,7	0,394	0,81	3,5	25,2	29,1	78
00:00:00	Repouso	0,40	0,60	14,2	10	97,3	33,7	0,394	0,81	3,5	25,2	29,1	78
00:00:30	Exercício	0,46	0,72	17,2	12,5	95,3	34,7	0,394	0,86	5	24,1	28,1	86
00:01:00	Exercício	0,37	0,7	14,9	10,4	96,5	34,4	0,321	0,87	4,01	24,8	28,4	104
00:01:30	Exercício	0,62	0,88	15	13,3	85,3	38,7	0,457	0,76	6,7	20,2	26,3	106
00:02:00	Exercício	0,82	1,17	18,2	20,4	85	36,9	0,684	0,84	8,88	23,4	27,3	110
00:02:30	Exercício	0,77	1,03	16,7	17,3	84,5	38,1	0,602	0,78	8,41	20,2	25,7	107
00:03:00	Exercício	0,87	1,11	16,4	18,1	84	38,8	0,642	0,74	9,42	19,1	25,8	109
00:03:30	Exercício	1,04	1,17	19,8	23,1	83,6	37,6	0,802	0,77	11,34	20,2	26,3	112
00:04:00	Exercício	1,07	1,19	18,7	22,3	83	38,9	0,794	0,75	11,6	19,4	26,4	117
00:04:30	Exercício	1,32	1,29	20,3	26,3	82,1	39,5	0,948	0,72	14,36	18,5	26,2	124
00:05:00	**LA**	**1,54**	**1,42**	**21,9**	**30,9**	**82**	**39,8**	**1,229**	**0,80**	**16,7**	**18,6**	**26,2**	**132**
00:05:30	Exercício	1,86	1,88	23,3	43,4	88,2	40	1,573	0,85	20,21	22,2	26	135
00:06:00	Exercício	2,16	1,73	30,2	51,2	91,1	40,2	1,873	0,87	23,44	22,4	25,7	143
00:06:30	Exercício	2,24	1,90	32,5	58,1	94,7	40,5	2,124	0,95	24,3	24,6	25,8	150
00:07:00	**PCR**	**2,36**	**2,05**	**32,5**	**64,6**	**96,3**	**40,8**	**2,381**	**1,01**	**25,61**	**26,2**	**25,9**	**155**
00:07:30	Exercício	2,59	2,14	35,1	74,6	98,6	36,7	2,721	1,05	28,13	27,6	27	162
00:08:00	Exercício	2,69	2,3	34,7	78,5	98,1	35,4	2,888	1,08	29,25	28,3	27,4	173
00:08:30	Exercício	2,9	2,38	39,6	94,1	100,6	35	3,237	1,12	31,57	31,2	27,9	175
00:09:00	Exercício	2,83	2,27	43,5	98,4	102,6	34,81	3,456	1,22	30,81	33,2	28,3	180
00:09:30	**Pico**	**2,78**	**2,45**	**39,6**	**96,3**	**112,3**	**34**	**3,635**	**1,32**	**30,26**	**33,2**	**28,5**	**184**
00:10:00	Recuperação	2,55	2,52	31,1	78,2	98,6	41,2	3,294	1,3	27,68	29,7	23,1	175
00:10:30	Recuperação	2,15	2,38	31,9	76,1	103,5	38,3	2,876	1,34	23,38	34,3	25,5	161
00:11:00	Recuperação	1,72	2,33	30,8	71,2	106,3	36,5	2,513	1,46	18,74	39,7	27,2	146
00:11:30	Recuperação	1,59	2,19	30,1	65,4	106,3	35,3	2,192	1,38	17,28	39,4	28,6	142
00:12:00	Recuperação	1,56	2	30,5	61,4	105,3	35,4	2,058	1,32	16,97	37,3	28,3	139

Figura 2.9. Tabular numérico obtido do teste cardiopulmonar de exercício realizado em indivíduo sedentário, 40 anos de idade e do sexo masculino. Os valores para cada variável estão apresentados como médias de 30 segundos durante os períodos de repouso, exercício e recuperação. Observe que o LA foi detectado aos cinco minutos e o PCR foi detectado aos sete minutos na fase de exercício físico.
FC: frequência cardíaca; FR: frequência respiratória; L·min^{-1}: litro por minuto; mL·kg^{-1}·min^{-1}: mililitro por quilograma por minuto; mmHg: milímetros de mercúrio; PetCO$_2$: pressão de dióxido de carbono ao final da expiração; PetO$_2$: pressão de oxigênio ao final da expiração; RER: razão da troca respiratória; VC: volume corrente; VCO$_2$: produção de dióxido de carbono; VE: ventilação pulmonar; VE/VCO$_2$: equivalente ventilatório de dióxido de carbono; VE/VO$_2$: equivalente ventilatório de oxigênio; VO$_2$: consumo de oxigênio.

Aplicações práticas dos parâmetros obtidos pelo TCPE na prescrição e avaliação das adaptações fisiológicas decorrentes do treinamento físico aeróbico

TCPE na prescrição do treinamento físico aeróbico

Na avaliação da capacidade funcional cardiorrespiratória por meio do teste cardiopulmonar de exercício, a frequência cardíaca é continuamente monitorada através do uso do eletrocardiograma. Dessa forma, é possível identificar a frequência cardíaca em momentos específicos, como no repouso, no LA, no PCR e no pico do esforço. A Tabela 2.2 apresenta uma possibilidade de prescrição de treinamento físico a partir das informações obtidas pela análise dos limiares ventilatórios (Figura 2.8). Nesse caso, a intensidade do exercício é prescrita utilizando como referência as frequências cardíacas correspondentes ao LA e ao PCR. Note que a frequência correspondente ao LA é de 132 batimentos por minuto, enquanto a correspondente ao PCR é de 155 batimentos por minuto. Em certos grupos específicos, como em pacientes com doenças cardiovasculares (p.ex., insuficiência cardíaca), a prescrição do limite superior do exercício físico deve ser estabelecida 10% abaixo do valor obtido no PCR, evitando, desse modo, que seja realizado em condição de acidose metabólica acentuada.

Tabela 2.2 Controle de intensidade do treinamento físico com base nos limiares ventilatórios obtidos através da capacidade funcional cardiorrespiratória em teste cardiopulmonar de exercício.

Esforço máximo (pico)			
Tempo (min): 9:30	Carga de trabalho (km·h^{-1}): 10	FC (bpm): 184 VO$_2$ (mL·kg^{-1}·min^{-1}): 30,26	%FC: 100
Limiar anaeróbico (LA)			
Tempo (min): 5:00	Carga de trabalho (km·h^{-1}): 5,5	FC (bpm): 132 VO$_2$ (mL·kg^{-1}·min^{-1}): 18,6	%FC: 72 %VO$_2$: 61
Ponto de compensação respiratória (PCR)			
Tempo (min): 7:00	Carga de trabalho (km·h^{-1}): 8	FC (bpm): 155 VO$_2$ (mL·kg^{-1}·min^{-1}): 26,2	%FC: 84 %VO$_2$: 86

bpm: batimentos por minuto; FC: frequência cardíaca; km·h^{-1}: quilômetros por hora; mL·kg^{-1}·min^{-1}: mililitro por quilograma por minuto; min: minutos; VO$_2$: consumo de oxigênio.

TCPE na avaliação das adaptações fisiológicas decorrentes de treinamento físico aeróbico

A assiduidade a um programa de exercícios resulta em adaptações morfofuncionais que caracterizam as respostas adaptativas induzidas pelo treinamento físico. Essas adaptações fisiológicas naturalmente aprimoram o desempenho em tarefas específicas. Após determinado período regular de prática de exercício físico aeróbico, são observadas alterações no sistema cardiorrespiratório, tais como aumento do volume sistólico e do débito cardíaco máximo, maior diferença arteriovenosa de oxigênio, diminuição da frequência cardíaca de repouso e aumento da eficiência ventilatória[18,19].

Adicionalmente, adaptações no metabolismo oxidativo relacionadas à maior densidade mitocondrial e aumento da expressão gênica e atividade de enzimas oxidativas também são observadas[20]. A Tabela 2.3 resume as principais alterações nos parâmetros cardiorrespiratórios e metabólicos em resposta ao treinamento físico, avaliados por teste cardiopulmonar de exercício.

POLLOCK – FISIOLOGIA CLÍNICA DO EXERCÍCIO

Tabela 2.3 Adaptações cardiorrespiratórias e metabólicas induzidas pelo treinamento físico.

Variáveis	Exercício submáximo	Exercício máximo
VO_2 (mL·kg^{-1}·min^{-1})	↓	↑
VO_2 (LA e PCR)	↑	–
%VO_2 (LA e PCR)	↑	–
Carga trabalho (km·h^{-1})	↑	↑
Pulso de O_2	↑	↑
FC	↓	↔ ou ↓
VE/VO_2	↓	↓
VE/VCO_2	↓	↓
$PetCO_2$	↑	↑
RER	↓	↑

FC: frequência cardíaca; km·h^{-1}: quilômetros por hora; LA: limiar anaeróbico; mL·kg^{-1}·min^{-1}: mililitro por quilograma por minuto; PCR: ponto de compensação respiratória; $PetCO_2$: pressão de dióxido de carbono ao final da expiração; pulso de O_2: pulso de oxigênio; RER: razão da troca respiratória; VE/VCO_2: equivalente ventilatório de dióxido de carbono; VE/VO_2: equivalente ventilatório de oxigênio; VO_2: consumo de oxigênio.

Evidências científicas acumuladas têm demonstrado que o treinamento físico pode aumentar o VO_2pico entre 4 e 93%[21]. Porém um aumento entre 10 e 25% é o mais comumente observado em indivíduos sedentários submetidos a programa de treinamento físico com predominância aeróbica[22]. De fato, as adaptações no componente central (p.ex., sistemas cardiovascular e respiratório), bem como as que ocorrem em nível periférico (p.ex., densidade capilar e mitocondrial), são em parte responsáveis por esse aumento. Outro detalhe a ser enfatizado é a melhora do padrão ventilatório notado como consequência de programa de treinamento físico. Nesse contexto, alguns estudos[19,23] têm demonstrado diminuição nos valores de VE/VCO_2 e aumento da $PetCO_2$ em resposta ao treinamento físico em diferentes comorbidades. As hipóteses aventadas para esta melhora da eficiência ventilatória após programa de treinamento físico de predominância aeróbica são: 1) aumento do ponto de ajuste para modulação da pressão parcial de CO_2 arterial; 2) melhora da relação entre a ventilação alveolar e o fluxo sanguíneo pulmonar (V/Q); e 3) melhor equilíbrio acidobásico com concomitante diminuição do estímulo ventilatório[19,24]. Curiosamente, a melhora da capacidade oxidativa é refletida pelo maior potencial de realizar exercícios físicos para a carga absoluta (p.ex., 8 km·h^{-1}) com menores valores de RER (Figura 2.10A).

Adicionalmente, é observado deslocamento para a direita do limiar anaeróbico após programa de treinamento físico (Figura 2.10B). Estes resultados reforçam a hipótese de que as alterações acontecem de maneira sincrônica, sugerindo que as adaptações circulatórias e metabólicas locais (p.ex., aumento da microcirculação e da densidade mitocondrial, respectivamente) contribuem para as menores taxas de utilização de glicogênio e aumento no catabolismo dos ácidos graxos durante exercício físico[25,26].

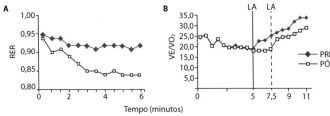

Figura 2.10. Comportamentos do RER e do VE/VO$_2$.
Painel A: comportamento da RER durante protocolo de carga retangular. Observe que os valores são inferiores no pós-treinamento físico, indicativo de maior oxidação de ácidos graxos em relação ao carboidrato. **Painel B:** comportamento do equivalente ventilatório de oxigênio (VE/VO$_2$) durante protocolo em rampa. Observe que a inflexão na curva do VE/VO$_2$ ocorre aos 5 e aos 7,5 minutos (pré-treinamento *versus* pós-treinamento, respectivamente) de exercício físico, indicando a ocorrência do limiar anaeróbico (LA) em cargas superiores de trabalho.

Também são observados aumentos entre 10 e 25% do VO$_2$ no limiar anaeróbico em indivíduos sedentários submetidos a treinamento físico[5]. Este aumento ocorre de modo específico para o tipo e modalidade de exercício físico, não sendo observadas transferências de ganho de aptidão física, principalmente quando os grupos musculares que foram treinados e avaliados são distintos (p.ex., membros inferiores *versus* superiores).

TCPE na avaliação das adaptações fisiológicas decorrentes de treinamento físico aeróbico: exemplo prático

Este exemplo prático mostra o efeito de 12 semanas de treinamento físico aeróbico nas adaptações cardiorrespiratórias e metabólicas avaliadas através do teste cardiopulmonar de exercício em paciente com miocardiopatia dilatada idiopática e hipertensão arterial pulmonar.

Estudo de caso

- Caso: paciente do sexo feminino, 59 anos, portadora de HPIC, apresentando queixas de cansaço a pequeno e médio esforços, foi submetida à TCPE em esteira ergométrica antes e após três meses de treinamento físico aeróbico supervisionado.

- Treinamento físico: duração de 60 minutos, com frequência de 3 vezes por semana. As sessões foram divididas em 5 minutos de aquecimento, 30 a 50 minutos de exercício físico aeróbico em esteira ergométrica e 5 minutos de exercícios de alongamento. A intensidade foi estabelecida com base na frequência cardíaca correspondente ao LA.

- Principais achados: após o período de treinamento físico (vide Tabela 2.4), foram observados aumentos na aptidão cardiorrespiratória (↑VO$_2$pico), na função sistólica (↑Pulso de O$_2$pico) e no metabolismo aeróbico (↑VO$_2$ LA). Além disso, a paciente melhorou a eficiência ventilatória (↓VE/VCO$_2$ *slope* e ↑PetCO$_2$ LA).

Tabela 2.4 Efeito de 12 semanas de treinamento físico aeróbico nas adaptações cardiorrespiratórias e metabólicas avaliadas pelo TCPE em paciente com miocardiopatia dilatada idiopática e hipertensão arterial pulmonar.

	Pré	Pós	Δ%
VO_2pico ($mL \cdot kg^{-1} \cdot min^{-1}$)	11,8	14,6	23,9
Pulso de O_2pico ($mL \cdot bat^{-1}$)	8,1	10,1	24,7
VO_2 LA ($mL \cdot kg^{-1} \cdot min^{-1}$)	9,7	13,4	38,1
VE/VCO_2 *slope* (unidades)	41,2	32,9	-20,2
$PetCO_2$ LA (mmHg)	29,2	36	23,3
Tempo de exercício (minutos)	9	12	33,3

LA: limiar anaeróbico; $mL \cdot bat^{-1}$: mililitros por batimento; $mL \cdot kg^{-1} \cdot min^{-1}$: mililitro por quilograma por minuto; mmHg: milímetros de mercúrio; Δ%: variação percentual; $PetCO_2$: pressão de dióxido de carbono ao final da expiração; VE/VCO_2: equivalente ventilatório de dióxido de carbono; VO_2: consumo de oxigênio; VO_2pico: consumo de oxigênio de pico.

Dentro desse contexto, esses achados sugerem que a paciente com miocardiopatia dilatada idiopática e hipertensão arterial pulmonar apresentou adaptações importantes tanto no sistema cardiorrespiratório como no metabolismo aeróbico oxidativo após o programa de treinamento físico aeróbico.

Considerações finais

O conhecimento sobre as condições fisiológicas de praticantes de exercícios físicos pode ser adquirido através da avaliação da capacidade funcional cardiorrespiratória. Essa avaliação confirma-se como conduta indispensável e de extrema importância para a prescrição segura e eficaz do programa de treinamento físico aeróbico. Portanto, a avaliação da capacidade funcional cardiorrespiratória pode ser considerada um instrumento de grande utilidade, que permite avaliar o nível de aptidão cardiorrespiratória, estabelecer os limites de intensidade do treinamento físico aeróbico e auxiliar no controle dos efeitos do treinamento físico.

3

Plasticidade Neuromuscular Aplicada aos Exercícios com Pesos

Thiago Luiz de Russo

Introdução

Ao longo deste texto, teremos contato com importantes conceitos sobre plasticidade muscular, ou seja, a capacidade de nossos músculos em se adaptar a diferentes estímulos ou demandas. Veremos que o músculo é um tecido extremamente adaptável – plástico – e que essas mudanças geralmente partem de adaptações moleculares e fisiológicas que podem ser posteriormente refletidas em modificações morfofuncionais. Além disso, observaremos a importância do sistema nervoso para tais adaptações. Inicialmente serão focadas a diversidade e as características dos tipos de fibras que compõem nossos músculos e, subsequentemente, os mecanismos envolvidos no ganho de força muscular decorrente do exercício físico.

O músculo esquelético e a diversidade dos tipos de fibras

Um indivíduo sem quaisquer condições ou doenças é capaz de executar diferentes atividades durante o dia, como correr, ficar várias horas em pé ou desempenhar funções extremamente minuciosas e repetitivas. Essa competência em realizar tarefas distintas reflete a diversidade de nossos músculos. Agora tomemos três outras possíveis situações: um idoso acamado e fragilizado, uma criança com paralisia cerebral e um adulto com artrite reumatoide. Ao contrário dos padrões de normalidade, todos esses indivíduos apresentam dificuldades em realizar atividades da vida diária. No entanto, essa incapacidade também é reflexo das adaptações musculares decorrentes de cada condição ou doença sobre sua diversidade. Desse modo, o desenvolvimento de sistemas de classificação dos músculos é importante para a compreensão dos mecanismos envolvidos na adaptação decorrente de cada enfermidade.

Desde 1800, os sistemas de classificação vêm sendo desenvolvidos para diferenciar os tipos de músculos. Uma das primeiras formas de classificação foi a observação da aparência macroscópica dos músculos esqueléticos. Percebeu-se que eles variavam de cores branco-pálidas até tons vermelhos fortes, diferenciando-se entre músculos "brancos" e "vermelhos". Contudo, com os avanços técnicos, foi possível descrever inúmeras outras diferenças considerando suas propriedades morfológicas, contráteis e metabólicas (Tabela 3.1). Por exemplo, eles podem ser classificados

---

Utilize o *QR code* localizado na página xxix para acessar as referências bibliográficas, que também estão disponíveis em www.atheneu.com.br sob o título do livro.

com relação à velocidade de contração e fatigabilidade. Existem músculos que se contraem rapidamente, enquanto outros são mais lentos; alguns podem manter a força por longo período de tempo sem apresentar fadiga, enquanto outros são mais fatigáveis[1].

Tabela 3.1 Classificação dos tipos de fibras musculares.

Característica	Tipo de fibra		
Metabolismo	Oxidativa	Oxidativa/glicolítica	Glicolítica
Morfologia	Vermelha	Intermediária	Branca
Miosina ATPase	Tipo I	Tipo IIa	Tipo IIx e IIb
Velocidade de contração	Lenta	Rápida	Rápida

Fonte: Lieber RL. Skeletal muscle, structure, function and plasticity. 2nd ed. Baltimore, MD: Lippincott Williams & Wilkins; 2002.

As características de velocidade de contração das fibras musculares estão relacionadas às propriedades funcionais das miosinas de cadeia pesada (MHC) contidas nessas fibras (Figura 3.1). Inúmeros tipos de miosina já foram descritos (lenta I, rápidas IIa, IIx e IIb) (Tabela 3.1)[2]. Além desses, as fibras musculares também apresentam numerosas outras variações morfológicas que auxiliam na velocidade de contração; por exemplo, fibras de contração rápida apresentam grande eficiência nos processos de excitação da membrana celular e transmissão do estímulo[1]. Essas fibras apresentam alto desenvolvimento dos túbulos-T e do retículo sarcoplasmático (RS) (Tabela 3.2). Os túbulos-T são responsáveis por transmitir o estímulo elétrico do sarcolema (membrana celular) até o interior da fibra. É interessante notar que essas invaginações guardam íntima relação com o RS. Dessa forma, o estímulo elétrico, ao adentrar a fibra, deflagra a liberação de cálcio pelo RS, permitindo a contração muscular[1].

Outra forma comum de classificação das fibras musculares está relacionada ao metabolismo. Existem diferenças na capacidade oxidativa e glicolítica das fibras devido à variação na quantidade de enzimas oxidativas e glicolíticas (Tabela 3.1). Essas alterações são acompanhadas por diferenças na quantidade de mitocôndrias e vasos, ou seja, fibras oxidativas possuem maior densidade de mitocôndrias e vasos sanguíneos que as glicolíticas (Figura 3.2). Desse modo, costuma-se associar a resistência à fadiga da fibra muscular ao seu conteúdo metabólico, isto é, fibras oxidativas tendem a ser mais resistentes à fadiga, enquanto as glicolíticas são mais suscetíveis[3,4].

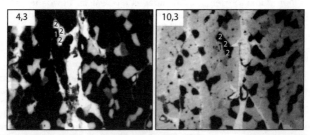

Figura 3.1. Cortes histológicos do músculo sóleo de rato submetidos à reação histoquímica de miosina ATPase.

Esta reação é amplamente usada para detectar os tipos de fibra muscular (I ou II) em biópsias. Sendo o músculo sóleo majoritariamente do tipo I, as fibras escuras no corte pré-incubado em pH 4,3 marcam fibras do tipo I (1) e as claras, do tipo II (2). Por outro lado, o mesmo corte pré-incubado em pH 10,3 apresenta um padrão invertido, ou seja, as fibras escuras são do tipo II e as claras, do tipo I.

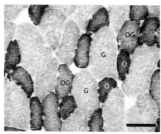

Figura 3.2. Corte histológico de músculo tibial anterior pós-reação histoquímica por succinato desidrogenase (SDH).
Observe fibras oxidativas (O), oxidativas/glicolíticas (OG) e glicolíticas (G).

Unidade motora

Apesar de a unidade de geração de tensão no músculo ser o sarcômero, a unidade funcional do movimento é chamada de unidade motora (UM). A UM é definida por um motoneurônio alfa e todas as fibras musculares por ele inervadas (Figura 3.3). No músculo adulto, sob condições normais, cada fibra muscular é inervada por um único motoneurônio[5].

O motoneurônio pode ser caracterizado pela sua morfologia, excitabilidade e a forma como distribui o estímulo elétrico, já que as fibras musculares variam com relação à velocidade de contração e à capacidade de gerar força e resistência à fadiga[6]. Como exemplo, é possível imaginar duas unidades motoras A e B (Figura 3.3), com seus respectivos motoneurônios e fibras musculares. É comum encontrar fibras musculares de A ao lado de fibras musculares de B, ou seja, as fibras musculares de um motoneurônio estão dispersas entre fibras musculares de outros motoneurônios. Isso minimiza o estresse mecânico em regiões focais e distribui a tensão de forma mais generalizada dentro do músculo.

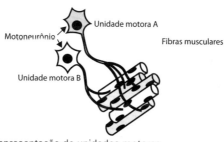

Figura 3.3. Representação de unidades motoras.
Note que cada motoneurônio alfa inerva um grupo de fibras musculares.

Estudos mostraram que as UM podem ser classificadas de acordo com suas propriedades eletrofisiológicas. Foi observado que unidades motoras rápidas e fatigáveis (UMRF) apresentam axônios calibrosos e geram grande tensão, mas fatigam-se rapidamente, sendo formadas por grande número de fibras musculares rápidas/glicolíticas. As unidades motoras rápidas e resistentes à fadiga (UMRRF) apresentam axônios de médio calibre inervando muitas fibras musculares do tipo rápidas/oxidativo-glicolíticas.

Essas unidades motoras são capazes de gerar tensões moderadas e não se fatigam rapidamente. Por fim, as unidades motoras lentas (UML) são compostas por pequenos axônios que inervam poucas e pequenas fibras musculares lentas/oxidativas. No entanto, geram baixa força – mas que pode ser mantida por longo período de tempo (Tabela 3.2)[1,5,6].

Tabela 3.2 Características morfológicas e eletrofisiológicas das fibras musculares e das unidades motoras.

Característica	Tipo de fibra		
	O	OG	G
Desenvolvimento do RS e dos túbulos-T	Baixo	Alto	Alto
Densidade mitocondrial	Alta	Moderada	Baixa
Velocidade de contração	Lenta	Rápida	Rápida
Resistência à fadiga	Alta	Moderada	Baixa
Força gerada por unidade motora	Baixa	Moderada	Alta
Tempo de contração	Lento	Rápido	Rápido
Número de fibras musculares/motoneurônios	Baixo	Alto	Alto

G: glicolítica; O: oxidativa; OG: oxidativa/glicolítica; RS: retículo sarcoplasmático.

Origem dos diferentes tipos de fibras musculares

Geralmente, os músculos contêm uma mistura heterogênea de fibras de contração rápida e lenta. Essa combinação remete aos processos de crescimento/formação, inervação e seleção sináptica das fibras musculares que ocorrem no período embrionário[1].

Um experimento clássico de Buller et al.[7] mostrou claramente a influência dos neurônios motores sobre a determinação do tipo de fibra muscular. Os autores realizaram inervação cruzada entre diferentes tipos de fibras musculares, ou seja, motoneurônios lentos foram colocados em contato com fibras de contração rápida e vice-versa. Eles observaram que as fibras musculares de contração rápida passaram a ser lentas e as de contração lenta tornaram-se rápidas, revelando a influência do motoneurônio na determinação das fibras musculares (Figura 3.4). No entanto, estudos recentes de biologia molecular têm indicado que existem tipos diferentes de mioblastos (células precursoras miogênicas), demonstrando que durante o desenvolvimento, mesmo antes da chegada das fibras nervosas, já existem populações de células musculares distintas[8]. Deste modo, acredita-se que a inervação inicial das fibras musculares é altamente particular, com inervação seletiva das fibras musculares por axônios específicos, isto é, axônios de motoneurônios rápidos procurarão fibras musculares com características de contração rápida.

Recrutamento das unidades motoras

O recrutamento voluntário das UM ocorre de acordo com a força muscular a ser gerada (Figura 3.5). Quando um baixo nível de força necessita ser gerado, os menores axônios (aqueles que possuem o mais baixo limiar de ativação) são acionados. A maioria destes pequenos axônios participam de UML e inervam fibras lentas/oxidativas. Conforme a necessidade de geração de força aumenta, além das UML, as UMRRF também são recrutadas e passam a ativar fibras rápidas/oxidativo-glicolíticas. Finalmente, durante atividades de força máxima, os maiores axônios, que inervam as fibras musculares rápidas/glicolíticas e pertencem às UMRF, são ativados, complementando as demais UM já previamente ativadas. A partir dessas informações, pode ser percebido que as UML são as inicialmente recrutadas e, por terem perfil oxidativo, são mais resistentes à fadiga, mas geram pouca tensão. Com a necessidade de aumento da força a ser gerada, as demais UM são recrutadas[1,6,9].

Essas informações possuem implicações relevantes para a indicação de exercícios. Após a estimativa de uma repetição máxima (1RM), é preciso considerar que cargas leves, moderadas ou vigorosas recrutarão UM lentas, UM lentas e rápidas resistentes à fadiga e todas as UM, respectivamente. Durante o envelhecimento, a sarcopenia afeta principalmente as fibras de contração rápida. Portanto, o treinamento para o indivíduo idoso deverá focar em exercícios com pesos de intensidade moderada a vigorosa.

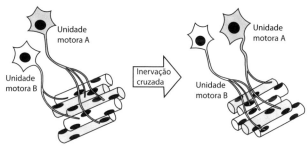

Figura 3.4. Representação do experimento de inervação cruzada.

Observe, do lado esquerdo, duas unidades motoras representadas. A troca da inervação das fibras musculares resulta no fato das fibras apresentarem as características do motoneurônio que as inerva (lado direito da figura).

Fonte: Schwartz JH, Jessell TM, Kandel ER. Princípios da Neurociência. 4. ed. Barueri: Manole, 2003.

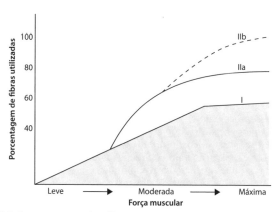

Figura 3.5. Recrutamento das fibras musculares e a contribuição de cada tipo de fibra para a geração de força muscular.

Note que as fibras do tipo I são as responsáveis pela geração de força durante cargas menores. Com a progressão da exigência para a geração de força, as fibras IIa também passam a ser recrutadas. Todos os tipos de fibras são recrutados quando a força quase máxima é exigida.

Ganho de força induzido pelos exercícios com pesos

Agora que foi descrito como são organizadas, classificadas e recrutadas as unidades motoras, é possível avançar nos mecanismos de plasticidade neuromuscular que induzem ganho de força decorrente do exercício físico. Duas frentes importantes serão desenvolvidas a partir daqui: a apresentação dos componentes neurais e dos musculares, que promovem aumento de força decorrente dos exercícios com pesos.

Componentes neurais relacionados ao aumento da força com o exercício físico

Os indivíduos que tiveram acidente vascular cerebral (AVC) geralmente apresentam dificuldade em realizar atividades simples quando comparados a pessoas saudáveis, como sentar e levantar de uma cadeira, principalmente por causa de fraqueza muscular. Nas primeiras semanas de tratamento com exercícios com pesos, é possível notar incremento de força e melhora do desempenho muscular; contudo, nenhum aumento da massa é notado. Já foram amplamente descritos na literatura aumentos de força muscular sem nenhuma hipertrofia evidente em indivíduos saudáveis. Embora a síntese proteica esteja notadamente aumentada após uma única sessão de exercícios, os sinais de hipertrofia muscular somente serão claramente notados após a 8ª semana de programa. Assim, fica evidente que outros fatores devem contribuir para o ganho de força muscular decorrente dos exercícios com pesos. Inúmeros estudos têm demonstrado que os fatores neurais são particularmente importantes para o ganho de força nas fases iniciais[10].

Os ganhos iniciais de força foram associados ao aumento do *drive* neural, que denota aumento de eferências oriundas do sistema nervoso central (SNC) para os músculos. Um estudo prévio mostrou que 35 contrações realizadas em um único dia de exercício físico são suficientes para aumentar os níveis de força e a amplitude do sinal eletromiográfico por até 2 semanas pós-treino, evidenciando que o SNC possui estratégias diante do exercício físico para maximizar a forma como os músculos são ativados[11].

Além disso, também foi demonstrado que o exercício físico é capaz de aumentar a ativação das UM em seres humanos. O aumento da taxa de disparo da UM pós-treinamento foi observado principalmente na fase inicial do exercício físico. Tal adaptação também ocorre nas UM contralaterais ao estímulo. Adicionalmente, foi sugerido que as adaptações sobre a taxa de disparo ocorressem mesmo após uma única sessão de exercício físico e essencialmente em contrações voluntárias máximas, sendo estas mais evidentes em idosos que em jovens[12]. Aparentemente, na sexta semana de exercícios físicos, esta taxa de disparo cai a níveis pré-treino. Uma possível explicação para esta redução pode estar relacionada a modulações por outras adaptações neurais que começam mais tardiamente, como, por exemplo, a coativação do antagonista.

Outros mecanismos de ativação e modulação das UM podem interferir no ganho de força. Um aumento transiente de picos durante os trens de pulso das UM pode ter efeito dramático no aumento da força muscular[13]. Os intervalos menores interpulso ocorrem principalmente em situações em que existem força e velocidade elevadas, tornando-se mais frequentes após os exercícios com pesos. Além disso, já foi descrito que o aumento de força pode envolver a ativação simultânea de inúmeras UM, chamado de sincronização.[10]

É possível que mudanças nas características intrínsecas de motoneurônios na medula possam ser responsáveis por aumentos na ativação da UM. Na medula existem interneurônios inibitórios chamados células de Renshaw[14], que podem ser modulados por centros espinhais e supraespinhais durante o exercício físico. Desse modo, a diminuição de *inputs* desses interneurônios inibitórios permite que motoneurônios alfa aumentem a taxa de disparo e, assim, produzam mais força[10]. O aumento de eferências pelo trato corticoespinhal pode também aumentar a excitabilidade desses motoneurônios alfa na medula pós-treinamento.[15] Outros mecanismos medulares adaptativos decorrentes dos programas de exercícios com pesos incluem mudanças na eficiência sináptica[16] e na estrutura dos axônios dos próprios motoneurônios (hipertrofia)[17], resultando em maior velocidade de condução nervosa[18].

Algumas evidências ainda apontam que mudanças diretas sobre o córtex motor ocorrem em decorrência do programa de exercícios físicos. A prática de mentalizar a realização do movimento é capaz de aumentar a excitabilidade de áreas corticais que envolvam o movimento e o planejamento motor[19]. No entanto, os ganhos obtidos com a mentalização não são superiores ao programa de exercícios com pesos, sendo mais indicado para pacientes com afecções neurológicas.

Outro aspecto importante relacionado às adaptações neurais decorrentes do programa de exercícios com pesos refere-se à transferência cruzada. Há mais de um século, foi relatado que exercícios com pesos realizados em membros superiores ou inferiores de um lado do corpo são capazes de aumentar a força de músculos homólogos contralateralmente. Em indivíduos saudáveis, 8 semanas de programa de exercícios isométricos para flexores do cotovelo podem aumentar a força no cotovelo contralateral em torno de 25%. Dois mecanismos são geralmente relacionados a isso: um seria que as adaptações neurais decorrentes do programa de exercícios se estenderiam para o lado não estimulado; o segundo é que talvez o lado não estimulado pudesse acessar as modificações que ocorreram do lado oposto[3].

Algumas mudanças nos limiares de ativação dos órgãos tendinosos de Golgi (OTG) podem induzir desinibição e aumento da força do músculo agonista do movimento. O OTG está localizado na junção miotendínea, sendo responsável por captar e controlar tensões excessivas geradas pelo músculo agonista do movimento que possam lesar a estrutura. Uma vez ativado, o OTG envia aferências que são transmitidas via neurônios Ib até interneurônios inibitórios na medula, que passam a bloquear os motoneurônios alfa do grupo agonista do movimento. Tal alça é chamada de inibição autogênica[9,10]. Desse modo, o aumento do limiar de ativação do OTG decorrente do programa de exercícios físicos poderia diminuir esta inibição sobre a musculatura agonista.

A contração do músculo que age como agonista resulta em movimento do membro na direção desejada, enquanto o músculo que age como antagonista opõe-se ao movimento desse. Até o momento, não está claro se o SNC prioriza a produção de força ao facilitar agonistas e inibir antagonistas durante a atividade ou melhora a estabilidade articular ao estimular a coativação do antagonista, mantendo, assim, a integridade articular[10].

Em resumo, pode-se observar que uma série de mecanismos neurais é utilizada para regular a força nos exercícios com pesos e que a contribuição dos componentes musculares se torna mais importante com a progressão do tempo.

Componentes musculares

Hipertrofia e hiperplasia musculares

A hipertrofia da fibra muscular ocorre devido à sobrecarga mecânica e reflete o aumento na taxa de síntese de mioproteínas contráteis e não contráteis em seu interior, podendo ocorrer tanto radial (secção transversa) como longitudinalmente (comprimento). O aumento de filamentos de actina e miosina no interior da fibra muscular produz mais pontes de ligação actina-miosina e, consequentemente, mais força muscular. O aumento da síntese ocorre inicialmente pela otimização do processo de tradução do RNA mensageiro (RNAm) e somente mais tarde pelo aumento da expressão de RNAm de genes que codificam proteínas contráteis. É importante destacar que o aumento da síntese proteica é acompanhado pela diminuição na taxa de degradação de mioproteínas[20].

Outra forma de crescimento muscular que pode contribuir para o aumento da força é a hiperplasia. O aumento no número de células é considerado um tipo de hiperplasia. A duplicação da fibra muscular, por sua vez, é um processo ainda controverso. Em animais, esse processo já foi observado, mas, em seres humanos, a fibra muscular pode alcançar vários centímetros, como nas fibras do músculo sartório, tornando-se difícil imaginar a divisão de uma célula tão grande. Esse processo de hiperplasia nos seres humanos pode ser associado à fragmentação da fibra muscular que ocorre em exercícios de intensidade vigorosa (Figura 3.6)[1].

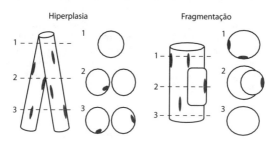

Figura 3.6. Hiperplasia e fragmentação nas fibras musculares.

Observe no esquema que na hiperplasia das fibras ocorre aumento do número das mesmas. Cortes transversais comprovam que a fibra é duplicada ao longo de toda a sua extensão. A hiperplasia já foi observada em animais; no entanto, em exercícios de intensidade vigorosa, como naqueles realizados por halterofilistas, foram encontradas apenas fragmentações da fibra muscular. Cortes transversais confirmam que a sua duplicação ocorre somente em um pequeno segmento, não podendo ser classificado como hiperplasia. Desse modo, acredita-se que ela não deva contribuir para o ganho de força em seres humanos.

Fonte: Lieber RL. Skeletal muscle, structure, function and plasticity. 2nd ed. Baltimore, MD: Lippincott Williams & Wilkins; 2002.

Células satélites e hipertrofia muscular

Para a hipertrofia muscular, após o estímulo inicial do programa de exercícios com pesos, várias vias de sinalização celular e hormonal deverão ser ativadas. Dois dos maiores eventos que induzem hipertrofia são o aumento da síntese de mioproteínas e a proliferação de células precursoras miogênicas chamadas de células satélites (CS)[2]. O processo de hipertrofia é iniciado na primeira sessão de exercícios físicos. O aumento da síntese proteica representa a resposta imediata ao programa de exercícios físicos, enquanto a proliferação das CS representa um evento um pouco mais tardio, que aguarda a manutenção do quadro para que novos núcleos sejam incorporados à fibra muscular e, assim, possa regular adequadamente o seu domínio sobre o sarcoplasma[21]. Sugere-se que o aumento de núcleos represente aproximadamente 25% da hipertrofia observada[22].

As células satélites são células progenitoras miogênicas presentes em uma forma quiescente ao longo das fibras musculares, localizadas entre o sarcolema e a membrana basal, e em intervalos menos frequentes que os mionúcleos. Representam em média de 1 a 10% do total de núcleos presentes nessas fibras. As lesões musculares são capazes de induzir a atividade mitótica das CS, pois a integridade da membrana e da lâmina basal estão comprometidas. Os eventos comuns que podem provocar a ativação de CS incluem trauma muscular, lesão induzida por exercício físico e alongamento crônico[23,24]. Os exercícios agudos e crônicos, especialmente aquelas atividades que envolvem ações musculares excêntricas, são associados com danos musculares ultraestruturais. Estes danos são geralmente centrados na linha Z, que ancora os filamentos de actina e outros filamentos intermediários dentro do sarcômero, e podem ativar as CS para induzir reparo e hipertrofia[1].

Após certo estímulo, as CS podem ser ativadas e entrar novamente no ciclo celular expressando fatores de transcrição músculo-específicos (fatores regulatórios miogênicos [MRF]) como MyoD e MYF5. As células progenitoras podem então proliferar-se, sendo chamadas agora de mioblastos. A seguir, tornam-se diferenciadas pela ação de miogenina e MRF-4 para, finalmente, fundirem-se e formar novas miofibras ou reparar fibras musculares preexistentes que foram lesadas[25]. Além disso, parte dessas células pode dar origem a novas populações de CS e recompor suas reservas para eventos futuros[26]. Os estudos têm mostrado a importância do nicho para as células satélites[27]; nesse sentido, as fibras musculares, a lâmina basal e a microvasculatura são importantes para a ação das CS. Dentre os fatores que podem induzir a ativação destas células encontram-se os fatores de crescimento epidérmico, de crescimento hepatócito, óxido nítrico e o de crescimento semelhante à insulina-1 (IGF-1)[28] (Figura 3.7).

Um estudo[29] mostrou que o aumento na área de secção transversa da fibra muscular durante sobrecarga é precedido pela adição de novos núcleos, principalmente via ativação e diferenciação de CS. Ao serem incorporados à fibra muscular, estes novos núcleos passam a induzir a síntese de novas mioproteínas. É interessante destacar que estes novos núcleos parecem ser independentes da manutenção do estímulo hipertrófico, ou seja, uma vez incorporados, serão mantidos na fibra mesmo com a retirada do estímulo. Esse processo traz vantagens ao músculo como, por exemplo, o aumento da resistência à atrofia relacionada à ausência de estímulo motor e à resposta mais eficiente à adesão aos exercícios físicos após período de tempo inativo. Tais achados permitem generalizações sobre os exercícios com pesos e o envelhecimento. Os exercícios com pesos, ao serem indicados à população durante o envelhecimento, poderiam ser capazes de amenizar a sarcopenia por incorporar mais núcleos às fibras musculares.

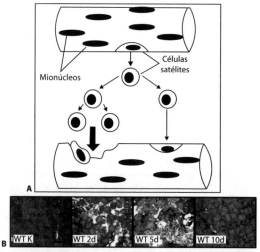

Figura 3.7. As células satélites (CS) podem reparar fibras lesadas no músculo esquelético adulto.

A: observe que, após um evento lesivo, as CS que eram quiescentes passam a ser ativadas, proliferam-se e são capazes de reparar o foco de lesão, sendo novos núcleos incorporados à fibra muscular. Note ainda que parte das CS formam novas populações de células quiescentes, criando reservas para eventos futuros. **B:** WT K representa a estrutura do músculo tibial anterior normal, enquanto WT 2d, 5d e 10d representam a estrutura morfológica do músculo 2, 5 e 10 dias pós-injeção de cardiotoxina, respectivamente. A cardiotoxina é capaz de induzir necrose das fibras musculares nos primeiros dois dias pós-injeção. Em cinco dias, o processo inflamatório ocorre concomitantemente com a ativação de CS e em 10 dias, as fibras já estão relativamente reparadas.

Controle molecular da massa muscular: a importância da via IGF-1

A massa muscular é mantida quando a síntese proteica e a degradação estão em equilíbrio. Um distúrbio desse equilíbrio induz hipertrofia ou atrofia[21,30]. Apesar dos níveis de degradação aumentarem após uma sessão de exercícios físicos, eles tornam a diminuir em algumas horas, na tentativa de regular o estímulo hipertrófico. É importante salientar que os indivíduos reagem diferentemente aos exercícios com pesos: existem aqueles que respondem facilmente e podem alcançar até 50% de ganhos em 16 semanas de exercícios, outros têm ganho moderado (25%) e outros, ainda, não apresentam nenhum ganho. Isso pode estar relacionado, por exemplo, à capacidade de ativar as CS e adicionar novos núcleos às células musculares[31]. É importante notar que deve existir um limiar mínimo de hipertrofia para que novos mionúcleos sejam adicionados. Foi observado, em estudos com humanos, que níveis moderados de hipertrofia podem ocorrer na ausência da incorporação de novos mionúcleos[22]. Além disso, após um período de incorporação de novos núcleos, é suposto que exista um período de síntese proteica para restabelecer a relação entre mionúcleo e tamanho da miofibra sem que seja necessária a proliferação de mais CS e, assim, a incorporação de novos núcleos[32].

Como vimos anteriormente, a hipertrofia muscular pode ser mediada pela indução do IGF-1. Estudos *in vitro* demonstraram que o IGF-1 regula positivamente a miogênese, primeiro por induzir a proliferação de células embrionárias e, mais tardiamente, por aumentar o processo de diferenciação[33]. A administração sistêmica de IGF-1 resulta em aumento de DNA e conteúdo proteico em músculos. Além disso, foi demonstrado que o aumento da expressão de IGF-1 restrito ao tecido muscular é capaz de induzir hipertrofia em camundongos transgênicos[34]. Existem diferentes tipos de IGF-1. Além da isoforma circulante produzida pelo fígado, o IGF-1 possui uma isoforma produzida pelo próprio músculo, sendo essa importante nas adaptações do músculo ao aumento da tensão mecânica, também conhecida como fator de crescimento mecânico (MGF). O aumento da expressão da isoforma muscular de IGF-1 foi relacionado à hipertrofia, acompanhada pelo aumento de força muscular[28].

O IGF-1 age em parte por estimular a via fosfatidilinositol-3 quinase (PI3K)/Akt, resultando na indução da síntese proteica. O IGF-1 também atua inibindo as vias de atrofia muscular. Foi descrito que Akt é capaz de regular Foxo, um fator que desencadeia o programa transcricional de atrofia. Foxo é capaz de regular a expressão de ubiquitina-ligases 3 (E3 ligases), como MuRF-1 e atrogina-1/MAFbx. Essas E3 ligases são responsáveis pela degradação de mioproteínas e por regular fatores de transcrição, como o MyoD, e de iniciação da tradução, como eIF3f, sendo, portanto, capazes de controlar a síntese e a degradação de proteínas[35]. O trabalho de Bodine et al.[36] mostrou que o aumento da expressão de MuRF-1 e atrogina-1 precede e acompanha a diminuição da massa muscular em diversos modelos de atrofia, como desnervação, imobilização e suspensão da pata.

Além de regular as vias de degradação de proteínas, também foi descrito que o IGF-1 pode bloquear os efeitos da miostatina quando aplicados em cultura de mioblastos ou miotubos[35]. A miostatina, ou fator de crescimento de diferenciação 8 (GDF8), é um regulador negativo da massa muscular. As mutações no gene resultam em fenótipo hipertrófico em camundongos e gado. Os camundongos transgênicos que não manifestaram miostatina apresentaram significativa hipertrofia muscular[37]. Foi observado também que indivíduos que realizaram programa de exercícios progressivos com pesos para os extensores do joelho 3 vezes por semana, durante 9 semanas, reduziram significativamente a expressão de miostatina nos músculos[38]. Tais achados apresentam informação relevante para o desenvolvimento de estratégias envolvendo exercícios com pesos no combate a doenças, como no caso das distrofias musculares.

A expressão de miostatina também foi detectada em células satélites e mioblastos. Sua liberação resulta na regulação negativa de PAX3 e MYF5 e previne a expressão de MyoD, todos importantes marcadores de identificação e ativação de células satélites[39]. Acredita-se que a miostatina é importante para manter as CS quiescentes e reprimir a autorrenovação[37].

Alguns trabalhos recentes têm demonstrado aplicações clínicas relevantes a partir do conhecimento das vias moleculares do controle de massa. Estudos com animais transgênicos mostraram que a hiperexpressão de IGF-1 muscular é capaz de amenizar o processo de sarcopenia[34], acelerar a regeneração muscular pós-lesão[40] e retardar a morte de animais com distrofia muscular[41] ou com esclerose lateral amiotrófica (ELA)[42]. Estudo recente também mostrou que o uso do anticorpo antimiostatina é capaz de retardar a perda de massa muscular em animais com distrofia muscular de Duchenne[43].

Mais recentemente[44], técnicas moleculares têm demonstrado o importante papel do músculo esquelético para a regulação de outros tecidos, como o cérebro, fígado, pâncreas, ossos, pele e sistemas cardiovascular e imunológico. Através da liberação de substâncias chamadas de miocinas, efeitos autócrinos, parácrinos e endócrinos podem ser observados[44]. Desta forma, essa parece ser uma nova vertente de estudo na área de plasticidade muscular para entender os efeitos que o exercício físico pode exercer sobre a homeostase corporal e o crescimento de tecidos.

Contribuições dos componentes neurais e musculares para o ganho de força

Existe certo consenso na literatura de que as adaptações iniciais que induzem ao ganho de força durante programa de exercícios com pesos são principalmente decorrentes de modificações neurais. Estes componentes nervosos são responsáveis pelos ganhos de força nas 8 a 10 primeiras semanas de exercícios físicos. Por outro lado, a hipertrofia pouco contribui inicialmente – ainda que sua participação aumente progressivamente, tornando-se então o principal contribuinte de força após 10 semanas. É possível que ao longo do tempo essa relação torne a se inverter e modificações neurais atuem sobre a eficiência da atividade desempenhada. Vale ressaltar que adaptações em crianças e mulheres podem estar relacionadas principalmente às modificações neurais, não a fatores musculares[9].

Conversão do tipo de fibra com o treinamento

Existem fatores intrínsecos que contribuem para o sucesso ou fracasso em determinada atividade física, dentre eles a composição muscular. Três formas puras de miosina de cadeia pesada são encontradas em nossos músculos: I, IIa e IIx (também referida como IIb). Contudo, inúmeras fibras podem coexpressar mais de uma isoforma e são denominadas fibras híbridas[21].

Inúmeros estudos em indivíduos saudáveis mostraram que os programas de exercícios com pesos diminuem a expressão de miosina do tipo IIx e aumenta a IIa, sendo que a do tipo I parece não ser afetada. No entanto, ocorre recuperação de IIx após o programa de exercícios físicos[21]. Do ponto de vista funcional, a diminuição de MHC IIx induzida pelo programa parece ser desfavorável, pois essa isoforma é a mais rápida para a contração e a que produz maior potência. Teoricamente, isso é correto quando se analisa uma única fibra, mas não quando a capacidade muscular como um todo é considerada.

É interessante ressaltar que, apesar de controverso, esse mecanismo adotado pelo organismo é altamente eficiente, pois ainda que as fibras IIx sejam capazes de produzir grandes quantidades de energia em um curto período de tempo, elas são rapidamente fatigadas e precisam de tempo para se recuperar – não sendo essa "espera" pela resposta das fibras IIx, contudo, desejada em atividades que precisem de trabalho contínuo por longos períodos[21].

Mecanismos de Adaptação no Músculo Esquelético

Vitor Agnew Lira • Estevão Scudese Dessimoni Pinto

Introdução

A prevalência de doenças metabólicas como o diabetes melito tipo 2, obesidade e doenças cardiovasculares vem aumentando na população adulta em todo o mundo[1-5]. Igualmente preocupante é a incidência de obesidade e resistência à insulina. Esta última, determinante para o desenvolvimento do diabetes do tipo 2 e também fator de risco importante para doenças cardiovasculares, está em alarmante crescimento entre crianças e adolescentes[6-8]. Esse quadro reflete o estilo de vida predominante em países desenvolvidos e em desenvolvimento, onde o consumo exagerado de alimentos ocorre em paralelo à redução dos níveis de atividade física. Não é, portanto, por acaso que a prática regular de exercícios físicos e a alimentação adequada são o principal meio de prevenção e tratamento de tais desordens metabólicas[9-12].

Embora o exercício físico cause adaptações em vários tecidos[13-17], as que acontecem no músculo esquelético estão entre as mais estudadas e importantes[18-20]. O músculo pode representar até 45% da massa corporal de um homem adulto jovem e é responsável por 65 a 90% da captação de glicose sanguínea em resposta à insulina[21-23]. Assim, em condições normais, ele é o tecido mais abundante no corpo humano, exercendo papel determinante não apenas para nossa locomoção, mas também para a saúde metabólica de todo o organismo[24]. O presente capítulo discute os mecanismos celulares responsáveis pelas adaptações musculares ao exercício físico de *endurance* ou predominantemente aeróbico. As adaptações fisiológicas e bioquímicas que culminam no aprimoramento metabólico e contrátil em resposta ao treinamento são o foco central. Embora estudos em humanos tenham sido revisados, grande parte dos conceitos aqui apresentados têm base em investigações mais invasivas que utilizam modelos animais submetidos a exercícios físicos facilmente monitoráveis como os de *endurance*. Portanto, a não ser quando especificado de modo diferente, o termo exercício físico neste capítulo se refere ao exercício de *endurance*. Revisões de literatura relativamente recentes sobre algumas das adaptações aqui mencionadas podem servir como leitura complementar[17,19,20,25-29].

Utilize o *QR code* localizado na página xxix para acessar as referências bibliográficas, que também estão disponíveis em www.atheneu.com.br sob o título do livro.

Impacto do exercício físico

Estudos demonstram forte relação entre o aprimoramento da aptidão muscular decorrente do engajamento em uma rotina de exercícios e redução de diversas causas de mortalidade[30]. Adicionalmente, dados epidemiológicos demonstram que indivíduos fisicamente ativos com índice de massa corporal (IMC) elevado apresentam menor fator de risco para doenças coronarianas que indivíduos magros sedentários[31,32]. Esses dados sugerem que os benefícios da prática regular de exercícios físicos ocorrem mesmo sem redução do peso corporal. Igualmente interessante é o fato de que o exercício regular pode aprimorar a capacidade de controle da glicose sanguínea até mesmo em indivíduos sensíveis à insulina[33,34]. Como ilustrado na Figura 4.1, camundongos jovens treinados – utilizando um modelo de corrida voluntária em que os animais se exercitam livremente em uma roda presente nas gaiolas (*voluntary wheel running*) – apresentam melhor desempenho no teste de tolerância à glicose (GTT) que os sedentários. Isso é evidenciado pela menor elevação da glicemia após a injeção de glicose (Figura 4.1C), o que resulta em menor área abaixo da curva nos camundongos treinados (Figura 4.1D). Esse efeito benéfico do exercício físico ocorre mesmo com os animais em treinamento se alimentando em maior quantidade (Figura 4.1B) e não apresentando queda no peso corporal (Figura 4.1A). Ou seja, esses achados coletivamente servem como evidência objetiva de que perda de peso e redução na ingestão calórica não são necessárias para que os benefícios do exercício físico sobre o metabolismo ocorram.

A prática regular de exercícios físicos também aumenta a eficiência na oxidação de ácidos graxos, causando melhora no perfil lipídico sanguíneo[35-38]. A melhora nessas respostas metabólicas ocorre em função de múltiplas adaptações em vários tecidos. Ao observar o músculo esquelético, notamos que este é um tecido altamente dinâmico no que se refere a remodelações em resposta ao ambiente[39]. Ao contrário do aumento observado na proporção de enzimas glicolíticas sobre as oxidativas no músculo de indivíduos obesos e com diabetes melito tipo 2 quando comparados com indivíduos saudáveis[40,41], o treinamento regular promove a transformação de fibras glicolíticas em fibras mais oxidativas[42,43]. Isso é evidenciado não apenas em resposta ao exercício de *endurance*, mas também com relação aos exercícios com pesos[44], embora ocorra em menor magnitude nesse último. Essas fibras musculares mais oxidativas (fibras do tipo I e IIa) são mais vascularizadas[45,46] e sensíveis à insulina[47-49] e possuem maior conteúdo mitocondrial, de transportadores de glicose (GLUT4) e de proteínas envolvidas no transporte e oxidação de ácidos graxos[26] (Figura 4.2).

O treinamento causa também modificações no perfil de expressão de proteínas contráteis, como a *miosina de cadeia pesada* (MHC)[25,42,43,50]. Essas proteínas se utilizam de ATP para a contração e, portanto, são fundamentais para que as adaptações metabólicas tenham impacto funcional, ou contrátil, sobre a fibra muscular. Nos próximos parágrafos, abordaremos o papel das adaptações ao treinamento na melhora do fenótipo metabólico do músculo esquelético em resposta ao exercício físico, bem como os principais mecanismos intra e intercelulares responsáveis por tais adaptações. Em decorrência de sua importância funcional, as adaptações contráteis e seus mecanismos de regulação também serão discutidos.

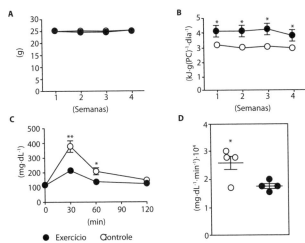

Figura 4.1. Efeitos do exercício físico regular (corrida voluntária – *voluntary wheel running*) sobre os níveis de glicose sanguínea em camundongos jovens.

Camundongos C57BL/6 machos (12 semanas de idade) se exercitaram livremente, ou não, por 4 semanas (grupos exercício e controle, respectivamente). A atividade de corrida dos camundongos no grupo exercício aumentou de aproximadamente 7 km·dia^{-1}, na primeira semana, para 12 km·dia^{-1} na terceira e quarta semanas (dados não apresentados).
A: peso corporal. **B:** ingestão energética diária estimada a partir do monitoramento semanal da ingestão de ração nutricionalmente balanceada (normal *chow*). **C:** níveis de glicose sanguínea durante o teste de tolerância à glicose (GTT) realizado 36 horas após o último episódio de exercício e para o qual foram injetados intraperitonealmente 3 mg de glicose por kg de peso corporal. **D:** valores individuais para a área abaixo da curva do GTT. *$P < 0,05$, **$P < 0,01$, n = 4 a 5/grupo.
Fonte: Lira VA, dados não publicados.

Mecanismos de adaptações metabólicas, vasculares e contráteis

Biogênese mitocondrial

A qualidade e a quantidade de mitocôndrias no músculo esquelético são determinantes tanto para o desempenho como para a saúde. A disfunção mitocondrial no músculo, condição em que existe redução no número de mitocôndrias e/ou na eficiência do acoplamento eletroquímico das mesmas, gerando elevados níveis de espécies reativas de oxigênio (também conhecidas como radicais livres), está associada à inatividade física[51] e pode ser observada durante atrofia muscular[52,53], diabetes[54,55] e envelhecimento[56-58]. Por outro lado, a biogênese mitocondrial, caracterizada pelo aumento do volume e pela melhora da função mitocondrial, tem fundamental importância nas adaptações sistêmicas e musculares causadas pela prática regular de exercícios físicos, especialmente os de *endurance*[19,59]. O primeiro estudo relatando aumento na atividade de enzimas mitocondriais em resposta ao exercício físico foi realizado em 1967, em ratos[60]. Embora esse estudo pioneiro tenha investigado as adaptações ao exercício físico de *endurance*, a biogênese mitocondrial ocorre em resposta a vários tipos de exercícios físicos em humanos, como os com pesos – muitas vezes mencionados como exercícios de musculação – e intervalados[61-64].

	Contração lenta	Contração rápida (Tipo 2)		
	Tipo 1	2a	2x	2b
Atividade da ATPase	↑	↑↑↑	↑↑↑	↑↑↑↑
Vmáx	↑	↑↑	↑↑↑	↑↑↑↑
Tensão específica	↑	↑↑↑	↑↑↑	↑↑↑↑
Densidade capilar	↑↑↑	↑↑↑	↑↑	↑
Número de núcleos	↑↑↑	↑↑↑	↑↑	↑
Número de mitocôndrias	↑↑↑	↑↑↑	↑↑	↑
Sensibilidade à insulina	↑↑↑	↑↑↑	↑↑	↑
Endurance	↑↑↑↑	↑↑↑↑	↑↑	↑
Metabolismo predominante	Oxidativo	Oxidativo + glicolítico		Glicolítico

Aumento da atividade contrátil/exercício ←

Figura 4.2. Tipos de fibras musculares e algumas de suas características metabólicas e contráteis.

Essas características são inferidas a partir de análises de músculos *in vitro* (ou seja, em meio fisiológico oxigenado) compostos por diferentes proporções dos distintos tipos de fibra muscular, ou ainda, a partir da análise histoquímica de lâminas com a seção transversa desses músculos. Atividade da ATPase: atividade máxima da enzima ATPase, responsável pela reação de quebra de ATP e liberação de energia para a contração muscular.

Vmáx: velocidade máxima de contração ou encurtamento da fibra muscular; Tensão específica: razão entre a força máxima de contração e a área de seção transversa da fibra muscular; Densidade capilar: razão entre o número de capilares e a área de seção transversa da fibra muscular; Número de núcleos: número de núcleos em seções transversas da fibra muscular; Número de mitocôndrias: número de mitocôndrias em cada fibra muscular (incluindo as intermiofibrilares e subsarcoplasmáticas – análise conduzida com seções longitudinais examinadas em microscópio de transmissão de elétrons); Sensibilidade à insulina: capacidade de captação de glicose em resposta a um estímulo máximo de insulina; *Endurance*: tempo em que a fibra é capaz de manter determinada força; Metabolismo predominante: embora tanto o metabolismo oxidativo quanto o glicolítico sejam utilizados por todas as fibras musculares, o metabolismo predominante é diretamente proporcional ao número de mitocôndrias e densidade capilar.

Por vários anos após o estudo pioneiro de Holloszy, as investigações em torno dos mecanismos responsáveis pela biogênese mitocondrial no músculo esquelético esbarravam em um desafio representativo. Sabia-se que cada mitocôndria continha várias moléculas de DNA, conhecido como DNA mitocondrial, o qual codifica 13 proteínas da cadeia de transporte de elétrons, 22 RNA transportadores e 2 RNA ribossômicos. Contudo, é também conhecido que vários genes fundamentais para formação, manutenção e função mitocondriais se encontravam codificados no DNA nuclear das células. Isso significava que o aumento do número de mitocôndrias, assim como a melhora da sua função, requereria a regulação coordenada de genes nucleares e daqueles presentes no DNA mitocondrial.

Por muito tempo tal regulação permaneceu desconhecida, até que um progresso significativo ocorreu quando, em 1998, identificou-se a proteína coativador-1 alfa do receptor ativado por proliferador de peroxissoma gama (PGC-1-alfa) em células do tecido adiposo marrom[65]. Embora o estudo original apresentasse a necessidade dessa proteína para biogênese mitocondrial nesse tecido, vários outros que se seguiram demonstraram que o PGC-1-alfa era de fato capaz de regular em paralelo os genes nucleares e mitocondriais necessários para a biogênese mitocondrial. Em vez de se ligar diretamente ao DNA e estimular a transcrição dos genes dessa maneira, o PGC-1-alfa age como cofator de transcrição, interagindo com e ativando vários fatores de transcrição que interagem diretamente com o DNA tanto nuclear como mitocondrial[66,67]. Exemplos desses fatores são: receptores ativados por proliferadores de peroxissoma (PPAR)[68], receptor de estrogênio alfa (ERR-alfa)[65,69,70], receptor de hormônios tireoidianos (TR)[65], fatores respiratórios nucleares 1 e 2 (NRF1, NRF2)[71,72] e fatores de estimulação de miócitos 2 (MEF2)[73,74].

Todos esses fatores de transcrição estão envolvidos na regulação de genes mitocondriais, e a ativação de NRF1 e NRF2, por exemplo, aumenta a expressão do fator de transcrição mitocondrial A (TFAM) que, por sua vez, estimula a transcrição dos genes presentes no DNA mitocondrial, bem como a replicação desse DNA[71]. Curiosamente, o PGC-1-alfa também estimula a transcrição do seu próprio gene ao interagir com MEF2 em sua região promotora[73] e, portanto, elevados níveis de mRNA de PGC-1-alfa são interpretados como indicadores de biogênese mitocondrial. Terada et al.[75] foram os primeiros a verificarem que o exercício físico causava elevação no mRNA do PGC-1-alfa. Em seguida, vários estudos demonstraram que a expressão do mRNA do PGC-1-alfa aumentava em resposta ao exercício físico igualmente em humanos[76-78].

Apesar de numerosas evidências correlacionando o aumento da expressão de PGC-1-alfa e certas respostas posteriores ao exercício físico agudo e crônico, investigações que realmente testaram a necessidade dessa proteína para as adaptações conferidas pelo exercício ocorreram posteriormente. Leick et al.[79] observaram que camundongos geneticamente modificados para não expressarem PGC-1-alfa em todos os tecidos (PGC-1-alfa *knockouts* ou PGC-1-alfa KO) apresentavam suprarregulação normal de enzimas mitocondriais em resposta ao treinamento físico[79]. Porém, outros estudos apontaram que esses animais apresentavam lesões no sistema nervoso central que os tornavam hiperativos e causavam anomalias no seu ritmo circadiano[80-82]. Uma vez que tais anomalias podiam interferir no fenótipo muscular desses animais independente do estímulo provocado pelo exercício, tornou-se necessário o desenvolvimento de animais com perda de PGC-1-alfa exclusivamente no músculo esquelético. Esses camundongos (PGC-1-alfa *muscle knockouts* ou PGC-1-alfa MKO) apresentavam, por exemplo, menor capacidade oxidativa nos músculos esqueléticos, o que reduzia a atividade locomotora e a tolerância ao exercício[80-83]. Porém, quando submetidos ao treinamento utilizando o modelo de corrida voluntária (*voluntary wheel running*), percorriam a mesma distância diária que os camundongos-controle (com expressão normal de PGC-1-alfa no músculo). Curiosamente, ao se comparar as adaptações ao exercício nos dois grupos de camundongos, observou-se que a biogênese mitocondrial em resposta ao exercício físico, indiretamente avaliada pelo aumento da expressão de proteínas mitocondriais como a enzima citocromo oxidase IV (COX IV) e a proteína citocromo c, estava significativamente comprometida nos camundongos PGC-1-alfa MKO. Esses achados demonstraram que o PGC-1-alfa é fundamental para que o músculo aumente sua capacidade oxidativa em resposta ao treinamento físico.

Aprimoramento no transporte de glicose e ácidos graxos

O treinamento físico não aprimora apenas a capacidade muscular de oxidar maiores quantidades de substrato (p.ex., glicose e ácidos graxos) em função do processo de biogênese mitocondrial, mas também aumenta a capacidade de transporte desses para as fibras musculares.

Em resposta à insulina, a glicose é transportada para a fibra muscular principalmente pelo transportador GLUT4[84-88], enquanto a fosforilação da glicose, uma vez que atravessa a membrana celular, é primordialmente mediada pela enzima hexoquinase II (HKII)[89]. GLUT1, que não é regulado pela insulina e é responsável apenas pelo transporte basal de glicose, e a enzima hexoquinase I (HK I) são também expressos no músculo, mas em menores níveis[90,91]. Mais recentemente observou-se que roedores e humanos também expressam outro transportador sensível à insulina (GLUT12)[92-94]. Embora o treinamento em cicloergômetro aumente a expressão de GLUT4 e GLUT12 no músculo vasto lateral de indivíduos previamente sedentários[95] e a supraexpressão de GLUT12 aprimore a sensibilidade à insulina em camundongos[94], o papel do GLUT12 nas adaptações induzidas pelo treinamento ainda precisa ser estabelecido. A quantidade de GLUT4, no entanto, varia consideravelmente entre os diferentes tipos de fibras musculares, e os músculos que apresentam maiores níveis de GLUT4 são também os mais sensíveis à insulina[47,96]. Esses achados sugerem que o número de transportadores de glicose que se translocam para a membrana em resposta à insulina é proporcional à quantidade de proteínas GLUT4 expressas pela fibra. Portanto, mesmo não havendo redução dos níveis de GLUT4 musculares em pessoas obesas e com diabetes melito tipo 2, o aumento de expressão de GLUT4 no músculo representa uma terapia em potencial para essas e outras condições em que existe resistência à insulina[97-99].

O exercício físico é capaz de elevar rapidamente a expressão de GLUT4 em músculo de humanos e roedores. Em ratos, a maior parte dessa adaptação tende a ocorrer dentro de 18 horas após o exercício, e a expressão de GLUT4 pode até mesmo dobrar com o treinamento físico de alguns dias[100-102]; em humanos, treinamentos com duração de 1 a 14 semanas podem causar elevação de até 100% na expressão de GLUT4[103-105]. A regulação da expressão de GLUT4 depende principalmente da ação do fator de transcrição MEF2, uma vez que o mesmo interage fisicamente com outros fatores na região promotora do gene GLUT4 e estimula sua transcrição[74,106,107].

Contudo, o mecanismo de regulação da proteína GLUT4 em resposta ao exercício físico ainda não é totalmente conhecido. Por exemplo, sabe-se que em células musculares de ratos e camundongos em cultura, o PGC-1-alfa interage com MEF2 na região promotora do gene GLUT4 e estimula sua expressão[74]; porém, a expressão de GLUT4 em resposta ao exercício físico, agudo ou crônico, ainda não foi testada em nenhum modelo animal com deficiência de expressão de PGC-1-alfa no músculo esquelético[50] ou em todo o organismo[79].

Tendo em vista o papel central do PGC-1-alfa na regulação de proteínas mitocondriais em resposta ao exercício físico, é importante testar se ele é também fundamental na regulação do GLUT4 nesse contexto. Curiosamente, os níveis de HK II costumam aumentar em resposta ao exercício, mas tal regulação ocorre normalmente em camundongos deficientes em PGC-1-alfa[79] e, portanto, não parece depender da função deste último. Assim, o mecanismo de regulação da HK II em resposta ao exercício físico também necessita de mais investigações.

No que diz respeito ao transporte de ácidos graxos, ele se encontra elevado em pessoas obesas e com diabetes melito tipo 2[108] e frequentemente extrapola a sua capacidade de oxidação pelas mitocôndrias[109-113]. Essa condição acaba por causar acúmulo de ácidos graxos de cadeia longa juntamente com produtos intermediários da oxidação dos mesmos e elevação nos níveis de outros produtos do metabolismo lipídico no músculo esquelético, como ceramidas e diglicerídeos, que reduzem a sensibilidade à insulina[114-117]. Já em resposta ao treinamento físico, também existe melhora no transporte de ácidos graxos para as fibras, mas isso ocorre em paralelo à elevação na capacidade de oxidação desse substrato, tanto em níveis basais[118,119] quanto durante o exercício[120-122]. Como resultado, existe menor quantidade de ácidos graxos livres na circulação e de seus metabólitos na fibra muscular[123] e a sensibilidade à insulina fica aumentada[124-126]. Apesar de o músculo esquelético expressar algumas proteínas associadas ao transporte de lipídeos na membrana sarcoplasmática, o transporte de ácidos graxos de cadeia longa é primordialmente mediado pela proteína translocase de ácidos graxos (FAT/CD36)[127-129]. A exemplo da proteína GLUT4, a regulação da FAT/CD36 em resposta ao treinamento físico ainda não foi formalmente estabelecida. Embora a FAT/CD36 seja regulada pelo fator de transcrição PPAR-alfa no fígado, nem PPAR-alfa ou PPAR-gama parecem regular tal proteína no músculo[130]. Contudo, seria interessante observar os efeitos do treinamento físico sobre a expressão de FAT/CD36 em animais que apresentam deficiência de PGC-1-alfa.

Angiogênese

O processo de angiogênese muscular, ou seja, do aumento no número de capilares no músculo, desempenha papel importante na melhora do transporte de oxigênio e nutrientes e possibilita contato mais rápido entre diversos hormônios, como a insulina, e seus receptores nas fibras musculares[131]. Não é surpresa que a capacidade de transporte de glicose e ácidos graxos é maior em músculos, ou fibras musculares, mais vascularizados[132,133]. O processo de criação ou alongamento de capilares é extremamente elegante e parece ser influenciado por vários aspectos, como fatores de crescimento, hipóxia e estresses mecânicos e de fluxo sanguíneo (este último comumente referido como *shear stress*)[17,27]. No entanto, pelo menos, parte importante dos sinais responsáveis pela resposta angiogênica parece se originar das próprias fibras musculares em contração[134-136]. Por exemplo, uma única sessão de exercícios de *endurance* é suficiente para aumentar os níveis de mRNA do fator de crescimento vascular endotelial A (*Vegfa*, também referido como VEGF) em fibras musculares[137-139]. Além disso, esse processo parece ocorrer especialmente em fibras mais glicolíticas[136,140], uma vez que são essas as que mais precisam aumentar sua capilarização para se tornarem mais oxidativas e, com isso, melhorarem sua eficiência de utilização de nutrientes e oxigênio em resposta ao treinamento físico.

Alguns fatores angiogênicos, ou seja, proteínas que se ligam a receptores na membrana das células e promovem sinais que aumentam a produção de outras proteínas necessárias para o crescimento de capilares, como o fator de crescimento de fibroblastos 2 (FGF-2), o fator de crescimento transformador-beta-1 (TGF-beta-1) e o VEGF, são induzidos no músculo esquelético em resposta ao exercício físico. Contudo, a indução do VEGF é a mais potente[141] e a inibição farmacológica do seu receptor causa redução no processo de angiogênese em ratos treinados em esteira[142]. Em adição, o treinamento físico consegue causar algumas adaptações metabólicas, mas não é capaz de provocar angiogênese em camundongos que não expressam VEGF no tecido muscular[143]. Dessa maneira, o conhecimento sobre a regulação da expressão de VEGF é de suma importância para a compreensão da regulação do processo de angiogênese em resposta ao exercício físico. Aqui novamente o PGC-1-alfa parece desempenhar papel importante, uma vez que o processo de angiogênese e de indução de VEGF em resposta ao exercício físico são bem limitados em camundongos com deficiência de expressão de PGC-1-alfa no músculo esquelético[50,144]. Os dados de Chinsomboon et al.[144] ainda demonstram que a ativação beta-adrenérgica é importante na indução de PGC-1-alfa pelo exercício, e que o PGC-1-alfa, por sua vez, induz a expressão de VEGF somente em camundongos que apresentam expressão normal do receptor nuclear órfão ERR-alfa, o qual funciona como fator de transcrição. Esses achados sugerem que o processo de angiogênese no músculo em resposta ao treinamento físico depende de sinais que envolvem catecolaminas e consequente ativação beta-adrenérgica, PGC-1-alfa, ERR-alfa e VEGF.

Modificações no perfil de expressão de proteínas contráteis

As proteínas contráteis mais estudadas são as diferentes isoformas da MHC, as quais, por sua vez, servem de base para a classificação mais comum dos tipos de fibras musculares. Essas proteínas são expressas em quatro isoformas em ratos e camundongos (p.ex., MHC IIb, IIx, IIa e I), enquanto seres humanos não expressam a isoforma mais rápida (p.ex., MHC IIb)[25]. Tanto o aumento da atividade contrátil como a sua diminuição influenciam a proporção de expressão dessas isoformas da MHC. O aumento crônico da atividade contrátil, como o observado com o treinamento de *endurance*, causa aumento na porcentagem de fibras musculares expressando a proteína MHC IIa (p.ex., fibras do tipo IIa), que apesar de terem características de contração rápida, apresentam metabolismo oxidativo bem desenvolvido. Isso ocorre em detrimento do número de fibras expressando MHC IIx e MHC IIb (p.ex., fibras dos tipos IIx e IIb, respectivamente), com contração também rápida mas de metabolismo primordialmente glicolítico[25,42,43,50]. Curiosamente, atletas de *endurance* com vários anos de treinamento apresentam maior percentual de fibras expressando a MHC I (p.ex., fibras do tipo I), com contração de característica lenta e metabolismo oxidativo[145,146]. Não se sabe, porém, as contribuições do treinamento e de certa predisposição genética sobre tal característica nesses atletas. As evidências de que o treinamento possa causar a transformação de fibras do tipo IIa em fibras do tipo I ainda são limitadas[20,147,148]. Contudo, o mecanismo responsável pela transformação no perfil de expressão das proteínas contráteis parece estar sujeito à proteína fosfatase dependente de cálcio (Ca^{2+})/calmodulina, chamada calcineurina (CnA), a qual é ativada com alterações rítmicas na concentração de Ca^{2+} no sarcoplasma. Essa proteína desfosforila e ativa o fator de transcrição nuclear de células T ativadas (NFAT), o qual é necessário à estimulação de genes que codificam proteínas contráteis peculiares às fibras de contração mais lenta[149,150]. De fato, estudos em que a sinalização CnA/NFAT é comprometida por intervenções farmacológicas, ou genéticas, demonstram redução na expressão dessas proteínas contráteis[151] e bloqueio do aumento na proporção de fibras expressando a MHC IIa e a MHC I, em resposta ao aumento crônico da atividade contrátil[148]. Apesar da ativação da CnA ter sido associada ao aumento da expressão do PGC-1-alfa[71,73,152,153], a inibição farmacológica da CnA não impede a elevação de PGC-1-alfa com o treinamento físico em camundongos[154]. Além disso, a transição de fibras do tipo IIb e IIx para fibras expressando a MHC IIa ocorre normalmente em camundongos com ausência de expressão de PGC-1-alfa no músculo (PGC-1-alfa MKO)[50]. Desse modo, as adaptações na expressão de proteínas contráteis parecem ser dependentes da sinalização iniciada pelas alterações nos níveis sarcoplasmáticos de Ca^{2+} durante as contrações, a qual culmina com a ativação do meio de sinalização da CnA/NFAT e é independente da ação do PGC-1-alfa. Curiosamente, o musculo esquelético expressa 4 isoformas de NFAT (NFATC1, C2, C3, C4), cujo papel na expressão das diferentes isoformas de MHC foi esclarecido mais recentemente. Calabria et al.[155] demonstraram que todos os NFATs são necessários pra estimular a expressão de MHC do tipo 1, enquanto NFATC2, NFATC3 e NFATC4 são necessários para a expressão de MHC dos tipos IIa e IIx, e somente o NFATC4 é necessário para a estimulação da expressão de MHC do tipo IIb. Coletivamente, esses achados sugerem que NFATC3 e NFATC4 possuem níveis básicos de ativação maiores que NFATC1 e NFATC2. Esses últimos, portanto, são possivelmente mais sensíveis à ação da CnA. Assim, NFATC1 e NFATC2 são ativados durante o exercício de *endurance*, agindo juntamente com NFATC3 e NFATC4 para estimular a expressão da MHC IIa e ultimamente da MHC I. Contudo, os mecanismos responsáveis pela coordenação das diferentes isoformas de NFAT em resposta ao exercício de *endurance* ainda não são totalmente conhecidos.

Ativação de vias proteolíticas

O papel de vias proteolíticas na adaptação muscular em direção a um fenótipo mais oxidativo e metabolicamente eficiente vem recebendo crescente atenção. A ideia é que as vias proteolíticas seriam necessárias para a renovação e remodelação do perfil proteico das fibras musculares em resposta ao exercício físico. As duas principais vias proteolíticas no músculo são o sistema ubiquitina-proteassoma (SUP) e a autofagia. Os mesmos estão sempre ativos, mas suas atividades são moduladas em reciprocidade à oferta de substratos energéticos aos tecidos e estimulação de síntese proteica. Portanto, os mesmos tendem a ser estimulados em condições de jejum ou estresse metabólico, como aquele causado pelo exercício, e inibidos após as refeições. Os dois sistemas degradam proteínas ubiquitinadas – exclusivamente, como no caso do SUP, ou em grande maioria, como na autofagia. De fato, os níveis de ubiquitina aumentam após uma sessão de exercício no músculo de camundongos[156,157], sugerindo que mais proteínas são marcadas para degradação após uma sessão de exercícios. No entanto, informação sobre o impacto de uma sessão de exercício de *endurance*, especificamente na atividade do SUP, é limitada. Moberg et al.[158] por exemplo, observaram redução na atividade do SUP em reposta ao exercício de baixa intensidade em que participantes estavam em balanço energéticonegativo. Já Stefanetti et al.[159] observaram que a expressão de MuRF1 e MAFbx, duas E3 ubiquitina ligases importantes para a atividade do SUP no músculo, estavam elevadas após sessão exercícios de *endurance* com intensidade moderada a alta. É possível, portanto, que o papel do SUP na remodelação muscular dependa da intensidade do exercício. No entanto, mais estudos manipulando o SUP em combinação com o exercício ainda são necessários para testar essa hipótese. Por outro lado, estudos mais mecanísticos já foram conduzidos com relação à autofagia e trouxeram à tona achados interessantes. Primeiramente, a autofagia é estimulada pelo exercício de *endurance* em animais e seres humanos[160,162]. Além disso, deficiências nesse processo parecem comprometer algumas adaptações-chaves ao exercício. Por exemplo, camundongos com apenas uma cópia do gene Beclin-1, o que leva à expressão defeituosa dessa importante proteína para o processo de autofagia, não são capazes de aumentar o conteúdo mitocondrial e a densidade capilar no músculo em resposta ao treinamento de *endurance*. Esses animais também não apresentam melhora na capacidade aeróbica mesmo se exercitando tanto quanto os camundongos-controle (*wild-type*)[163]. He et al.[161] estudando outro tipo de camundongos, nos quais a proteína Beclin-1 não podia ser ativada durante o exercício para estimular a autofagia, observaram que tal limitação bloqueava a melhoria da captação de glicose sanguínea pelo exercício. O estudo ainda mostrou que esse defeito coincidia com menor capacidade de transporte de glicose no músculo.

Mais recentemente, Lo Verso et al.[164] demonstraram que camundongos com perda de Atg7 especificamente no músculo, uma proteína ainda mais essencial para o processo de autofagia que Beclin-1, não apresentavam comprometimentos no transporte de glicose para o músculo durante contrações. No entanto, o mesmo estudo ainda demonstrou que esses animais eram mais propícios à disfunção mitocondrial causada por contrações excêntricas. Outro estudo recente demonstrou que o exercício em *running wheels* fazia com que camundongos com perda de Atg7 no músculo esquelético e cardíaco (Atg7 heart and muscle knockouts – Atg7h&mKO) engordassem menos e mantivessem a sensibilidade à insulina quando se alimentando de dieta rica em gordura. Contudo, tanto os animais sedentários quanto os que se exercitavam não apresentavam um tecido muscular esquelético saudável. Além disso, surpreendentemente, o exercício regular fazia com que os Atg7h&mKO morressem precocemente, provavelmente devido a problemas cardíacos[165]. Apesar de pequenas diferenças relatadas antes, possivelmente causadas pela ablação genética da autofagia em todos os tecidos *versus* no músculo esquelético, os achados indicam que o processo de autofagia tem papel fundamental nas adaptações metabólicas ao exercício de *endurance* no músculo e em outros tecidos, como no coração. No entanto, os mecanismos responsáveis pela regulação da autofagia e do SUP no músculo esquelético, assim como as proteínas e organelas preferencialmente degradadas para que o fenótipo muscular oxidativo seja adquirido e mantido com o treinamento de *endurance*, ainda precisam ser melhor estabelecidos.

Integração dos mecanismos de adaptação e considerações finais

A fibra muscular em contração experimenta processos fundamentalmente diferentes daqueles presentes quando está em repouso. Alterações nas concentrações de cálcio no sarcoplasma, aceleração no uso de ATP e de oxidação de substratos, redução no pH e elevação na produção de radicais livres são apenas alguns exemplos. Esses processos ocorrem mesmo quando a contração é feita *in vitro*, ou seja, com o músculo contraindo fora do organismo. No entanto, dentro do organismo, as fibras ainda são expostas à ação de hormônios e citocinas presentes na circulação, os quais, por sua vez, também são alterados de acordo com o padrão e a intensidade do movimento. Dessa maneira, a complexidade de estímulos a que as fibras musculares são expostas a cada sessão de exercícios físicos é imensa. Mesmo assim, o conhecimento atual sugere que alguns desses estímulos têm papel de destaque.

O Ca^{2+} é necessário para o processo de contração em si e também participa da ativação de alguns meios de sinalização que interferem no perfil de expressão de proteínas importantes para a função muscular. Como já mencionado, a via de sinalização CnA/NFAT parece ser a principal responsável por adaptações nas proteínas contráteis em resposta ao treinamento físico. Além disso, o Ca^{2+} ainda influencia a atividade das proteínas quinases dependentes de Ca^{2+}/calmodulina, conhecidas como CAMK. A proteína CAMKII é ativada pelo exercício de *endurance*[153,154,166] e é a principal isoforma expressa no músculo esquelético[154,166,167]. Uma pequena liberação de Ca^{2+} do retículo sarcoplasmático, mesmo sem provocar contrações, é capaz de suprarregular a expressão de PGC-1-alfa e causar biogênese mitocondrial no músculo em banho fisiológico oxigenado. Esse processo parece estar associado à ativação da CAMKII, uma vez que sua inibição farmacológica impede essas respostas[168,169]. Tais adaptações somente ocorrem quando a ativação da enzima P38 proteína quinase ativada por mitógenos (P38MAPK) é permitida, sugerindo que a CAMKII age por meio da ativação da P38MAPK para estimular a expressão de PGC-1alfa e causar, desse modo, adaptações metabólicas. De fato, camundongos com ausência de expressão da isoforma gama da enzima P38MAPK (P38-gama-MAPK) somente no músculo (P38-gama-MAPK MKO) são incapazes de aumentar a expressão de PGC-1-alfa e estimular tanto a biogênese mitocondrial como a angiogênese em resposta ao treinamento físico[170]. As limitações de adaptação desses camundongos ao exercício físico são praticamente idênticas às observadas em camundongos PGC-1-alfa MKO[50], sugerindo que a ativação da P38-gama-MAPK é fundamental para a regulação do PGC-1-alfa e das adaptações dependentes dele em resposta ao treinamento. Embora a necessidade da CAMKII para a ativação da P38-gama-MAPK durante o exercício ainda não tenha sido testada formalmente, esses estudos sugerem que provavelmente a via CAMKII/P38-gama-MAPK/PGC-1-alfa é muito importante para adaptações metabólicas. É provável, portanto, que o Ca^{2+} tenha participação de destaque tanto em adaptações contráteis, via CnA/NFAT, como em adaptações metabólicas, via CAMKII/P38-gama-MAPK/PGC-1-alfa.

O estresse metabólico gerado por contrações rítmicas também desempenha papel importante nas adaptações ao treinamento físico. Esse estresse é caracterizado principalmente por drástico aumento na demanda metabólica, em decorrência da energia gasta com as contrações, que por sua vez eleva a razão entre AMP e ATP, e por aumento na produção de espécies reativas de oxigênio e nitrogênio (p.ex., ROS e RNS, respectivamente), também conhecidas como radicais livres (embora nem todas as moléculas produzidas sejam realmente radicais livres). Por exemplo, suplementação com antioxidantes em altas doses evita a suprarregulação do PGC-1-alfa e biogênese mitocondrial em resposta ao treinamento físico[171,172], e ainda elimina o efeito positivo do treinamento sobre a melhora na sensibilidade à insulina em humanos[172]. Os mecanismos envolvidos na sinalização iniciada e/ou estimulada pelos ROS e RNS ainda não são bem claros, mas a proteína quinase ativada por AMP (AMPK), além de ser especialmente sensível às concentrações de AMP, parece também ter sua função modulada pelo óxido nítrico (NO)[173-175] e pelo peróxido de hidrogênio (H_2O_2)[176]. De fato, a AMPK é ativada durante contrações e está envolvida no transporte de glicose ao músculo e na oxidação de ácidos graxos durante o exercício físico[177]. Além disso, a ativação da AMPK causa aumento na expressão de PGC-1-alfa e biogênese mitocondrial no músculo esquelético[178-181]. Mais especificamente, a AMPK parece fosforilar o PGC-1-alfa[182]. Esse processo é necessário para a posterior desacetilação e ativação do PGC-1-alfa pela enzima *desacetilase de histonas sirtuin 1* (SIRT1)[182,183]. A AMPK ainda é capaz de estimular a enzima SIRT1 indiretamente, e esse processo parece ocorrer em humanos em resposta ao exercício de *endurance*[184,185], o que coletivamente sugere que o estresse metabólico (aumento da demanda energética e elevação na produção de RNS e ROS) influencia as adaptações metabólicas no músculo esquelético por intermédio da sinalização AMPK/SIRT1/PGC-1-alfa. Contudo, essa via não parece ser absolutamente necessária para as adaptações metabólicas, pois camundongos que não possuem AMPK funcional no músculo esquelético ainda são capazes de suprarregular a expressão de PGC-1-alfa e induzir biogênese mitocondrial no músculo em resposta ao treinamento físico[186,187]. Curiosamente, o aumento na proporção de fibras do tipo IIa com o exercício físico não ocorreu em um desses estudos[187], sugerindo que existe alguma maneira de comunicação entre essa via de sinalização e as vias controladas pelo cálcio. Por fim, foi recentemente demonstrado que a AMPK pode regular a degradação de mitocôndrias através do processo de autofagia, nesse caso nomeado como mitofagia, por intermédio da fosforilação e ativação da *unc-51 like autophagy activating kinase* (ULK1)[188]. Laker et al.[189] então confirmaram que a ativação da proteína quinase ULK1 no músculo dependia em grande parte da atividade da AMPK, e que a indução de mitofagia por um episódio de exercício de *endurance* não ocorria nos músculos de camundongos com perda do gene ULK1, especificamente no músculo esquelético (ULK1mKO). Coletivamente, esses achados sugerem que a via de sinalização AMPK-ULK1 é importante na regulação da mitofagia no músculo e parece necessária para algumas adaptações metabólicas que ocorrem em virtude do treinamento. No entanto, como mencionado anteriormente, mais estudos são necessários para o melhor entendimento da regulação e os alvos celulares da autofagia muscular em diferentes condições, como no jejum, ou em resposta a uma sessão de exercícios de *endurance*, ou ainda como resultado do treinamento.

As evidências demonstram que os mecanismos responsáveis pelas adaptações metabólicas e contráteis no músculo esquelético em resposta ao treinamento físico são extremamente complexos e redundantes. Várias vias de sinalização parecem contribuir para as alterações de expressão genética necessárias para o aprimoramento do fenótipo muscular. Os estudos nessa área precisam principalmente determinar quais sinais são absolutamente necessários, ou seja, sem os quais as adaptações não ocorrem. Pelo lado terapêutico, também é importante identificar vias de sinalização que são suficientes para causar certas adaptações, como melhora na sensibilidade à insulina, mesmo que não sejam absolutamente necessárias para o efeito do exercício físico. A relevância de tais investigações é imensa, pois servirão como base para novas terapias farmacológicas para populações que têm dificuldades em se exercitar o suficiente, apresentando maior risco de desenvolvimento de desordens metabólicas, como portadores de deficiência física e/ou de problemas osteoarticulares, idosos, indivíduos com obesidade morbida, entre outros. Portanto, a prática regular de exercício físico, em função dos múltiplos e potentes mecanismos de aprimoração metabólica do músculo esquelético e do organismo como um todo, ainda tem muito a ensinar. Em vista da imensa evolução que ocorreu nesse campo nas últimas décadas e do quanto ainda é preciso aprender, com certeza vários anos de descobertas fascinantes ainda estão por vir.

Agradecimentos

Vitor Agnew Lira é financiado pela American Heart Association (AHA – 16SDG30360001), Fraternal Order of Eagles Diabetes Research Center e Department of Health and Human Physiology da University of Iowa (EUA).

5

Flexibilidade

David George Behm

Introdução

O alongamento é um dos meios mais eficazes para aumentar a amplitude de movimento (ADM) articular ou musculotendínea[1,2]. Todos os tipos de alongamento aumentam a flexibilidade em algum grau, embora existam diferenças na efetividade de cada um (estático, dinâmico ou facilitação neuromuscular proprioceptiva [FNP]) para a melhora da flexibilidade ou da ADM[3]. Enquanto o alongamento estático ou FNP excessivo ou prolongado realizado isoladamente (p.ex., não como parte do aquecimento) pode induzir ao comprometimento do desempenho, as técnicas de alongamento dinâmico tornaram-se mais populares devido à sua especificidade e efeitos mais benéficos sobre o desempenho físico. A melhora da ADM pode ser atribuída a uma combinação de influências neurais (p.ex., inibição), mecânicas (p.ex., alterações do tecido muscular e conectivo) e psicológicas (p.ex., tolerância ao estiramento). Alongamento realizado mesmo por um período mínimo de tempo pode produzir melhora significativa de flexibilidade em todos os segmentos da população.

Tipos de alongamento

Estático

O músculo é mantido em posição alongada[4] próximo ou no ponto de desconforto[3,5] por um período prolongado de tempo[6]. Essa técnica é comumente usada para aumentar a ADM e reduzir o risco de lesões musculares[7]. O alongamento estático por mais de 60 segundos pode prejudicar o desempenho físico relacionado às tarefas subsequentes de força e potência musculares em torno de 10% em comprimentos musculares mais curtos[3,8,9]. Magnitudes similares são observadas em contrações concêntricas (4%), excêntricas (4%) e isométricas (6%)[3].

Dinâmico

É realizado um movimento controlado através de ADM completa ou quase completa das articulações ativas[10]. Pode ser preferível ao

---

Utilize o QR code localizado na página xxix para acessar as referências bibliográficas, que também estão disponíveis em www.atheneu.com.br sob o título do livro.

alongamento estático por causa da (i) similaridade dos padrões de movimento com o exercício ou atividade, (ii) pré-ativação de componentes fisiológicos importantes, como temperatura central, velocidade de condução nervosa, complacência muscular, ciclo de atividade enzimática e produção de energia[11,12], além de (iii) aumento do *drive* central[13,14]. O alongamento dinâmico por mais de 90 segundos pode melhorar o desempenho físico em cerca de 7%[3]. A especificidade do movimento pode desempenhar papel importante, enquanto o tipo de contração não parece causar nenhum efeito que seja prejudicial ou positivo[3]. O alongamento balístico, que pode incluir saltos, usando *momentum* na tentativa de exceder a amplitude normal de movimento deve ser evitado em indivíduos frágeis, ainda mais naqueles com distúrbios osteo e neuromusculares primários ou secundários, incluindo dor crônica.

FNP

É uma combinação de alongamento estático com contrações isométricas em padrão cíclico[3]. Tal estratégia engloba duas técnicas conhecidas como contração-relaxamento e contração-relaxamento-contração-agonista. No primeiro, o músculo alvo é alongado antes e imediatamente após contração isométrica intensa, enquanto no segundo, uma contração adicional do músculo agonista opondo-se ao grupo muscular sendo alongado é necessária antes do último ciclo de alongamento[3,15]. A FNP é um método eficaz para ganho de ADM, mas suas desvantagens, especialmente para populações especiais, limitam significativamente seu uso. Tais desvantagens incluem, mas não estão limitadas a (i) aumento do risco de lesão citoesquelética e muscular, (ii) desconforto ou dor muscular e (iii) necessidade de parceiro[3].

Mecanismos de perda de força induzidos por alongamento

Alterações na rigidez do tendão e na relação força-comprimento

O alongamento muscular é uma estratégia importante para reduzir a rigidez tendínea. Esse efeito parece permitir que os músculos trabalhem em comprimentos mais curtos e mais fracos de acordo com sua relação força-comprimento[3,16-18].

Não existem evidências disponíveis mostrando que o comprimento muscular influencia a produção de força após alongamento estático. É possível que o comprimento muscular não afete a produção de força na amplitude ótima de comprimento ou na parte descendente da relação força-comprimento[3].

Fadiga ou dano induzido por alongamento

A produção de força contrátil pode ser reduzida através de dano muscular causado por alongamento[3]. O alongamento estático de longa duração (> 60s) também pode reduzir o fluxo sanguíneo e a oxigenação tecidual. Esse efeito está consequentemente associado ao acúmulo de produtos metabólicos e/ou espécies reativas de oxigênio[19]. Diferentes ciclos de isquemia-reperfusão induzida por alongamento intermitente podem restringir o nível de desoxigenação comparado ao alongamento contínuo. No entanto, a duração do alongamento (p.ex., < 30s, 30 a 60s, > 60s) pode representar o fator mais importante para determinar não apenas as consequências metabólicas, mas também a magnitude da perda de força[3,8,9,20].

Acoplamento eletromecânico reduzido

Trinta segundos de alongamento estático ou dinâmico parecem afetar a frequência do sinal eletromiográfico (EMG) de contrações submáximas[21]. Tal efeito pode resultar tanto de alterações na transmissão do sarcolema como de mudanças no padrão de recrutamento da unidade motora em direção a unidades motoras de limiar inferior (p.ex., tipo I). No entanto, a amplitude da onda M não é afetada pelo alongamento de 60 segundos[20]. A rigidez tendínea pode estar diretamente relacionada ao atraso eletromecânico, mas inversamente associada à taxa de produção de força. Alterações nessa rigidez provavelmente não influenciam a produção de força[3]. Também é possível que o alongamento possa reduzir a eficiência de transferência de força do componente contrátil ao esqueleto (p.ex., transmissão endo-, epi- e perimisial)[48], além de reduções induzidas por estiramento na rigidez muscular[9,22].

Redução do *drive* central eferente

Não existe precisão ao considerar mudanças no *drive* central com base em reduções na amplitude do EMG e na produção de força voluntária máxima[3]. O alongamento parece reduzir imediatamente a razão EMG/onda M, os níveis de ativação voluntária e a amplitude da onda V, mas todos são tipicamente aumentados menos de 15 minutos após o alongamento. Esse efeito está associado com mudanças na produção de força máxima[20]. Outros fatores que também podem estar relacionados à menor força muscular são (i) reduções no *feedback* muscular dependente do fuso ao *pool* de motoneurônios na medula espinhal, (ii) diminuição da descarga intrafusal, induzindo redução do *drive* voluntário sobre os motoneurônios através da alça γ, (iii) alteração da excitabilidade dos interneurônios facilitadores e inibitórios da coluna vertebral ou (iv) alterações no nível de excitabilidade da membrana pós-sináptica[3]. A diminuição da facilitação do motoneurônio no fuso muscular provavelmente explica o potencial declínio na formação persistente de corrente interna após alongamento muscular[20]. Esse fenômeno é dependente do comprimento muscular. Por exemplo, maior formação persistente de corrente interna é observada em comprimentos musculares mais longos. Isso poderia parcialmente explicar a maior perda de força muscular em comprimentos musculares mais curtos[23]. A contração simultânea de outros músculos pode ser uma estratégia potencial para reduzir a perda de força após o alongamento muscular[3].

Amplitude de movimento

Mecanismos após alongamento muscular agudo

Diferentes métodos de alongamento podem aumentar a ADM através de distintos mecanismos. Maior tolerância ao alongamento[24] e mudanças nas propriedades mecânicas, como redução da rigidez muscular[22], parecem ser os procedimentos subjacentes no alongamento estático. O alongamento estático e a FNP podem aumentar a ADM através de mecanismos similares, uma vez que o último também inclui uma fase de alongamento estático. Por outro lado, a inibição autogênica pode ser um mecanismo subjacente na FNP, embora existam controvérsias[15,25]. O suposto mecanismo de inibição autogênica sugere que uma fase de contração isométrica intensa deva aumentar a atividade aferente das fibras Ib. Isso, por sua vez, hiperpolariza as extremidades dendríticas dos motoneurônios α espinhais do músculo alongado que minimiza ou remove a influência da atividade reflexa mediada induzida pelo alongamento pela fibra Ia[26] e, consequentemente, aumenta a ADM. No entanto, não existe evidência direta entre a atividade reflexa e a ADM, juntamente com o fato de que estudos relatam aumento da atividade EMG em repouso imediatamente após a fase de contração durante a FNP[24,27]. Não existem evidências claras sobre os mecanismos nos quais o alongamento dinâmico pode aumentar a ADM[3]. É possível que o alongamento repetitivo com e sem sobrecarga cíclica da musculatura aumente a temperatura e a extensibilidade da fibra muscular, bem como diminua a viscosidade e a rigidez muscular[28,29].

Alterações induzidas pelo alongamento

Alongamento agudo e crônico induzem, respectivamente, a mudanças temporárias e permanentes por meio de diferentes mecanismos. O primeiro provoca o alongamento dos tecidos, que é recuperado após a remoção da tensão. Isso é conhecido como mudança elástica. A alteração plástica é um alongamento musculotendíneo que causa deformação definitiva do tecido após a remoção da tensão[3]. O limiar e a magnitude de incremento agudo ou crônico são dependentes da articulação (p.ex., a dorsiflexão do tornozelo é melhorada marginalmente)[30]. É importante notar que um certo indivíduo possui diferentes ADM para diferentes articulações, devido ao fato de que diversos fatores determinam a flexibilidade[31]. Tais componentes incluem principalmente – mas não estão limitados a – fascículos musculares, tendões, aponeuroses, cápsulas articulares e ligamentos. Idade, sexo, hidratação, ativação do sistema nervoso central, estados de humor e sensibilidade à dor também afetam substancialmente a flexibilidade[32,33].

Medida

Os instrumentos utilizados para a medida da ADM geralmente têm forte reprodutibilidade intramedida, mas fraca intermedida (p.ex., goniometria, flexímetro, goniometria digital)[34,35]. Isso destaca a importância de se usar o mesmo equipamento para a medida da magnitude de alteração da ADM induzida por programa de treinamento físico, sobretudo para o teste em que o indivíduo coloca a mão nas costas, que apresenta baixa reprodutibilidade tanto intra como intermedida. A estimativa visual, goniometria e fotografia têm boa reprodutibilidade, mas significativo erro padrão de medida[36]. Goniômetros ou inclinômetros são mais confiáveis que técnicas de visão[37]. As medidas de ADM passivas, mas não ativas, têm baixa reprodutibilidade intermedida devido à (i) força aplicada aos membros, (ii) sensação terminal (p.ex., magnitude de sensação nas mãos do examinador quando movimenta a articulação passiva em direção ao suposto termino da ADM) e (iii) diferentes forças e sensações a cada teste.

Ainda não está claro se o teste de sentar e alcançar mede a flexibilidade da parte inferior das costas ou dos isquiotibiais[38,39]. Esses testes, juntamente com o teste do toque no dedo do pé, também podem aumentar o risco de lesão ao se aplicar pressão sobre os discos vertebrais[40]. Os testes de sentar e alcançar em apenas uma das pernas alongada a cada vez enquanto a outra permanece flexionada, sentar e alcançar modificados e o sentar e alcançar na cadeira podem ser opções mais seguras[41]. Manter as costas apoiadas é um cuidado importante, especialmente para pessoas com dor lombar. Esses indivíduos devem adotar posição supina e ter um parceiro para ajudá-los a realizar a flexão do quadril com a perna estendida para medir a flexibilidade dessa área ou a dos músculos isquiotibiais.

Alguns pontos importantes a serem considerados na medida da ADM são: (i) as articulações devem ser isoladas para garantir que outras não estejam contribuindo para a ADM funcional; (ii) indivíduos que têm baixa ADM em uma ou numa série de articulações podem às vezes compensar ao usar ou enfatizar outra parte do corpo que tenha melhor flexibilidade (p.ex., esse efeito compensatório assume que o indivíduo irá escolher um movimento ou ADM com menor resistência)[42] e (iii) estratégias compensatórias podem causar lesões, pois outros segmentos do corpo não bem preparados podem estar sobrecarregados[41].

Dimorfismo sexual

Massa muscular, geometria articular, complacência tendínea, tolerância ao alongamento e grau de colágeno na unidade de máxima transmissão podem ser alguns dos fatores que explicam o fato de a maioria das mulheres terem melhor flexibilidade que os homens[41,43-45]. A maior rigidez musculotendínea nos homens aumenta a resistência contra a possibilidade de se alcançar maior ADM[44,46]. Os quadris mais largos das mulheres contribuem para um maior nível de flexibilidade[41,47]. Os ângulos pélvicos e torácicos também parecem ser maiores nas mulheres[48]. A maior complacência tendínea parece estar associada à produção de estrógenos[49]. Outros hormônios, como a relaxina, podem ter papel fundamental durante a gravidez[41]. As mulheres têm maior tolerância ao alongamento, uma vez que vários estudos indicam que a rigidez musculotendínea não altera com a atividade. Isso também explica o fato de que os homens podem precisar se alongar em maior intensidade ou duração para obter similar ADM[44].

Juventude

As crianças demonstram elevado nível de flexibilidade, que declina progressivamente até os 12 anos de idade, mas ainda apresenta melhora da puberdade até a idade adulta (12 a 18 anos)[41]. O nível de flexibilidade parece estar intimamente relacionado aos níveis de atividade física. As crianças que participam de programas intensos de flexibilidade, como ginastas, dançarinos e patinadores, podem continuamente melhorar a flexibilidade durante a puberdade. Por outro lado, uma magnitude significativa da diminuição da ADM pode ser explicada por inatividade física (p.ex., tempo gasto sentado na escola e em casa)[50]. A diminuição da flexibilidade durante a puberdade também pode ser atribuída a "dores de crescimento" e "rigidez" devido a maior taxa de crescimento dos ossos esqueléticos em comparação à dos músculos e tecido conjuntivo[51]. No entanto, não existem evidências conclusivas para apoiar essa especulação[41].

Envelhecimento

Idosos são menos flexíveis que indivíduos jovens[52,53], pois existe um aumento na concentração de colágeno[54] e sua baixa complacência aumenta a rigidez muscular, tendínea e ligamentar. A consequência direta é que a maior rigidez, ou menor complacência, provoca maior tensão passiva com menores aumentos no comprimento musculotendíneo, o que também afeta o ciclo alongamento-encurtamento. A formação excessiva de ligações cruzadas intermoleculares é outra consequência[55]. As ligações cruzadas de colágeno e elastina promovem força e elasticidade em indivíduos jovens, mas o acúmulo relacionado à idade causa rigidez. A diminuição da hidratação é outro importante problema relacionado à idade. Alterações na composição de proteoglicanos (p.ex., sulfato de condroitina e queratina), que retêm grandes quantidades de água, podem causar desidratação moderada assim como perdas de função e extensibilidade[55]. Esses fatores não os impedem de responder adequadamente aos programas de treinamento de alongamento, aumentando relativamente a flexibilidade em níveis similares aos de indivíduos jovens[56]. A inatividade física parece também ter papel importante no declínio da flexibilidade, uma vez que pode afetar a síntese, a degradação e as interconexões do tecido conjuntivo. Idosos podem realizar exercícios de alongamento similares a indivíduos jovens, mas devem manter a intensidade abaixo do ponto de maior desconforto. A ingestão adequada de água para garantir a hidratação apropriada dos tecidos também deve ser enfatizada.

Membro dominante

Indivíduos que participam de atividades que exigem o uso extensivo de membros dominantes podem ter menor ADM nos membros não dominantes. Outras razões para as diferenças na ADM entre os membros podem ser atribuídas a (i) movimentos dinâmicos unilaterais específicos, (ii) estratégias compensatórias usadas para reduzir sobrecarga ou pressão em tecidos lesionados, (iii) menor tolerância ao alongamento devido à sensibilidade à dor, (iv) hemiparesia em consequência de condições como acidente vascular cerebral ou (v) maior incidência de lesão em membro predominante[41].

Prescrição de alongamento

Frequência

Dois[41,57], três[58], quatro[59,60] e sete[57,61-64] dias·sem^{-1} de programas de treinamento de flexibilidade demonstram ser eficazes para a melhora da ADM. O alongamento diário deve proporcionar melhoras substanciais na flexibilidade para a maioria dos indivíduos. O alongamento de apenas 1 dia·sem^{-1} pode sustentar ganhos obtidos anteriormente[65]. No entanto, 5 dias·sem^{-1} (com um mínimo de 5 min·sem^{-1} por grupo muscular) proporcionam aumentos mais benéficos na ADM[66]. Alter[41] sugere que o alongamento uma vez por dia manteria a flexibilidade, enquanto "evidências empíricas sugerem que o alongamento pelo menos duas vezes por dia é preferível" (p. 154). A verdade é que existem poucas evidências suportando a hipótese de que múltiplas sessões diárias promovem maior aumento da flexibilidade.

Duração

É possível que qualquer duração de alongamento melhore a ADM. Um simples alongamento menor ou igual a cinco segundos pode melhorar a ADM, mas 15 segundos resultam em maiores ganhos[67]. Em comparação com esse tempo, foi sugerido que 30 a 60 segundos de alongamento estático são mais efetivos para aumentar a ADM passiva[1]. Outros estudos sugerem o uso de mais de 30 segundos de alongamento estático para alcançar maior ADM[68,69]. A rigidez musculotendínea dos flexores plantares foi significativamente diminuída com duas séries de 30 segundos de alongamento estático[69]. Não houve decréscimo subsequente com três a quatro alongamentos de mesma duração. Portanto, não existe necessidade de durações exageradas de alongamento para obter aumento ótimo agudo na ADM. Uma duração mínima de 5 min·sem^{-1} para cada grupo muscular deve ser recomendada[66].

Intensidade

Muitos estudos utilizam alongamento estático até ou próximo do ponto de desconforto[5,70-72], o que pode causar distensão musculotendínea ou entorse ligamentar. Tem sido relatado que alongamento de intensidade submáxima proporciona ADM similar quando comparada a alongamento no ponto máximo de desconforto[73-76]. Estudos têm comparado alongamento de baixo desconforto e longa duração com elevado desconforto e curta duração. Observou-se que elevado desconforto enfatiza a deformação do tecido elástico, que logo retorna ao seu comprimento original. Por outro lado, o alongamento com baixo desconforto e prolongada duração incrementa as alterações plásticas ou semipermanentes no comprimento do tecido[77-80]. Uma resposta típica ao alongamento até o ponto de desconforto é a adoção de uma estratégia de enrijecimento[81] (p.ex., cocontrair os músculos agonista e antagonista). Assim, ao tentar alongar o músculo, o sistema nervoso central está tentando encurtar o músculo. O alongamento até o ponto de desconforto de um tecido recentemente lesionado ou fatigado pode causar lesões. O alongamento de elevada intensidade não deve ser realizado durante a reabilitação ou após sessão de treino intenso e fatigante. Outro ponto é que a dor é altamente subjetiva. Uma pessoa com elevado limiar de dor ao se alongar causará estresse muito maior nos tecidos do que alguém que tenha menor tolerância à dor. É muito mais seguro e supostamente igualmente eficaz alongar abaixo do limiar de tolerância à dor.

Considerações

Temperatura

O aumento da temperatura do tecido diminui sua rigidez e aumenta a extensibilidade[77]. Temperaturas tendíneas (> 39,4 °C) e teciduais (> 40 °C) elevadas podem, respectivamente, aumentar o alongamento plástico e o relaxamento da viscosidade do colágeno, induzindo maior deformação plástica[77]. No entanto, não está claro se banhos quentes, compressas quentes, ultrassom e diatermia podem aumentar a ADM[41]. Existem ainda controvérsias sobre técnicas hipotérmicas. Tais procedimentos podem permitir tanto alongamento do tecido[33,82] como alongamento hipotérmico por resfriamento do tecido[83,84]. A crioterapia, juntamente com o alongamento estático[85] e FNP[86], induz maior ganho de flexibilidade comparada ao alongamento isolado. Isso pode ser devido aos efeitos anestésicos que permitem aumento da tolerância ao alongamento além do ponto de desconforto (p.ex., tolerância da dor). Aplicações hipotérmicas também causam vasoconstrição[87] e incremento na viscoelasticidade tecidual. O uso de aplicações térmicas deve ser cuidadosamente analisado, clinicamente apoiado e executado com segurança em instalações devidamente preparadas para o manejo dos indivíduos.

Horário ótimo do dia

Parece haver uma curva invertida em "U" em relação ao desempenho da ADM no decorrer do dia – limitada e mais prevalente no início da manhã e no final da noite[88-90]. Isso parece ser explicado pelo fato de que a temperatura central aumenta linearmente à medida que o indivíduo se torna mais ativo. Existe diminuição na viscoelasticidade, incremento na complacência tecidual e menor resistência ao movimento. Flutuações diurnas nas respostas endócrinas (p.ex., epinefrina, norepinefrina, hormônios da tireoide, testosterona, fator de crescimento semelhante à insulina, hormônio do crescimento) também afetam a atividade metabólica basal, contribuindo para mudanças no fluxo de calor durante o dia. Benefícios máximos das sessões de alongamento são obtidos quando a temperatura central é maior. O risco de lesões também pode ser minimizado. A maioria dos indivíduos com diferentes condições (p.ex., gravidez), distúrbios (p.ex., dor lombar) ou doenças (p.ex., artrite reumatoide) pode se beneficiar mesmo com sessões de alongamento de baixa intensidade ou desconforto. Atenção especial deve ser dirigida aos indivíduos com dor lombar, uma vez que podem ter mais dificuldade em alongar a região no início da manhã devido à maior expansão dos discos intervertebrais e menor limiar de dor[40].

Alongamento pré-*versus* pós-sessão de exercício

Músculos e tecido conjuntivo são mais quentes e a sua viscosidade tende a ser menor após as sessões de exercício físico. Ambos podem certamente permitir que se atinjam maiores comprimentos musculares e tendinosos. É importante reconhecer que os indivíduos têm diferentes limiares subjetivos de esforço e de dor pós-sessão quando comparados ao período pré-sessão. Isso também dependerá da atividade anterior. O alongamento do tecido musculotendíneo até o ponto de desconforto pode causar tensões teciduais se a resistência à tração do tecido estiver comprometida por fadiga. Portanto, o alongamento pós-exercício deve envolver baixa a moderada intensidade.

Alongamento para relaxamento

O alongamento estático pode ser fisiologicamente relaxante. Isso parece alterar a predominância do sistema nervoso autônomo para uma maior influência neural parassimpática durante e até 30 minutos após o exercício[91,92]. O relaxamento é um elemento importante na recuperação do treinamento, especialmente em indivíduos que apresentam sintomas e têm estado clínico moderado a grave[5]. O objetivo principal do alongamento, nesse caso, não está limitado ao aumento da extensibilidade musculotendínea, mas, principalmente, à obtenção de outros benefícios associados (p.ex., interação psicofisiológica) ao proporcionar certo nível de relaxamento[93]. O alongamento de elevada intensidade não deve certamente ser usado. Foco na respiração durante exercícios de alongamento ou de respiração *per se* também pode afetar a ativação parassimpática. A ioga é certamente uma modalidade importante de exercício que pode ter simultaneamente impacto substancial no alongamento e na respiração e, consequentemente, no relaxamento[94].

Ioga

O alongamento é apenas um componente da ioga, que envolve técnicas específicas de posturas (asanas), respiração (pranayamas) e atitude mental (meditação). Não existe surpresa alguma de que a ioga melhore não apenas a flexibilidade, mas uma ampla gama de parâmetros fisiológicos e psicológicos (equilíbrio, pressão arterial, índice de massa corporal, respiração, risco cardiovascular, consumo máximo de oxigênio, força muscular, resistência muscular e tempo de reação)[93,95-97]. Uma única sessão de ioga de 60 min·sem^{-1} pode causar dor muscular induzida pelo exercício e dor muscular tardia nos dias subsequentes. Suas contrações excêntricas prolongadas e lentas ao mover-se de uma postura a outra, além da capacidade necessária para manter certas posturas sob posições musculares estendidas por períodos prolongados, causam elevada demanda fisiológica e psicológica. Nesse sentido, é muito importante identificar indivíduos que possam tolerar adequadamente esse nível de demanda física e mental, bem como se beneficiar das sessões de ioga sem que agrave o estado clínico. Indivíduos com estado clínico moderado à grave não devem participar de sessões com elevado nível de exigência psicofisiológica. Modificações podem ser necessárias mesmo para indivíduos classificados dentro de outras condições clínicas.

Considerações finais

Níveis de atividade física e treinamento de flexibilidade desempenham papel mais importante do que a genética na ADM[98-101]. Isso significa que todos podem alcançar um nível de flexibilidade que permita melhor desempenho nas atividades da vida diária. O alongamento pode proporcionar benefícios para o aumento da ADM e diminuição de lesões musculotendíneas[3], especialmente para aqueles que apresentam condições ou doenças que limitam as funções da vida diária.

A obtenção de benefícios ótimos com chances reduzidas de lesões está associada com alongamento de 1 a 5 vezes por semana, mantido por 30 a 60 segundos por 2 a 3 repetições abaixo do ponto de maior desconforto. Indivíduos com problemas articulares ou lombares devem garantir que (i) as articulações estejam estabilizadas ao alongar os músculos e tendões, (ii) as articulações sejam isoladas para garantir que outras não estejam contribuindo para a ADM funcional, (iii) indivíduos com baixa ADM em uma série de articulações não compensem usando ou enfatizando outra parte do corpo que tenha melhor flexibilidade (p.ex., esse efeito compensatório pressupõe que o indivíduo deseja realizar movimento com menor resistência)[42] e (iv) estratégias compensatórias sejam evitadas, pois podem causar lesões, devido ao fato de que outros segmentos corporais mal preparados podem ser sobrecarregados[41].

Exercício em Ambiente Aquático

Luiz Fernando Martins Kruel • Stephanie Santana Pinto
• Cristine Lima Alberton

Introdução

Os exercícios físicos realizados em ambiente aquático têm sido indicados para diversas populações, tanto como modo de reabilitação quanto de promoção da saúde. As respostas fisiológicas são alteradas durante a imersão e tal fato tem implicações sobre a maneira de se planejar uma sessão de exercícios. O ambiente aquático tem ainda impacto reduzido sobre os membros inferiores e pode influenciar o padrão de contração muscular. Atualmente, está bem consolidado que um programa bem planejado nesse ambiente pode incrementar a força muscular e a capacidade cardiorrespiratória, melhorar parâmetros relacionados com o perfil lipídico e com o equilíbrio corporal, além de tornar os indivíduos mais independentes, melhorando a qualidade de vida[1-6]. Dessa forma, o ambiente aquático pode ser uma ferramenta ótima para impactar positivamente a saúde física e mental de indivíduos saudáveis ou com diferentes doenças.

Principais propriedades do ambiente aquático

A pressão hidrostática é uma propriedade física da água diretamente relacionada às alterações fisiológicas durante a imersão. Essa pressão aumenta proporcionalmente à profundidade e à densidade (Figura 6.1). Dessa maneira, os segmentos corporais imersos em maior profundidade (p.ex., membros inferiores na posição ortostática) recebem maior ação da pressão hidrostática e, portanto, o retorno venoso é facilitado. Tal fato induz inúmeros reajustes cardiocirculatórios tanto em repouso como em exercício físico[7].

Associada à pressão hidrostática, a termocondutibilidade da água – que é 25 vezes maior que a do ar – também exerce influência importante nas respostas fisiológicas, uma vez que ocorre facilitação da troca de calor entre o corpo e a água em temperatura termoneutra. Isso acontece porque os mecanismos de perda de calor corporal no exercício aquático se comportam de maneira distinta ao exercício terrestre, haja vista que a evaporação, que é o modo principal de dissipação de calor na terra, ocorre em menor magnitude na água. Em contrapartida, a perda ou ganho por meio da convecção e condução são muito maiores na água do que no ar[8].

Utilize o QR code localizado na página xxix para acessar as referências bibliográficas, que também estão disponíveis em www.atheneu.com.br sob o título do livro.

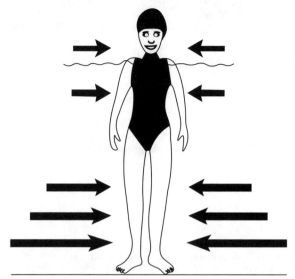

Figura 6.1. Ação da pressão hidrostática.

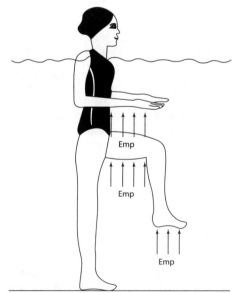

Figura 6.2. Ação da força de empuxo (Emp).

A força de empuxo também afeta diretamente a prática de exercícios aquáticos, em especial no sentido do deslocamento vertical do corpo ou dos segmentos corporais (Figura 6.2). Logo, os indivíduos imersos na água estão submetidos a duas forças que atuam em sentido contrário: a gravidade e o empuxo. Em decorrência disso, o peso hidrostático (PH) (peso aparente) é reduzido na água, uma vez que ele é a força resultante da diferença entre o peso corporal (PC) (força gravitacional) e o empuxo (Emp) (PH = PC − Emp)[9]. Normalmente, o corpo humano apresenta densidade em torno de 950 kg/m³, sendo menor que a densidade da água e possibilitando flutuação. No entanto, a composição corporal e a densidade mineral óssea afetam a capacidade de flutuação. Uma pessoa com muita massa muscular e elevada densidade mineral óssea tem menor propensão a flutuar[10].

A força de resistência (FR), que é a sobrecarga natural exercida pela água, pode ser compreendida pela equação geral dos fluidos, expressa como FR = ½.ρ.A.v².Cf[11]. Essa propriedade depende da densidade do meio (ρ), da área de superfície projetada (A), da velocidade de execução do movimento (v) e do coeficiente de forma (Cf), atuando de modo multidirecional contra o corpo em movimento (Figura 6.3). Tanto a área de superfície projetada como o coeficiente de forma podem ser modificados com o uso de diferentes posicionamentos corporais, assim como com a utilização de equipamentos. No entanto, o principal componente que afeta diretamente a força de resistência ao movimento no meio aquático é a velocidade de execução, visto que ela é diretamente proporcional e elevada ao quadrado.

Diante do exposto sobre as propriedades físicas da água, pode-se afirmar que o conhecimento das principais modificações que ocorrem no corpo durante a imersão é de suma importância para adequado planejamento de atividades no ambiente aquático com diferentes enfoques para diferentes populações.

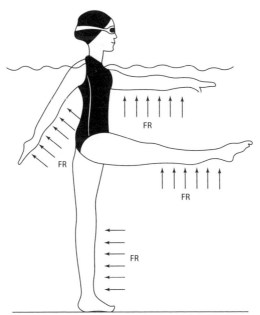

Figura 6.3. Ação da força de resistência (FR).

Tipos de exercícios que podem ser realizados em ambiente aquático

As principais atividades realizadas em ambiente aquático na posição ortostática são a corrida em piscina funda, caminhada em piscina rasa e hidroginástica.

A corrida em piscina funda pode ser definida como a simulação da corrida com o auxílio de um cinturão flutuador que mantém o corpo sobre a água e com ausência de contato com o solo. Sua prática é comprovada como alternativa para manutenção do desempenho aeróbico para indivíduos com ou sem lesões musculoesqueléticas[12,13]. Essa atividade, por não apresentar impacto com o solo, é muito recomendada para indivíduos em processo de reabilitação[14].

Outra atividade nesse meio é a caminhada em piscina rasa, a qual apresenta como característica o impacto atenuado em comparação à caminhada no meio terrestre. Pode ser interessante para obesos, idosos e indivíduos com problemas nos tecidos moles. Além disso, é simples e fácil de ser executada[15].

Por fim, a hidroginástica representa uma estratégia alternativa de condicionamento físico constituída de exercícios específicos, com base no aproveitamento da resistência da água como sobrecarga[9]. Essa atividade é caracterizada pela realização de exercícios de membros inferiores e superiores, os quais podem envolver diversos grupos musculares.

Alterações fisiológicas de exercícios realizados no ambiente aquático

A imersão em meio aquático provoca reajustes cardiovasculares que se manifestam tanto em repouso como no exercício. O aumento do retorno venoso causado pela ação da pressão hidrostática conduz ao aumento do volume sistólico e débito cardíaco[16], resultando em menores respostas da frequência cardíaca (FC) ($\approx$ -13 bpm)[17]. Além disso, o aumento da concentração de sangue na região central do corpo provoca maiores concentrações do peptídeo natriurético atrial (177%)[18], assim como redução da atividade da enzima renina plasmática (-46%)[19]. Esses ajustes causam aumento da diurese (107%)[19] e natriurese ($\approx$ 301%)[20], resultando em respostas atenuadas da pressão arterial sistólica e diastólica em imersão (-11 e -12%, respectivamente)[19]. Adicionalmente, Sosner et al.[21] demonstraram maior magnitude de hipotensão pós-exercício no meio aquático do que em exercício no meio terrestre. Dentro desse contexto, as atividades realizadas em meio aquático devem considerar tais alterações para o adequado controle da intensidade de esforço durante diferentes sessões de exercícios para indivíduos saudáveis e com doenças.

Estudos demonstram a existência de forte associação entre consumo de oxigênio (VO_2) e FC durante a realização de exercícios na posição ortostática em meio aquático[22]. Assim, a prescrição da intensidade de exercícios aquáticos que visam melhorar a eficiência do sistema cardiorrespiratório pode ser baseada na FC. Todavia, é bem consolidado na literatura que a FC máxima (FCM) obtida em testes no meio aquático apresenta reduções importantes quando comparada a um teste de esforço máximo em esteira no meio terrestre (Deep water running: -19 bpm; caminhada em piscina rasa: -10 bpm; hidroginástica: -9 bpm)[23-25]. Logo, programas de exercícios aquáticos cujo controle da intensidade tem base em percentuais da FCM (p.ex., 57 a 95% FCM)[26] requerem que o teste máximo seja realizado na água para o controle fidedigno da intensidade de esforço.

Uma maneira mais individualizada de se definir a faixa de intensidade de esforço de acordo com o impacto que se deseja ter no sistema cardiorrespiratório tem base nos limiares aeróbico e anaeróbico. Estudos prévios demonstram que, quando o controle da intensidade é baseada em percentuais do limiar anaeróbico durante programa de exercícios, a responsividade dos praticantes é maior do que quando fundamentada em percentuais da FCM[27]. No meio aquático, os parâmetros de VO_2 e FC correspondentes aos limiares também são reduzidos quando comparados aos observados em teste máximo na esteira[25,28], mostrando novamente a necessidade do teste específico na água.

Estudos prévios têm adotado esse modelo de controle da intensidade em programas de exercícios aquáticos e demonstram eficácia no condicionamento cardiorrespiratório em diferentes populações (mulheres jovens, pós-menopáusicas, homens e mulheres idosos e indivíduos com diabetes tipo 2)[3,5,13,29,30]. Todavia, é importante salientar que a utilização dos limiares é limitada pela necessidade de equipamentos sofisticados e custosos. Assim sendo, estudos mostram a eficácia da determinação do limiar anaeróbico através do ponto de deflexão da FC (PDFC) em exercícios aquáticos[25,31-33]. Esse é um método simples e de baixo custo que determina a FC correspondente ao limiar anaeróbico e já foi utilizado em programa aquático visando a melhora de parâmetros cardiovasculares em mulheres idosas[29].

Para pessoas que apresentam alguma alteração na FC decorrente do uso de medicamentos ou doenças, a percepção subjetiva de esforço (PSE) é uma ferramenta válida e eficaz para o planejamento do programa de exercícios em ambiente aquático. Estudos prévios demonstram associação entre PSE e VO_2 em diferentes exercícios em ambiente aquático[34]. A Tabela 6.1 apresenta a relação entre PSE e diferentes percentuais do VO_2máx em exercícios aquáticos na posição ortostática[34]. Dessa forma, o controle da intensidade pela PSE pode ser adotado, visto que existe correspondência com a intensidade fisiológica de esforço almejada. Estudos já demonstraram a eficácia da PSE em programas de exercícios aquáticos[35]. Estudos realizados no ambiente aquático têm também demonstrado relação entre os limiares e a PSE. Esses estudos com exercícios na posição ortostática indicam que a âncora "um pouco intenso" (12 a 13 da escala 6 a 20 Borg) equivale ao limiar aeróbico, enquanto a âncora "muito intenso" (16 a 17 da escala 6 a 20 Borg) equivale ao limiar anaeróbico[34,36]. Com base nas alterações induzidas pela imersão, destaca-se que o profissional que trabalha com planejamento de atividades no meio aquático precisa ter conhecimento sobre o comportamento dos parâmetros fisiológicos com o intuito de apropriadamente controlar a intensidade de esforço na água.

Tabela 6.1 Indicação do índice de esforço percebido correspondente a diferentes intensidades de treinamento na hidroginástica.	
%VO$_2$pico	PSE
50 a 59	12 a 13
60 a 69	14 a 15
70 a 79	16
80 a 89	17 a 18
90 a 99	≥ 18

%VO$_2$pico: porcentagem do consumo de oxigênio de pico; PSE: percepção subjetiva de esforço.
Fonte: Adaptada de Alberton et al.[34] Dados referentes aos exercícios de corrida estacionária, chute frontal e deslize frontal.

Alterações biomecânicas de exercícios realizados no ambiente aquático

O padrão de contração muscular durante movimentos na água com repetições múltiplas é diferente do observado em exercícios tradicionais de força no meio terrestre (p.ex., exercícios em aparelhos de musculação ou com uso de pesos livres). Desse modo, em exercícios realizados em aparelhos de musculação ou com pesos livres ocorre contração concêntrica e excêntrica do mesmo grupo muscular para realizar determinado movimento contra uma força externa e a favor da mesma, respectivamente. Em contrapartida, devido à força de arrasto multidirecional proporcionada pelo meio aquático, exercícios realizados nesse meio com repetições múltiplas (p.ex., repetidos movimentos de flexão e extensão de joelho) apresentam padrão de contração muscular ciclo alongamento--encurtamento. Sendo assim, a contração concêntrica e excêntrica ocorre em grupos musculares antagonistas. Por exemplo, quando se realiza movimentos de extensão e flexão de joelho em velocidade máxima no meio aquático, existe predominância da atividade do músculo quadríceps de forma concêntrica até aproximadamente a metade do movimento de extensão de joelho. Na sequência, existe atividade excêntrica dos músculos isquiotibiais, com intuito de frear e trocar o sentido do movimento. Na troca do sentido do movimento, os isquiotibiais e quadríceps atuam com esse mesmo padrão de contração muscular[37]. Logo, o conhecimento sobre esse padrão de contração muscular é de suma importância para o efetivo planejamento de exercícios no ambiente aquático.

Outro aspecto fundamental a ser considerado durante os exercícios realizados no meio aquático é o reduzido PH. A literatura reporta reduções do PH entre 57 e 85% para indivíduos jovens imersos entre a espinha ilíaca anterossuperior e a sétima vértebra torácica[38,39]. Na profundidade do processo xifoide, usualmente utilizada nos programas de exercícios aquáticos, essa redução corresponde a aproximadamente 70% – ou seja, o indivíduo sustenta 30% do seu peso corporal. Essa redução causa diminuição nas forças compressivas que atuam nas articulações. Tal diminuição ocorre por causa da redução da carga mecânica imposta às articulações de membros inferiores, uma vez que ela depende da força vertical (peso hidrostático) e da aceleração com que o corpo toca o solo. Desse modo, diversos estudos foram realizados avaliando as forças de reação do solo (FRS) em exercícios aquáticos[39-42].

A FRS divide-se em três componentes: vertical (Fz), anteroposterior (Fy) e mediolateral (Fx). O componente vertical é o que apresenta a maior magnitude na FRS resultante, e consequentemente é aquele que tem recebido maior atenção na literatura. Independente do exercício físico (caminhada ou hidroginástica)[39-42] a Fz é reduzida no meio aquático. Durante a caminhada em profundidades entre a axila e o ombro, a Fz é cerca de 3 a 4 vezes menor, enquanto em exercícios de hidroginástica é reduzida em cerca de 2 vezes em comparação aos mesmos exercícios no meio terrestre. No entanto, cabe salientar que, embora em menor magnitude, esse impacto durante a prática de exercícios aquáticos corresponde a 0,25 a 1,2 vezes o peso corporal[39,40]. Em exercícios como a caminhada – que apresenta como característica predominante o deslocamento horizontal do corpo com pequena oscilação no deslocamento do centro de massa –, no meio aquático os valores de pico da Fz são correspondentes a 25 a 30% do peso corporal, enquanto no meio terrestre são em torno de 100%[40]. Kruel[41] analisou os saltitos realizados em hidroginástica; esses têm como característica predominante o deslocamento vertical do corpo, com maior oscilação no deslocamento do centro de massa. Os valores de pico da Fz foram em torno de 75% do peso corporal, enquanto os mesmos exercícios no meio terrestre apresentaram valores em torno de 300%.

Consequentemente, é preciso cautela ao prescrever exercícios de hidroginástica para indivíduos que não podem receber impacto nos membros inferiores. De acordo com o tipo de exercício executado no meio aquático (p.ex., exercício de saltito de hidroginástica), a magnitude da Fz pode ser igual à de outros exercícios físicos realizados no meio terrestre (p.ex., a caminhada). Portanto, a prescrição de exercícios aquáticos pode e deve ser recomendada àqueles que precisam amenizar a ação das forças de impacto nos membros inferiores. No entanto, a escolha do tipo de exercício físico é fundamental para a prática adequada.

Considerações finais

As alterações fisiológicas e biomecânicas em imersão são causadas pela ação das propriedades físicas da água. Entre elas, a pressão hidrostática é a responsável por importantes ajustes cardiocirculatórios, os quais devem ser considerados para o adequado controle da intensidade em exercícios no ambiente aquático. A força de empuxo, responsável pela redução do peso hidrostático, é a principal propriedade que explica o menor impacto nos membros inferiores. Além disso, a força de resistência é influenciada pela velocidade de execução do movimento, sendo responsável pelas maiores intensidades encontradas em determinados movimentos no ambiente aquático, assim como pelo padrão de contração muscular do tipo ciclo alongamento-encurtamento. Em suma, pode-se afirmar que o ambiente aquático é uma alternativa segura e eficaz para a realização de exercícios tanto por indivíduos saudáveis como para aqueles com condições ou doenças.

7

Biomecânica

Duane Knudson • John Chow

Introdução

A biomecânica, em comparação com outras áreas relacionadas às ciências do exercício – como a fisiologia – é um campo relativamente jovem como ciência básica e aplicada. A *International Society of Biomechanics* (isbweb.org) foi fundada apenas em 1973, para promover o estudo de todas as áreas da biomecânica em nível internacional. Em termos simples, a biomecânica é o estudo do movimento e das causas do movimento dos seres vivos. É um amplo campo, que se estende de plantas a animais, movimento fino a grosso, e tem aplicações em biologia, engenharia, exercícios, esportes e reabilitação. Neste capítulo, nos concentramos na biomecânica do movimento humano, com ênfase em aplicações clínicas.

Os profissionais de medicina do esporte e de reabilitação física costumam atender indivíduos dos quais a deficiência, o desuso ou a lesão influenciam drasticamente a função física. Esses indivíduos podem ser encaminhados para avaliação biomecânica quando a técnica, a força e a função do movimento são limitadas. Tais análises têm o potencial de fornecer informações suplementares para o diagnóstico clínico e, assim, ajudar na prescrição da provável terapia, órteses/próteses ou cirurgia.

Este capítulo resume os dois principais ramos do conhecimento biomecânico – a cinemática e a cinética. A cinemática envolve a descrição precisa ou medida de variáveis de movimento. A cinética abrange variáveis que documentam as causas desse movimento. São apresentados exemplos da aplicação clínica desses dados e as ferramentas de pesquisa e conhecimentos especializados para serviços geralmente disponíveis em laboratórios de biomecânica em universidades e instalações médicas ao redor do mundo. A *International Society for Posture and Gait Research* é uma organização científica para o estudo da biomecânica clínica e existem dois importantes periódicos na área, *Clinical Biomechanics* e *Gait & Posture*.

Cinemática

A compreensão da função da mobilidade humana geralmente começa com a análise precisa dos movimentos realizados. Muitas abordagens

---

Utilize o QR code localizado na página xxix para acessar as referências bibliográficas, que também estão disponíveis em www.atheneu.com.br sob o título do livro.

clínicas confiam na observação visual qualitativa para a avaliação dos padrões anormais de movimento. A terminologia anatômica também fornece um bom padrão qualitativo para a descrição clínica da posição básica do corpo e ações conjuntas. No entanto, o verdadeiro movimento tridimensional é muito mais intrincado. Muitas ações da vida diária possuem elementos que são rápidos e complexos, dificultando a observação e a avaliação visual qualitativa[1]. A medida quantitativa de variáveis cinemáticas do movimento humano por meio de uma variedade de tecnologias permite que a biomecânica forneça uma descrição mais precisa do movimento e esses dados podem ser bastante úteis no diagnóstico e tratamento de várias condições. As medidas tridimensionais específicas dos segmentos corporais geralmente requerem métodos precisos de complexidade técnica e matemática[2].

As medidas cinemáticas documentam as principais posições do corpo e as rotações das articulações que compõem os movimentos humanos. Pesquisas em biomecânica normalmente fazem essas medidas indiretamente, com imagens de alta velocidade (Figura 7.1), ou diretamente, com sensores conectados ao corpo. A comparação do movimento com dados normativos das atividades da vida diária é valioso em cinemática. A cinemática normativa fornece perfis da técnica de desenvolvimento esportivo[3], ajuda os trabalhadores a evitar movimentos com elevado risco de lesão[4] e documentam padrões normais de atividades da vida diária como locomoção[5-7], levantar-se[8] e levantamento de cargas[9,10].

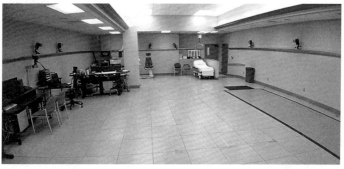

Figura 7.1. Este laboratório de biomecânica, equipado para a análise da marcha, contém um sistema de captura de movimento em três dimensões que inclui várias câmeras de alta resolução. As plataformas de força no centro do laboratório medem as forças de reação do solo e momentos. Uma passarela eletrônica registra os dados de marcha temporoespaciais.
Fonte: Imagem cortesia do Methodist Rehabilitation Center, Jackson, Mississippi, EUA.

Existem muitas variáveis cinemáticas usadas para documentar o movimento humano, e elas se dividem em duas categorias: linear e angular. A cinemática linear usa medidas de linha reta. Por exemplo, a análise bidimensional de uma vista lateral do movimento humano frequentemente usa duas medidas lineares, horizontal e vertical, para documentar o movimento em um plano vertical no espaço ou dentro do plano sagital do corpo. A unidade típica de posição e deslocamento é o metro (m). A cinemática angular na biomecânica tipicamente documenta o alinhamento e a rotação do segmento corporal usando unidades de revoluções, graus ou radianos. Um exemplo de uma variável cinemática angular importante no movimento de agachamento ou de sentar e se levantar é o ângulo do tronco no plano horizontal, que tem efeito importante na atividade dos músculos extensores das costas e do quadril e nas cargas espinhais durante o movimento.

A caminhada é a atividade mais frequentemente estudada. A análise da marcha usa inúmeras variáveis cinemáticas para documentar com precisão os movimentos do corpo que descrevem função e pode ser usada para calcular as variáveis cinéticas. Ao analisar uma tarefa motora, é bastante comum dividir a tarefa em fases. Um ciclo de marcha é frequentemente dividido em fases tais como contato inicial do pé (IFC) e início da fase aérea (TO) (Figura 7.2). Os parâmetros cinemáticos tipicamente incluídos na análise de marcha são comprimentos de passo e passada, ângulos do pé, largura do passo, ângulos articulares da extremidade inferior no IFC e TO e amplitude articular de movimentos durante diferentes fases. Os parâmetros temporais da marcha são a velocidade do passo e a duração das diferentes fases. A velocidade e aceleração são derivadas de uma combinação de parâmetros de distância e tempo.

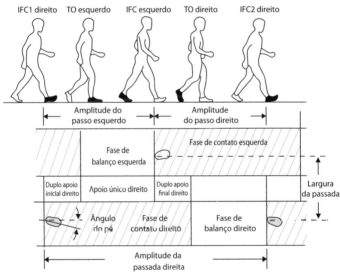

Figura 7.2. Parâmetros cinemáticos associados ao ciclo de marcha da perna direita. Na análise da marcha, a duração da fase é geralmente expressa como porcentagem do tempo do ciclo.

IFC: tempo de contato inicial; TO: início da fase aérea; DS: duplo apoio.

Fonte: Imagem cortesia do Dr. John Chow, do Methodist Rehabilitation Center.

A análise da marcha por meio de sistema de captura de movimento com câmera pode requerer muito tempo devido à calibração do espaço, preparação do indivíduo e processamento de dados. Um percurso constituído por uma plataforma eletrônica com milhares de sensores de pressão utiliza a localização e o tempo do contato dos pés para calcular diferentes parâmetros temporoespaciais (sem cinemática do segmento do corpo). As principais vantagens da plataforma eletrônica são administração, tempo de processamento curto e portabilidade.

A cinemática, no entanto, não explica as causas do movimento. Isso significa que movimentos quase idênticos podem ter diferentes causas musculares[11-13]. A seleção do tratamento terapêutico pode se beneficiar tanto da documentação do movimento da cinemática como das causas cinéticas do movimento.

Cinética

Os profissionais da área de saúde precisam entender as causas do movimento humano. Esse entendimento vem do conhecimento das variáveis cinéticas e esta seção resumirá as principais que criam o movimento humano, as leis do movimento de Newton e como elas são críticas para a identificação de potenciais técnicas, terapia ou intervenção protética/robótica.

Variáveis cinéticas

A força é a variável cinética primária para entender as causas do movimento. Uma força deve ser aplicada para que um objeto – por exemplo, um segmento do corpo – altere seu estado de movimento. A força representa um efeito linear de um objeto sobre o outro. Isso pode ser representado por empurrar ou puxar. Esta seção resume como as forças criam movimento, mas a biomecânica também estuda como as forças dentro dos tecidos criam deformação, recuperação da deformação ou causam lesão.

As forças são grandezas vetoriais que podem ser representadas graficamente por uma seta (Figura 7.3). Os vetores são variáveis complexas que possuem duas características importantes: magnitude (representada pelo comprimento da seta) e direção (geralmente indicada como um ângulo para alguma referência). A unidade para a força é o Newton (N). Outras características que são importantes para compreender como as forças afetam os objetos são o ponto de aplicação e a linha de ação. Na Figura 7.3, o ponto de aplicação da força sobre a bola é indicado pela ponta da seta. A linha de ação é uma linha imaginária que se estende em ambas as direções a partir do vetor de força. Às vezes, a linha de ação é útil para visualizar o efeito da força com relação ao eixo de rotação do objeto.

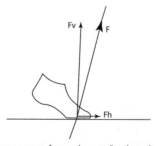

Figura 7.3. Vetores, como uma força de reação do solo no pé de um indivíduo durante a fase final de contato, podem ser representados por setas.

A magnitude da força resultante aplicada ao pé no plano sagital (F) é 700 newtons agindo em 13 graus a vertical. Os componentes do ângulo direito dessa força são as forças de reação do solo vertical (Fv) e horizontal (Fh).

Técnicas de adição de vetores são necessárias para a análise da interação das magnitudes e direções quando múltiplas forças atuam sobre um objeto. As forças podem ser adicionadas para determinar o efeito linear resultante sobre um objeto. Os vetores também podem ser divididos em subpartes chamadas componentes. Vetores como força e algumas variáveis cinemáticas são geralmente analisados em componentes ortogonais (ângulo reto) (Figura 7.3). As forças musculares que atuam nos segmentos corporais são frequentemente representadas como componentes normais (ângulo reto ao segmento do corpo) e anatomicamente longitudinais. O tempo dos componentes de força (impulso) é particularmente relevante, pois documenta o efeito mecânico combinado da força e tempo de aplicação da força em um objeto.

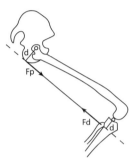

Figura 7.4. Os dois braços de momento (d) para a força criados pela longa cabeça do bíceps femoral nas porções proximal (Fp) e distal (Fd).

O momento do extensor do quadril deste músculo é maior que o momento do flexor do joelho nesta posição devido ao maior braço de momento no quadril comparado ao joelho.

O efeito de rotação criado por uma força é chamado de momento de força (M). A magnitude de M é o produto da força e seu braço de momento. O braço de momento (Figura 7.4) é a distância perpendicular da linha de ação da força ao eixo de rotação. A unidade para o momento da força é Newton por metro (Nm). O tronco, durante um agachamento, cria um momento gravitacional na coluna lombar a partir do peso dos membros superiores, a distância horizontal do vetor de força do peso e o eixo de rotação na coluna.

Leis de movimento de Newton

Isaac Newton propôs três leis que fornecem explicação completa de como as forças e os momentos criam movimento e, portanto, são críticos para a compreensão do movimento humano.

A primeira lei, ou lei de inércia, afirma que *um corpo continua em estado de repouso, ou movimento uniforme em linha reta, a menos que uma força atue sobre ele*. Todos os objetos têm inércia ou propriedade para resistir a mudanças no estado de movimento. Uma força deve ser aplicada para superar a inércia de uma bola imóvel. A mesma bola em movimento (rolando ou movendo-se pelo ar) tem a mesma quantidade de inércia e tenderá a se manter em movimento, a menos que outras forças modifiquem esse movimento. A medida linear de inércia é a massa do objeto e a medida angular é o momento de inércia.

A segunda lei de Newton é frequentemente chamada de lei da aceleração porque expressa como a força está relacionada à aceleração do objeto a qualquer instante no tempo. A fórmula algébrica para essa relação na cinética linear é $\Sigma F = ma$, onde "ΣF" é igual à soma de todas as forças em determinada direção, "m" representa a massa e "a" representa a aceleração na mesma direção. A aceleração é a variável cinemática (vetor) igual à taxa de variação da velocidade. A lei da aceleração alude que *a aceleração de um objeto é proporcional à força resultante que atua no objeto nessa direção e é inversamente proporcional à massa do objeto*. Da mesma forma, para girar um objeto, a lei de aceleração é $\Sigma M = I\alpha$, onde I e α são o momento de inércia e aceleração angular, respectivamente.

Essas equações, a terceira lei de Newton e modelos de corpos rígidos são usados em pesquisas biomecânicas para estimar as forças e torques que atuam nas principais articulações do corpo humano. Os cálculos são chamados de análises de *dinâmica inversa* porque as medidas de propriedades inerciais da cinemática e dos segmentos corporais são usadas para calcular as variáveis cinéticas que criaram o movimento. Este primeiro nível de análise cinética pode ser bastante útil na compreensão do controle neuromuscular e na sobrecarga articular relativas aos padrões normativos. Técnica quase idêntica, no entanto, pode ser criada a partir de diferentes padrões de momentos articulares[12]. O momento máximo de um grupo muscular (força muscular) é um fenômeno complexo dependente do ângulo articular, de modo que a força muscular é melhor medida em condições isométricas em um determinado ângulo articular com dinamômetro isocinético. A força mecânica final de um tecido não é facilmente estimada. A maioria dos dados musculares advém de compressão passiva ou alongamento de modelos de cadáveres ou de tecido animal. Existem estimativas indiretas e imprecisas de sobrecargas de lesão que raramente causam lesões[14,15].

A terceira lei de Newton indica que as forças não são efeitos independentes, mas uma interação mútua entre dois corpos. A lei de ação-reação é geralmente expressa como *para cada força existe uma força igual e oposta*. A lei é matematicamente expressa como: $F_{AB} = -F_{BA}$. Quando uma força atua entre os objetos A e B, o objeto A produz um efeito igual e oposto em B. Simultaneamente, o objeto B também produz um efeito igual e oposto em A. Sinais positivos e negativos em mecânica são usados para descrever a direção da quantidade de vetores.

Embora a dinâmica inversa calcule forças e momentos internos totais, as forças e momentos internos individuais nas estruturas do corpo são difíceis de calcular devido à complexidade da análise tridimensional e à terceira lei de Newton. As forças de reação conjunta são as resultantes entre dois ossos em uma articulação. Por exemplo, se uma pessoa estava completamente relaxada na posição anatômica, pode-se esperar que a força articular vertical entre o occipital e o atlas (primeira vértebra cervical) seja o peso da cabeça (cerca de 7% do peso corporal). Essa força é geralmente maior devido à existência de uma força de reação conjunta adicional criada pelas forças musculares descendentes dos extensores da coluna que são moderadamente ativados para suportar o torque de gravitação do peso da cabeça. O centro de gravidade da cabeça de uma pessoa geralmente cai anteriormente à coluna cervical.

Quando as forças de reação conjunta são calculadas por análises de dinâmica inversa, são resultantes da combinação de forças articulares, musculares e ligamentares que não representam as verdadeiras forças osso-osso nas articulações[16]. As forças osso-osso ou pressões de contato em uma articulação são muito difíceis de serem calculadas sem muitas suposições[17]. As forças de reação conjunta, no entanto, são importantes porque tem sido demonstrado que muitas vezes os momentos articulares são combinados com forças de reação articular[18,19]. Assim, o corpo frequentemente gera ações musculares curtas e fortes para criar momentos articulares que aproveitam a vantagem dinâmica passiva (forças de interação entre segmentos corporais) e resultam em movimentos eficientes.

É importante salientar que a força ou tensão que um músculo ou grupo muscular pode gerar é bastante complexa e inclui fontes ativas e passivas. As forças ativas se originam da ativação de unidades motoras e da interação das proteínas contráteis (actina e miosina), enquanto as passivas ou elásticas provêm do estiramento de tecidos conjuntivos em unidades musculotendíneas. Por exemplo, a contração voluntária máxima dos flexores plantares faz com que o tendão de Aquiles se alongue cerca de 5% além do comprimento de repouso[20]. O alongamento do tendão permite que a energia seja armazenada e cerca de 90% dela possa ser recuperada se houver rápido retorno ao comprimento normal[21]. Esses efeitos elásticos do alongamento e recolhimento dos tecidos conjuntivos passivos também permitem que as fibras musculares atuem em condições quase isométricas ou de encurtamento lento para gerar maior força[22,23]. As próximas duas seções irão resumir parte dessa complexidade relacionada à produção de força muscular ativa e passiva assim como as características mecânicas musculares que interagem com fatores neuromusculares para criar movimento humano.

Contribuições da força muscular para o movimento

As forças musculares criam e controlam o movimento humano. Portanto, podem ser as forças internas mais importantes na biomecânica clínica. A tensão muscular cria força ao puxar o que está fixado ao músculo (Figura 7.4), de modo que as partes fixadas se movem dependendo das forças resultantes e dos momentos que agem no corpo. A classificação tradicional baseada em origens ou inserções é uma prática enganosa e deve normalmente ser evitada por várias razões.

Primeiro, o torque criado por uma força muscular depende do(s) braço(s) de momento (Figura 7.4), que varia(m) ao longo da amplitude de movimento das articulações. Um músculo como a cabeça longa do bíceps femoral pode criar um torque flexor no joelho, mas esse torque pode variar dependendo do braço de momento criado pelos ângulos do quadril e do joelho. Segundo, o efeito sobre o movimento é também dependente da transmissão de forças intra e intermusculares através dos tecidos conjuntivos passivos[24]. Terceiro, a combinação de outros músculos e forças envolvidas determina se a força muscular resiste, estabiliza ou cria rotação articular, de modo que muitas vezes não é claro o nível de mobilidade do músculo com seus aparatos.

Essas três ações musculares são isométricas, concêntricas e excêntricas. Uma ação muscular isométrica é quando o momento criado por um grupo muscular é igual ao momento resultante de outras forças, de modo que a articulação é estabilizada sem movimento articular aparente. Quando o momento criado pelo grupo muscular é maior que o momento de resistência, o grupo muscular encurta e movimenta a articulação em uma ação concêntrica. A ação muscular excêntrica ocorre quando o momento do músculo é menor do que o momento de resistência, de modo que o alongamento ativo do músculo atua como freio para retardar ou controlar o movimento na direção oposta.

Inúmeros estudos biomecânicos mostram que ações primariamente concêntricas baseadas em observações anatômicas e clínicas qualitativas do movimento[11] podem não estar corretas. Uma das primeiras linhas de evidência mostrando que o controle das forças musculares para criar movimento humano é mais complexo do que previamente sugerido envolve eletromiografia (EMG). A EMG é a amplificação da atividade elétrica do músculo que fornece um padrão dos sinais musculares e reflexos próximos a um eletrodo. A Figura 7.5 ilustra a ativação dos músculos das extremidades inferiores na deambulação de um indivíduo com acidente vascular cerebral (AVC) e outro indivíduo controle da mesma idade. Pesquisa baseada em EMG na primeira metade do século XX indicou que os músculos nem sempre são ativados como previsto pela anatomia funcional[25]. No movimento normal, os músculos tendem a se ativar em pequenas e fortes ações[26] cuidadosamente sincronizadas com outros músculos e forças externas. Essas pesquisas ainda relatam maior complexidade na ativação de grandes grupos musculares com segmentos intramusculares seletivamente ativados de acordo com o movimento ou parte da amplitude articular do movimento realizado[27].

Outra linha recente da biomecânica usa imagens de alta velocidade combinadas com técnicas avançadas de imagens internas (ultrassonografia ou ressonância magnética) e transdutores de força implantados nos músculos para documentar como as forças musculares contribuem para o movimento. A geração de força muscular é muitas vezes calculada para aproveitar as forças externas, a gravidade, a dinâmica passiva ou a geometria biomecânica[16,28]. Isso minimiza as forças musculares necessárias para criar ou modular o movimento.

Ferramentas de simulação são usadas em biomecânica para a análise da função muscular. Modelos matemáticos complexos podem ser usados para simular movimentos de modo que seja indiretamente predito como os músculos contribuem para o movimento. Essas complexas simulações mostram que os músculos afetam o movimento mesmo nas articulações não conectadas aos mesmos devido à transferência de força ou energia entre os diferentes segmentos do corpo humano[13]. As forças de reação articular permitem que a força muscular seja transferida, influenciando a aceleração de segmentos distantes onde o músculo não está diretamente conectado[29]. Pesquisas adicionais são necessárias devido a limitações na validação das simulações e das suposições exigidas nesses modelos. Dados de técnicas experimentais e teóricas são necessários para entender como as forças musculares contribuem para o movimento ou como a terapia ou intervenções cirúrgicas podem funcionar em determinados indivíduos.

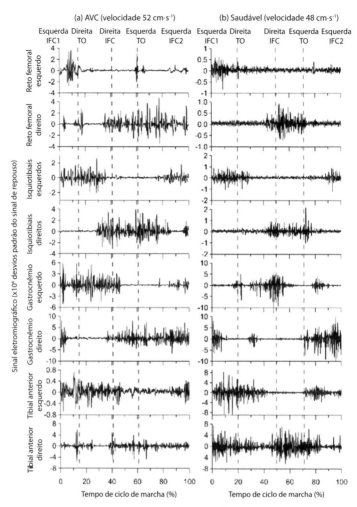

Figura 7.5. Eletromiografia (EMG) dos músculos dos membros inferiores durante ciclo de marcha da perna esquerda de um indivíduo com acidente vascular cerebral durante caminhada em velocidade autosselecionada (parte esquerda) e de um indivíduo saudável também caminhando em velocidade autosselecionada, mas em muito baixa velocidade.

Observe a coativação aparente entre o gastrocnêmio esquerdo (parético) e o tibial anterior na fase de postura final no indivíduo com acidente vascular cerebral.

IFC: contato inicial do pé; TO: fase aérea.

Propriedades mecânicas do músculo

Além do braço de momento, a contribuição da tensão muscular ativa para o momento articular também é modulada por três importantes características mecânicas musculares. A relação força-velocidade descreve como a quantidade da força muscular varia com a taxa de mudança de comprimento ou velocidade muscular[30]. Quanto mais rápido um músculo se encurta em uma ação muscular concêntrica, menor é a força. No entanto, em ações excêntricas, quanto mais rápido o alongamento ativo, maior a força muscular. O treinamento pode deslocar a curva para cima, mas não se pode mudar o padrão não linear de força muscular à medida que a velocidade muscular varia. A relação força-velocidade é uma das razões pelas quais as adaptações de desempenho são específicas à sobrecarga e velocidade utilizadas no treinamento. A relação força-velocidade *in vivo* é frequentemente quantificada como resultante do torque articular e da relação de velocidade angular da articulação[31].

O potencial de força muscular também varia com o comprimento do músculo. A relação força-comprimento descreve como as forças musculares ativas e passivas são afetadas pelo comprimento muscular[20]. Nos comprimentos de repouso ou médio, os músculos podem produzir maior tensão ativa, com menor tensão em condições encurtadas ou condições mais longas. Grande parte da redução da tensão ativa, à medida que o músculo é estendido além do comprimento médio, é substituída pelo aumento da tensão muscular passiva. A maioria das pessoas está familiarizada com o desconforto desse aumento da tensão passiva quando realizam exercícios de alongamento estático.

A terceira principal característica mecânica muscular que influencia a maioria dos movimentos é o ciclo alongamento-encurtamento[32]. Ele é o incremento da força muscular em uma ação concêntrica quando imediatamente precedida por ação muscular excêntrica rápida. O armazenamento e a recuperação de energia elástica no tecido conjuntivo muscular são um dos mecanismos dessa estratégia neuromuscular. Os movimentos mais vigorosos e dinâmicos são naturalmente iniciados com contramovimento (movimento inicial oposto à direção pretendida), caracterizado por ação muscular excêntrica imediatamente revertida para uma ação concêntrica na direção desejada do movimento. O ciclo alongamento--encurtamento é uma das várias propriedades da contração muscular que modula a produção de força ativa e passiva.

Aplicação clínica da biomecânica

Esta seção apresenta alguns exemplos de como os dados da biomecânica clínica podem ser usados na reabilitação. Apesar da complexidade do movimento humano, tanto a cinemática quanto os dados cinéticos fornecem fortes evidências para a modificação da potencial eficácia de muitas intervenções terapêuticas.

Dados cinemáticos

As comparações pré- e pós-intervenção podem fornecer informações sobre a eficácia do tratamento. Aqui está um exemplo de análise de marcha temporoespacial em ambientes clínicos. A espasticidade, uma condição associada à hiperexcitabilidade dos reflexos de estiramento, é prevalente em indivíduos com muitas lesões neurológicas.

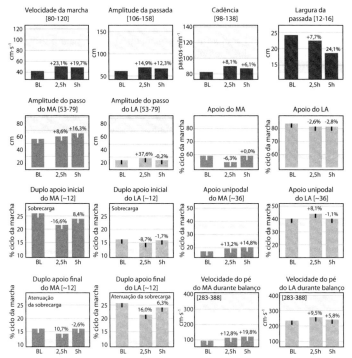

Figura 7.6. Características temporoespaciais da marcha de um indivíduo com acidente vascular cerebral analisadas em passarela eletrônica antes (*baseline*), 2,5 e 5 horas após injeção de baclofeno.

A fase inicial e final de duplo apoio (Dbl Sup) são consideradas fases de presença de e atenuação da sobrecarga, respectivamente. Observe o padrão de marcha assimétrico. Os valores em cada gráfico são a porcentagem de alteração comparada ao baseline.
BL: *baseline*; h: horas; LA: lado menos afetado; MA: lado mais afetado.

O baclofeno é um relaxante muscular comumente usado para o tratamento de espasticidade. Em indivíduos com espasticidade moderada a grave e não responsivos a medicamentos orais, um sistema de liberação intratecal de baclofeno (ITB) (implante de bomba) é considerado uma opção para a melhora da função motora e da marcha[33]. Para avaliar se o indivíduo é um candidato adequado para ITB, uma dose de baclofeno é injetada diretamente no líquido cefalorraquidiano para avaliar a resposta ao ITB. Além das avaliações clínicas, como a escala de Ashworth[34] e o reflexo H[35], a análise da marcha é realizada antes da injeção, 2,5 e 5 horas após a injeção para pacientes ambulatoriais. A Figura 7.6 mostra os resultados da análise da marcha disponíveis como informação suplementar à injeção.

Dados cinéticos

Além da cinemática da marcha, a cinética articular dos membros inferiores pode ser uma ferramenta adicional na avaliação da marcha normal e patológica[36]. Por meio da análise computadorizada da marcha, a cinemática do segmento corporal e as forças de reação do solo são utilizadas para se determinar a cinética articular, especificamente os momentos e as forças articulares, durante a marcha de várias populações de pacientes[37-39].

A propulsão em cadeira de rodas é muito vigorosa para a estrutura musculoesquelética dos membros superiores, e a dor articular nessa região é prevalente entre usuários de cadeira de rodas manual[40]. Com o uso de cadeiras de rodas motorizadas, a sobrecarga articular sobre as extremidades superiores durante a propulsão pode ser avaliada para diferentes tipos de padrões de acidente vascular cerebral[41] e de cadeira de rodas[42]. Na biomecânica clínica, os dados de ativação cinemática, cinética e de ativação muscular (EMG) frequentemente complementam um ao outro para facilitar o diagnóstico e as avaliações do estado funcional e da eficácia das intervenções.

8

Eletrocardiograma

Alfredo José da Fonseca • José Grindler

Há um século, uma considerável quantidade de colegas desbravava o então incipiente campo da eletrocardiografia. Um deles, ícone da história da cardiologia, Einthoven, além de hábil matemático e versado em física, foi igualmente aficionado por exercício físico, sendo um habilidoso remador e esgrimista. Apesar de seu meticuloso rigor, perseverança e objetividade no aprimoramento dessa ferramenta diagnóstica e sua empregabilidade clínica, ele provavelmente não vislumbrara sua potencialidade na atividade física à qual também se dedicava.

Neste século XXI – e particularmente na última década – vários estudos buscam extrair maior sensibilidade e especificidade da eletrocardiografia na triagem de indivíduos fisicamente ativos diante da temida morte súbita no esforço físico recreativo ou competitivo. A versatilidade do eletrocardiograma esbarra, entretanto, na conhecida sobreposição entre enfermidades e adaptações cardiovasculares de indivíduos fisicamente ativos que, em intensidades similares, se sujeitam a eventos cardíacos. O exercício intenso, como gatilho diante de uma enfermidade cardíaca prévia ou associada a um substrato cardíaco oculto, pode induzir a desarranjo elétrico potencialmente maligno.

Tentando evitar desfechos desastrosos, vários estudos e diretrizes convergem esforços no propósito de aumentar a especificidade diagnóstica ao rastrear populações e etnias. Essa busca visa ao melhor equilíbrio entre a exclusão indevida de indivíduos falso-positivos, abreviando carreiras promissoras, e a contrapartida de arriscar vidas com a manutenção da prática por limitações da metodologia e de seus instrumentos diagnósticos.

Entre as diretrizes da Europa e das Américas, temos mais recentemente um aprimoramento dos chamados critérios de Seattle. Esses preservam a sensibilidade do melhor instrumento estatístico atual e fornecem maior especificidade exatamente em afrodescendentes, onde as taxas de mortalidade são maiores.

Temos, assim, definidas como alterações e anormalidades as seguintes evidências eletrocardiográficas:

▶ Alterações em indivíduos assintomáticos sem achados ao exame físico ou na investigação de antecedentes familiares e atribuíveis às

---

Utilize o QR code localizado na página xxix para acessar as referências bibliográficas, que também estão disponíveis em www.atheneu.com.br sob o título do livro.

adaptações do treinamento: inclui bradicardia sinusal, bloqueio atrioventricular de primeiro grau, atraso final da condução ventricular (bloqueio incompleto de ramo direito), critério isolado para hipertrofia ventricular esquerda e repolarização ventricular precoce.

> Alterações limítrofes que podem exigir investigação na presença de dois ou mais fatores: inclui sobrecarga atrial esquerda ou direita, desvio do eixo cardíaco, hipertrofia ventricular direita e inversão da onda T em indivíduos afrodescendentes até a derivação precordial V4 precedida da elevação convexa do segmento ST.

> Alterações não atribuíveis ao treinamento físico: inclui infradesnivelamento do segmento ST, ondas Q patológicas, pré-excitação ventricular, inversão da onda T para além da derivação precordial V1 em indivíduos caucasianos e para além de V4 em afrodescendentes, bloqueio completo de ramos direito ou esquerdo, intervalo Qt corrigido igual ou superior a 470 ms em homens e 480 ms em mulheres, presença do padrão Brugada, distúrbios do ritmo atriais ou ventriculares e mais de duas extrassístoles ventriculares em tira de ritmo de 10 segundos. A taxa de achados anormais por essa diretriz é de 6,6%, sendo 3% menor que o original de Seattle e mais de 3 vezes menor que o critério europeu. Tendo em vista esses níveis de associação, vamos exemplificar alterações dessa classificação dividindo os traçados em quatro grupos. Basicamente centrado nas principais ondas do eletrocardiograma, teremos: variações do ritmo cardíaco, da condução atrioventricular, na despolarização ventricular e na repolarização dos ventrículos.

Assintomáticos sem outros achados

A mais comum das alterações do ritmo cardíaco é a bradicardia sinusal, que pode existir basicamente por característica de vagotomia intrínseca, da ação medicamentosa – em especial por betabloqueadores – e como adaptação crônica à prática de atividade física. No exercício aeróbico, a diminuição da frequência cardíaca (FC) ocorre pela melhora do desempenho no débito cardíaco, onde o volume sistólico se mostra mais eficiente.

Bradicardia sinusal

É definida como a FC inferior a 50 batimentos por minuto em ritmo sinusal (Figura 8.1). Esse valor é habitualmente verificado durante a vigília, pois, sob efeito circadiano, mesmo indivíduos não fisicamente ativos podem apresentar valores próximos a esse durante o sono. A arritmia sinusal também muito frequente está associada à ação do sistema nervoso autônomo com variação do ritmo sinusal que pode ser aleatória ou oscilar com a respiração e, neste caso, é denominada fásica.

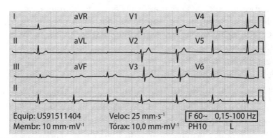

Figura 8.1. Bradicardia sinusal.

Bloqueio atrioventricular de primeiro grau

É definido como a condução lenta entre átrios e ventrículos, cujo valor excederia os 0,21 segundos em FC abaixo de 70 batimentos para indivíduos acima de 40 anos.

Valores menores também podem caracterizá-lo para FC mais elevadas e idades inferiores, segundo escalas disponíveis conforme a Tabela 8.1. Em seguida, um traçado típico com intervalo PR de 0,25 segundos em indivíduo fisicamente ativo de 31 anos com frequência cardíaca de 47 batimentos por minuto (bpm) (Figura 8.2).

Tabela 8.1 Condução atrioventricular.			
FC·idade^{-1}	14 a 17	18 a 40	> 40
< 70	0,19	0,20	0,21
71 a 90	0,18	0,19	0,20
91 a 110	0,17	0,18	0,19
111 a 130	0,16	0,17	0,18
131 a 150	0,15	0,16	0,17
> 150	0,14	0,15	0,16

FC: frequência cardíaca.
Fonte: Tabela de Ashman, Allmurung e Massel modificada.

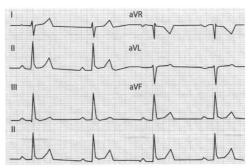

Figura 8.2. Bloqueio atrioventricular (BAV) de 1º grau.

Atraso final da condução ventricular

Essa expressão é utilizada quando o distúrbio de condução não preenche o atraso igual ou superior a 0,12 segundos do bloqueio de ramo direito, mas apresenta ondas R empastadas em aVR e ondas S em V5 e V6 com eventual padrão rSR em V1. É uma variante dos padrões de normalidade denominada por alguns como bloqueio divisional do ramo direito ou bloqueio incompleto do ramo direito (Figura 8.3).

Sobrecarga ventricular esquerda

Em critério isolado, deve ser contextualizado na ausência de outros achados. Considerando-se o biotipo de pessoas magras, altas e longilíneas, pode ser um falso-positivo devido à baixa impedância, que facilitaria o registro de complexos de maior amplitude. Esses, evidenciados há mais de 60 anos por Sokolow e Lyon, envolvem (i) onda R das precordiais esquerdas V5 ou V6 e o S de V1 com somatória superior a 35 mm (Figura 8.4) e ainda isoladamente o (ii) R de aVL acima de 11 mm, além de índices como Cornell (soma da amplitude da onda R de aVL com a da onda S de V3 quando for acima de 20 mm para mulheres e 28 mm para homens), Lewis [(RD1 + SD3) – (RD3 + SD1) > 17 mm] e Gubner (soma do R de DI com o S de DIII ≥ 20 mm).

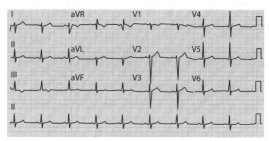

Figura 8.3. Atraso final da condução ventricular.

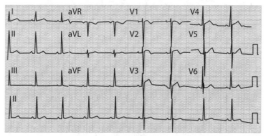

Figura 8.4. Sobrecarga ventricular esquerda.

Por outro lado, a presença efetiva de hipertrofia ventricular não adaptativa diagnosticada como cardiomiopatia hipertrófica (CMH) é de importância ímpar. A CMH é uma enfermidade responsável por mais de um quarto das causas de morte súbita. Isso pode chegar a um terço quando somada a outras hipertrofias ventriculares mal definidas nas autópsias. Tem prevalência em indivíduos fisicamente ativos nas Américas e mesmo no resto do mundo – exceto na Itália, onde prevalece a displasia arritmogênica de ventrículo direito. Afora essa peculiaridade genética geográfica, tem uma incidência em torno de 3% dos casos de morte súbita em geral.

Por falta de estatísticas nacionais, a incidência de morte súbita em jovens fisicamente ativos é estimada com base em dados norte-americanos. Existe taxa de mortalidade anual de 2,3 por 100 mil indivíduos fisicamente ativos entre 12 e 35 anos. Além da CMH, *commotio cordis* é igualmente prevalente, com cerca de 20% dos casos de morte súbita, 14% das anormalidades coronarianas, 5% das miocardites e 3% das rupturas aórticas pela síndrome de Marfan.

A hipertrofia adaptativa tem como objetivo a melhora do desempenho diante do exercício, mas é reversível na ausência de treinamento físico, em contraste com a doença ventricular hipertrófica, que se mantém na suspensão do estímulo e pode ter a esclarecedora assimetria ausente na adaptação (Figura 8.5).

No exemplo a seguir, temos a hipertrofia septal evidenciada pelo vetor de septo (onda Q profunda) e de inscrição inferior a 0,04 mm em derivações horizontais finais. Também se destaca nas frontais laterais (DI e aVL), com ondas R em evidência como imagem em espelho nas horizontais iniciais.

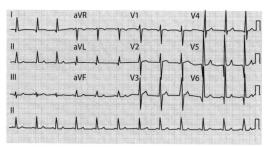

Figura 8.5. Hipertrofia septal.

Repolarização ventricular precoce

É caracterizada pelo supradesnivelamento do ponto de transição QRS-T, denominado J, que faz com que o fim da despolarização não coincida com a linha de base.

O segmento ST deverá apresentar concavidade para cima em ao menos duas derivações horizontais adjacentes acima ou igual a 1 mm, também registrado em derivações inferiores e laterais, e pode apresentar entalhe na parte final do QRS. Objeto de maior investigação recentemente, em geral é entendida como benigna e variante da normalidade (Figura 8.6).

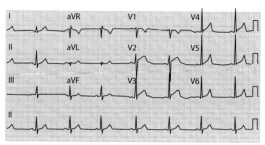

Figura 8.6. Repolarização ventricular precoce.

Alterações limítrofes

Pelo menos duas condições devem estar presentes para fazer diagnóstico.

Sobrecargas atriais

Conforme a diretriz brasileira de eletrocardiografia, o aumento da duração da onda P igual ou superior a 0,12 s associado ao aparecimento de entalhe na derivação D2 e com componente negativo aumentado (final lento e profundo, índice de Morris, fase negativa com área igual ou acima de 1 mm^2) na derivação V1 define a sobrecarga atrial esquerda.

Onda P apiculada de amplitude em geral acima de 2,5 mm e acima 1,5 mm quando na porção inicial na derivação V1, sendo a sobrecarga biatrial uma associação dessas alterações, avaliáveis sempre em ritmo sinusal.

Na ilustração seguinte, existem indicações de sobrecarga de quatro câmaras, onde o eixo de P em rotação horária (acima de 60 graus) e sua amplitude apiculada em derivações inferiores além do índice de Morris (fase negativa da onda P em V1 superior a 1 mm^2) evidenciam as sobrecargas atriais.

O índice de Cornell aponta a sobrecarga de ventrículo esquerdo e o padrão qR em V1, com ondas S profundas em V5 e V6, além do eixo cardíaco com rotação para a direita acima de 120 graus, que pontuam a sobrecarga de ventrículo direito.

Neste eletrocardiograma temos mais de duas. Portanto, o risco está caracterizado e há necessidade de esclarecimento diagnóstico etiológico, além do afastamento da prática de exercícios vigorosos (Figura 8.7).

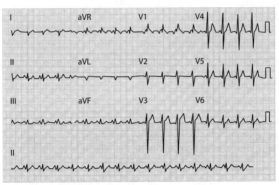

Figura 8.7. Sobrecargas de múltiplas câmaras.

O eixo cardíaco refere-se ao vetor resultante da despolarização dos ventrículos que na imensa maioria dos adultos sadios se dirige para a esquerda e para trás. O predomínio fisiológico do ventrículo esquerdo se impõe ao longo do crescimento, atingindo cerca de 3 vezes a dimensão do ventrículo não sistêmico. Valores acima de 30 graus no segundo quadrante ou acima de 120 graus no quarto quadrante são desvios do eixo cardíaco.

Hipertrofia ventricular direita

É definida por um conjunto de achados eletrocardiográficos, como eixo elétrico de QRS (eixo cardíaco) situado à direita e acima de 110 graus no adulto, onda R de alta amplitude em V1 e V2 e ondas S profundas nas precordiais finais (V5 e V6). Morfologia qR ou qRs em V1 é um dos sinais mais específicos de sobrecarga ventricular direita. A repolarização ventricular apresenta o chamado padrão *strain* em precordiais direitas. Essas descrições são observáveis na figura anterior, conforme relatado previamente (Figura 8.7).

Inversão da ondas T em precordiais

Embora presente, a inversão da onda T não deve preencher os critérios de Seattle, que exigem inversão superior a 1 mm da onda T em duas ou mais derivações entre V2 e V6, DII e aVF ou DI e aVL (excluindo DIII, aVR e V1), nem mesmo os critérios de Seattle refinados, onde a inversão da onda T em indivíduos fisicamente ativos afrodescendentes foi considerada patológica quando além de V4.

O eletrocardiograma a seguir apresenta apenas inversão da onda T em V1 e V2. Isso não preenche os critérios além de ter repolarização ventricular precoce e bradicardia sinusal (Figura 8.8).

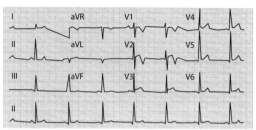

Figura 8.8. Ondas T invertidas.

Não atribuíveis ao treinamento físico

Distúrbios do ritmo atriais ou ventriculares

Bradicardia extrema (Figura 8.9A) com FC inferior a 30 bpm ou pausas superiores a 3 segundos, taquicardias supraventriculares – onde colocamos um exemplo de taquicardia atrial intermitente (Figura 8.9B) —, *flutter* atrial e fibrilação atrial. A seguir, temos uma tira de ritmo onde a frequência cardíaca oscila em torno do limite citado durante a vigília e que se iguala a frequências de ritmos ventriculares com as quais pode eventualmente competir como ritmos de escape e não suprir a necessidade hemodinâmica.

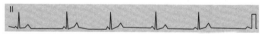

Figura 8.9A. Bradicardia sinusal.

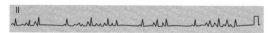

Figura 8.9B. Taquicardia atrial intermitente.

Extrassístoles ventriculares

Mais de duas em tira de ritmo de 10 segundos. As ectopias precoces têm significado mais consistente em indivíduos após infarto miocárdico e com densidade horizontal média igual ou superior a 10 batimentos por hora em um dia, ou ainda densidade vertical igual ou superior a 30 batimentos em qualquer período de uma hora nas 24 horas.

Casos relacionados com eventos graves em indivíduos fisicamente ativos foram publicados com densidades bem superior a essa com média de 100 ectopias por hora. Esses achados refletem, entretanto, a eletrocardiografia dinâmica de 24 horas pelo sistema Holter, sendo adotado pelos critérios de Seattle uma densidade acima de duas extrassístoles ventriculares em registro de 10 segundos – portanto, acima do primeiro exemplo limítrofe (Figura 8.10A) e aceitável no segundo em um ciclo de tetrageminismo de extrassístoles ventriculares monomórficas (Figura 8.10B).

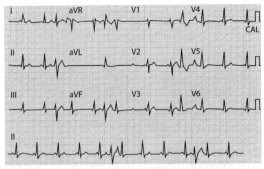

Figura 8.10A. Extrassístoles ventriculares frequentes.

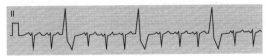

Figura 8.10B. Tetrageminismo ventricular monomórfico.

Fibrilação atrial

Ocorre desorganização da atividade elétrica nos átrios cuja origem relaciona-se com a região de inserção das veias pulmonares, embora ocorra com mais incidência em indivíduos idosos fisicamente ativos, assim como na população idosa em geral. A fibrilação atrial (Figura 8.11) é um achado muito importante, seja intermitente ou permanente. Isso implica em riscos tromboembólicos que habitualmente são minimizados com anticoagulantes se não houver reversão ao ritmo sinusal de maneira sustentada.

O disparo atrial oscila entre 450 e 700 ciclos por minuto, com ou sem alta resposta ventricular. Seus riscos podem ser ampliados quando detectada simultaneamente com vias acessórias atrioventriculares que, pela ausência da desaceleração decremental do nó atrioventricular, podem propiciar a mesma frequência aos ventrículos. Nesse caso, eles também podem se desorganizar para um ritmo fibrilatório, uma das formas clássicas de parada cardíaca.

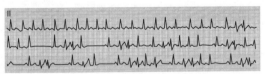

Figura 8.11. Fibrilação atrial.

A linha de base apresenta irregularidades que constituem as chamadas ondas F típicas da fibrilação atrial. Também com uma linha de base alterada temos o *flutter* atrial, porém com a atividade elétrica organizada que se propaga ao redor da valva atrioventricular direita.

A fibrilação atrial pode apresentar dois sentidos de ativação. O mais comum é o sentido anti-horário, com frequências entre 240 e 340 batimentos por minuto (bpm), conhecido como típico ou tipo I (Figura 8.12). Esse tem padrão morfológico que o caracteriza, as ondas F, com aspecto em serrilhado, negativas nas derivações inferiores e em geral positivas em V1. A forma incomum, ou tipo II (Figura 8.13), tem um padrão horário e frequências das ondas F um pouco mais elevadas entre 340 e 430 bpm.

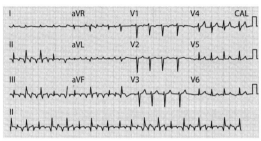

Figura 8.12. Flutter tipo 1.

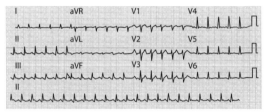

Figura 8.13. Flutter tipo 2.

Os graus de bloqueios atrioventriculares impostos pela proteção do nó atrioventricular podem simular taquicardia atrial e mesmo um ritmo atrial. Esses diferenciais são necessários quando associados ao alentecimento de disparo e propagação atrial da alça elétrica do flutter. Esta é uma "arritmia rítmica" em que um bloqueio atrioventricular acima de 3:1 não vai produzir respostas ventriculares aceleradas.

Pré-excitação ventricular

É definida na presença de intervalo PR curto associado à onda delta, que sinalizam despolarização ventricular precoce através de propagação anômala por via acessória.

Quando esse trajeto do impulso permite a formação de macrocircuito reentrante atrioventricular, temos taquicardia paroxística supraventricular com palpitações taquicárdicas, que compõe a síndrome de Wolff-Parkinson-White.

Existem algoritmos que sugerem, de maneira não invasiva, a localização dessas vias. Isso permite a discussão sobre os riscos associados e a indicação de sua ablação através de cateterismo cardíaco, como o exemplo em que a via simula um bloqueio de ramo esquerdo (Figura 8.14A). Essa via acessória tem localização paraseptal desfavorável pelo risco de lesão no sistema de condução His-Purkinje; a potencial consequência, é a necessidade de marca-passo artificial.

Na imagem seguinte em 12 derivações, pode ser observada a via posterosseptal também simulando bloqueio de ramo esquerdo (Figura 8.14B). Uma situação particularmente grave é sua existência simultaneamente à fibrilação atrial, como já relatado anteriormente. A condução pela via acessória pode se fazer de forma craniocaudal, inversa ou bidirecional.

A pré-excitação não estará presente e, portanto, existiria uma via oculta quando a condução se realizar exclusivamente no sentido caudocranial. A taquicardia por reentrada mais comum é a chamada ortodrômica, quando o impulso se propaga pelo sistema habitual e ascende pela via acessória, resultando em estreitamento do complexo QRS durante o episódio arrítmico.

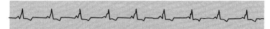

Figura 8.14A. Pré-excitação ventricular simulando bloqueio de ramo esquerdo (BRE).

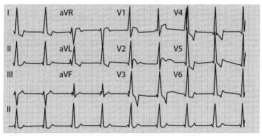

Figura 8.14B. Pré-excitação ventricular simulando BRE, via posterosseptal.

Ondas Q patológicas

Profundidade acima de 3 mm ou duração superior a 40 ms em duas ou mais derivações exceto aVR caracterizam uma área eletricamente inativa, assim definidas na ausência de distúrbio de condução intraventricular. As ondas Q com essas características sugerem doença arterial obstrutiva coronariana que, em indivíduos fisicamente ativos acima de 35 anos, exigem investigação (Figura 8.15A). Nessa faixa etária, cerca de 3 em cada 4 mortes súbitas estão relacionadas à doença arterial obstrutiva coronariana. O eventual diagnóstico da coronariopatia não é restrição absoluta ao exercício físico ou ao alto rendimento, mas exigirá tratamento pertinente e readequação que pode seguir os critérios de Bethesda quanto à intensidade e característica do exercício. Resolvida a isquemia miocárdica, alguns indivíduos fisicamente ativos podem até retornar a sua categoria original sob supervisão periódica. Nos casos, entretanto, que persistam achados isquêmicos, a reabilitação em geral permitirá apenas atividades classificadas no grupo Ia e IIa dos critérios da conferência de Bethesda. Ou seja, com baixo componente dinâmico e no máximo médio componente estático (Figura 8.15B).

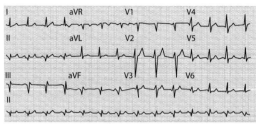

Figura 8.15A. Ondas Q patológicas.

Dinâmico		Baixo	Médio	Alto
Estático		A	B	C
Baixo	I	Golfe	Tênis	Futebol
Médio	II	Arco e flecha	Esgrima	Natação
Alto	III	Halteres	Luta	Remo

Figura 8.15B. Critérios de Bethesda simplificados.

Bloqueio completo de ramo esquerdo ou direito

O bloqueio completo de ramo esquerdo é caracterizado por complexo QRS de duração maior ou igual a 120 ms e predomínio negativo na precordial V1 em padrão Qs ou rS e monofásico positivo em V6. No bloqueio de ramo direito não compilado nos critérios de Seattle aplica-se ao mesmo tempo acima de 120 ms e a morfologia rSR' em V1. Qualquer distúrbio de condução intraventricular com QRS maior ou igual a 140 ms também é enquadrado nessa categoria.

Assim como as vias acessórias que são anatomicamente definidas, os bloqueios dos ramos do sistema de condução podem se apresentar tanto de forma fixa ou intermitente, assim como serem relacionados ou não à frequência cardíaca. Desse modo, ressaltam dificuldades funcionais na propagação do estímulo elétrico (Figuras 8.16A e 8.16B).

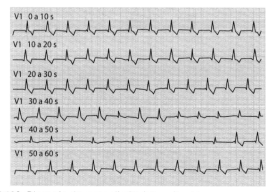

Figura 8.16A. Bloqueio de ramo direito intermitente.

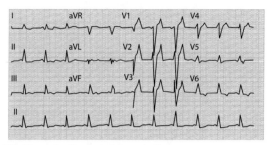

Figura 8.16B. Bloqueio de ramo esquerdo fixo.

Padrão de Brugada

É resultado de uma canaliculopatia e caracteriza-se por elevação do ponto J nas derivações V1 e V2, associado à alta incidência de morte súbita em corações macroestruturalmente normais (Figura 8.17A).

O padrão de Brugada é classificado nos tipos 1, definido por elevação em cúpula acima ou igual a 2 mm com inversão da onda T; tipo 2, com elevação em sela com ápice maior ou igual a 2 mm e base da sela maior ou igual a 1 mm; e tipo 3, caracterizado por elevação em sela inferior a 1 mm.

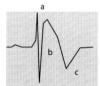

a Elevação do ponto J
b Supra SST concavidade superior
c Inversão da onda T

Figura 8.17A. Padrão de Brugada.

Apresentam-se às vezes as chamadas fenocópias de Brugada. Isso significa que não correspondem à disfunção nos canais de sódio que caracteriza o Brugada verdadeiro, mas morfologicamente exigem sua diferenciação (Figuras 8.17B e 8.17C).

Apesar da presença do distúrbio de condução pelo ramo direito, se ainda persistir a dúvida, sugere-se elevar os eletrodos de V1 e V2 para os respectivos segundo espaço intercostal paraesternal à direita e à esquerda. É importante conferir se as dimensões e formas confirmam ou descartam completamente, como no caso ilustrado (Figura 8.17D).

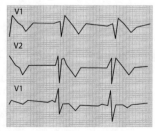

Figura 8.17B. Fenocópia 1.

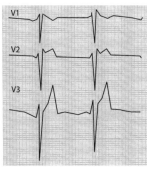

Figura 8.17C. Fenocópia 2.

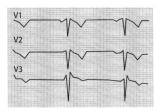

Figura 8.17D. Fenocópia 3.

Infradesnivelamento do segmento ST

Este é caracterizado por infradesnivelamento maior ou igual a 0,5 mm em duas ou mais derivações. Essa alteração na repolarização ventricular pode ocorrer como efeito de memória elétrica após distúrbios do ritmo ou extrassístoles ventriculares. Pode ainda sinalizar alterações de sobrecargas ventriculares e bloqueios de ramo. O infradesnivelamento pode sugerir isquemia miocárdica quando essas interferências ou outros artefatos não estiverem presentes.

Tal interpretação é particularmente significativa em eletrocardiogramas de repouso com frequência cardíaca acelerada ou naqueles obtidos com a aceleração decorrente do teste de esforço (Figuras 8.18A e B). A isquemia miocárdica também pode ser desmascarada em episódios de extrassístoles atriais que apresentem infradesnivelamento ausente nos complexos que a precederam.

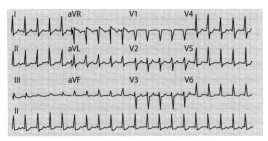

Figura 8.18A. Isquemia miocárdica ao esforço.

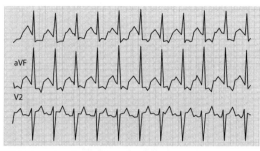

Figura 8.18B. Isquemia miocárdica ao esforço.

Inversão da onda T

Inversões acima de 1 mm de profundidade em duas ou mais derivações precordiais entre V2 e V6 e DII e aVF ou DI e aVL (excluindo DIII, aVR e V1) exigem investigação diagnóstica adicional pelos critérios de Seattle.

Um estudo retrospectivo com mais de 5 mil indivíduos fisicamente ativos refinou os critérios de Seattle de acordo com a etnia. Nesse caso, teríamos o mesmo descenso agora para além da derivação precordial V1 em indivíduos fisicamente ativos caucasianos e para além de V4 em afrodescendentes (precedida de elevação ST convexa). No critério de Seattle, o primeiro (Figura 8.19A) seria considerado alterado independente de ser caucasiano ou afrodescendente, mas não no trabalho que o aprimorou para este último grupo. Por outro lado, o segundo (Figura 8.19B), mesmo no critério aprimorado e independente da etnia, seria um caso de efetiva alteração na repolarização ventricular tanto no plano horizontal (precordiais) como no frontal.

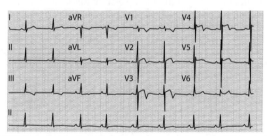

Figura 8.19A. Repolarização alterada para caucasianos (critério de Seattle).

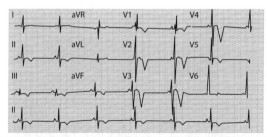

Figura 8.19B. Repolarização alterada para afrodescendentes (critério de Seattle).

QT longo

Intervalo QT corrigido (QTc) igual ou superior a 470 ms em homens e 480 ms em mulheres é indubitavelmente alterado acima de 0,50 s. A fórmula de Bazett é a mais usada no cálculo do QTc. No entanto, pode ser superestimada em frequência cardíaca acima de 90 bpm ou subestimada quando abaixo de 50 bpm. Essas situações são respectivamente muito comuns em indivíduos fisicamente ativos em repouso e durante atividade física. Esse tipo de distorção não está equacionado, mas atualmente tenta-se diminuir distorções aplicando a fórmula de Fridericia nos valores menores, que parece corrigir melhor, e alguns utilizam a de Framingham para situações de taquicardia. De todo modo, a orientação mais simples é a de fazer o registro na tradicional de Bazett em frequências que não produzam tais vieses.

Temos como exemplo um indivíduo fisicamente ativo com FC de 42 bpm e QT médio de 600 ms que, corrigido na fórmula de Bazett, é transformado para 502 ms. Mesmo corrigido pela de Fridericia ainda se confirma o alongamento com 533 ms (Figura 8.20).

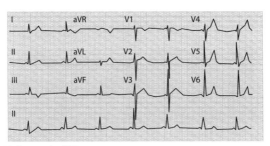

Figura 8.20. Intervalo QT longo.

Afora a escolha do cálculo corretivo, existem outras questões morfológicas que atrapalham com frequência a determinação exata do fim da onda T. Isso torna essa variável ainda mais complexa apesar dos esforços para contornar tais limitações.

A síndrome do QT longo é descrita em suas formas hereditárias, secundária à isquemia miocárdica e iatrogenicamente por efeito colateral de medicamentos. Nessas variedades etiológicas, a expressão clínica pode variar com síncopes associadas aos exercícios físicos ou sob uma forte carga emocional e, menos comumente, durante o sono. No seu padrão hereditário autossômico recessivo, podemos encontrar história de surdez familiar.

A presença de quadros sincopais e morte súbita resultam de arritmias ventriculares, sendo a taquicardia ventricular com torção das pontas (*torsade de pointes*) um evento típico. O tônus simpático do sistema nervoso autônomo exerce efeito protetor no desencadeamento desses distúrbios de ritmo.

Experimentos mostram que a isquemia miocárdica aumenta a dispersão da repolarização com aumento na variabilidade entre o menor e o maior intervalo Qt que propiciam condição pró-arritmogênica após infarto agudo do miocárdio.

Além dessa alteração, a heterogeneidade da repolarização mostra-se também alterada nas sobrecargas da insuficiência cardíaca e pode estar presente na remodelação ventricular imposta pela hipertensão arterial sistêmica ou outras formas de cardiomiopatia.

Fármacos antiarrítmicos como sotalol e amiodarona, alguns antibióticos como claritromicina e eritromicina, antimaláricos como a cloroquina e inclusive antipsicóticos como o haloperidol podem, como efeito colateral, alongar a repolarização produzindo a mesma suscetibilidade pró-arritmogênica.

Bloqueios atrioventriculares de segundo e terceiro graus. O bloqueio atrioventricular de 2º grau do tipo Mobitz I (Figura 8.21A) pode ocorrer em indivíduos treinados, mas o tipo Mobitz II que ocorre na parte inferior do sistema de condução (infra-hissiano) não pode ser considerado normal. O bloqueio atrioventricular de 3º grau (Figura 8.21B) ou total certamente é anormal e, quando associado ao baixo fluxo cerebral e quadros sincopais, além do impedimento para exercícios vigorosos, pode exigir a instalação de marca-passo artificial. Nesse caso, o complexo QRS é gerado no ventrículo com tendência a um aspecto mais alargado e, quando presente, a atividade atrial encontra-se dissociada.

Algumas crianças apresentam o chamado bloqueio atrioventricular total congênito e, dependendo da resposta hemodinâmica ao esforço, podem até estar adaptadas e realizar exercícios sem restrições.

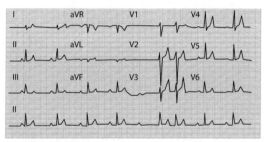

Figura 8.21A. Bloqueio atrioventricular de 2º grau do tipo Mobitz I.

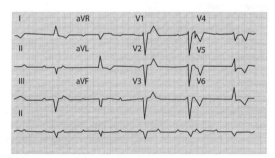

Figura 8.21B. Bloqueio atrioventricular de 3º grau ou total.

Outras alterações

Certamente esta passagem panorâmica sobre as principais alterações eletrocardiográficas relacionadas ao exercício físico pode ter omitido situações específicas dentro da grande diversidade de distúrbios do ritmo, geração e propagação do estímulo elétrico cardíaco. Como exemplos finais, temos o marca-passo atrial mutável que é definido por dois comandos que competem na mesma frequência de disparo e que apresenta seu sinal patognomônico na fusão da onda atrial de ambos. Essa alteração em geral é adaptativa pela baixa frequência do ritmo sinusal que pode sofrer a competição de ritmos atriais ou juncionais (Figura 8.22A).

O último exemplo é um distúrbio de condução intra-atrial, também denominado de bloqueio intra-atrial. Isso sinaliza o bloqueio do feixe de condução entre os átrios chamado de feixe de Bachmann. Subsequentemente, produz onda atrial com padrão bifásico em derivações inferiores à semelhança de seu padrão na derivação precordial V1 (nesta derivação, esse aspecto é o esperado). O bloqueio intra-atrial exige investigação pois não pode ser considerado adaptativo (Figura 8.22B).

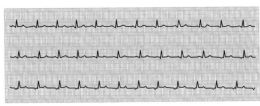

Figura 8.22A. Ritmo sinusal competindo com ritmo juncional.

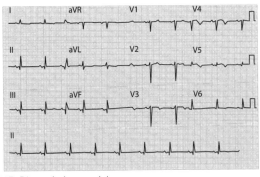

Figura 8.22B. Bloqueio intra-atrial.

Existem ainda escores clínicos que associados aos achados do eletrocardiograma, teste cardiopulmonar de exercício e outras provas funcionais e de imagem podem e devem aprimorar a acurácia pré-participação.

O que deve ficar evidente é que o exercício físico pode ser um gatilho para quadros graves e inclusive letais. Essa morbimortalidade pode e deve ser diminuída pela busca incessante desses substratos macro ou microestruturados que possam propiciar o desarranjo elétrico com desfechos individualmente graves e socialmente impactantes.

9

Farmacologia

Dielly Catrina Favacho Lopes • Carolina Demarchi Munhoz

A transformação anatomofisiológica causada pelo exercício físico, com consequentes repercussões hemodinâmicas, como o incremento da frequência cardíaca e respiratória, hipertrofia muscular esquelética e alterações hormonais, modificam o metabolismo basal[1-7]. Nesse contexto, as alterações diretas e indiretas são iminentes, envolvendo os princípios básicos da farmacologia: a farmacodinâmica (a ação do fármaco sobre o seu sítio de ação) e a farmacocinética (absorção, distribuição, metabolismo e eliminação).

Atualmente, as mudanças no estilo de vida (p.ex., prática de atividade física e modificações dietéticas) têm se tornado comuns na população, em especial em indivíduos com doenças crônicas, como hipertensão arterial sistêmica (HAS) e diabetes melito (DM). Isso torna-se relevante pois esses pacientes, usualmente, fazem uso de uma polifarmácia – vários medicamentos – e conhecer as bases farmacológicas e como o exercício físico pode modulá-las é de fundamental importância.

Farmacocinética: da administração à eliminação de fármacos

O objetivo da terapia medicamentosa é prevenir, curar e controlar vários estágios da doença. Assim, as ações farmacológicas dos medicamentos estão primeiramente relacionadas às concentrações plasmáticas dos fármacos. Para isso, é importante ter conhecimento sobre a velocidade de início de ação do fármaco, a intensidade de seus efeitos e a duração da ação, mecanismos controlados por quatro vias fundamentais de movimento e modificação do fármaco no corpo[8-10,23]:

a) A sua absorção a partir do sítio de administração permite a entrada de agentes terapêuticos (direta ou indiretamente) na corrente sanguínea.
b) Ele pode ser distribuído para dentro dos fluidos intersticial e intracelular.
c) Pode ser metabolizado pelo fígado, rins ou outros tecidos.
d) O fármaco e seus metabólitos são removidos do corpo através da urina, das fezes, do suor e outros (Figura 9.1).

Utilize o QR code localizado na página xxix para acessar as referências bibliográficas, que também estão disponíveis em www.atheneu.com.br sob o título do livro.

Esses parâmetros compreendem o ramo da farmacologia chamado farmacocinética, que, de maneira bem simples, corresponde à interação entre o organismo humano e o fármaco, ou seja, o que o corpo faz com o fármaco a partir do momento em que ele é administrado.

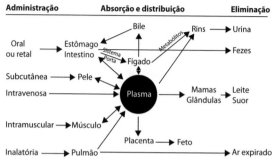

Figura 9.1. Principais vias de administração, absorção e distribuição pelos tecidos e vias de excreção de fármacos.

Vias de administração

A via de administração é determinada pelas propriedades dos fármacos (solubilidade em água ou lipídeos, ionização) e pelo objetivo terapêutico (ação rápida, administração por longo tempo e o tipo de ação desejada, seja ela local ou sistêmica)[8-10,23].

Estas são as principais vias de administração:

1. **Via oral:** conveniente e econômica, sendo o fármaco deglutido e absorvido pela mucosa gastrintestinal. Alguns sofrem metabolismo de primeira passagem no fígado antes de serem distribuídos sistemicamente. Esta via é contraindicada a pacientes em condições inadequadas (vômitos, síndrome de má-absorção e inconsciência).

2. **Via sublingual:** permite difusão do fármaco diretamente na circulação; a sua absorção é rápida, há conveniência na administração e não ocorre metabolismo de primeira passagem no fígado.

3. **Via intravenosa:** evita a passagem pelo trato gastrintestinal e o metabolismo de primeira passagem no fígado. Permite efeito rápido e grau máximo de controle sobre os níveis circulantes do fármaco. Pode facilitar a entrada de bactérias no corpo através do local de administração. Arrisca induzir hemólise ou causar outras reações adversas.

4. **Via intramuscular:** fármacos em solução aquosa são rapidamente absorvidos, porém outros podem ser dissolvidos ou emulsionados em óleo, tornando sua velocidade de absorção mais lenta e uniforme.

5. **Via subcutânea:** administração semelhante à da via intramuscular.

6. **Via inalatória:** fornece rápido depósito do fármaco nos pulmões (fármacos de uso tópico) ou rápida absorção através do epitélio pulmonar ou pela membrana mucosa do trato respiratório e, assim, atinge a circulação rapidamente (gases e fármacos voláteis).

7. **Via retal:** indicada para pessoas impossibilitadas de deglutir fármacos (inconsciência ou êmese) e quando se deseja evitar o suco gástrico ou a circulação porta hepática. A absorção por essa via é irregular e incompleta, e muitas substâncias causam irritação da mucosa retal.

Absorção de fármacos

A absorção é a transferência do fármaco do seu local de administração para a corrente sanguínea. A taxa e a eficiência da absorção dependem da via de administração[8-10,23]. Na intravenosa, por exemplo, não há absorção, pois o fármaco já é aplicado diretamente na corrente sanguínea, tendo 100% de biodisponibilidade. Em outras vias, a absorção pode ser parcial, como na oral. Dessa maneira, para que os fármacos atinjam seu sítio-alvo, eles precisam atravessar algumas barreiras biológicas (hematoencefálica, placenta, hematotesticular e outras), e isso pode ser feito de quatro modos distintos:

1. Difusão: fármacos lipofílicos podem atravessar a membrana celular de acordo com o gradiente de concentração entre os compartimentos do corpo. Esse tipo de absorção não necessita de um transportador, não é saturável e apresenta baixa especificidade estrutural.
2. Transporte passivo: não existe gasto de energia, pode ser saturado e inibido. Fármacos solúveis em água atravessam a membrana celular através de poros aquosos. Outros podem entrar através de proteínas transportadoras transmembranas especializadas, que facilitam a passagem de moléculas grandes.
3. Transporte ativo: consome energia direta ou indireta na forma de adenosina trifosfato (ATP), geralmente quando a substância está sendo transportada contra seu gradiente de concentração, podendo também ser saturado e inibido. Quando envolve proteínas transportadoras transmembranas que hidrolisam ATP, é chamado transporte ativo primário, enquanto o transporte ativo secundário requer o acoplamento funcional de um cotransportador a um transportador primário dependente de ATP. Nesse último caso, o transporte ocorre por meio do deslocamento de íons pelo seu gradiente de concentração.
4. Endocitose e exocitose: os fármacos dissolvidos no meio extracelular podem se ligar a receptores de membrana específicos e, então, formar vesículas por invaginação da membrana plasmática e ser transferidos para dentro do citoplasma, caracterizando o processo de endocitose. Exocitose é o reverso desse processo e é utilizado pelas células para secretarem substâncias por um processo similar de formação de vesículas.

Distribuição

Embora a absorção do fármaco seja a condição necessária para atingir níveis terapêuticos adequados, ele também precisa alcançar seu órgão-alvo em concentrações apropriadas a fim de exercer o seu efeito sobre determinado processo fisiopatológico. É nessa etapa que ele é carregado para todo o organismo através da circulação sistêmica. Isso é relevante pois ele chegará primeiramente aos órgãos com maior carga vascular, como o cérebro, pulmões, coração e rins, e, após estes, sofrerá redistribuição aos tecidos menos vascularizados, como o tecido adiposo e osteomuscular[23].

Essa etapa é crucial, pois é nela que o fármaco chegará ao local previsto de atuação. No entanto, existem inúmeros fatores que podem dificultar ou facilitar tanto a chegada ao sítio-alvo como sua distribuição de maneira geral. São alguns deles: afinidade às proteínas plasmáticas, pois isso determina o quanto de fármaco vai permanecer livre e apto a se distribuir para outros compartimentos e quanto ainda vai continuar ligado a elas; lipossolubilidade, pois fármacos com alta lipossolubilidade se distribuem melhor do que aqueles com pouca facilidade de penetrar em uma membrana biológica; além de fatores intrínsecos ao paciente, como idade, peso, estado clínico, hemodinâmica e genética[25].

Metabolismo e biodisponibilidade

A biodisponibilidade é a fração do fármaco administrado que alcança a circulação sistêmica. Por outro lado, vários fármacos podem sofrer modificações químicas no organismo que causem perda da atividade biológica e aumento da hidrossolubilidade, facilitando, assim, a eliminação pela via renal[8,10].

A biodisponibilidade do fármaco depende: a) do metabolismo de primeira passagem; b) da sua solubilidade; c) da instabilidade química; e d) da natureza da sua formação[8-10].

Os fármacos são frequentemente eliminados por biotransformação e/ou excreção, sendo o fígado o principal órgão com essa função. Porém a biotransformação pode ocorrer em outros locais, como rins e intestino.

As reações de fase I da biotransformação dos fármacos convertem moléculas lipofílicas em produtos excretáveis mais polares e envolvem processos de hidrólise, oxidação, redução, alquilação e desalquilação. Em geral, formam produtos mais reativos do ponto de vista químico, algumas vezes farmacologicamente ativos, tóxicos ou carcinogênicos. A maior parte dessas reações é catalisada por hemoproteínas, sistema de enzimas do citocromo P450 (CYP). Como esperado, essas enzimas apresentam considerável variabilidade genética, com implicações para dosagens individuais importantes para a responsividade terapêutica e o risco de efeitos adversos[9,10].

A quantidade de enzimas do citocromo P450 (CYP P450) é o principal determinante da capacidade metabólica do fígado. Quando vários fármacos são biotransformados pela mesma isoenzima, podem ocorrer importantes interações medicamentosas com implicações terapêuticas consideráveis. Dessa forma, o aumento na concentração das enzimas (indução enzimática), em geral, intensifica a biotransformação, e várias substâncias endógenas e exógenas, incluindo fármacos, podem aumentar a expressão dessas enzimas CYP e, assim, atuar como indutores de CYP. Por outro lado, fármacos que se ligam a enzimas CYP com elevada afinidade interferem com a hidrólise dos substratos e são chamados de inibidores de CYP. Isso é importante, pois essa alta ou baixa afinidade pelo sistema enzimático CYP pode interferir no metabolismo de outros fármacos, tendo como consequência a mudança de dose farmacológica.

As reações de fase II consistem em respostas de conjugação do próprio fármaco ou de seus metabólitos de fase I com ácido glicurônico, ácido sulfúrico, ácido acético ou aminoácidos, resultando em produtos inativos, mais polares e, assim, facilmente excretáveis. Alguns produtos conjugados são eliminados pela bile, reativados no intestino e, em seguida, reabsorvidos ou excretados pelas fezes ou pela urina[9,10].

Eliminação dos fármacos

Os fármacos podem ser eliminados do corpo por inúmeras vias, mas a excreção mais importante acontece pela urina. Outras vias de eliminação incluem a bile, o intestino, os pulmões, o suor ou o leite materno.

Principais fármacos que alteram as respostas fisiológicas de repouso, de esforço e de pós-esforço

A capacidade de bombeamento do coração depende de dois fatores: força de contração, que aumenta conforme a frequência cardíaca, e grau do enchimento diastólico, que regula a magnitude da contração[11]. Essas funções fisiológicas são coordenadas pela epinefrina e pela inervação simpática (noradrenérgica), as quais promovem aumento do cronotropismo e do inotropismo cardíaco; e pela inervação parassimpática (colinérgica), que diminui o débito cardíaco por diminuir a FC ao aumentar o tempo de despolarização das células do sistema excitocondutor do coração[9,11].

O trabalho cardíaco depende fortemente da situação circulatória: repouso ou esforço físico exigem desempenho cardíaco adequado; o nível da pressão arterial média também é um fator importante a ser considerado. A elevação crônica da pós-carga induz hipertrofia ventricular, de modo a provocar insuficiência cardíaca (IC)[11]. Portanto, todos os fármacos que reduzem a pressão arterial podem ter efeito terapêutico importante sobre o miocárdio. Por outro lado, o tratamento da pressão arterial abaixo de certo nível pode aumentar os riscos de infarto agudo do miocárdio e de morte súbita em vez de reduzi-los, sobretudo em pessoas com doença arterial coronariana.

Ademais, a insuficiência do funcionamento cardíaco adequado leva não somente a repercussões hemodinâmicas como a pulmonares. Isso é importante pois alterações cardiovasculares como a IC podem provocar dispneia, sensação de falta de ar e, no pior dos casos, edema agudo de pulmão. Logo, compromete a perfusão tecidual do organismo de modo a limitar as atividades físicas, pois os pacientes não terão adequada oxigenação tecidual.

Na deficiência do funcionamento fisiológico cardíaco, o tratamento com medicamentos tem apresentado evidências consistentes de redução da morbimortalidade de cardiopatas[12]. Alguns são citados a seguir:

Fármacos inotrópicos

Os agentes inotrópicos positivos aumentam a força de contração do músculo do coração e, assim, ampliam o débito cardíaco. Nessa classe, os digitálicos são os mais utilizados, pois modulam a ativação neuro-hormonal, reduzem a atividade simpática e estimulam a ação vagal, diminuindo a frequência cardíaca e aumentando a sensibilidade dos reflexos barorreceptores e cardiopulmonares[8-10].

Mecanismo de ação

Os digitálicos se ligam na face externa da Na^+/K^+-ATPase dos cardiomiócitos e inibem a ação deste trocador. Desse modo, diminuem o gradiente de concentração do Na^+ e, consequentemente, a habilidade do trocador Na^+/Ca^{2+} de mover o cálcio para fora da célula. Esse mecanismo faz com que a concentração de cálcio intracelular aumente e proporcione novo ciclo de contração do músculo cardíaco, aumentando a força de contração de maneira a elevar a fração de ejeção, portanto, repercutindo positivamente no débito cardíaco[8,9].

Efeitos adversos

Seus efeitos adversos mais comuns são arritmia – sendo a mais frequente a taquicardia supraventricular –, anorexia, náuseas, vômitos, dor de cabeça, fadiga, confusão, visão borrada e alteração na percepção das cores. Os preparados digitálicos devem ser utilizados com cautela em pacientes que apresentem arritmia ventricular complexa, bloqueios atrioventriculares, bradiarritmias, hipoxemia ou infarto do miocárdio. Portanto, é importante que se faça a dosagem de digitálicos no sangue[8-9].

Broncodilatadores

Os agentes broncodilatadores agem alargando o calibre bronquiolar e aumentando a capacidade respiratória. Eles são usados, principalmente, em pacientes com doenças obstrutivas respiratórias, as quais limitam a prática de exercício físico. Além disso, diferentemente de outros fármacos, a sua via de administração é inalatória, uma vez que os pulmões são o órgão-alvo.

Mecanismo de ação

O broncodilatadores agem como agonistas dos receptores β_2-adrenérgicos presentes na musculatura lisa pulmonar, principalmente nos bronquíolos terminais. Eles ativam a proteína G_s (estimulatória), aumentando os níveis intracelulares de AMP_c de modo a fosforilar proteínas que causam o relaxamento muscular. Essa dilatação das vias aéreas inferiores é a base para aumentar o fluxo de ar que entra nos alvéolos, bem como elevar a capacidade vital pulmonar.

Efeitos adversos

Como são fármacos preferencialmente administrados por via inalatória, seus efeitos adversos são mínimos devido à baixa absorção. Porém, quando administrados por via oral ou em altas doses, podem apresentar alguns efeitos adversos, sendo os mais comuns os cardíacos, em função da presença dos receptores-β_2-adrenérgicos nos átrios, manifestando-se como taquiarritmia e palpitações. Além disso, estão presentes como efeitos indesejados: tontura, cefaleia, tremor e inquietação. São contraindicados em pacientes com hipersensibilidade aos medicamentos e com arritmias.

Farmacologia, exercício físico e *doping*

O ritmo de vida acelerado, presente na filosofia de modernidade do século XXI, associado à cobrança de excelência por parte da sociedade, provoca opressão nos atletas, fazendo-os recorrer ao uso abusivo de substâncias, muitas delas ilícitas, para suprir suas necessidades hedonistas de vitória, emagrecimento e diversão.

Os sistemas fisiológicos que compõem o corpo evoluíram ao longo de milhões de anos e consistem em milhares de processos de interação finamente balanceados e regulados. Fármacos utilizados com propósitos terapêuticos muitas vezes podem ser perigosos para o equilíbrio entre o benefício e o dano. O *doping* está atualmente presente no mundo das competições esportivas e, ainda, no cotidiano de muitas pessoas que insistem em se valer da química para melhorar o seu desempenho.

Desde o começo do atletismo competitivo, os atletas têm procurado métodos para melhorar o desempenho. A dopagem bioquímica, ou simplesmente dopagem (em inglês, *doping*), é a utilização de substâncias proibidas com o intuito de obter aumento ilícito de desempenho esportivo, humano ou animal, e, por isso, é proibido em torneios e campeonatos[14]. O abuso de fármacos e os procedimentos e a manipulação do genoma para aumentar o desempenho no esporte são expressamente proibidos pelas agências esportivas devido aos danos aos atletas e à lisura do desporto.

No esporte de longa duração, o transporte e a entrega de oxigênio aos músculos cumprem um papel fundamental, com declínio do desempenho muscular em atividades prolongadas e intensas em virtude do deslocamento do metabolismo aeróbico para o anaeróbico com aumento de lactato, promovendo fadiga muscular[15]. Dessa maneira, a disponibilidade de oxigênio é importante no desempenho esportivo, e agentes que aumentam a capacidade pulmonar vital e a entrega de oxigênio elevam o poder aeróbico dos tecidos. No esporte, a prática de aumentar o transporte ou a entrega do oxigênio ilicitamente pode ser de diversas maneiras: indiretamente, por uso de um broncodilatador, ou diretamente, por transfusão de sangue (autólogo ou homólogo); por substâncias de estimulação (recombinação de eritropoetina humana (alfa, beta, ômega, darbepoetina alfa); por substitutos do sangue (emulsões de hemoglobina com base em perfluorocarbono); e por moduladores alostéricos de hemoglobina (RSR-13 e RSR-4)[15,16,22].

Por outro lado, existem ainda inúmeras outras substâncias pertencentes a várias classes farmacológicas que podem funcionar como estimulantes bioquímicos e apresentam potência dopante[14] de acordo com a Agência Mundial Anti-*doping* (WADA, do inglês World Anti-Doping Agency). São elas:

1. **Estimulantes:** são divididos em específicos (efedrina, metilefedrina, pseudoefedrina, sibutramina) e não específicos (cocaína, anfetamina, modafinil). São substâncias que possuem efeito direto sobre o sistema nervoso central, ampliando a estimulação cardiorrespiratória e metabólica. Elas são capazes de aumentar os reflexos comportamentais, diminuir a sensação de fadiga muscular, além de aumentar o desempenho físico e o ganho motor. Embora o benefício ergogênico direto desses agentes ainda seja posto em dúvida, eles possuem potencial para mediar efeitos ergogênicos indiretos por meio da liberação de aminas endógenas, como norepinefrina e serotonina, que podem influenciar as funções cardiorrespiratórias e metabólicas, sendo o seu uso liberado para treinos e proibido somente em competições. Alguns dos efeitos colaterais incluem ansiedade e agressividade, aumento da frequência cardíaca e pressão arterial, desidratação e aumento do risco de acidente vascular cerebral, arritmia cardíaca e ataque cardíaco[8-10,17,22].

2. **Narcóticos (morfina, fentanil, buprenorfina):** não possuem efeito ergogênico nem melhoram o desempenho. Seu uso visa mascarar a dor causada por lesão musculoesquelética, principalmente em esportes violentos, como os de luta, pelo fato de atuarem no sistema nervoso central diminuindo essa sensação. Uma falsa impressão de segurança pode levar o atleta a ignorar lesões graves e continuar a treinar ou competir, resultando em mais danos. Além disso, os narcóticos podem reduzir a ansiedade, melhorando de modo artificial o seu desempenho. No entanto, podem causar dependência e efeitos colaterais importantes, como alucinações. São listados como substâncias proibidas em competições oficiais, mas permitidas em treinos[8,10,22].

3. Agentes anabolizantes: esse grupo é dividido entre agentes exógenos (androstenediona, danazol, metiltestosterona) e endógenos (testosterona, deidroepiandrosterona). Eles potencializam os processos anabólicos, principalmente a síntese proteica. Isso é visualizado nas fibras musculares de modo a causar hipertrofia muscular, em função da retenção de água e compostos nitrogenados derivados da síntese proteica. Assim, os usuários ganham força, potência e maior tolerância ao exercício físico, porém o uso inadequado de anabolizantes pode causar prejuízos à saúde, como aumento da agressividade, voz grave em mulheres, hipertrofia do músculo cardíaco e possível propensão a infarto agudo do miocardio em jovens, atrofia dos testículos, crescimento das mamas nos homens (ginecomastia), além de serem proibidos tanto em competições oficiais, como em treinos[8,10,22].

4. Diuréticos (acetazolamida, furosemida, triantereno, entre outros): esses fármacos inibem a reabsorção tubular de sódio pelos rins, e com isso o volume urinário é maior, fazendo com que o atleta excrete bastante água e, portanto, perca peso. São considerados *doping*, principalmente, em esportes no qual o controle de peso é importante, como no muay thai, judô e outros de combate. Além disso, eles podem influenciar a excreção de outras substâncias dopantes, o que pode acarretar resultados falso-negativos. O uso de diuréticos é proibido tanto em competições como em treinos e seu uso indevido pode provocar tonturas, desidratação, enfraquecimento muscular e cãibras, diminuição da pressão arterial e levar a irregularidades cardíacas causadas pelo desequilíbrio eletrolítico. Os diuréticos também podem afetar gravemente a capacidade de o atleta tolerar calor[8,10,18,22].

5. Betabloqueadores (metoprolol, atenolol, acebutolol e bisoprolol): os antagonistas β-adrenérgicos são usados em esportes que exigem uniformidade e precisão, como o tiro e o arco, em que sua capacidade de reduzir a ansiedade, o nervosismo e de estabilizar o desempenho motor são cruciais para o bom rendimento desportivo psicomotor. Possuem efeito deletério em esportes de longa duração, pois reduzem o desempenho físico e a carga de exercício máximo. São considerados *doping* pela WADA, contudo podem ser retirados da lista conforme as regras de cada federação esportiva[8,10,13,22].

6. Hormônios peptídeos e análogos (hormônio do crescimento e gonadotróficos, eritropoetina, corticotropina): atuam como mensageiros, estimulando várias funções, como crescimento, desejo sexual, comportamento e sensibilidade à dor. A eritropoetina (EPO), um hormônio glicoproteico, estimula o crescimento de glóbulos vermelhos e, consequentemente, aumenta a oxigenação dos tecidos. O uso do hormônio é proibido, porém métodos aceitos para aumentar níveis de EPO, hemoglobina, e o desempenho incluem dieta, treinamento vigoroso ou treinamento em altitude[15,19-21,22].

7. *Doping* genético: é caracterizado pelo uso não terapêutico de células, elementos genéticos ou modulação da expressão gênica com a finalidade de melhorar o desempenho atlético. Atualmente, é considerado *doping* genético a superexpressão induzida de genes relacionados à síntese de EPO e enzimas que degradam ácidos graxos, como também a estimulação do hormônio do crescimento e do fator de crescimento mecânico, para aumentar a massa muscular. O uso desse procedimento é proibido pela WADA para todas modalidades, sejam em competições ou não[23].

10

Genética

Rodrigo Gonçalves Dias

Introdução

São clássicos na literatura científica estudos que comprovam que a intervenção com exercício físico diminui a prevalência e minimiza os sintomas de doenças relacionadas ao estilo de vida sedentário, como obesidade, doença arterial coronariana, hipertensão arterial e dislipidemia. No entanto, algo que dificilmente era compreendido previamente à real possibilidade de investigação e análise do código genético é o fato de que o alívio dos sintomas em resposta ao exercício físico varia substancialmente entre aqueles indivíduos com determinadas doenças. Essa variabilidade interindividual reflete o que é conhecido como individualidade biológica, um conceito sustentado em parte por diferenças no código genético humano.

No momento em que os avanços tecnológicos em biologia molecular permitem investigar as particularidades dos indivíduos a partir de sua origem (ácido desoxirribonucleico [DNA]), a pesquisa genética no campo da ciência do exercício se orienta basicamente em quatro sentidos: 1) identificar a contribuição relativa do componente inato (genes) *versus* o componente ambiental na adaptabilidade induzida pelo exercício físico; 2) identificar a contribulção relativa de cada um dos genes envolvidos nessas adaptações; 3) compreender como genes interagem entre si (gene-gene) e com o ambiente (genes-ambiente) para influenciar tais adaptações e; 4) identificar alterações no código de genes específicos que possam influenciar o grau das adaptações, explicando em parte as diferenças de respostas ao exercício físico. Uma situação hipotética que ilustraria essa sequência estratégica, imaginando, por exemplo, que o mapa genético do fenótipo de obesidade está completo seria:

> "Dos genes que compõem o genoma humano, 196 estão envolvidos no processo de lipogênese, lipólise, captação e oxidação de ácidos graxos. Esses genes interagem entre si e com fatores ambientais (p.ex., dieta e exercício físico) no sentido de regular a adiposidade. É evidente que a restrição calórica (balanço energético negativo) resulta em atrofia dos adipócitos e quando um programa de exercício físico é incorporado a um protocolo de reabilitação, esse amplifica 40%

Utilize o *QR code* localizado na página xxix para acessar as referências bibliográficas, que também estão disponíveis em www.atheneu.com.br sob o título do livro.

em média a perda da gordura corporal pois, além do aumento do dispêndio calórico induzido pelo exercício físico, também existe aumento da expressão de genes, entre eles HSL (lipólise) e FAT/CD36 (translocação de ácidos graxos de cadeia longa através do sarcoplasma). Embora as interações gene-gene e genes-ambiente determinem o fenótipo final, surpreendentemente as variantes 5X(i6) do gene HSL e -705C > A do gene FAT/CD36 por si só diminuem expressivamente a taxa lipolítica e o transporte de ácidos graxos em 45 e 37% em média, respectivamente, durante o exercício físico. Os indivíduos com uma ou outra dessas mutações amplificam apenas 20% em média a perda da gordura corporal com o exercício físico, enquanto os indivíduos com ambas as mutações não atingem 10% dessa resposta".

Descrito de uma maneira simplista, esse cenário demonstra, utilizando como exemplo as diferenças individuais de respostas ao exercício físico visando à perda ponderal, que as variações morfológicas e/ou funcionais dos sistemas fisiológicos comumente têm base em variantes genéticas. Mesmo que as discussões estejam aqui centralizadas no contexto da genética e sua influência potencial na relação entre exercício físico e prevenção e reabilitação de doenças, essa mesma linha de raciocínio é válida para o contexto da genética envolvendo exercício físico e esporte de alto rendimento. A influência da genética no desempenho físico humano é comprovada; no entanto, essa subdivisão de investigação em genética e ciência do exercício físico também se depara com as dificuldades intrínsecas de sua complexidade natural. Tanto o fenótipo de força e potência muscular como os fenótipos de *endurance* muscular e cardiorrespiratória são altamente poligênicos, com cada um dos genes apresentando de pequena a moderada influência na modulação dos fenótipos[1]. Além disso, tanto o hábito de praticar regularmente exercícios físicos como o comportamento competitivo têm suas bases psicológicas parcialmente influenciadas por fatores genéticos. Variantes no código dos genes do fator neurotrófico derivado do cérebro (BDNF) e do transportador de serotonina (5HTT) parecem influenciar a atividade neural central e sensorial, além da habilidade de controle das emoções, podendo modular características como humor, disposição, agressividade e positivismo, os quais determinam em parte o sucesso em competições[2,3].

O objetivo deste capítulo é apresentar o atual estado da arte no que se refere ao cenário do exercício físico visualizado no contexto da fisiologia genômica. A reprogramação nuclear caracterizada por alteração global na expressão gênica em resposta aos efeitos agudo e crônico do exercício físico somado às diferenças de respostas serão conceitos discutidos e exemplificados.

Genoma humano

O genoma humano (GH) foi totalmente mapeado e sequenciado entre os anos de 1990 e 2003[4]. Verificou-se que aproximadamente 25 mil genes estão distribuídos nos 23 pares de cromossomos (22 autossomos, mais os cromossomos sexuais X e Y). Cada gene, com uma sequência específica determinada pelos nucleotídeos (adenina [A]; citosina [C]; timina [T]; guanina [G]), ocupa um espaço físico (*loco* gênico) na fita de DNA. Ter o GH mapeado e sequenciado significa dizer, adotando o exemplo de um único gene, que esse apresenta uma sequência conhecida de bases nucleotídicas de ~17 Kb (17.589 pb) com localização 9q34. Ou seja, cromossomo 9, braço q (cada cromossomo tem dois braços separados pelo centrômero e denominados "p" ou "q", dependendo do tamanho), banda 34. Do total de aproximadamente 3,1 bilhões de pares de bases nucleotídicas que compõem o GH, apenas 1,5% constitui a parcela do DNA codificador, isto é, aquela cuja sequência de bases é transcrita e traduzida em uma sequência polipeptídica, salvo alguns genes em que o produto final é o RNA transcrito. O restante, DNA não codificador, constitui os pseudogenes, DNA extragenômico e íntrons. Além disso, um pequeno cromossomo circular composto de apenas 16.569 pb e 37 genes (2 rRNA, 22 tRNA e 13 polipeptídeos) é encontrado nas mitocôndrias (DNAmt).

Interessante a comparação entre os genomas de dois indivíduos apresentar 0,1% de diferenças. A alteração mais comumente encontrada, conhecida como polimorfismo de nucleotídeo único (SNP), corresponde à troca de um único par de bases em determinada posição. É estimada a existência de aproximadamente 10 milhões de SNP em todo o GH. Em decorrência de uma parcela desses SNP encontrar-se em regiões de DNA codificador, isso poderia resultar tanto em alterações de expressão gênica como na atividade biológica da proteína traduzida a partir do gene mutante[5]. Exemplificando, foi identificado uma variante na sequência de bases da adenosina monofosfato (AMP) deaminase 1 (gene AMPD1 – 1p13), enzima envolvida no processo de ressíntese de ATP durante a atividade muscular contrátil[6]. Norman et al.[7] investigaram a potencial influência da variante C34T do gene AMPD1 e verificaram que indivíduos homozigotos para o alelo T (genótipo TT) apresentam atividade enzimática inferior a 1%, comparável ao genótipo CC. Uma variante genética funcional caracterizada pela substituição do nucleotídeo citosina por timina na posição 34 do éxon 2, alterando a tríade CAA (correspondente ao aminoácido glutamina) por TAA, que codifica um códon de interrupção. Nessa condição, é observada a interrupção prematura da síntese de tal proteína. Fisiologicamente, portadores do alelo T podem apresentar maior susceptibilidade para sintomas de cãibra, dores musculares e fadiga precoce durante o exercício físico.

A crescente produção científica envolvendo genética e ciência do exercício físico está, aos poucos, tornando possível a elaboração de um mapa referente aos marcadores genéticos já identificados e que mostraram influenciar as respostas ao exercício físico.

Marcadores genéticos e exercício físico

O crescente interesse na investigação da relação existente entre genética e exercício físico faz aumentar, a cada momento, o número de marcadores genéticos relacionados aos fenótipos de aptidão física relacionada à saúde e ao desempenho físico. Nesse contexto, espalhados pelo GH, foram identificados 214 genes e *locos* de característica quantitativa (QTL) autossômicos, 7 genes no cromossomo X e 18 genes no cromossomo mitocondrial (miDNA) com evidências de associação com tais fenótipos[8]. De modo geral, as evidências até o momento são os resultados de estudos que foram conduzidos em populações de indivíduos sedentários, fisicamente ativos e atletas, atentando para as respostas fisiológicas ao exercício agudo e para as respostas adaptativas ao exercício crônico. De modo interessante, para os fenótipos de aptidão física relacionados à saúde, as evidências de associação com a genética estão agrupadas nas seguintes categorias: hemodinâmica, incluindo as respostas de frequência cardíaca, pressão arterial e morfologia cardíaca; antropometria e composição corporal; metabolismo da insulina e glicose; e lipídeos/lipoproteínas e fatores hemostáticos. Em se tratando dos fenótipos de desempenho físico, as evidências de associação à genética estão agrupadas nas categorias *endurance* cardiorrespiratória e muscular; e força e potência muscular.

Na sequência, serão apresentados alguns estudos sobre a associação entre marcadores genéticos específicos e os fenótipos de aptidão física relacionada à saúde e ao desempenho físico humano. Como consequência dos avanços na tecnologia genômica e a subsequente possibilidade de rastreamento completo do genoma humano em um único ensaio pela tecnologia de *microarray*, será demonstrado ainda como o cenário global das complexas interações biológicas frente ao estímulo do exercício físico pode ser molecularmente visualizado e classificado. Conhecida como análise genômica em larga escala, a leitura das alterações no padrão de expressão de aproximadamente 55 mil perfis transcricionais (ácido ribonucleico [RNA]) tem auxiliado a ciência na produção de importantes conhecimentos referentes aos possíveis mecanismos pelos quais os genes modulam as respostas adaptativas ao exercício físico.

Polimorfismos genéticos e fenótipos cardiovasculares

O óxido nítrico (NO) é um radical livre gasoso com atividade biológica sintetizado a partir do aminoácido L-arginina por enzimas conhecidas como sintases de óxido nítrico (NOS). Até o momento, foram identificadas três isoformas de NOS, expressas por genes distintos: óxido nítrico sintase endotelial (eNOS ou NOS III; 7q35-36), óxido nítrico sintase neuronal (nNOS ou NOS I; 12q24.2) e óxido nítrico sintase induzida (iNOS ou NOS II; 17cen-q12). As isoformas eNOS e nNOS possuem mecanismo de ativação constitutivo (expressão contínua), enquanto a expressão da isoforma iNOS é induzida por processos celulares anormais, como na insuficiência cardíaca[9,10]. No sistema vascular, mais especificamente nas células endoteliais, foi identificada elevada expressão do gene eNOS. Essa constatação parece fazer sentido, uma vez que o NO é caracterizado como um composto vasoativo e que, portanto, participa da regulação do fluxo sanguíneo em diferentes leitos vasculares[11]. Em adição, o NO é reconhecido como composto ateroprotetor, como consequência de sua ação antiaterogênica[12]. O gene da eNOS (21-22 kbp – GenBank D26607) compreende 26 éxons e 25 íntrons com 133 kDa e a proteína codificada contém 1.203 aminoácidos[13]. Entre as variantes identificadas no gene da eNOS, a c.-786T>C (rs2070744) e a c.894G>T (rs1799983), localizadas na região 5' flanqueadora (promotor) e no éxon 7 do gene, respectivamente (Figura 10.1A), parecem afetar fenótipos cardiovasculares em resposta ao exercício físico. De modo interessante, variantes genéticas localizadas na região promotora do gene parecem influenciar na transcrição do RNAm, enquanto variantes localizadas em regiões codificadoras podem resultar em alteração de atividade enzimática[10].

Negrão et al.[14] investigaram o efeito do exercício físico de predominância aeróbica realizado por 18 semanas na reatividade vascular de 72 recrutas da Polícia Militar do Estado de São Paulo, genotipados para a variante eNOS -786T>C (Figura 10.1A). No estado sedentário (pré-treinamento físico), a condutância vascular (CV) medida no antebraço (CV reflete a vasodilatação muscular) e induzida pelo exercício de preensão manual foi menor entre os portadores do genótipo TT quando comparada aos portadores dos genótipos CT + CC (CV = 0,39 ± 0,12 *versus* 1,08 ± 0,27 unidades, respectivamente; p = 0,01). A reavaliação no período pós-treinamento físico mostrou que a melhora na vasodilatação muscular aumentou no genótipo

TT (p = 0,03), mas não nos genótipos CT + CC (p = 0,49). De modo interessante, após o programa de treinamento físico, a vasodilatação muscular induzida pela preensão manual foi semelhante entre os genótipos TT e CT + CC (CV = 1,05 ± 0,18 *versus* 1,59 ± 0,27 unidades, respectivamente; p = 0,27). Nesse estudo de associação, embora não tenha sido comprovada a influência da variante eNOS -786T>C na funcionalidade do promotor do gene, os resultados sugerem que a possível diminuição na expressão do gene possa ser suplantada pelo treinamento físico.

A variante eNOS 894G > T é caracterizada pela substituição da base nitrogenada guanina por timina (G = T) na posição 894 do éxon 7 (Figura 10.1A), resultando em substituição de um aminoácido na sequência polipeptídica na enzima[15] (Figura 10.1B). Estudos *in vitro* de atividade enzimática e susceptibilidade para clivagem proteolítica não conseguiram, até o momento, comprovar a funcionalidade do alelo 894T[10,16,17]. Tal fato não exclui a possibilidade de que, *in vivo*, outro mecanismo possa explicar a associação existente entre essa variante genética e a maior propensão, verificada em determinados indivíduos, a fenótipos cardiovasculares, como doença arterial coronariana (DAC)[18-20], espasmo coronário induzido por acetilcolina[21] e hipertensão arterial[22].

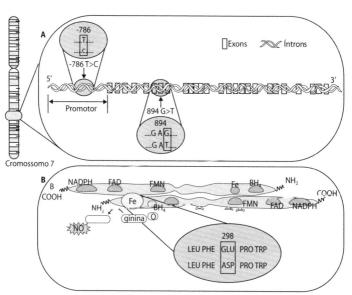

Figura 10.1. Esquema representativo do gene eNOS e sua potencial estrutura dimérica.

A: esquema representativo do cromossomo 7 e do gene de óxido nítrico sintase endotelial (eNOS), com localização 7q36. Observa-se que o gene é constituído de regiões promotora, intrônica e exônica. Na região promotora está caracterizada a variante -786T>C e no éxon 7, região codificadora do gene, está caracterizada a variante 894G>T.
B: modelo proposto para a estrutura dimérica da eNOS com seus respectivos sítios de ligação para NADPH, FAD, FMN, BH$_4$ e Fe, compostos importantes para a estrutura e função da enzima. A reação de síntese do óxido nítrico e citrulina consome arginina e oxigênio. Quando a enzima é traduzida a partir de um RNAm proveniente da transcrição de um alelo mutante (894T), observa-se que o aminoácido glutamato (Glu) é substituído pelo aspartato (Asp) na posição 298 da sequência polipeptídica da enzima. FAD: flavina-adenina dinucleotídeo; FMN: flavina mononucleotídeo; BH$_4$: tetraidrobiopterina; FE: ferro heme.

No sentido de testar a hipótese de que *in vivo* a variante eNOS 894G>T poderia influenciar a reatividade vascular, Dias et al.[23] selecionaram 33 indivíduos saudáveis de uma amostra de 287 genotipados. Como resultado, a vasodilatação muscular induzida pela preensão manual foi expressivamente menor nos indivíduos com genótipo TT quando comparada aos portadores dos genótipos GG e GT (CV = 0,07 ± 0,14 *versus* 0,64 ± 0,20 e 0,57 ± 0,09 unidades, respectivamente; p = 0,002). Análises subsequentes, com a infusão intra-arterial de fármacos e medida direta da atividade nervosa simpática muscular (ANSM), evidenciaram a menor funcionalidade da enzima traduzida a partir do gene mutante (Figura 10.2).

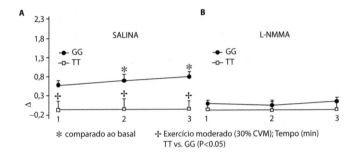

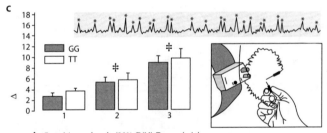

Figura 10.2. Análise da vasodilatação e da atividade autonômica simpática em resposta ao exercício de preensão manual. Os valores estão apresentados para os genótipos GG e TT.
A: condutância vascular (CV) no antebraço (CV reflete a vasodilatação muscular) durante a infusão intra-arterial de salina (condição controle). Observa-se que o aumento progressivo da CV verificada no genótipo GG não ocorre no genótipo TT em resposta ao exercício físico. **B:** a infusão intra-arterial de L-NMMA reduziu expressivamente a CV no genótipo GG, não alterando a resposta da CV no genótipo TT. Nessa condição de biodisponibilidade reduzida do óxido nítrico por bloqueio da atividade enzimática da eNOS por meio da infusão intra-arterial do L-NMMA, a diferença de CV entre os genótipos GG e TT não é mais observada. **C:** o aumento da atividade nervosa simpática muscular (ANSM) ocorre de maneira semelhante entre os genótipos GG e TT, excluindo a eventual possibilidade de que a vasodilatação prejudicada no genótipo TT seja consequência do estímulo vasoconstritor aumentado, induzida por exacerbada atividade autonômica simpática. Imagem da agulha sendo impactada no nervo fibular para a captação do sinal da atividade nervosa simpática. Acima da imagem, observa-se o traçado de um nervo captado por um polígrafo, no qual cada espícula (marcada com *) corresponde ao estímulo nervoso que passa pela agulha em contato com o nervo. L-NMMA: N^G-monometil-L-arginina; CVM: contração voluntária máxima.

Os estudos de associação demonstram que determinada variante genética pode explicar, pelo menos em parte, uma variação fenotípica. Essas investigações são comumente questionadas em função dos fenótipos avaliados serem multigênicos, ou seja, modulados por mais de um gene. Embora o NO seja reconhecido como um dos fatores relaxantes derivados do endotélio (FRDE), ele parece ser o principal. Em indivíduos portadores do genótipo GG, a redução na biodisponibilidade do NO, induzida por bloqueio da atividade da eNOS pelo L-NMMA, reduziu em aproximadamente 90% a vasodilatação muscular em resposta ao exercício de preensão manual. Esse resultado sugere que, embora outros FRDE participem da vasodilatação, o somatório de suas ações seria de aproximadamente 10%. Acrescido ao fato do L-NMMA não ter influenciado a prejudicada vasodilatação muscular verificada no genótipo TT, a similaridade da ANSM entre os genótipos GG e TT exclui a possibilidade de que a diferença na reatividade vascular seja consequência da força vasoconstritora exacerbada nos portadores do genótipo TT. Esse estudo é um clássico exemplo de comprovação de alteração de funcionalidade enzimática realizado posteriormente à constatação de um resultado positivo em estudo de associação genética. Embora um fenótipo seja caracterizado pela relação existente entre gene e ambiente, variantes genéticas isoladas podem explicar, pelo menos em parte, as diferenças de respostas frente ao estresse induzido pelo exercício físico.

Análise genômica em larga escala e exercício físico

Normalmente, um marcador molecular analisado isoladamente não reflete o estado fisiológico real de um sistema, uma vez que não se sabe se múltiplos biomarcadores de uma mesma via ou de vias distintas de sinalização estão independentemente associados. Nesse contexto, a tecnologia para análise genômica em larga escala por *microarray* se caracteriza como importante ferramenta para o entendimento das complexas interações entre as múltiplas vias de sinalização, especialmente em fenótipos caracterizados como poligênicos. Tal tecnologia dispõe de plataformas com possibilidade de análise do genoma, transcriptoma e proteoma.

Schmutz et al.[24] analisaram as alterações no padrão de expressão de 229 genes por meio de biópsia do músculo vasto lateral em indivíduos sedentários. Após uma única sessão de exercício físico, ocorreram alterações na expressão de 26 transcritos. O aumento de expressão foi verificado em genes envolvidos em vias metabólicas glicolíticas e oxidativas (GLUT4, ALDOC, PFKFB3, FABP3, LPL, ECH1, ACADL, CPT1, CYCS, SOD1, SOD3 e SLC16A1), contração e arquitetura muscular (MYH4 e TUBA1), miogênese (MYOD1 e MEF2B), regulação do ciclo celular (IGFBP6 e IGF1) e estrutura celular (COL6A1). Após 6 semanas de treinamento e subsequente realização de uma única sessão de exercício físico, a alteração no padrão de expressão gênica foi menor. Entre os 23 genes com expressão aumentada no pré-treinamento físico, apenas 2 apresentaram resposta similar, somado ao aumento de expressão em mais 11 genes distintos. Os autores concluem que, principalmente para aqueles genes envolvidos nos processos metabólicos, a regulação transcricional é modificada dependendo do estado de aptidão física.

Em outro estudo, Schmutz et al.[25] propuseram a comparação das alterações ocorridas no padrão de expressão gênica após o exercício físico, realizado nas condições de normóxia (fração inspirada de oxigênio simulando altitude de 560 m) e hipóxia (fração inspirada de oxigênio simulando altitude de 4 mil m). Após uma única sessão de exercício físico em hipóxia, ocorreu alteração na transcrição dos 231 genes avaliados. A maior diferença foi verificada uma hora após o exercício físico (fase de recuperação), com o aumento na expressão de 167 genes no grupo normóxia e diminuição na expressão de 68 genes no grupo hipóxia. Análise detalhada posterior revelou que em ambas as condições os genes diferentemente expressos estão envolvidos na regulação do metabolismo energético, ciclo celular e matriz extracelular. De modo interessante, a expressão dos genes associados à estrutura sarcomérica e com a síntese proteica não foram diferentemente afetados em ambas as condições (p.ex., exercício em normóxia e hipóxia). Após 6 semanas de treinamento e subsequente realização de uma única sessão de exercício físico, foi observado aumento na expressão de 164 transcritos (71%) no grupo hipóxia. De modo geral, a comparação entre os grupos (normóxia versus hipóxia) demonstrou padrão diferenciado de expressão, com o grupo hipóxia apresentando níveis de alteração inferiores. Segundo os autores, o estudo é o primeiro a apresentar evidências moleculares que justificam o fato de indivíduos sedentários apresentarem maior densidade mitocondrial após exercício físico realizado em condição de hipóxia comparados ao aumento de densidade mitocondrial observado na condição de normóxia.

Buttner et al.[26] investigaram o efeito agudo de duas intensidades distintas de exercício físico (moderado e vigoroso) no perfil de expressão gênica de leucócitos (18.400 transcritos – Affymetrix U133A 2.0 GeneChip) e encontraram que tais alterações são mais expressivas em resposta ao exercício vigoroso. Foram identificados 450 e 150 genes com expressões aumentadas e diminuídas, respectivamente, entre eles, genes envolvidos em diferentes processos fisiológicos relacionados a mediadores inflamatórios, reguladores transcricionais, transportadores/canais de membrana e moléculas envolvidas no desarranjo da matriz extracelular. Os autores reconhecem que o grau das alterações transcricionais em leucócitos está na dependência da intensidade do exercício físico e que esse tipo de análise é uma importante ferramenta para o monitoramento das respostas adaptativas ao exercício físico.

Embora exista preferência pela utilização do tecido muscular esquelético como fonte de informação referente às alterações transcricionais, quando o interesse é a investigação dos efeitos do exercício físico, as células sanguíneas são importantes sensores biológicos do ambiente sistêmico. O próprio estresse mecânico causado pela pressão sanguínea aumentada durante o exercício físico somada aos efeitos do estresse de cisalhamento na parede do vaso desencadeiam alterações no padrão de expressão gênica em células sanguíneas, fazendo com que sejam importantes fontes de informação genômica. É interessante notar que essas alterações moleculares avaliadas pelo transcriptoma têm potencial para serem utilizadas tanto para o diagnóstico e prognóstico de doenças como para o monitoramento do grau de resposta a intervenções específicas, como é o caso do exercício físico.

Considerações finais

O desenvolvimento de pesquisa envolvendo exercício físico vem se utilizando da tecnologia genômica para caracterizar, de forma molecular, as adaptações morfológicas e funcionais sofridas pelos diferentes sistemas fisiológicos. Além disso, embora seja comum a existência de um padrão na reprogramação nuclear em resposta ao estresse induzido pelo exercício físico, indivíduos distintos eventualmente podem portar determinadas variantes genéticas que explicariam, pelo menos em parte, padrões diferenciados de expressão para alguns genes, isto é, a individualidade biológica, responsável em parte pelas diferenças na resposta adaptativa ao exercício físico, também pode ser visualizada a partir de um cenário molecular. Embora o mapeamento e o sequenciamento do genoma humano tenham sido recentemente finalizados, as investigações concluídas até o momento já permitem compreender como os genes são modulados e, por sua vez, como eles interagem entre si e com os fatores ambientais no sentido de controlar a funcionalidade dos sistemas fisiológicos. Ainda em desenvolvimento, a fisiologia genômica virá complementar o conhecimento adquirido até o momento com as investigações realizadas a partir da fisiologia humana básica.

11

Células-Tronco

Tiago Fernandes • Noemy Pinto Pereira • Edilamar Menezes de Oliveira

Pesquisas envolvendo células-tronco têm sido muito exploradas nos últimos anos, demandando total atenção dos pesquisadores e da mídia. Esse crescente interesse está relacionado às possibilidades que as células-tronco oferecem em terapias celulares, principalmente na medicina regenerativa, onde se busca a substituição de células ou tecidos lesados para restaurar sua função. Além disso, as doenças que afetam a sociedade moderna, tais como as cardiovasculares, diabetes e câncer, consideradas as principais causas de morte e de morbidades no mundo, vêm sendo usadas como alvos para o tratamento com células-tronco, o que pode representar uma revolução no entendimento dos mecanismos de reparo e regeneração tecidual, podendo curar condições até então sem tratamento eficaz[1-3].

As células-tronco podem ser definidas como células indiferenciadas com capacidade de se autorreplicar (gerar cópias idênticas de si mesma) e se diferenciar em diversas células do organismo. Quanto ao seu potencial de diferenciação celular, podem ser classificadas como: totipotentes, pluripotentes, multipotentes e unipotentes (Tabela 11.1)[1-6].

Tabela 11.1 Classificação das células-tronco quanto à capacidade de diferenciação celular.

Termo	Definição	Exemplo
Totipotente	Capaz de gerar todos os tipos de células do organismo e as células da placenta	Zigoto
Pluripotente	Capaz de dar origem a células proveniente de três folhetos embrionários: endoderma, mesoderma e ectoderma	Células-tronco embrionárias
Multipotente	Capaz de dar origem apenas aos tipos celulares do próprio tecido onde residem	Células-tronco mesenquimais Células-tronco hematopoiéticas
Unipotente	Capaz de gerar apenas um tipo celular	Células progenitoras endoteliais

---

Utilize o QR code localizado na página xxix para acessar as referências bibliográficas, que também estão disponíveis em www.atheneu.com.br sob o título do livro.

Podemos dividir as fontes de células-tronco em pelo menos duas classes: embrionárias e adultas. As células-tronco embrionárias, provenientes da massa interna do blastocisto, apresentam capacidade de autorrenovação e pluripotência. Apesar do enorme potencial terapêutico, por serem amplamente expandidas em cultura sem que ocorra perda aparente da potencialidade e da capacidade de autorrenovação, as mesmas são comprometidas com questões de segurança, tais como geração de tumores, rejeição imunológica e instabilidade cromossômica, assim como éticas, pela utilização de embriões. Ao contrário dessas, as células-tronco adultas, provenientes de tecidos adultos, não são capazes de manter suas propriedades por longos períodos em cultura. Entretanto, de maneira peculiar, são responsáveis pela manutenção da integridade dos tecidos adultos, substituindo células perdidas pelo desgaste natural ou necessárias para a regeneração de órgãos ou tecidos após lesões variadas, ou ainda durante o remodelamento dos mesmos[1-6]. Uma das fontes mais utilizadas para extração de células-tronco adultas é a medula óssea, amplamente estudada face ao uso clínico em transplantes[2,3,6].

A medula óssea, conhecida como o maior reservatório de células-tronco adultas, é fonte de duas populações distintas dessas células: 1) as células-tronco hematopoiéticas (CTH) e progenitoras endoteliais (CPE), que possuem capacidade de autorrenovação e são responsáveis pelo desenvolvimento de linhagens de células sanguíneas, incluindo monócitos, eritrócitos, linfócitos, granulócitos e plaquetas e células endoteliais, respectivamente; e 2) as células-tronco mesenquimais (CTM), células estromais que podem se autorrenovar e tem a capacidade de dar origem a osteoblastos, condrócitos, adipócitos, músculo esquelético e cardíaco, hepatócitos, neurônios, oligodendrócitos e astrócitos[2-4,6]. Além da medula óssea, outros tecidos e órgãos como o fígado, pele, intestino, pâncreas, músculo esquelético e cardíaco, tecido nervoso e tecido adiposo possuem um estoque de células-tronco que possibilitaria uma capacidade restrita de regeneração[1,4].

Frente às evidências, se o próprio corpo possui essa gama de células com elevada potencialidade, podemos nos perguntar por que não ocorre regeneração completa de todos os tecidos após lesão aguda ou mesmo nas situações de desgaste natural e envelhecimento. Provavelmente as células-tronco em um organismo adulto mantêm-se "indiferenciadas" desde estágios iniciais do desenvolvimento, porém estão sob controle de microambientes que sinalizam uma especificidade celular de acordo com o contexto tecidual. Já na condição de cultura, são estimuladas por diversos fatores que não existem em seu ambiente de origem e alteram o seu comportamento. Uma possível estratégia para recrutar as células-tronco derivadas da medula óssea ou as residentes nos tecidos a fim de que elas se dividam e reparem o dano é a utilização de fármacos ou mudanças de hábito de vida, como a prática regular de exercício físico[1-3,7]. Estímulos como a mudança da dieta fetal também podem causar modificações, como efeito deletério em células progenitoras endoteliais, e isso pode estar relacionado ao aumento do risco cardiovascular.

Um estudo de Oliveira et al.[58] buscou avaliar os efeitos da restrição do crescimento intrauterino (RCI) sobre as CPE derivadas do sangue periférico e medula óssea. Foi usado um grupo de animais que sofreram restrição calórica durante a gestação e um grupo controle sem restrição dietética. Os resultados indicaram que a RCI reduziu a vasodilatação via acetilcolina nos anéis da aorta, diminuiu os níveis de óxido nítrico e aumentou a fosforilação do eNOS na Thr^{495} (Figura 11.1). O estudo demonstrou diminuição na capacidade funcional de CPE em RCI, no sangue periférico e na medula óssea e efeito deletério nas CPE em RCI, aumentando o processo de senescência (Figura 11.2). Outra mudança de hábito que causa efeito benéfico é o exercício físico regular.

O treinamento físico aeróbico regular acarreta diversas adaptações, dentre as quais pode-se destacar aquelas que ocorrem no sistema cardiovascular e muscular esquelético que, em última análise, têm como objetivo aumentar o transporte e a extração de oxigênio e melhorar o fluxo sanguíneo para a musculatura ativa durante a atividade física. No músculo esquelético, a melhora do rendimento físico está associada a alta densidade mitocondrial, capacidade oxidativa, melhora da função vascular e angiogênese[8-12]. Acredita-se que a prática regular de atividade física – diferentemente do uso da terapia celular, muitas vezes inviabilizadas por questões de segurança e ética – promova a proliferação, mobilização, adesão e diferenciação de células-tronco adultas endógenas capazes de reparar o tecido lesado por doenças ou mesmo pelo envelhecimento, além de contribuírem para o alcance de adaptações importantes do rendimento físico em indivíduos saudáveis e atletas[11-14].

Entre as possibilidades de alteração das células-tronco pela prática do exercício físico, poucas são as estudadas e aprofundadas em seu conhecimento, as quais pode-se destacar as células-tronco cardíaca e muscular esquelética, as CTH e as CPE – sendo as duas últimas com uma maior quantidade de estudos quando comparadas as tecido-residentes, quase inexistentes na literatura. Isto se deve, em grande parte, por ser uma área de estudo incipiente, em que estudos sobre isolamento, cultivo e caracterização de células-tronco nos mais variados tecidos ainda estão em desenvolvimento. O avanço do conhecimento nesta área se renova à medida que novas tecnologias surgem como ferramentas para estudos experimentais.

Dessa forma, entendemos que as adaptações advindas da prática regular de exercício físico resultam, em última instância, da regulação de células-tronco endógenas como mediadoras dos benefícios observados. A seguir, abordaremos a literatura que engloba células-tronco e exercício físico, bem como os possíveis mecanismos envolvidos em sua regulação.

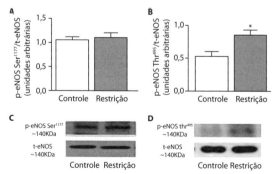

Figura 11.1. Densitometria do *western blot*.
A: eNOSSer[1177] e **B:** eNOSThr[495]. Os dados são expressos como média ± S.E.M. da razão de eNOSSer[1177]/eNOS total e eNOSThr[495]/eNOS totais (n = 6 animais/grupo). *P < 0,05, controle *versus* restrição. *Immunoblots* representativos de (**C**) eNOSSer[1177]/eNOS total e (**D**) eNOSThr[495]/eNOS total da aorta torácica de controle e descendência restrita.

Fonte: Oliveira, V, et al. Journal of Developmental Origins of Health and Disease. 2017;8(6):665-673.

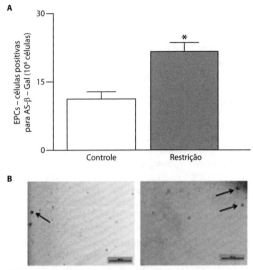

Figura 11.2. Células progenitoras endoteliais senescentes sob condições, controles e restrição.

A: Número de células progenitoras endoteliais senescentes derivadas da medula óssea do controle e descendência restrita. Os dados são expressos como média ± S.E.M. (n = 5 animais/grupo). * $P < 0,05$ versus controle. **B:** As setas mostram as células senescentes derivadas da medula óssea do controle e descendência restrita.

Fonte: Oliveira, V, et al. Journal of Developmental Origins of Health and Disease. 2017;8(6):665-673.

Células progenitoras endoteliais e exercício físico

Um corpo de conhecimento recente aponta o exercício físico aeróbico como responsável por promover maior número e melhorar as propriedades funcionais das CPE derivadas da medula óssea tanto em humanos quanto em animais, contribuindo diretamente para a melhora da função endotelial, angiogênese e, consequentemente, a manutenção da homeostase cardiovascular[11-16].

Sabe-se que as CPE, assim como as CTH, são derivadas de um precursor comum na medula óssea, o hemangioblasto. Caracterizadas por ter a capacidade de se diferenciar em uma célula endotelial madura, as CPE promovem tanto o reparo quanto a formação de novos vasos sanguíneos, sendo identificadas por específicos marcadores superficiais de membrana, tais como o $CD34^+$, o $CD133^+$ e o $VEGFR2^+$[7,13,14,17,18]. Além disso, as CPE derivadas da medula óssea não somente se incorporam dentro de vasos sanguíneos funcionais originando novos vasos, mas também podem liberar uma gama de fatores de crescimento, presumidamente para providenciar sinais parácrinos às células endoteliais adjacentes, que facilitam a angiogênese e vasculogênese simultaneamente, demonstrando um adicional significado pelo qual as CPE contribuem para o processo de reendotelização e neovascularização[18-20] (Figura 11.3).

A mobilização das CPE da medula óssea é regulada por uma variedade de fatores de crescimento, enzimas e receptores de superfície. As células-tronco são localizadas em um microambiente conhecido como "nicho de células-tronco", onde estão mantidas em um estado indiferenciado e quiescente. A transformação do estado quiescente para o proliferativo na medula óssea depende de fatores específicos que precedem a mobilização das CPE para a circulação. O recrutamento das CPE do nicho quiescente da medula óssea tem sido associado com a ativação de proteinases como a elastase, catepsina G e metaloproteinases da matriz (MMP). Estas enzimas proteolíticas clivam a matriz extracelular ou moléculas ligadas à membrana celular responsáveis pela adesão das CPE sobre as células estromais da medula óssea para conduzir o sinal essencial para diferenciação e mobilização para circulação[21].

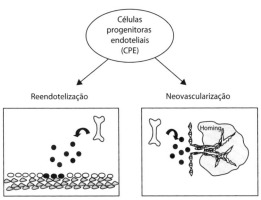

Figura 11.3. Participação das CPE na reconstrução e formação de vasos sanguíneos.

Fonte: Adaptada de Urbich C, Dimmeler S. Endothelial progenitor cells: characterization and role in vascular biology. Circ Res. 2004;95(4):343-53.

Diversos estudos vêm mostrando que o fator de crescimento vascular endotelial (VEGF), o fator derivado do estroma 1 (SDF-1) e o óxido nítrico sintase endotelial (eNOS) são os principais fatores responsáveis pela diferenciação e mobilização das CPE para circulação[7,10-13,18,22]. De fato, estudos clínicos com uso de terapia gênica utilizando transfecção de plasmídeo com VEGF mostraram aumento na concentração de CPE circulantes em humanos[23] e a deficiência de eNOS diminuiu a mobilização de CPE pelo VEGF, reduzindo a capacidade de recuperação da medula óssea após mielossupressão[22].

Compreendido o processo de mobilização das CPE, o próximo passo foi entender como as CPE são endereçadas para os locais de neovascularização. Estudos recentes mostram que o *homing* celular pode ser mediado pela atração química, conhecida como quimiotaxia. Investigadores relatam que esta atração é ativada por citocinas e fatores de crescimento em situações de hipóxia ou isquemia. O aumento na expressão de SDF-1[24] e VEGF[25] estimula aumento no *homing* e incorporação de células-tronco dentro de tecidos isquêmicos. Uma vez endereçadas, as CPE que expressam β2-integrina mediam a adesão das CPE na monocamada de células endoteliais e posterior transmigração destas nesta monocamada[26].

Finalmente, a maturação da CPE para uma célula endotelial funcional pode ser muito importante para integração funcional do vaso. A cascata de eventos que regulam a diferenciação no sistema adulto é largamente desconhecida. Entretanto, vários estudos determinaram a diferenciação do precursor mesodérmico comum, o hemangioblasto, durante o desenvolvimento embrionário. Claramente, o VEGF e seus receptores têm papel crucial na estimulação da diferenciação endotelial no desenvolvimento embrionário[27]. Portanto, os mecanismos de *homing* e diferenciação das CPE requerem sequência coordenada de múltiplos passos e eventos de sinalização incluindo a proliferação, mobilização, atração, adesão e, finalmente, a diferenciação em células endoteliais para a reendotelização e neovascularização[18] (Figura 11.4).

Estudos mostram que a hipóxia é um dos mais importantes estímulos que iniciam a angiogênese muscular esquelética induzida pelo treinamento físico aeróbico. Na presença de hipóxia, ocorre aumento marcante na transcrição do fator induzido por hipóxia (HIF-1α) que, por sua vez, estimula a transcrição do VEGF, considerado o mais importante regulador de angiogênese, quimiotaxia e sobrevivência da célula endotelial. O desequilíbrio inicial da pressão parcial de O_2 pelo aumento do consumo do oxigênio induzido no exercício estimula a expressão VEGF e, consequentemente, a proliferação de células endoteliais e a formação de novos vasos sanguíneos[11,28]. Além disso, outros estudos mostraram que episódios de aumento do *shear stress* induzidos pelo exercício aeróbico são progressivamente regulados pelo remodelamento vascular dependente de óxido nítrico (NO), possibilitando tanto a melhora da função endotelial como a angiogênese[12,29].

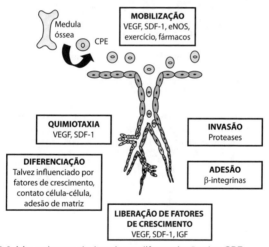

Figura 11.4. Mecanismos de *homing* e diferenciação das CPE.
Fonte: Adaptada de Urbich C, Dimmeler S. Endothelial progenitor cells: characterization and role in vascular biology. Circ Res. 2004;95(4):343-53.

O exercício físico também pode estar associado à liberação de citocinas e fatores de crescimento que mobilizam as células angiogênicas circulantes. O fator de estimulação de colônias de granulócitos (G-CSF), uma citocina produzida por vários tecidos que induz a produção e liberação de progenitores da medula óssea, tem sido usado para mobilizar progenitores para terapia com células-tronco e está associado com CPE e sua mobilização com exercício agudo[59].

Posteriormente, a hipóxia gerada na musculatura esquelética pelo treinamento aeróbico foi descrita como um dos mais potentes estímulos fisiológicos conhecidos por desencadear o aumento do número de CPE circulante mediada pela síntese de fatores de crescimento, principalmente de VEGF[30]. A hipóxia altera o endotélio microvascular, causando a mobilização de CPE para estas regiões. A adesão dessas é significativamente elevada no endotélio nesta condição e a exposição das CPE nesses sítios gera a proliferação e a organização de *clusters* celulares, os quais se alinham em direção ao gradiente isquêmico e formam cordões como vasos. Dessa maneira, tanto o aumento do consumo máximo de oxigênio como do fluxo sanguíneo induzido pelo treinamento físico são capazes de gerar maior hipóxia e *shear stress*, respectivamente, conduzindo ambos para uma elevada produção de VEGF e eNOS, os quais vêm sendo intitulados como os principais responsáveis pela atividade migratória, adesão e incorporação de CPE na microcirculação, promovendo o reparo e a formação de novos vasos[11] (Figura 11.5).

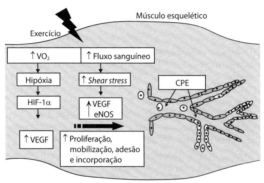

Figura 11.5. Efeito do treinamento físico aeróbico sobre as CPE.

Fonte: Adaptada de Wahl P, Bloch W, Schmidt A. Exercise has a positive effect on endothelial progenitor cells, which could be necessary for vascular adaptation processes. Int J Sports Med. 2007;28(5):374-80.

Com o objetivo de melhor entender a cinética das CPE induzida pelo exercício físico, vários estudos foram desenvolvidos. Steiner et al.[31] investigaram pacientes com doença arterial coronariana e fatores de risco cardiovascular e observaram, depois de 12 semanas de treinamento aeróbico, que a elevação do número de CPE foi associada com aumento de NO. De fato, Laufs et al.[10] mostraram que o treinamento físico aeróbico é capaz de influenciar no número de CPE, em que camundongos treinados comparados aos sedentários apresentaram significante aumento de CPE na circulação e na medula óssea a partir do sétimo dia de treinamento, sendo mantido por mais de um mês de atividade continuada. Os pesquisadores também mostraram que camundongos tratados com bloqueador da NO sintase (L-NAME) e *knockout* para este gene tiveram estes aumentos bloqueados, o qual sugere aumento de CPE dependente de NO em resposta ao exercício aeróbico.

Não obstante, Adams et al.[30] observaram que pacientes com isquemia do miocárdio apresentavam aumento de CPE sistêmicas dentro de 24 a 48 horas após exercício máximo. Os aumentos encontrados no número de CPE foram também associados com maior concentração de VEGF no plasma. Estudos mostram que a interação de VEGF com seu principal receptor angiogênico, o VEGFR2, receptor do tipo tirosina quinase, promove ativação de uma cascata de sinalização intracelular mediada principalmente pela via da PI3K/AKT que estimula a expressão de genes, como a eNOS, descrito como um significante mecanismo responsável para mobilização de CPE da medula óssea para o sangue periférico[13,14,18,32]. Estudos posteriores, realizados em indivíduos saudáveis e com a presença de doenças cardiovasculares, confirmaram o papel terapêutico do treinamento físico na promoção da angiogênese e melhora da função vascular por recuperar a bioatividade das CPE dependentes do aumento de VEGF e NO[11-16,33,34].

A cinética das CPE também é influenciada pela intensidade do exercício. Assim, o exercício físico vigoroso, como o realizado pelos corredores maratonistas, não mostrou nenhuma modificação na concentração de CPE[35], ao passo que estudo recente publicado por Goussetis et al.[36] demonstrou aumento de 10 vezes das CPE após 246 km de *foot race* e que esta mobilização mediada pelo exercício estava associada com a liberação de VEGF na circulação. Similar a este estudo, Möbius-Winkler et al.[37] mostraram aumento de CPE na circulação de indivíduos saudáveis a partir de 210 minutos de exercício vigoroso, indicando aumento dessas células dependente do tempo de realização do exercício.

Consistente com os dados da literatura, nossos resultados também apontam maior número de CPE em resposta ao treinamento físico. Em paralelo, observa-se aumento de VEGF circulante e no número de capilares com o treinamento físico. Interessantemente, este aumento de VEGF e de capilares foram positivamente correlacionados com o aumento do número de CPE, indicando maior mobilização sistêmica de CPE por VEGF, sendo elas participantes ativas no processo de angiogênese muscular induzido pelo treinamento físico aeróbico[38] (Figura 11.6).

Waclawovsky et al.[60] determinaram o efeito de uma única sessão de exercício de força (intensidade de 60, 70 e 80% de uma repetição máxima) em diferentes intensidades sobre a mobilização de CPE circulantes em 24 horas, os fatores angiogênicos SDF-1a, VEGF, HIF-1a e eritropoietina (EPO) foram medidos como potenciais mecanismos para a mobilização de CPE induzida pelo exercício. As CPE circulantes e os níveis de VEGF, HIF-1α e EPO foram significativamente maiores após o exercício. A alteração nas CPE foi maior no grupo de 80%, atingindo o máximo às seis horas pós-exercício. A alteração nas CPE seis horas pós-exercício foi associada com as alterações no VEGF e HIF-1α. Observou-se uma relação dose-resposta, com as maiores intensidades de exercício promovendo os maiores aumentos nas CPE e fatores angiogênicos.

Ross et al.[61] demonstraram que os níveis circulantes de CPE permaneceram inalterados em 10 minutos pós-exercício de força, mas ocorreu aumento significativo nas duas horas pós-exercício. A concentração da maioria dos fatores angiogênicos e metaloproteinases foram maiores em 10 minutos pós-exercício, concluindo, portanto, que o treinamento de força pode desencadear aumentos na circulação de CPE relacionados com fatores angiogênicos, potencialmente contribuindo para a adaptação e proteção vascular.

Estudos adicionais para compreender a regulação das CPE pelo exercício físico são necessários para o entendimento do processo coordenado de reendotelização e neovascularização, com foco para a incorporação e diferenciação das CPE na estrutura vascular *in vivo*. Estudos que englobam diferentes tipos de exercício, intensidade, duração e frequência são necessários para a completa compreensão do exercício na regulação das células-tronco.

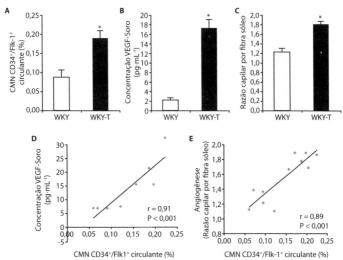

Figura 11.6. Efeito do treinamento físico aeróbico sobre o(a) (**A**) número de células progenitoras endoteliais (CMN CD34+/Flk-1+) circulante avaliadas por citometria de fluxo; (**B**) concentração de VEGF no soro medida por ELISA; (**C**) razão capilar por fibra muscular esquelética avaliada pelo método de histoquímica pela reação ATPase miosínica; (**D**) correlação entre os níveis de VEGF e os de CPE; (**E**) correlação entre a razão capilar por fibra muscular e os níveis de CPE. Os resultados estão expressos como média ± EPM.
* $p < 0,001$ vs. WKY. CMN: células mononucleadas.

Células-tronco hematopoiéticas e exercício físico

As CTH, como já mencionado, são aquelas que têm a capacidade de desenvolver linhagens de células sanguíneas como neutrófilos, monócitos/macrófagos, basófilos, eosinófilos, eritrócitos, plaquetas, mastócitos, células dendríticas e linfócitos T e B. Em humanos e ratos, se caracterizam pela expressão de marcadores de membrana como CD34+, que é um marcador de CTH, e ausência de expressão de CD38 e CD45, marcadores de linfócitos ativados e de células sanguíneas diferenciadas, respectivamente[39].

Embora um corpo de evidências mostre benefícios tanto com uma sessão aguda de exercício quanto com o estímulo crônico sobre a regulação das células-tronco de origem medular, a grande maioria, como descrita, foi feita em CPE, sendo que a literatura acerca dos efeitos do treinamento físico sobre as CTH é escassa. O primeiro relato dos efeitos do treinamento físico sobre as CTH foi descrito por Bonsignore et al.[40] em que mostraram aumento de 3 a 4 vezes maior no número de células CD34+ em corredores treinados em comparação a sedentários, sugerindo que o treinamento físico regular pode aumentar o recrutamento de CTH na circulação. Em seguida, Morici et al.[41] observaram aumento no número de CTH circulantes e de fatores angiogênicos após o exercício agudo supramáximo. Esses autores observaram que a função das CTH estava melhorada após o exercício.

Em contraste, em um estudo realizado com indivíduos idosos, Thijssen et al.[42] mostraram menor aumento nas CTH induzido pelo exercício físico agudo em comparação a indivíduos jovens, sugerindo alteração das CTH dependente da idade. Os autores também mostraram que 8 semanas de treinamento aeróbico não promoveu alteração no número basal ou induzido pelo exercício das CTH. Similarmente, trabalho recente mostrou que não houve diferença estatística na quantidade de CTH entre um grupo de atletas e de sedentários, sugerindo que tanto um período curto de treinamento de 8 semanas, como um longo, não afetava a quantidade dessas células-tronco no repouso. Entretanto, os autores observaram redução desse número de CTH após período curto de destreinamento[43], sugerindo que a ausência de efeito entre os grupos de atletas e sedentários pode ter ocorrido por viés na seleção da amostra. Corroborando, Wardyn et al.[44] relataram que a porcentagem de células $CD34^+$ na circulação periférica não era diferente entre sujeitos treinados e não treinados, entretanto, os sujeitos foram classificados de acordo com a atividade física habitual e, portanto, não foi empregado protocolo de treinamento para adaptar os indivíduos.

Na análise das CTH influenciada por longo período de exercício físico vigoroso, apenas dois estudos foram encontrados. O primeiro mostrou que corredores maratonistas de idade avançada apresentaram redução na quantidade de células $CD34^{+35}$. Entretanto, um estudo mais recente relatou aumento no número de CTH circulantes a partir de 180 minutos de exercício em cicloergômetro a 70% do limiar anaeróbico, sendo sustentado este aumento até 240 minutos de exercício. A partir dos 60 minutos de repouso já se observou normalização dos níveis de CTH em repouso[37].

Portanto, a literatura é escassa e muitas vezes contraditória acerca dos efeitos do treinamento físico sobre o número de CTH e nenhum estudo foi encontrado relacionando o treinamento físico com as propriedades funcionais das CTH, bem como os possíveis mecanismos envolvidos nesta regulação. De maneira geral, o treinamento físico aeróbico, como conhecido, promove adaptações benéficas sobre os diversos tecidos, associado à melhora de desempenho físico, que é dependente da capacidade de transporte e liberação de oxigênio na musculatura ativa durante o treinamento. Especula-se que entre essas adaptações, mais especificamente o aumento da eritropoiese induzido pelo exercício, estejam relacionadas ao aumento no número e melhora da função das CTH. Sabe-se que o treinamento físico aeróbico diminui a meia-vida das hemácias. Hemácias mais jovens na circulação apresentam elevada concentração de 2,3 DPG, um metabólito da glicólise que reduz a ligação O_2-hemoglobina. Essa afinidade reduzida permite que a hemoglobina libere o oxigênio eficientemente na musculatura ativa durante o treinamento físico. A maior eficiência de chegada do oxigênio nos tecidos durante o exercício aumenta o aporte de nutrientes, o que potencializa o desempenho físico[45].

Células-tronco residentes em tecido e exercício físico

Considerando todos os estudos em que já foi explorada a presença de células-tronco residentes em tecido, poucos foram os que investigaram o efeito do exercício físico sobre estas células com foco, em grande parte, no músculo cardíaco e esquelético, alvos importantes para o alcance de um bom rendimento físico. Recentemente, foi descoberta a existência de células progenitoras cardíacas distribuídas pelo tecido miocárdico em várias espécies de animais, inclusive o homem. Elas foram identificadas como autorrenováveis e multipotentes, dando origem a três diferentes fenótipos celulares cardiogênicos, como os cardiomiócitos, as células endoteliais e as células musculares lisas. Sua presença foi detectada por meio de marcadores superficiais de membrana para células-tronco, sendo positivas para o c-Kit[46].

Não se conhece ao certo o papel dessas células tanto na regulação da homeostasia cardíaca em situações normais como em cenários de injúria e envelhecimento. Acredita-se que elas estejam envolvidas na reposição de células perdidas por desgaste natural, porém sem capacidade de regeneração extensa, como em casos de infarto[46]. Toma et al.[47] afirmam que o candidato celular ideal para regeneração cardíaca é aquele menos comprometido que possa expressar fenótipo cardíaco integralmente, e que este se encontra na medula óssea adulta. Os autores injetaram CTM derivadas da crista ilíaca de voluntários humanos em corações normais de camundongos imunodeficientes e observaram a expressão de desmina, β-MHC, α-actinina cardíaca, troponina T cardíaca e fosfolambano nas células transplantadas (marcadas com lacZ) em níveis comparáveis com os das células miocárdicas recipientes. O tecido transplantado exibiu organização sarcomérica normal 60 dias após o transplante.

Com base nos efeitos do exercício físico sobre as células progenitoras cardíacas, foi encontrado apenas um estudo na literatura. Os autores apontaram que, embora tivesse uma baixa quantidade de células c-kit+ no miocárdio de ratos normotensos Wistar Kyoto e espontaneamente hipertensos (SHR), o treinamento físico aeróbico de 12 semanas com sessões de 60 minutos diários aumentou em média 200% a quantidade dessas células-tronco cardíacas no miocárdio de SHR treinado quando comparados aos normotensos sedentários. Dessa forma, os autores sugerem que o treinamento físico pode estimular a proliferação e *homing* destas células primitivas, contribuindo para o remodelamento cardíaco na hipertensão arterial[48].

A despeito dos estudos com células-tronco residentes no músculo esquelético, as células satélites foram descritas como células progenitoras miogênicas responsáveis pelo crescimento, reparação e adaptação às demandas impostas ao músculo esquelético[49,50]. As células satélites são células com propriedades de autorregeneração e diferenciação em mioblastos. Durante o desenvolvimento das fibras musculares esqueléticas, as células-tronco aumentam em número por mitose. Algumas se tornam comprometidas e se diferenciam em mioblastos. Os mioblastos mononucleados se fusionam para formar, então, as fibras musculares esqueléticas multinucleadas diferenciadas. Algumas células-tronco permanecem entre a membrana plasmática muscular e a lâmina basal, constituindo as chamadas células satélites (nomenclatura dada devido ao seu posicionamento na célula muscular). Estas, por sua vez, têm papel importante na formação de novas fibras musculares durante o crescimento, além de poderem ser ativadas e proliferarem em resposta a inúmeros estímulos, incluindo sobrecarga mecânica, exercícios físicos e traumas[49-51]. O desenvolvimento de marcadores para a identificação do *status* das células satélites (isto é, quiescência, ativação ou proliferação) é considerada uma etapa importante para a compreensão do comportamento das células satélites nos músculos exercitados[51].

Um grande corpo de evidências mostra que o reparo e a hipertrofia muscular esquelética induzida pelo treinamento com pesos podem ser mediados via ação das células satélites[51-53]. A musculatura esquelética tem a habilidade de se regenerar rapidamente ao estímulo induzido pelos exercícios com pesos. O processo regenerativo compreende duas fases: fase degenerativa e regenerativa. O evento inicial da degeneração muscular é a necrose das fibras musculares que é geralmente o gatilho para rompimento das miofibras sarcolêmicas. O rompimento das miofibrilas, com desarranjo sarcomérico, reflete no aumento de níveis séricos de proteínas musculares, tal como a creatina quinase (CK). Em humanos e animais, o aumento da CK sérica é observado depois de estresse mecânico, como em exercícios físicos extenuantes[53,54]. Outro mecanismo de grande importância é a homeostasia do cálcio. Hipotetizou-se que aumentos de influxos de cálcio depois do dano sarcolêmico ou no retículo sarcoplasmático resultem em perda da homeostasia do cálcio e aumento da proteólise cálcio-dependente, podendo, assim, danificar miofibrilas e proteínas do citoesqueleto, deste modo conduzindo à degeneração tecidual[55].

A degeneração muscular é seguida pelo processo de regeneração. A proliferação celular é um importante evento para a regeneração do músculo. Sabe-se que quando a atividade transcricional dos mionúcleos existentes alcança seu máximo, as células filhas geradas pela proliferação de células satélites ficam envolvidas na síntese da proteína, aumentando o número de domínios nucleares[51]. Notavelmente, a expansão de células miogênicas fornece novos mionúcleos para o reparo tecidual. Nestas condições, as células satélites musculares, sendo uma população de células miogênicas mononucleares indiferenciadas, induzem a proliferação e a diferenciação celular, fornecendo núcleos extras para o crescimento, consequentemente reparando as fibras musculares danificadas[50-53]. Uma vez que a fusão de células miogênicas esteja completa, estes novos mioblastos formados aumentam em tamanho e movem o mionúcleo para a periferia da fibra muscular. Sob condições normais, o músculo regenerado é morfologicamente e funcionalmente indistinguível de um músculo sem danos.

Nos seres humanos, o número de células satélites pode aumentar rapidamente com manutencao do aumento por até quatro dias após uma única sessão de exercício físico ou por período prolongado após várias semanas de treinamento físico. A interrupção do treinamento é associada com redução gradual do *pool* de células satélites previamente aumentadas. Em pessoas idosas, o treinamento físico neutraliza o declínio normal no número de células satélites associado ao envelhecimento[51-53].

Durante o processo de síntese muscular, ocorre a liberação de uma série de miocinas que exercem seus efeitos tanto sistemicamente como localmente dentro do músculo. Estudos recentes apontam essas miocinas como gatilhos desencadeadores da regeneração e da hipertrofia muscular estimuladas pela ação das células satélites quando induzidas pelo treinamento físico. O fator inibitório de leucemia[56] e a interleucina-6[57] podem ser produzidos pelo músculo esquelético durante o exercício físico, contribuindo para estas adaptações locais. Claramente, delinear os eventos e os mecanismos atrás da ativação das células satélites sob condições fisiológicas e patológicas nos músculos esqueléticos humanos permanece um desafio importante.

Mudança de Comportamento para Atividade Física

Christy Greenleaf • Caitlyn Hauff

Introdução

Os benefícios da atividade física estão bem documentados e incluem risco reduzido de condições crônicas como cardiopatias[1] e diabetes[2], aumento da aptidão cardiorrespiratória[3] e melhora da saúde cognitiva e psicossocial[4]. Estima-se que a inatividade física contribua para 6 a 10% das doenças não transmissíveis (p.ex., diabetes tipo 2, câncer de mama[5]). Mesmo atividades simples, como caminhar, podem afetar positivamente a saúde[6]. No entanto, muitas pessoas são inativas. Em todo o mundo, apenas 31% dos adultos são fisicamente ativos, com taxas mais elevadas de inatividade entre mulheres, pessoas que vivem em países de alta renda e idosos[7]. Devido às vantagens da atividade física e aos riscos do sedentarismo, é importante que sejam implementadas estratégias baseadas em evidências para promover a adoção e a manutenção da atividade física, que é o desafio para muitas pessoas.

A falta de tempo, recursos, conhecimento e motivação são comumente relatados como barreiras à atividade física[8,9]. Para superar esses desafios, vários métodos de mudança de comportamento podem ser usados para ajudar as pessoas a incorporar com sucesso a atividade física em suas vidas. Estratégias relacionadas a (i) autoconsciência, (ii) planejamento e (iii) adoção e manutenção serão descritas nas seções subsequentes.

Estratégias de mudança de comportamento

Autoconsciência

Tornar-se consciente da necessidade ou desejo de mudança é tipicamente o primeiro passo para facilitar a adoção de um novo comportamento. Algumas pessoas podem estar felizes com seu nível de atividade (ou inatividade) física e não acreditar que precisam mudar seu hábito. Outros podem reconhecer a necessidade de mudança, mas não se sentem motivados. Ainda outros podem estar nos estágios iniciais de pensar em adicionar atividade física à sua vida, mas não se sentem prontos para planejar ou implementar mudanças. A prontidão para a mudança varia muito entre os indivíduos e é influenciada por vários fatores, incluindo

---

Utilize o QR code localizado na página xxix para acessar as referências bibliográficas, que também estão disponíveis em www.atheneu.com.br sob o título do livro.

histórico de treinamento físico, atitudes com relação à atividade e autoeficácia da atividade física. O conceito de prontidão para a mudança, conforme conceituado no modelo transteórico, sugere que os indivíduos progridam através de uma sequência de estágios a fim de adotar e manter plenamente um novo comportamento ou descontinuar um comportamento atual[10]. Para ajudar as pessoas a aderirem à atividade física, é importante entender a disposição para mudanças.

Nas fases iniciais da mudança de comportamento, as pessoas podem não estar interessadas em ser fisicamente ativas e resistir aos esforços de intervenção em atividades físicas. A utilização de técnicas não julgadoras, como a entrevista motivacional[11,12], é aconselhada nesta fase. Essa é uma abordagem centrada na pessoa que ajuda os indivíduos a melhor entender suas próprias percepções e a potencial incoerência entre desejos e ações. Por exemplo, uma pessoa pode afirmar que deseja melhorar sua saúde, mas não tem nenhum interesse em atividade física. A entrevista motivacional é usada para engajá-la na conversa para melhor entender sua perspectiva, focar sua atenção nas percepções e potencial de mudança, evocar objetivos autodirigidos e os primeiros passos e planejar mudanças futuras[11].

O equilíbrio decisório é outra ferramenta útil nos primeiros estágios da mudança. Quando as pessoas estão abertas à possibilidade de mudança de comportamento, o uso do equilíbrio decisório lhes permite considerar as vantagens e desvantagens da adoção de um novo comportamento e analisar os prós e contras percebidos[13]. Por exemplo, as vantagens de se tornar fisicamente ativo podem incluir ter mais energia, reduzir o risco de doenças crônicas e aproveitar o tempo com outras pessoas. As desvantagens podem incluir menos tempo de lazer, dores musculares e falta de prazer. É provável que cada pessoa tenha suas próprias percepções de como se tornar fisicamente ativo ou do risco de permanecer inativo (Tabela 12.1). O uso da abordagem do equilíbrio decisório permite que a pessoa se torne mais consciente das suas percepções e forneça ideias para conversar com um profissional de saúde.

Tabela 12.1 Equilíbrio decisório.

Equilíbrio decisório para a pessoa A		
	Atividade física	Inatividade física
Vantagens percebidas	Melhora da saúde (diminuir o colesterol, aumentar a força muscular)	Tempo para relaxar e assistir TV (maior importância para a pessoa A)
Desvantagens percebidas	Acordar cedo para se exercitar	Aumento do risco de doença cardíaca
Equilíbrio decisório para a pessoa B		
	Atividade física	Inatividade física
Vantagens percebidas	Se sentir melhor e confortável com suas roupas	Não ter despesa extra com roupas ou equipamentos de ginástica
Desvantagens percebidas	Gastar dinheiro em roupas e equipamentos para exercício	Não ter energia para brincar com os filhos (maior importância para a pessoa B)

Nos estágios iniciais de mudança, as pessoas geralmente identificam um número maior de desvantagens[14,15]. Concentrar-se no aumento das vantagens percebidas para a mudança de comportamento parece ser mais benéfico do que reduzir as percepções de desvantagens no início do processo de mudança de comportamento[16,17]. Uma abordagem criativa para ajudar alguém a identificar novos benefícios percebidos em ser fisicamente ativo pode ser útil. Por exemplo, um indivíduo pode perguntar a outros os motivos de serem fisicamente ativos ou discutir as razões pelas quais eles acham que outras pessoas gostam de atividade física. Outra estratégia é a de se concentrar em algo com o qual a pessoa realmente se preocupa e conectar a vantagem percebida de ser ativo com aquele respectivo fator. Por exemplo, a vantagem de ser fisicamente ativo está associada ao transporte ativo (caminhada, ciclismo) ao invés de dirigir como meio de transporte para alguém que esteja comprometido com a responsabilidade ambiental.

Ao passo que as pessoas começam a considerar a mudança de comportamento e se tornam mais abertas aos esforços que estimulem a atividade física, geralmente ocorre mudança na percepção de equilíbrio entre as vantagens e desvantagens. As pessoas começam a acreditar que os benefícios de se tornarem ativos superam as inconveniências. Desenvolver intenções comportamentais e usar a definição de metas pode facilitar a mudança de pensamento e percepção de atividade física a fim de avançar na prontidão para planejar e se preparar para se tornar fisicamente ativo.

Planejamento

O planejamento é o próximo passo quando as pessoas começam a se concentrar mais nas vantagens de serem fisicamente ativas. Ele pode incluir buscar informações (p.ex., procurar trilhas de bicicleta e mapas na vizinhança, conversar com amigos sobre começar um grupo de passeio durante o almoço), comprar equipamentos (p.ex., tênis, bicicleta nova) e desenvolver as habilidades necessárias para o sucesso (p.ex., aprender técnicas básicas de natação). Duas estratégias de mudança de comportamento na fase de planejamento são úteis: *intenção comportamental* e *definição de metas*. Ambas ajudam a desenvolver as habilidades e a mentalidade necessárias para adotar e manter a atividade física como parte do estilo de vida.

A intenção comportamental, probabilidade percebida de se engajar em um comportamento específico, é preditora do comportamento da atividade física[18]. Portanto, é uma estratégia importante ajudar a pessoa a construir e apoiar suas intenções para a mudança de comportamento. Fundamentadas na teoria do comportamento planejado[19,20], as intenções comportamentais são moldadas pelas atitudes de uma pessoa com relação ao comportamento, normas subjetivas percebidas (p.ex., pressões sociais) e controle comportamental apreendido. Normalmente, nesta fase de mudança de comportamento, as pessoas modificam suas atitudes a respeito e identificam pontos positivos sobre ser fisicamente ativo. Além de criar atitudes mais favoráveis com relação à atividade, entender como as normas sociais ou comportamentos normativos de família e amigos influenciam positiva ou negativamente a pessoa é útil para aumentar a intenção de se envolver na atividade física[21]. Uma pessoa pode estar cercada de familiares e amigos fisicamente ativos, enquanto assistir televisão ou participar de jogos *online* é o comportamento de lazer preferido para os amigos de outra. É importante estar ciente das influências sociais e transpor possíveis barreiras na fase de planejamento da atividade física. Além disso, a intenção comportamental pode ser motivada uma vez que o indivíduo acredita ter controle ou ser hábil em gerenciar condições que poderiam facilitar ou inibir a atividade física[22]. Fatores como clima, compromissos de trabalho e doenças podem limitar as percepções sobre seu controle da atividade. A criação de planos para lidar com essas circunstâncias pode ajudar o indivíduo a se sentir mais confiante conforme passa a incorporar atividades físicas à sua rotina (Tabela 12.2).

Tabela 12.2 Planejamento para barreiras à atividade física.	
Desafio	Plano
Clima ruim	Caminhar em um ginásio, *shopping center* ou na esteira rolante
Cansaço	Dividir a caminhada em sessões curtas
Falta de tempo	Realizar várias caminhadas durante o dia, uma reunião no trabalho em formato de caminhada ou caminhar com a família e amigos após o jantar

As intenções comportamentais podem ser fortalecidas por meio de definição de metas, que por sua vez pode facilitar a adoção da atividade[23]. A definição de metas ajuda a direcionar a atenção para aquilo que a pessoa deseja realizar. Os objetivos são mais eficazes quando são específicos, mensuráveis, ajustáveis, realistas e limitados pelo tempo (SMART). Um exemplo de meta com base na estratégia SMART é dar 8 mil passos em 4 dias·sem^{-1}. Esse objetivo é *específico*, pois identifica um determinado número de etapas a serem realizadas; é *mensurável* por meio de monitoramento automático, como monitor de atividades ou aplicativo de condicionamento físico; é *ajustável* de acordo com o que é rastreado durante a semana e as informações de rastreamento podem ser usadas para ajustar a meta a cada semana; o quanto determinado objetivo é *realista* depende dos recursos, habilidades, restrições e motivações da pessoa – ter orientação profissional ajudará a estabelecer metas realistas; finalmente, o objetivo é limitado no *tempo*, pois especifica os comportamentos a serem alcançados dentro de uma semana.

Durante a fase de planejamento e preparação da mudança de comportamento, considere as metas em curto e longo prazo e analise as barreiras que o indivíduo pode enfrentar. Estabelecer metas em curto prazo como alicerces de um objetivo em longo prazo ajuda a pessoa a identificar as habilidades comportamentais e os recursos necessários para progredir na obtenção dessas. Além disso, o planejamento de possíveis desafios por meio de estratégias de alcance de metas aumenta as percepções de controle, que pode facilitar as intenções comportamentais (Tabela 12.3).

Tabela 12.3 Objetivos de curto e longo prazos e estratégias de alcance de objetivos.	
Longo prazo	Completar uma caminhada de 5 km em 3 meses
Curto prazo	Caminhar 2 km 3 dias·sem^{-1} por um mês
	Caminhar 2 km 1 dias·sem^{-1} e 3 km 2 dias·sem^{-1} por um mês
	Caminhar 3 km 1 dias·sem^{-1} e 4 km 2 dias·sem^{-1} por um mês
Estratégias	Escrever os objetivos num calendário
	Caminhar com um amigo no mínimo uma vez na semana
	Aderir a um grupo de caminhada no trabalho

Adoção e manutenção

A mudança de comportamento para a aderência à atividade física requer a combinação de fatores sociais, afetivos e cognitivos. Enquanto a adoção de comportamentos de atividade física pode propiciar uma infinidade de benefícios de saúde em curto e longo prazo[1,2,4], é de grande importância focar na manutenção desses comportamentos para continuar recebendo os benefícios à saúde.

A autoeficácia é a pedra angular da mudança de comportamento. Bandura[25] sugere que ela influencia a escolha de atividades, nível de esforço e persistência diante de adversidades. Schwarzer[24] sugere que a manutenção da autoeficácia, ou a crença na capacidade de continuar a completar com sucesso determinada tarefa ao longo do tempo, pode contribuir para o envolvimento prolongado na atividade física. O desenvolvimento da manutenção da autoeficácia, também referida como autoeficácia de enfrentamento, proporciona ao indivíduo a confiança de que ele é capaz de superar barreiras relacionadas à mudança de comportamento de saúde[24]. Aqueles que têm níveis mais elevados de manutenção de autoeficácia são capazes de enfrentar desafios relacionados à mudança de comportamento, sentem-se mais confiantes em sua capacidade de ter sucesso durante essa mudança e são mais resistentes diante de adversidades quando se deparam com obstáculos no processo de mudança de comportamento[24]. Assim, a autoeficácia durante as fases de adoção e manutenção da mudança pode desempenhar papel importante na definição dos tipos de metas, como elas são monitoradas e o comprometimento de esforço durante seu processo de obtenção. Para aumentar a autoeficácia, é importante que o indivíduo se envolva em uma variedade de estratégias que apoiarão a persistência prolongada em direção à mudança.

Uma estratégia que contribui para a autoeficácia é o automonitoramento, que refere-se ao registro contínuo e intencional de comportamentos ou atividades cotidianas[26]. Como mencionado anteriormente, a definição de metas é uma estratégia benéfica quando se tenta preparar e adotar um comportamento de atividade física[23]. O automonitoramento é uma maneira de o indivíduo se dedicar para alcançar a meta autosselecionada, refletindo sobre o processo, incluindo realizações anteriores, retrocessos e estratégias de enfrentamento[27]. Requer foco consciente, registro detalhado e constante reflexão. A documentação visual tangível do comportamento da atividade tem o potencial de aumentar a autoeficácia, uma vez que a pessoa é desafiada a refletir sobre o processo e o progresso feito até o momento[26]. Assim, permite que o indivíduo reconheça desempenhos passados bem-sucedidos, aborde áreas para melhoria e receba feedback de seus mentores e sistemas de suporte[26]. A manutenção de um registro de comportamento fornece informações sobre os recursos de um indivíduo e um foco aguçado no processo que pode contribuir significativamente para a autoeficácia. Em termos de automonitoramento dos comportamentos de atividade física, uma pessoa pode se beneficiar do rastreamento de alterações de peso ou massa muscular, quantidade de peso levantado ou repetições completadas, aumento ou diminuição da distância ou do tempo percorrido ou níveis de humor ou confiança. Além de rastrear mudanças físicas e mentais, o automonitoramento pode ser importante no registro de estressores ou obstáculos. Também auxilia no desenvolvimento de mecanismos e estratégias de enfrentamento para superar desafios com sucesso e manter a mudança de comportamento da atividade física.

O engajamento no controle de estímulos é uma segunda estratégia para ser implementada quando alguém está adotando e caminhando para a manutenção da atividade física. O controle de estímulo refere-se à remoção de pistas que influenciam um indivíduo a se engajar em um comportamento não benéfico e fornece sinais e lembretes adicionais para se engajar em outro mais saudável[28]. Por exemplo, alguém pode colocar seus sapatos de caminhada em sua mochila como sugestão ou lembrete para caminhar durante o horário de almoço. O controle de estímulos ajuda na prevenção da recaída ao fornecer incentivos contínuos que encorajam o indivíduo a se envolver em comportamentos apropriados. Em termos de mudança de comportamento para atividade física, Allen e Morey[29] sugerem que, devido à forte influência das dicas ambientais, é importante criar climas que sejam condizentes à atividade física, fornecendo recursos aplicáveis e sistemas de apoio adequados.

A utilização de alertas de decisão é uma abordagem para o controle de estímulos. Um alerta de decisão imediato atua como uma pista motivacional para a ação, haja vista que o indivíduo é desafiado a pensar na decisão que está prestes a tomar[30]. Esses avisos são únicos, pois oferecem alternativas mais saudáveis a fim de impedir o engajamento no comportamento típico. Por exemplo, um alerta de decisão pode aparecer na parte inferior de uma escada rolante. Esse aviso direcionaria a atenção do espectador para a localização das escadas convencionais e o incentivaria a subir as escadas em vez de usar a escada rolante (um comportamento tipicamente sedentário). O alerta pode incluir um fato relacionado à saúde, como sugerir a quantidade de calorias que alguém pode queimar ao subir as escadas com relação à escada rolante ou expressar um dos muitos benefícios à saúde relacionados à atividade física.

O alerta de decisão deve fornecer informações sobre a alternativa mais saudável, de modo que o indivíduo tenha mais conhecimento sobre a escolha da atividade física e mude sua atitude a respeito do envolvimento nesse comportamento[30]. Outro elemento benéfico do alerta é a propensão para continuar a mudança de comportamento no futuro (ou seja, controle de estímulo). Por exemplo, o local de trabalho pode ter um alerta de decisão que sugere ao indivíduo usar as escadas ao invés do elevador. Como resultado, a pessoa pode desenvolver um hábito positivo de usar as escadas daquele ponto em diante. Esse indivíduo se sentirá inclinado a procurar as escadas como sua primeira escolha quando estiver fora do local de trabalho, por exemplo, em um aeroporto ou no shopping.

Alertas de decisão podem ser ferramentas benéficas para o controle de estímulos. Não é incomum que os indivíduos desanimem com a atividade física por causa da falta de tempo. Os alertas de decisão, então, fornecem incentivo para se envolverem em atividades que resultam em esforço energético[30]. A opção de uma alternativa saudável também pode contribuir para o aumento da autoeficácia à medida que a pessoa começa a se sentir confiante de que é capaz de tomar decisões mais saudáveis, fazendo pequenas, mas mudanças vitais em seu comportamento. À medida que os indivíduos se conscientizam do processo de trocar um comportamento não saudável por um mais saudável, eles começam a desenvolver estratégias que promovem a adesão contínua a essa mudança de comportamento.

Uma estratégia final para facilitar a mudança de comportamento na atividade física é a utilização do apoio social. O apoio social incorpora elementos sociais, cognitivos e comportamentais conforme o indivíduo é encorajado a construir relações de confiança e abertas com mentores ou outros durante o processo de mudança de comportamento[28]. Os ambientes que contribuem para relacionamentos fortes e de apoio tendem a ser aceitáveis, haja vista que a pessoa sente-se próxima e conectada com seus colegas. Em ambientes socialmente favoráveis, ela é capaz de encontrar incentivo para seus empreendimentos por meio de afirmações e reforços positivos, além de ter oportunidades para modelar os outros[25].

Em ambiente de atividade física, o apoio social pode surgir de várias maneiras. Tradicionalmente, o suporte social é experimentado ao se fazer parte de uma equipe ou grupo. Weinberg e Gould[31] sugerem que o apoio social aumenta o desempenho, a coesão e a satisfação geral da equipe. Durante a mudança de comportamento para atividade física, uma pessoa pode procurar amparo de mentores para aprender novas habilidades ou melhorar seus resultados pessoais dentro de um grupo que compartilha os mesmos interesses e objetivos. A compreensão auditiva, emocional e de tarefa que um grupo ou equipe pode oferecer a uma pessoa que passa por uma mudança comportamental pode ser benéfica à adesão devido ao fato de o indivíduo ser capaz de obter avaliação e reafirmação ao verificar o progresso e encontrar assistência em momentos de estresse ou incerteza[32,33]. Apoio social, portanto, pode ocorrer depois de participar de uma aula de ginástica na academia, encontrar um grupo de corrida no parque local ou ao se registrar um amigo para atuar como parceiro diário de treino.

O uso das mídias sociais como meio de obter apoio se tornou muito popular. Documentar os esforços relacionados à atividade física não serve apenas como meio de automonitorar comportamentos, mas também proporciona uma forma de interagir com outras pessoas que têm os mesmos interesses e cria comunidades de apoio[34]. Essas mídias são uma rede única de suporte social porque os indivíduos personalizam seus perfis e, dessa forma, podem criar comunidades que inspiram, motivam e educam. Aqueles que as utilizam para mudança de comportamento de saúde relatam que as mídias sociais são uma plataforma encorajadora e sem julgamento e um espaço seguro de apoio recíproco[35]. Além disso, é um espaço para gratificação instantânea e reconhecimento de sucesso por meio de comentários e curtidas que podem contribuir para a autoeficácia durante o processo. Por exemplo, não é incomum alguém postar fotos ao documentar sua mudança de comportamento. Essas fotos podem, ao mesmo tempo, inspirar outras pessoas, receber reforços positivos e auxiliar na manutenção do comportamento. A mídia social é uma poderosa ferramenta de suporte social que tem o potencial de influenciar a manutenção dos comportamentos de atividade física.

Considerações finais

O comportamento humano é complexo e influenciado por uma variedade de fatores. Nossos ambientes geralmente não facilitam a adoção de um estilo de vida fisicamente ativo. Para muitas pessoas, ser fisicamente ativo requer autorreflexão, mudança de perspectiva, capacitação e utilização de recursos psicossociais. Os profissionais de saúde devem usar uma abordagem sistemática para a mudança de comportamento para atividade física, envolvendo a integração de estratégias teórica e empiricamente apoiadas na facilitação da mudança dentro e durante as fases de conscientização, planejamento, adoção e manutenção.

Enfrentamento da Doença

Elisa Maria Parahyba Campos

Introdução

Na antiguidade, Hipócrates propunha uma medicina que visse o homem como uma totalidade, em que mente e corpo funcionassem harmonicamente propiciando bem-estar e saúde. O rompimento dessa harmonia causaria doença. Os estados de humor poderiam ser responsabilizados por essa quebra de equilíbrio entre corpo e mente.

A história da doença no ocidente mostra como a mente e o corpo, inicialmente vistos como um todo, foram gradativamente abordados como entidades separadas. A doença passou a pertencer ao domínio do físico, enquanto o mental se constituiu como outra instância, vista separadamente.

No transcurso dos séculos, diversos autores assinalaram que as questões da interação entre essas duas partes refletiram várias concepções, desde um dualismo interacionista, cujo principal representante seria Descartes, no qual mente e corpo são substancialmente distintos, mas interagem entre si, até concepções posteriores, que tiveram início nas primeiras décadas do século XX, quando surgiram as primeiras evidências de que o organismo seria um todo contínuo interagindo ininterruptamente.

Atualmente, observa-se uma proposta de integração do ser humano em que mente e corpo teriam uma relação dinâmica e constante na qual o que acontece com uma dessas instâncias inevitavelmente atinge a outra de alguma maneira. Os estados emocionais passam a ser considerados no desenvolvimento das doenças, e estas podem gerar comportamentos e reações psicológicas. Discussões a respeito têm provocado um movimento de união entre os profissionais de saúde, visando à percepção do ser humano como um todo que, ao adoecer, deve ser visto e tratado como tal.

Há alguns anos, tais profissionais vêm buscando uma atuação conjunta, trabalhando para compartilhar o tratamento dos indivíduos, reconhecendo os próprios limites e utilizando o saber de uma ou várias áreas, como é o caso das interconsultas.

Utilize o QR code localizado na página xxix para acessar as referências bibliográficas, que também estão disponíveis em www.atheneu.com.br sob o título do livro.

A partir do século XX, a medicina tem feito uma revisão de seus valores, no sentido de como enxergar a doença, o indivíduo e a relação deste com a enfermidade. Isso determinou uma mudança significativa na relação entre médico e indivíduo e na maneira com que o próprio doente lida com a enfermidade.

A medicina baseada em evidências emerge como importante método auxiliar para a realização de diagnósticos e tratamentos. No entanto, não deixa de ser um conhecimento advindo de pesquisas em que os dados passam por um tratamento estatístico, o que nos leva a refletir sobre a questão de uma verdade estatística não ser necessariamente uma verdade humana e/ou clínica. Nem tudo é tão evidente quando se trata do ser humano, do indivíduo e do binômio saúde-doença.

A partir dessas mudanças, um espaço novo se constituiu: o espaço para o emocional, para o psicológico na promoção da saúde, ou seja, no diagnóstico, no tratamento, no prognóstico e na prevenção. A atuação multidisciplinar, em que cada área contribui com o seu saber no sentido de obter melhores resultados no enfrentamento da doença, contribui para o aumento na promoção da saúde e na qualidade de vida.

Muito vem sendo discutido e escrito sobre o efeito do estresse gerado por situações de vida no desenvolvimento das doenças em geral e do câncer em particular. Contudo, é impossível estudar o estresse isoladamente, sem considerar outras variáveis. O mesmo se pode dizer dos estudos sobre o enfrentamento ou *coping*. Tanto o estresse depende de múltiplas circunstâncias como são várias as maneiras pelas quais diferentes indivíduos enfrentam as situações estressantes.

O enfrentamento vem sendo estudado e definido de diferentes maneiras no contexto da doença. Esse conceito diz respeito às respostas, tanto cognitivas como comportamentais, que o indivíduo pode apresentar em determinadas situações. Isso significa uma compreensão estabelecida do sentido da doença para o indivíduo e o tipo de pensamento e ações que ele desenvolverá para reduzir a ameaça trazida pela perda da saúde. Diferentes estilos de enfrentamento vêm sendo pesquisados e categorizados de acordo com a doença e com a personalidade do indivíduo.

Enfrentamento

No inglês, a palavra utilizada para enfrentamento é *coping*. Na verdade, ela não significa exatamente "enfrentar", mas "lidar com". Em português, o termo *enfrentamento* pode evocar uma atitude de luta e atividade, embora isso não corresponda totalmente à realidade, uma vez que podem ocorrer estratégias de evasão como resposta a uma situação estressante.

O termo *enfrentamento*, geralmente utilizado com o mesmo sentido da palavra *coping*, em inglês, significa o tipo de estratégia, artifício e esforço cognitivo, comportamental e emocional que o indivíduo emprega para lidar com exigências advindas de um elemento estressor[1].

Gimenes[2] propõe, de modo geral, cinco principais finalidades do enfrentamento:

1. Reduzir as funções ambientais que podem causar dano, aumentando, assim, as possibilidades de recuperação.
2. Conseguir tolerar eventos ou realidades negativas e adaptar-se a essas situações.
3. Manter uma autoimagem positiva diante da adversidade.

4. Manter o equilíbrio emocional.
5. Manter relacionamentos satisfatórios em seu meio social.

Doenças e perda da saúde fazem com que o indivíduo fique abalado, o que pode gerar algum tipo de regressão da personalidade para um comportamento mais frágil e ser confundido com um comportamento infantil. Em crianças, é possível observar esse fato com maior clareza que em adultos. Isso não se aplica a todos, mas ocorre com maior frequência do que se supõe.

Toda doença implica uma alteração na rotina diária daquele que adoece. No caso de doenças não crônicas, a situação é mais fácil de enfrentar, uma vez que o processo do adoecer dura um tempo determinado, maior ou menor, mas no qual o paciente pode vislumbrar uma evolução em direção à alta. Os recursos internos aos quais cada um recorre para enfrentar a situação dependerão, em princípio, da estrutura de personalidade de cada indivíduo.

O que foi observado no tratamento diário dos pacientes é que alguns aspectos básicos podem auxiliar no desenvolvimento de comportamentos de enfrentamento. Dentre eles, é possível elencar: a informação sobre a doença e os procedimentos e intervenções que deverão ocorrer; a possibilidade de um bom vínculo com o médico responsável pelo paciente; uma rede de apoio feita pela família e/ou amigos; a idade do indivíduo e seu lugar na constelação familiar; e por último, a fé na recuperação, lançando mão ou não de recursos religiosos e contato com as próprias crenças. No caso de doenças graves, com possibilidade de morte, tais funções são mais difíceis de se manter e diferentes fatores podem interferir nos modos de enfrentamento.

Gimenes[3], buscando definir mais exatamente o processo de enfrentamento, destacou os aspectos de novidade e recursos psicossociais extras que podem ser mobilizados em uma situação estressante provocada pela doença, em oposição ao modo de reação habitual do sujeito. Essa autora propõe um processo contínuo de transação entre o indivíduo e o meio, buscando atingir o bem-estar. O enfrentamento seria, portanto, um conjunto de comportamentos que ocorrem em determinado contexto.

Um tipo de enfrentamento é considerado positivo quando atinge seus objetivos, os quais estão estreitamente relacionados às funções descritas anteriormente. Um enfrentamento negativo pode resultar em piora da qualidade de vida do indivíduo, quando não em prejuízo efetivo no desenvolvimento da doença.

Watson e Greer[4] relatam evidências de estilos de enfrentamento em câncer, dentre os quais foram selecionados:

1. Estilo de luta: uma maneira ativa de enfrentamento em que o indivíduo, inicialmente, aceita o diagnóstico e, em seguida, adota uma atitude otimista e determinada de lutar contra a doença e deseja participar das decisões a respeito dos tratamentos que serão adotados durante essa luta.
2. Negação: modo enfrentamento negativo em que o indivíduo nega a doença e o diagnóstico, bem como sua seriedade, minimizando aquilo que lhe é relatado pela equipe de saúde.
3. Fatalismo: jeito de enfrentar a doença em que o indivíduo assume estoicamente sua gravidade com total resignação ao que possa acontecer, julgando que será sempre algo negativo.

Além desses, foram ainda identificadas atitudes ansiosas, de falta de esperança e certeza com relação à morte, visando a uma fictícia preparação para a mesma. É importante lembrar que as pessoas diferem em suas crenças sobre quais respostas ao elemento estressor seriam mais apropriadas e bem-sucedidas. Situações que podem parecer profundamente ameaçadoras para alguns podem ser encaradas com a maior tranquilidade por outros. Portanto, existem ainda os estilos (i) ansiedade e preocupação e (ii) falta de esperança e sensação de impossibilidade de ser ajudado, conforme descritos a seguir:

Ansiedade e preocupação: o indivíduo é constantemente assaltado por medos que muitas vezes não têm fundamento. Qualquer dor, significa para o paciente, que a doença voltou a se desenvolver. Esses indivíduos necessitam constantemente de reasseguramento e ênfase nos aspectos positivos e saudáveis de sua personalidade.

Falta de esperança e sensação de impossibilidade de ser ajudado: o indivíduo não acredita que possa ser ajudado, que nada pode vencer a doença, e passa a cultivar atitudes de total fatalismo e desesperança.

Uma das questões relativas ao enfrentamento é o momento em que o indivíduo deve lançar mão de atitudes que o ajudem a lutar contra a doença de maneira eficaz.

Estudos mostram que o momento do diagnóstico é o mais estressante, quando ainda não existe uma proposta de tratamento e possível prognóstico. A partir do estabelecimento do tratamento que será adotado para combater a doença, isso pode diminuir.

Nos casos de neoplasias, a cirurgia é um momento importante na diminuição do estresse. Ela marca um importante degrau no caminho de uma possível recuperação[5]. Uma das recomendações é que também sejam realizadas investigações no sentido de identificar os mecanismos biológicos que estariam mediando possíveis influências no comportamento emocional dos indivíduos no decurso da doença. A proposta desses autores é de que estudos prospectivos sobre a possível relação entre personalidade e doença devem ser largamente explorados uma vez que podem gerar subsídios para a criação de novas ferramentas de enfrentamento a ser utilizadas por diferentes indivíduos nas mais diversas doenças.

Enfrentamento no câncer

Uma atitude de enfrentamento adequada pode limitar o desenvolvimento de doenças ao propiciar uma melhora mais favorável do quadro clínico, melhora da qualidade de vida ou, ainda, na relação com a equipe de profissionais da área de saúde responsável pelo indivíduo. No entanto, uma área que tem dedicado muitas pesquisas e estudos sobre o enfrentamento é a psico-oncologia. É recente a importância dada ao papel do psicólogo no cuidado do indivíduo com doenças que não pertencem ao grupo das mazelas mentais. No entanto, fica mais evidente a cada dia que o sujeito fisicamente doente apresenta problemas de ordem psicológica que podem interferir no desenvolvimento da enfermidade, especificamente no que diz respeito aos recursos utilizados para um enfrentamento eficaz.

A psico-oncologia é uma interface entre a psicologia e a medicina que procura estudar as dimensões psicológicas do câncer relacionadas ao impacto do diagnóstico, ao funcionamento emocional do indivíduo, da sua família e dos profissionais envolvidos em seu tratamento, bem como ao papel das variáveis psicológicas e comportamentais na incidência e sobrevivência[6]. Além do sofrimento psíquico, indivíduos com câncer podem apresentar transtornos de ordem psiquiátrica, como distúrbios afetivos, de ansiedade, estados depressivos, pânico, entre outros.

É importante lembrar que ainda hoje o diagnóstico do câncer tem sido visto por muitos como uma sentença de morte, como uma ameaça à estabilidade e segurança do indivíduo e da família. De acordo com Jimmie Holland[7], criadora da psico-oncologia, o fato de ter que lidar com a crise existencial deflagrada pela doença e pela proximidade da morte faz com que muitas pessoas solicitem a presença de um ministro de sua religião, o que vem criando a necessidade da inclusão de religiosos nas equipes multidisciplinares. Ainda de acordo com a autora, determinadas doenças têm sido chamadas de "crise psicoespiritual" e diferentes estudos sobre a espiritualidade e o enfrentamento vêm sendo desenvolvidos em diversos centros promotores de saúde.

Em 1910, William Osler escrevia sobre a natureza da fé, sua força inegável[8], "mas impossível de ser mensurada por balanças ou testes". Essas palavras, escritas há um século, constavam de um artigo que fazia uma revisão do lugar da fé na medicina. O estudo de Osler concluiu que não somente a fé tinha importantes efeitos na recuperação da saúde, mas que os seus praticantes podiam encorajar os indivíduos a desenvolvê-la e incluir a fé como parte de um cuidado com relação ao doente. Mais de dez décadas depois, os pesquisadores vêm descobrindo que a religião e a espiritualidade têm realmente um efeito significativo sobre a saúde. Estudos vêm descobrindo que a fé funciona como um dos mecanismos de enfrentamento mais eficazes na recuperação da saúde e na atitude com relação à doença.

Elkins[9] conceitua espiritualidade como "um modo de ser e de sentir que ocorre pela tomada de consciência de uma dimensão transcendente, sendo caracterizada por diversos valores identificáveis com relação a si mesmo, aos outros, à natureza, à vida". A experiência clínica mostra que a espiritualidade tem aparecido como uma atitude que traz esperança ao indivíduo, ressignificando sua vida e sua doença e sendo considerada, portanto, um tipo de enfrentamento altamente positivo. Estes fatos reapresentam uma verdadeira revolução na maneira de encarar as doenças, sua evolução e os modos de reação dos indivíduos com relação às enfermidades.

Até o final do século XIX, o modelo biomédico com base na biologia, na física e na química era praticamente o único utilizado para a compreensão das doenças. No entanto, a partir das publicações dos estudos de Freud sobre a histeria, em 1895, em que foi demonstrada a interação entre a mente e o corpo, bem como as primeiras publicações da medicina psicossomática, que reforçavam essa mesma interação, impôs-se a necessidade da criação de uma nova maneira de entender a doença e o homem. O modelo biomédico não era mais suficiente para tal.

De acordo com Campos[10], esse padrão é ampliado significativamente na Conferência Internacional de Cuidados Primários da Saúde, em Alma-Ata, em 1978, na antiga União Soviética, que dentre suas principais formulações constava:

> "Enfatiza que a saúde – estado de completo bem-estar físico, mental e social, e não simplesmente a ausência de doença ou enfermidade – é um direito humano fundamental, e que a consecução do mais alto nível possível de saúde é a mais importante meta social mundial, cuja realização requer ação de muitos outros setores sociais e econômicos, além do setor saúde".

O modelo biopsicossocial emerge como consequência natural, já que pretende cobrir aspectos ligados à biologia, ao psiquismo e ao contexto social de surgimento da doença. A oncologia é uma das áreas que mais vem mobilizando os profissionais da área de saúde nas pesquisas sobre aspectos sociais e psicológicos. O câncer é uma das doenças de maior incidência em todo o mundo. Dados fornecidos pela Organização Mundial de Saúde (OMS) informam que 156 milhões de pessoas são diagnosticadas com novos casos de câncer anualmente. Destas, 8 milhões morrerão em consequência da doença[11].

No Brasil, estudo desenvolvido por Cervi, Hermsdorf e Ribeiro[12] mostrou que a mortalidade por neoplasia aumentou no decurso da série temporal (1980 a 2000), podendo se tornar a causa principal de morte no país. No entanto, é importante lembrar que 20 milhões de pessoas estão vivendo com câncer ao redor do mundo. Esse aspecto é um dos dados que fazem com que o câncer seja atualmente considerado uma doença crônica, não necessariamente provocando a morte.

Pelo fato de não ser mais uma enfermidade que necessariamente provoque a morte, o câncer assumiu a característica de um problema de saúde pública. Várias campanhas preventivas vêm sendo elaboradas visando à mudança de hábitos que poderiam acarretar o surgimento da doença. Contudo, os mitos e crenças que o envolvem estão presentes não somente na população leiga, como também em algumas classes de profissionais de saúde. De acordo com trabalhos realizados pela Escola de Enfermagem da Universidade de São Paulo[13], as crenças mais comuns apresentadas pelos estudantes das áreas estariam relacionadas aos aspectos místicos, em que a religião seria o suficiente para a cura total da moléstia. Ainda de acordo com esses estudos, a crença mais grave é a de que o câncer seria a sentença de morte para quem apresenta a doença e nada mais poderia ser feito.

No entanto, a cada dia novas descobertas atestam o contrário. Os estudiosos do comportamento vêm mostrando que campanhas para que ocorram mudanças de hábitos relacionados à alimentação, tabagismo e sedentarismo são eficazes como agentes de prevenção à doença, além de serem consideradas desencadeadoras de práticas que desenvolvem atitudes de enfrentamento positivo, ou seja, que terão efeito benéfico sobre a evolução da enfermidade e da qualidade de vida.

Um aspecto dos mais importantes no desenvolvimento de atitudes de enfrentamento positivo é a prática de atividades físicas, haja vista a aceitabilidade da comunidade científica sobre a relação entre tais atividades e a sensação de bem-estar, mesmo que a atividade seja restrita, como no caso de paciente em reabilitação física[14]. Segundo esses autores, a reabilitação física precoce, tanto nos casos de cirurgia ou de dor, pode gerar significativa melhora na qualidade de vida do indivíduo. O início precoce de atividades físicas proporciona maior segurança ao indivíduo ao retomar certa "posse" sobre seu corpo, alívio da dor, recuperação de movimentos, além do bem-estar posterior às intervenções. Todas estas atividades podem ser agrupadas como estilos de enfrentamento.

Os estudiosos desta área vêm realizando pesquisas no sentido de comprovar associações entre os cuidados corporais e a promoção da saúde. Longe de serem conclusivos, estes estudos vêm fornecendo importantes subsídios para serem utilizados no enfrentamento das mais diferentes formas de enfermidade.

Considerações finais

Ao longo da vida, qualquer pessoa pode se deparar com uma ou mais situações problemáticas que não havia enfrentado até então. Estas podem abranger desde grandes crises, como acidentes graves, perda de pessoas queridas, ocorrência de doenças graves, até pequenos incidentes da vida diária, que podem se acumular e gerar uma situação estressante, da qual o indivíduo pode não perceber inteiramente a magnitude. A intensidade desses impactos sobre a pessoa vai depender da relação entre a situação geradora do problema e o indivíduo que está sob o impacto e, em especial, dos mecanismos de enfrentamento que o indivíduo utilizará.

A experiência clínica comprova que, de modo geral, a compreensão das estratégias de enfrentamento leva o indivíduo a sentir-se melhor e a apresentar evolução em sua qualidade de vida. O que está mais evidente a cada dia, no que diz respeito a todos os profissionais envolvidos de alguma maneira com a promoção da saúde, é o compromisso com a adaptação psicossocial do ser humano diante da adversidade.

14

Criança e Adolescente

Flavia Meyer • Paulo Lague Sehl • Gabriela Tomedi Leites

Introdução

As respostas agudas e as adaptações da criança ao exercício e ao treinamento físico nem sempre são de similar magnitude àquelas do adulto. Estudos vêm esclarecendo várias dessas respostas e as diversas aplicações do exercício, da atividade física e dos esportes não apenas na criança esportista, mas também naquela fisicamente ativa ou naquela que apresenta alguma doença crônica, incluindo a obesidade, e com maior risco para o sedentarismo.

O processo de crescimento e desenvolvimento é considerado um dos fatores mais complexos que ocorrem nos seres humanos. As mudanças físicas e fisiológicas impactam nas práticas de atividades físicas e esportivas em crianças e adolescentes. Um exemplo é que muitas crianças com menos de 13 anos de idade participam de atividade física em quantidades adequadas, mas tendem a diminuir a partir da adolescência, de maneira que muitos jovens não atingem as recomendações atuais[1,2]. Isso é preocupante, pois este é um período crítico para o desenvolvimento de comportamentos de vida ativa, podendo impactar em condições negativas para a saúde – como a obesidade e o sedentarismo, fatores de risco cardiovasculares que, quando presentes na criança, tendem a permanecer na fase adulta[3].

Um aspecto distinto na criança e no adolescente não é somente aquele correspondente à determinada idade cronológica, mas principalmente ao processo de maturação biológica. As mudanças decorrentes dos estímulos hormonais e do avanço maturacional repercutem acentuadamente no tamanho e na composição corporal e, consequentemente, nas respostas fisiológicas e metabólicas que influenciam o desempenho e a treinabilidade de diversas atividades físicas e esportivas. A maturação psicossocial também tem impacto nas atividades físicas e esportivas que são representativas para diferentes grupos etários. Dessa forma, os profissionais envolvidos com o atendimento de crianças devem conhecer essas respostas para ajudar nas recomendações sobre os tipos de exercícios eficazes e seguros, considerando os benefícios e riscos individuais da criança. Este

---

Utilize o *QR code* localizado na página xxix para acessar as referências bibliográficas, que também estão disponíveis em www.atheneu.com.br sob o título do livro.

capítulo objetiva descrever brevemente a influência do processo de crescimento e de maturação sobre as principais características morfológicas e fisiológicas da criança e do adolescente ao exercício físico nas diferentes fases (pré-púbere, púbere e pós-púbere) e a repercussão nos diferentes aspectos da aptidão física. São abordadas as recomendações gerais de atividades físicas para incrementar a aptidão física e a saúde e para evitar os riscos relacionados à sua prática. Fundamentos na área de fisiologia e medicina do exercício em pediatria já estão compilados em prestigiadas obras literárias de autoria dos renomados Oded Bar-Or, Thomas Rowland, Robert Malina e Claude Bouchard[4-6].

Modificações no processo de crescimento e maturação: impacto em componentes do desempenho

Profissionais envolvidos com o desenvolvimento motor e aptidão física em crianças e jovens devem acompanhar os processos de crescimento e maturação biológica, incluindo a avaliação dessas variáveis na sua prática profissional. O processo de crescimento refere-se aos fenômenos celulares, biológicos, bioquímicos e morfológicos influenciados por componentes genéticos e do meio ambiente, sendo avaliado através de medidas antropométricas. As aplicações práticas incluem, por exemplo, a detecção de atrasos no crescimento, baixa estatura, padrões nutricionais inadequados e necessidade de práticas de introdução alimentar complementar para melhor desempenho físico[7].

Por outro lado, a maturação biológica está relacionada às alterações hormonais que ocorrem na puberdade e refletem a transição entre o estado sexual imaturo (pré-púbere) e a fertilidade completa (pós-púbere), alterando algumas respostas fisiológicas que podem variar conforme o sexo. Existe variabilidade individual na velocidade e na magnitude dessas transformações, mas, geralmente, a puberdade se inicia dois anos antes nas meninas (cerca de 12 anos de idade) que nos meninos (cerca de 14 anos de idade). Uma melhor compreensão sobre o crescimento e efeitos dos estágios de maturação biológica auxiliam a distinguir doença sistêmica ou disfunção endócrina de variantes de crescimento normais, como atraso constitucional de crescimento e maturação[8], além de ser importante para a detecção de talentos esportivos[9]. Assim, os métodos mais comuns de determinação da maturação biológica envolvem[10-14]:

1. Avaliação da idade esquelética (raios X de punho, idade carpal e punho, idade dentária).
2. Características sexuais secundárias (desenvolvimento mamário e genital, pilosidade genital e axilar).
3. Características somáticas (pico do estirão de crescimento).

Para a escolha dos métodos, leva-se em conta finalidade, custo da aplicação e análise dos resultados. Assim, os métodos que avaliam estágios de características sexuais secundárias e pico do estirão de crescimento têm sido as mensurações de escolha na prática clínica e científica. As características sexuais secundárias são utilizadas para a classificação de pré-púberes, púberes e pós-púberes através de cinco estágios[10], agrupados a partir do desenvolvimento dos seios nas meninas, da genitália nos meninos e dos pelos pubianos em ambos os sexos. A determinação da maturação biológica pode ser obtida por visualização direta ou por autoavaliação em comparação a imagens[15]. Outro método amplamente utilizado são as equações de regressão múltiplas com base em padrões de crescimento, que predizem em até 95% dos casos o pico do estirão de crescimento através das medidas básicas de estatura, estatura sentado (para estimar os comprimentos de tronco e de pernas), massa corporal e idade cronológica[14].

Nesse sentido, é possível observar que o processo de maturação biológica não se restringe à reprodutiva. Ocorrem outras acentuadas transformações corporais, como na estatura, na composição e na aptidão física, decorrentes principalmente da ação da testosterona, nos meninos, e do estrogênio, nas meninas. O pico de velocidade de crescimento da estatura que ocorre durante a puberdade é também estimulado pelo hormônio do crescimento (GH) e pelo fator de crescimento semelhante à insulina (IGF-1)[16,17]. O processo das modificações da infância até a adolescência – ou da fase pré-púbere para a pós-púbere – é marcado por várias mudanças que afetam componentes da aptidão física e do desempenho, como a potência aeróbica, a força muscular, a potência anaeróbica e a economia de movimento. Por exemplo, os aumentos do tamanho e da massa muscular estimulam o ganho de força, ao passo que o aumento dos pulmões intensifica a ventilação e o aumento do coração, o volume sistólico, os quais repercutem no incremento da potência aeróbica. Então, independente do treinamento, o aumento da força muscular e da potência anaeróbica são muito expressivos. A seguir, serão descritas algumas das modificações estruturais (tamanho, proporções, massa muscular, tecido ósseo e adiposo) relacionadas ao crescimento e maturação biológica e o impacto dessas mudanças sobre os componentes do desempenho (potência aeróbica, força, potência anaeróbica).

Modificações estruturais e fisiológicas
Tamanho corporal

Em laboratório, tem-se observado que muitos dos componentes da aptidão física estão relacionados com variáveis da composição corporal. O desempenho na potência aeróbica, por exemplo, comumente expresso pelo consumo máximo de oxigênio (VO_2máx), deve, então, ser corrigido pelo tamanho corporal para fins de comparação e interpretação. Nesse caso, a correção é realizada simplesmente dividindo o VO_2máx pela massa corporal. Para algumas outras variáveis, a correção também é feita pela área de superfície corporal ou pela estatura. Mesmo assim, esses índices podem apresentar limitações, haja vista que o desempenho não necessariamente está relacionado com a massa (ou tamanho) corporal total. Também o VO_2máx de crianças obesas é subestimado quando corrigido pela massa corporal[18]. Para evitar tal problema, correções pela massa livre de gordura ou o uso de cálculos alométricos podem atenuar essas diferenças relacionadas ao tamanho corporal[19-21].

Proporções corporais

Durante o crescimento somático, as regiões da cabeça, do tronco e das extremidades aumentam em diferentes proporções. Geralmente, crianças menores apresentam a cabeça maior com relação às extremidades quando comparadas às crianças mais velhas. Também existem diferenças nas velocidades dos picos de crescimento entre as regiões corporais. O pico de velocidade de crescimento dos membros inferiores antecede o do tronco ou dos membros superiores. O crescimento não é semelhante até mesmo quando se analisa o mesmo membro. Por exemplo, o crescimento proximal dos braços e das pernas atinge a sua dimensão final mais tardiamente que a porção distal. Tais mudanças influenciam a biomecânica e a potência para diferentes movimentos, e a coordenação motora deve se adaptar continuamente às alterações proporcionais[22].

Tecido muscular esquelético

Na fase pré-púbere, o tecido muscular é similar entre meninos e meninas. A partir da puberdade, o aumento da massa muscular é mais acentuado nos meninos, tanto que neles a massa corporal total passa de 42% (cerca de cinco anos de idade) para 53% (cerca de 17 anos de idade), enquanto, nas meninas, varia de 40 a 46%[23]. Assim, com o avançar da puberdade até a fase pós-púbere, o tecido muscular dos meninos é cerca de 1,5 vez maior que das meninas da mesma estatura. O tecido muscular das mulheres permanece cerca de 70% da média do tecido muscular dos homens[24]. Essa diferença entre os sexos e seu forte impacto na puberdade ocorre em razão das alterações nos níveis de testosterona (cerca de 10 vezes maior nos meninos que nas meninas) e sua ação anabólica, que, além de estimular o desenvolvimento da função sexual nos meninos, proporciona vantagens no desempenho esportivo comparados às meninas.

Por questões éticas, dados de biópsia muscular são raros em crianças. Já que a distribuição dos tipos de fibra é determinada geneticamente, não parece existir diferença na distribuição das fibras musculares entre as fases infantil e a adulta. Contudo, existe indicação de que crianças menores apresentam maior proporção de fibras oxidativas (tipo I) com relação às glicolíticas (tipo II)[25].

Tecido ósseo

O osso cresce e renova-se intensamente antes da maturidade (em comprimento e espessura/diâmetro), acelera a fusão de suas placas epifisárias (placas de crescimento) durante a puberdade, é estimulado pelos hormônios andrógenos (testosterona e estrógenos) e promove a maturação esquelética[26,27]. Nas meninas, o crescimento de tecido ósseo parece ser similar ao dos meninos até por volta dos 10 aos 12 anos, mas, durante a puberdade, torna-se mais discreto[28]. O acompanhamento do crescimento pode ser usado como método de avaliação da maturação esquelética, que reflete tanto no crescimento linear quanto nas mudanças da densidade dos ossos. Ocorre modificação da composição química do osso, incrementando a densidade mineral óssea, até a segunda década de vida.

Tecido adiposo

Mesmo que considerada indesejável em quantidades excessivas, a gordura participa de uma série de funções do organismo, como reserva energética, transporte de vitaminas lipossolúveis e síntese de alguns hormônios. Em meninas, além da estimulação da ovulação, da maturação do sistema reprodutivo e do desenvolvimento e alteração das características sexuais secundárias (mamas, quantidade e padrão de pelos pubianos), os níveis de estrogênio (produzido cerca de cinco vezes mais que nos meninos) afetam a quantidade e a localização do depósito de gordura. Esse tecido aumenta similarmente entre meninos e meninas até cerca dos 10 aos 12 anos de idade. Entretanto, do final da infância até a adolescência (durante a puberdade), o aumento do tecido adiposo nas meninas é mais proeminente[24,28].

Impacto do crescimento e da maturação sobre componentes da aptidão física

Potência aeróbica

Com relação à potência aeróbica, ocorre aumento do VO_2máx em valor absoluto (L·min^{-1}) da fase pré-púbere ao adulto jovem, sendo que o maior aumento é encontrado nos meninos. Como esse aumento está relacionado ao aumento da massa corporal, e mais especificamente à massa muscular, com a correção do VO_2máx por esses parâmetros, ele tende a permanecer constante. Por exemplo, o valor médio de 52 mL·kg^{-1}·min^{-1} do VO_2máx de um menino se mantém durante os anos de crescimento até ele se tornar um adulto jovem se o padrão de atividade física for mantido. Pouca diferença existe na potência aeróbica entre meninos e meninas antes da puberdade, mas, com o avanço maturacional, tende a diminuir nas meninas, chegando a 40 mL·kg^{-1}·min^{-1}. Isso acontece porque a menina tem aumento relativamente maior de gordura corporal com relação ao menino e, talvez, por ser uma fase em que ela tende a diminuir o grau de atividade física. Então, ao se considerar grupos de semelhantes níveis de atividade física, crianças são semelhantes aos adultos jovens na potência aeróbica ou no metabolismo oxidativo quando corrigimos o VO_2máx pela massa corporal.

A aptidão cardiorrespiratória é incrementada com treinamento aeróbico adequado, embora o aumento no VO_2máx, após 8 semanas de treinamento, pareça ser mais limitado em crianças pré-púberes (3,8% para Tanner I e 4,9% para Tanner II)[29] do que o tipicamente observados em púberes e adultos (15 a 30%). Esse limitado aumento do VO_2máx decorrente do treinamento de *endurance* tem algumas explicações:

1. O volume do treinamento aeróbico pode ser insuficiente para afetar o VO_2máx da criança previamente ativa.
2. A criança "utiliza" o treinamento para melhorar a biomecânica e a economia de movimento, tanto que se observa melhora em testes de campo (tempo em determinada distância ou distância em determinado tempo).

Força

A força muscular e o desempenho motor aumentam com a idade e, principalmente, a partir da puberdade, mas o padrão de incremento não é uniforme em todas as tarefas. Nos meninos, por exemplo, a força aumenta linearmente até cerca dos 13 ou 14 anos de idade e, a partir daí, ocorre aceleração no desenvolvimento da força, que coincide com o pico de crescimento. Nas meninas, o aumento linear ocorre até cerca dos 16 aos 17 anos e a aceleração do pico de crescimento não é tão evidente quanto nos meninos. Então, na infância, a pequena diferença na força muscular entre os sexos é consistente; mas, com o acentuado ganho de força dos meninos com relação às meninas, eles ficam ainda mais fortes. Depois dos 16 anos, poucas meninas conseguem atingir uma média de força tão grande quanto a dos meninos[6].

Em contraste aos mitos anteriores das preocupações com a saúde relativas ao treinamento de força em crianças, esses benefícios são enfatizados na atualidade. Crianças, mesmo que pré-púberes, podem aumentar a força muscular em igual magnitude que os adolescentes ou adultos jovens quando realizam treinamento com pesos apropriados para a idade (ver as recomendações adiante). O aumento de força induzido por treinamento com pesos pode variar entre 13 e 30% em crianças pré-púberes após a realização de um programa de 8 a 20 semanas[30]. Em jovens não treinados, o aumento da força decorrente do treinamento é devido principalmente à otimização do movimento através do aprendizado e coordenação motora, enquanto em jovens treinados ocorre aumento do recrutamento das unidades motoras e melhora da coordenação dos movimentos (sincronização neural) e taxa de desenvolvimento de força, além das adaptações morfológicas e hormonais que induzem hipertrofia da fibra muscular[31].

Durante o crescimento, existe considerável melhora da coordenação. O controle do desenvolvimento neural da infância até a adolescência não foi completamente esclarecido. Existe impacto muito importante do aumento das ramificações dos neurônios e maior densidade dos contatos entre os neurônios no estímulo do aprendizado motor. O aumento da mielinização dos neurônios periféricos favorece a transmissão mais rápida da informação. Essa melhora do controle motor pode explicar, por exemplo, o aumento da economia de movimento com a idade e o tempo de reação mais rápido dos adolescentes comparados as crianças.

Potência anaeróbica

Estudos verificando a potência são mais recentes do que aqueles avaliando *endurance* ou força na população pediátrica. Na pré-puberdade, a potência anaeróbica é similar entre meninos e meninas, mas aumenta proporcionalmente mais nos meninos que nas meninas a partir da puberdade. No entanto, em ambos os sexos, ela aumenta com o crescimento em maior magnitude que o aumento da massa muscular, evidenciando o efeito maturacional e qualitativo sobre as características funcionais da musculatura esquelética. Os padrões de treinamento anaeróbico na criança devem ser de intensidade vigorosa (próximo à exaustão) e curta duração, com intervalos que não permitam a recuperação completa. A melhora no desempenho ainda parece ser limitada nos jovens, geralmente com aumento inferior a 10% da potência anaeróbica[31]. Esses resultados podem ser explicados pela ausência de especificidade no treinamento e por possíveis diferenças nas respostas metabólicas entre crianças e adultos.

Respostas metabólicas

O exercício pode induzir perturbações nos sistemas metabólico e endócrino de crianças e adolescentes. Parece não existir diferenças na composição muscular entre crianças e adultos[32]. No entanto, o metabolismo energético glicolítico parece ser inferior na criança, comparado ao adulto, mesmo quando corrigido pela massa corporal ou muscular. A menor capacidade de as crianças executarem esforços de intensidade vigorosa e curta duração (de 10 a 90 segundos) é refletida na menor concentração de lactato sanguíneo após testes anaeróbicos[33,34]. O lactato, produto do metabolismo glicolítico, é encontrado consistentemente mais baixo nas crianças que nos adultos após exercícios submáximos, máximos ou supramáximos[35-38]. Uma possível explicação dessa característica seria a menor atividade de enzimas glicolíticas na criança, como a fosfofrutoquinase-1 (PFK-1) e a lactato desidrogenase (LDH)[39,40]. Outra consideração é o menor percentual de massa muscular com relação à massa corporal total. É possível que a menor concentração de lactato decorrente de esforços intensos seja um dos motivos pelos quais ela se recupera mais rapidamente após exercícios de intensidade vigorosa e curta duração, estando pronta para um novo exercício físico mais rapidamente[34].

Para compensar, crianças parecem utilizar relativamente mais gordura (sistema oxidativo aeróbico) que carboidratos (sistema glicolítico anaeróbico) quando comparadas aos adultos em uma determinada intensidade relativa de esforço (%VO$_2$máx), mesmo que em intensidade vigorosa[41]. Essa observação baseia-se nos valores mais baixos da razão de troca respiratória (RER) durante[42] e após o exercício físico[34]. Por outro lado, crianças parecem ter taxas relativamente mais elevadas de oxidação exógena de carboidrato durante o exercício, talvez por sua menor reserva de carboidrato endógeno[32,43]. Curiosamente, um recente estudo[44] mostrou que quando crianças e adultos pedalaram por tempo prolongado no calor em uma mesma intensidade relacionada à produção de calor metabólico pela massa corporal (intensidade leve-moderada), não houve diferença na utilização de substrato ao longo do tempo (oxidação do carboidrato endógeno e exógeno e gordura) entre eles tanto na situação da manutenção de hidratação com água quanto na ingestão de bebida com carboidratos (8% glicose, marcado com isótopo de ^{13}C). Nesse sentido, existem ainda aspectos relacionados ao metabolismo da criança que necessitam ser estudados para a compreensão abrangente das respostas metabólicas e o seu impacto em variáveis de desempenho.

Recomendações de atividades físicas

As recomendações seguem o princípio da dose adequada para o grau de aptidão física quando se consideram aspectos relacionados a preferências, objetivos, facilidades e segurança. Quando a criança já está participando de alguma atividade esportiva recreacional, além da educação física escolar, ou se ela já se caracteriza por ser espontaneamente ativa, não irá necessitar de tanta intervenção nas recomendações, além das orientações de prevenção de riscos. Quando elas já são ativas e apresentam aptidão física favorável, pode-se manter o esporte de sua preferência e estimular atividades em uma maior intensidade de esforço.

As maiores intervenções de recomendações são para situações extremas de sedentarismo ou de excesso de atividade física. Também existem condições de saúde crônicas, como asma e diabetes insulinodependente, que requerem orientações específicas e são abordadas nos capítulos *Asma* e *Diabetes Melito Tipo 1* (ver também os capítulos *Doença Pulmonar Obstrutiva Crônica*, *Epilepsia*, *Obesidade na Infância e na Adolescência*, e *Síndrome Metabólica*).

As últimas recomendações estabelecem a quantidade mínima para favorecer diversos componentes da aptidão física e saúde[45] que são fundamentados na frequência, intensidade, duração e modalidade, conforme descrição a seguir:

1. **Modalidade:** atividades que são prazerosas e apropriadas ao grau de desenvolvimento da criança, podendo ser caminhada, jogos ativos, dança, esportes e, inclusive, fortalecimento muscular e ósseo.
2. **Frequência:** preferencialmente todos os dias, mínimo de 3 a 4 vezes por semana.
3. **Intensidade:** moderada a vigorosa (atividades físicas que aumentam notoriamente e substancialmente a ventilação, a sudorese e a frequência cardíaca).
4. **Duração:** 30 minutos diários de intensidade moderada e 30 minutos diários de atividade vigorosa, acumulando 60 minutos diários de atividade física.

Quando crianças e adolescentes são sedentários e obesos, podem não conseguir manter 60 minutos diários de atividades físicas; desse modo, deve-se aumentar gradualmente a frequência e a duração e iniciar caminhando, pedalando ou nadando, duas a três vezes por semana, durante 20 a 30 minutos, em um ritmo que considerem pouco pesado. Ao mesmo tempo, recomendações devem ser feitas para diminuir as horas de sedentarismo, como assistir televisão, navegar na Internet e jogar videogames. Deve-se aumentar as atividades físicas espontâneas que promovem aptidão física em longo prazo, como caminhar e pedalar.

Quando bem supervisionados, tanto a criança quanto o adolescente podem se beneficiar com programas de exercícios com pesos. Aumentando a força muscular, pode-se melhorar o desempenho para alguns esportes e evitar lesões musculoesqueléticas. Para a saúde, beneficia a composição corporal, a postura e tem-se também observado melhora do perfil lipídico e dos movimentos naqueles com problemas neuromusculares.

O treinamento com pesos para crianças geralmente envolve duas ou três sessões por semana, com intensidade moderada (50 a 60% 1RM) e maior número de repetições (15 a 20 repetições)[46], e deveria ser realizado complementarmente a outras atividades. Outras recomendações, com bases nas diretrizes da Academia Americana de Pediatria[47] sobre a prescrição dos exercícios com pesos, são:

1. Fazer avaliação médica antes de iniciar o programa. O treinamento poderá ser postergado em condições como hipertensão, episódios de convulsão, câncer e tratamento quimioterápico. Aqueles com cardiopatia devem ser consultados por cardiologista pediátrico.
2. Seguir cuidados de segurança e técnicas apropriadas. Verificar o grau de habilidade da criança antes de iniciar o programa.
3. Educar sobre o risco do uso de suplementos e substâncias anabólicas.
4. O programa deve incluir 10 a 15 minutos de aquecimento e volta à calma. Os exercícios devem ser inicialmente realizados sem carga.
5. O treinamento pode incluir 2 a 3 séries de 8 a 15 repetições, duas a três vezes por semana.
6. Os exercícios devem envolver os grandes grupos musculares e serem realizados em toda amplitude articular de movimento. Com a progressão do treinamento, movimentos específicos de determinados esportes poderão ser incluídos. Pesos máximos são contraindicados.
7. Na presença de qualquer sinal ou sintoma decorrente do treinamento, o programa deve ser interrompido e reavaliado.

Os treinamentos aeróbico e com pesos em uma mesma sessão, também denominados de treinamento concorrente, são uma maneira de unir os benefícios de ambas modalidades de treinamento. Para uma criança ou um adolescente previamente sedentário e obeso, por exemplo, pode ser mais atraente e resultar em maior adesão. Com esse treinamento (às vezes acompanhado de dieta), crianças e jovens com excesso de peso melhoram o condicionamento físico, metabólico e a composição corporal. Então, o programa de treinamento concorrente parece ser uma alternativa eficiente para a criança e o adolescente com excesso de peso adquirir condicionamento físico geral e saúde[48-51].

Considerações de segurança e prevenção de riscos na prática de atividades físicas

Quando bem supervisionada e dosada, a atividade física sempre beneficia crianças e adolescentes, contudo, em algumas situações, ela não está isenta de riscos. Crianças podem ainda apresentar riscos adicionais específicos de alguma doença crônica. A prescrição de atividades físicas para crianças e adolescentes que apresentam alguma condição crônica deve ser direcionada conforme a sua condição física e a prevenção dos sintomas. Por exemplo, os asmáticos devem receber orientações para evitar a broncoconstrição induzida pelo exercício físico, enquanto os indivíduos com diabetes insulinodependente devem evitar as alterações glicêmicas. A Academia Americana de Pediatria[52] lista as condições de saúde e as respectivas restrições de atividade física conforme a modalidade esportiva, classificada pelo grau de impacto (contusão) e intensidade. Uma contraindicação absoluta, mas temporária, de exercício físico é o estado febril. Independente desse estado, deve-se advertir que atividades mais intensas ou prolongadas em dias quentes podem causar hipertermia e desidratação.

O estresse térmico ambiental e o exercício físico interagem sinergicamente para aumentar o estresse sobre os sistemas fisiológicos[53]. As respostas termorregulatórias ao exercício no calor podem ser influenciadas por mudanças físicas e fisiológicas únicas que ocorrem como parte do crescimento e maturação biológica, e essas observações resultaram na extensa noção de que os jovens, mesmo fisicamente ativos, têm risco aumentado de doenças relacionadas ao calor e intolerância ao exercício em ambientes quentes. No entanto, é importante enfatizar que comparações diretas entre crianças e adultos são escassas, e as existentes utilizaram os modos tradicionais de prescrição de exercício como %VO$_2$pico e carga fixa. Estudos recentes têm demonstrado que essas diferenças não representam uma verdadeira desvantagem fisiológica para crianças[44,54] quando o exercício é realizado com protocolos idênticos para ambos os grupos e a intensidade é prescrita através de parâmetros relacionados com as trocas de calor (p.ex., produção de calor metabólico em w·kg^{-1}). É importante enfatizar que é seguro para crianças se exercitarem no calor, mas preparação, adaptações e monitoramento são essenciais[5], sendo as principais medidas:

1. Promover o consumo de fluidos e fornecê-los em intervalos regulares antes, durante e após a atividade física.
2. Realizar aclimatização antes de competição ou treino prolongado com maior intensidade, ou com uso de vestimentas que afetam as trocas de calor, como roupas protetivas ou capacete.
3. Realizar medidas de controle da temperatura ambiental e cancelar a atividade em condições extremas.
4. Aumentar as pausas ou até cancelar o treino ou competição, garantindo a segurança, caso a temperatura estiver muito alta.
5. Evitar a participação quando a criança estiver doente.
6. Observar os sinais e sintomas de doenças relacionadas ao calor (cãibras, síncope, exaustão térmica e colapso térmico) e certificar-se de que exista instalações e pessoal treinados para atender às demandas dessas condições, oferecendo rápido atendimento.

Nos esportes que estimulam baixa massa corporal, como ginástica olímpica e balé, pode ocorrer anorexia que, acompanhada de desnutrição, poderá induzir amenorreia (disfunção menstrual) e diminuição da densidade mineral óssea (DMO). A presença de anorexia, amenorreia e osteoporose é chamada de tríade da atleta adolescente. Desse modo, deve-se informar sobre a presença de amenorreia secundária em meninas, pois ela está relacionada à menor DMO e risco de fratura[56].

Tanto lesões agudas como de esforços repetitivos (*overuse*) são frequentes em crianças e adolescentes e, em fase de crescimento, a placa epifisária representa uma região mais suscetível a lesões. Para evitar as lesões de *overuse*, é necessário verificar se os calçados, o piso e a intensidade do treinamento são adequados para diminuir o impacto do solo. Nessa fase, convém garantir que a ingestão de cálcio seja satisfatória para otimizar a saúde óssea[57].

Considerações finais

A prática de atividade física desde a infância é fundamental para o desenvolvimento e a saúde. Da infância para a fase adulta, ocorrem muitas modificações, nem sempre lineares ou relacionadas ao tamanho corporal, mas também qualitativas, que afetam componentes da aptidão física e do desempenho. As recomendações de atividade física para a criança e o adolescente devem objetivar a aptidão física, a saúde e o bem-estar e serem usadas como uma maneira de orientá-los a manter um estilo de vida saudável, aumentar a autoestima e prevenir riscos e lesões.

15

Envelhecimento

Vagner Raso

Introdução

> *One of the most critical physiological systems for preserving function and well-being in older adults is skeletal muscle [...].*
> Jeremy Walston

Ainda não foi encontrada a fonte da juventude, nem a poção mágica com propriedades especiais para manter as pessoas jovens e saudáveis por um longo período. No entanto, a humanidade inventou a velhice. O número de anos que se espera que alguém viva tem aumentado significativamente desde 1840[1]. Também não é surpresa que o total de idosos no mundo aumenta em 10 milhões a cada ano[2] e o incremento projetado na quantidade de indivíduos muito idosos (> 80 anos) é quase o dobro daquele esperado para idosos jovens (60 anos)[3].

Esse processo foi por muito tempo representado pela típica imagem de avós que desempenhavam o papel primordial de cuidar de seus netos. Os *boomers* não apenas mudaram isso como reinventaram uma população mais velha caracterizada por pessoas idosas com diferentes funções. Uma nova geração de idosos está, portanto, emergindo como um grupo amplamente heterogêneo de características comportamentais e estados de saúde. Idosos capazes de participar em esportes competitivos em nível internacional estarão na mesma faixa etária que outros precisando de assistência para usar o banheiro, tomar banho, se vestir e se alimentar. Alguns terão que lidar com algumas doenças, enquanto o desafio para outros será conviver com uma capacidade muito limitada devido à presença de múltiplas condições (p.ex., diabetes, insuficiência cardíaca) e ao uso de diferentes medicamentos. Isso também inclui possíveis efeitos colaterais (p.ex., fraqueza muscular, distúrbios do sono) e deficiências nutricionais (p.ex., anemia, desnutrição).

Doença e incapacidade

Doença e incapacidade estão se tornando um fardo crescente para a sociedade. A capacidade de gerenciar a própria saúde será um dos

---

Utilize o *QR code* localizado na página xxix para acessar as referências bibliográficas, que também estão disponíveis em www.atheneu.com.br sob o título do livro.

desafios mais importantes nesta nova era[2]. As pessoas terão que adaptar suas capacidades para superar suas doenças e possíveis limitações por 30, 40 ou até mais anos. A sentença de morte frequentemente associada com o diagnóstico de infecção pelo vírus da imunodeficiência humana (HIV) no auge da epidemia, por exemplo, foi transformada em prenúncio de uma condição crônica gerenciável. É esperado que 7 milhões de pessoas vivendo com HIV/Aids ultrapassem os 50 anos[4-6], idade considerada como ponto de corte para as caracterizar como idosas[7].

É um caso de adaptação contínua, uma vez que a doença e as limitações podem se agravar com o passar dos anos. O professor Stephen Hawking, por exemplo, viveu 53 anos além da sua expectativa de vida de apenas dois anos quando tinha 21 anos de idade. A esclerose lateral amiotrófica lhe impôs várias limitações e restrições, desde ações simples às mais complexas, incluindo incapacidade física e perda da fala durante os 55 anos em que enfrentou sua doença[8]. Sua capacidade de lidar com uma doença que persistiu em dar-lhe constantes desafios é um excelente exemplo de adaptação, além de determinação, obstinação e resiliência. A maioria dos indivíduos não terá uma condição grave como a que o professor Hawking experimentou. No entanto, vários terão que se adaptar às suas limitações físicas ao longo do tempo, a fim de evitar atingir o limiar de incapacidade (p.ex., limitação para comprar mantimentos) e mudar para a zona de dependência física (p.ex., ser capaz de entrar e sair da cama). A capacidade de realizar as atividades da vida diária (p.ex., vestir-se, transportar-se dentro da comunidade e manutenção do lar) é, consequentemente, um aspecto importante relacionado à saúde[2,9-11].

Saúde

Existe também uma abordagem fundamentada em normas. Se a maioria dos idosos relata pelo menos uma doença quando envelhece, não é apropriado nem justo considerar a ausência delas como critério para ser saudável[10]. Isso se deve parcialmente ao fato de que a velhice é frequentemente associada ao surgimento de doenças, mas pode simplesmente caracterizar as consequências das escolhas feitas ao longo da vida, em vez do efeito inevitável do envelhecimento[12]. Nossas emoções e percepções gerais, o estado do nosso lar e da vizinhança, nosso funcionamento físico e mental, bem como o relacionamento com nós mesmos e com os outros representam referências importantes para determinar nossas habilidades de enfrentamento[13-17]; também podem contribuir com uma sensação de bem-estar devido a melhores interações entre corpo e mente[18]. É bem possível que todos esses fatores combinados possam ter impacto positivo na percepção de saúde dos idosos[19-24].

Um número significativo de idosos avalia sua própria saúde como boa ou excelente independente de doenças[3,25,26]. Eles são capazes de se adaptar aos novos desafios impostos por doenças e limitações e gerenciar suas próprias vidas para restaurar o bem-estar[27,28]. Portanto, adaptação, autocuidado e autonomia são fatores-chave[10,29]. Muitos idosos têm doenças incuráveis, mas tratáveis[30]. É interessante notar a existência de um hiato entre a prevalência de doenças e a de limitações para realizar as atividades da vida diária. Quase 8 de cada 10 idosos têm alguma doença[3], enquanto 2 de cada 10 têm limitações[31]. Isso significa que a doença pode ser um fator relevante relacionado ao funcionamento físico, mas não é necessariamente o componente mais importante[10,29].

Função física

Não é por acaso que a síndrome da fragilidade tem sido definida por baixos níveis de atividade física, baixa velocidade de caminhada, fraqueza muscular, exaustão e perda de peso não intencional[32]. Para ilustrar, a velocidade de caminhada[33] e a força muscular[34] são importantes preditores de mortalidade. Uma velocidade de caminhada mais rápida tem sido associada com baixos níveis de mortalidade e elevada sobrevivência[33]. Mesmo pessoas que melhoram a velocidade de caminhada em um intervalo de um ano podem experimentar taxas de sobrevida mais elevadas. A porcentagem de força muscular perdida ano após ano é o preditor mais importante para pessoas com menos de 60 anos de idade, enquanto o nível atual de força é crítico para indivíduos com mais de 60 anos de idade[34].

As características de personalidade podem ainda ter papel importante. Atitudes negativas podem aumentar o risco de desenvolver menores níveis de força muscular[35]. A maneira com que as pessoas reagem emocionalmente e fornecem juízos cognitivos sobre si mesmas e os outros pode determinar o nível de qualidade de vida[19,20]. Esse componente, conhecido como bem-estar subjetivo, tem sido persistentemente associado a uma longa expectativa de vida, mesmo depois de condições clínicas prévias serem controladas (p.ex., presença de doença), função física (p.ex., ser capaz de entrar e sair da cama) e autoavaliação da saúde (p.ex., autopercepção sobre o nível de saúde e qualidade de vida)[16,19,20].

Classificação da função física

A função física tem sido caracterizada de acordo com o desempenho nas atividades da vida diária. O sucesso em executar atividades comezinhas ou avançadas associado com a presença ou ausência de auxílio externo na realização das respectivas atividades representam os principais indicadores de classificação e hierarquização da função física.

As atividades mais simples de cuidados pessoais executadas para a manutenção da sobrevivência, tais como banhar-se, alimentar-se, entrar e sair da cama, ir ao banheiro, vestir-se e deslocar-se em um pequeno ambiente, têm sido classificadas como atividades básicas da vida diária (ABVD). As atividades instrumentais da vida diária (AIVD) representam as tarefas cotidianas envolvidas com a manutenção da independência física e são principalmente caracterizadas por ações como o uso de medicamentos, meios de transporte e de telefone, além da capacidade de fazer compras, preparar refeições, limpar a casa e lavar roupa. As ABVD estão necessariamente incorporadas no conjunto de tarefas contempladas pelas AIVD. Tem também sido sugerida a existência de atividades avançadas da vida diária (AAVD) que incluem tarefas ocupacionais e recreacionais, assim como a prestação de serviços comunitários para a garantia completa da independência física. A função física pode, portanto, ser classificada em diferentes níveis de acordo com o desempenho nas atividades da vida diária (ABVD, AIVD e AAVD) (Tabela 15.1)[36-46].

Tabela 15.1 Nível de função física.

	Função física	MET	Perfil
I	Dependência física	< 5.1 (< 4)	Não executa nenhuma ABVD e depende completamente de auxílio externo.
II	Fragilidade física	5.1-6.3 (4.0-5.1)	Não executa algumas ou tem dificuldade em executar as ABVD. Necessita de cuidado domiciliar ou institucional em tarefas como vestir-se, entrar e sair da cama, levantar-se da cadeira, lavar o rosto e mãos, ingerir alimentos líquidos e sólidos, banhar-se, utilizar o banheiro, movimentar-se dentro de casa, subir e descer escadas, movimentar-se em ambientes abertos e cuidar dos pés e mãos.
III	Limitação física	6.3-7.4 (5.1-6.0)	Executa todas as ABVD, mas somente algumas AIVD. Condições debilitantes causadas por doença o impede de executar algumas AIVD, tais como fazer compras e lavar roupas. O auxílio externo humano ou tecnológico e o estilo de vida podem possibilitar a migração para o nível IV. A maioria restringe-se ao ambiente doméstico, os alimentos são geralmente trazidos por outros e a limpeza da casa é realizada por terceiros.
IV	Fisicamente independente	7.4-9.1 (6.0-7.7)	Executa todas ABVD e AIVD. Participa de atividades sociais, como bailes e viagens. Pode não aderir a um programa de exercício físico, mas realiza atividade física de intensidade leve (caminhada, dança, dirigir). No entanto, possui baixa reserva funcional e algumas limitações funcionais que incrementam a susceptibilidade de migrar ao nível anterior em episódio de risco à saúde.
V	Fisicamente apto	9.1-10.9 (7.7-9.1)	Executa todas AAVD, exercícios e esportes de intensidade moderada. Exercita-se regularmente duas ou três vezes por semana com o objetivo de saúde, prazer e bem-estar. É geralmente visto por seus companheiros como sendo mais jovem do que a sua idade cronológica. Pode ainda estar trabalhando e participa em atividades com pessoas mais jovens.
VI	Elite física	> 10.9 (> 9.1)	Executa todas AAVD, exercícios de intensidade vigorosa e de elevado risco, assim como esportes competitivos. Treina diariamente e compete em torneios nacionais ou internacionais. Possui capacidade física geralmente superior à de adultos destreinados décadas mais jovens. Pode ser avaliado por testes rotineiramente usados em adultos.

AAVD: atividades avançadas da vida diária; ABVD: atividades básicas da vida diária; AIVD: atividades instrumentais da vida diária; MET: unidade metabólica.

Envelhecimento

O envelhecimento pode ser caracterizado como um processo contínuo de remodelação progressiva das capacidades biopsicossociocomportamentais. Isso é significativamente dependente da exposição aos fatores ambientais, além da carga genética, e, consequentemente, ocorre em diferentes magnitudes e singularidades nos distintos sistemas e órgãos e para diferentes indivíduos[47-49].

Existem inúmeras teorias biológicas que procuram explicar os mecanismos celulares e moleculares envolvidos na gênese do envelhecimento. Essas variam desde a teoria da evolução da espécie, manutenção do organismo, reprodução, manutenção e longevidade até a das doenças associadas à idade[48-50]. Existem igualmente teorias psicossociocomportamentais fundamentadas na análise dos processos de pensamento e de comportamento[51,52]. Isso alude ao fato de que não existe uma única teoria biológica ou psicossociocomportamental que, isoladamente, represente o complexo processo de envelhecimento, senão o somatório de várias. A habilidade finita de replicação celular, acompanhada do aumento de ocorrência de mutações no e do decréscimo da capacidade de reparo do ácido desoxirribonucleico, assim como do encurtamento telomérico, são importantes causas biológicas[47,48,50]. A imunossenescência tem sido fortemente implicada na gênese do envelhecimento por meio de inúmeros mecanismos, sobretudo pela presença de estado inflamatório crônico e sistêmico de baixo grau denominado *inflamm-aging*[53,54]. Por outro lado, o desengajamento, atividade, continuidade, estratificação etária, interação pessoa-ambiente e a gerotranscendência podem representar alguns dos principais gatilhos psicossociocomportamentais desencadeadores do envelhecimento[51,52].

Parece claro que as experiências acumuladas e as escolhas feitas ao longo da vida com relação a comportamento e estilo de vida conjuntamente com o meio ambiente são alguns dos principais responsáveis pela magnitude e velocidade das alterações associadas à idade. A causa primária da maioria das perdas funcionais parece então ser muito menos dependente do processo de envelhecimento *per se*[12]. A síndrome do desuso pode ainda representar um importante desencadeador de muitas dessas alterações[55]. A responsividade e a adaptabilidade de cada indivíduo ao conjunto desses fatores podem caracterizar a tênue linha discriminatória entre senescência e senilidade.

Isso também demonstra a dificuldade interpretativa das alterações normais diante daquelas relacionadas a doenças comuns em pessoas idosas[49]. Os critérios padrão de referência disponíveis podem ser extraídos de amostras com elevada predisposição a cuidados em saúde que geralmente participam de delineamentos científicos. Também existe a possibilidade de que as evidências disponíveis de populações com distintos estilos de vida simplesmente caracterizarem a consequência do mesmo[12].

Manifestações clínicas das alterações associadas à idade

A remodelação biopsicossociocomportamental associada ao envelhecimento pode repercutir não somente na autonomia do idoso, mas igualmente no deslocamento de cada indivíduo no *continuum* saúde-doença. Por exemplo, os indivíduos podem experimentar um ou alguns dos vários fenômenos caracterizados por (i) alterações comuns associadas ao processo de envelhecimento, (ii) exacerbação das modificações relacionadas à idade em decorrência da adoção de comportamentos não saudáveis ou da presença de distúrbios ou doenças, (iii) surgimento de eventos adversos causados por terapia farmacológica, (iv) deterioração da capacidade fisiológica de órgãos sinergísticos para a manutenção da estabilidade funcional ou (v) desenvolvimento de incapacidades secundárias provocadas por distúrbios ou doenças de base[56].

É, portanto, esperado que indivíduos com envelhecimento acelerado, normal ou *superidosos* em diferentes grupos etários (p.ex., 65 a 74 anos, 75 a 84 anos e acima de 85 anos) tenham padrões distintos de manifestações clínicas decorrentes desses fenômenos. O conhecimento dessas manifestações nos principais sistemas e funções – cardiovascular, endócrino, musculoesquelético, neurocognitivas, renal, respiratório, sensoriais e imunológico – é essencial no processo de prescrição de exercício físico. Tais sistemas e funções podem ser monitorados por desfechos que, na maioria, dos casos fazem parte da rotina diária da maioria dos centros (Tabela 15.2)[57-75].

Tabela 15.2 Desfechos clínicos de acordo com sistema ou função.

Sistema/Função	Desfecho
Cardiovascular	VO_2máx ou variabilidade da frequência cardíaca
Endócrino	HbA1c, testes bioquímicos da tireoide ou níveis de estrogênio e testosterona
Musculoesquelético	Força de preensão manual
Neurocognitiva	Fator neurotrófico derivado do cérebro
Renal	Estimativa da taxa de filtração glomerular
Respiratório	Volume expiratório forçado em 1 segundo
Sensorial	Acuidade auditiva e visual
Imunológico	Perfil de risco imunológico

VO_2máx: consumo máximo de oxigênio; HbA1c: hemoglobina glicosilada.

Envelhecimento cardiovascular

Existem maiores rigidez e massa ventriculares. O número de miócitos cardíacos diminui (p.ex., apoptose ou necrose), com consequente hipertrofia reativa do tecido restante. O componente fibroso incrementa e repercute no decréscimo progressivo da complacência (p.ex., menor participação do mecanismo de Frank-Starling). Ocorre alteração das respostas cronotrópica (p.ex., resposta lenta da frequência cardíaca [FC] no início da sessão de exercício, maior FC durante exercício submáximo, mas menor FC máxima [FCmáx]) e inotrópica (p.ex., menor contratilidade associada com prolongamento da contração sistólica), da diferença arteriovenosa de oxigênio (dif a-vO_2) máxima, além de elevação da pressão arterial sistólica em repouso e durante exercício submáximo e máximo, especialmente em mulheres. Existe diminuição da potência aeróbica (VO_2pico), sobretudo em mulheres, que é diretamente dependente do volume sistólico (p.ex., menor fração de ejeção ventricular esquerda), débito cardíaco e da dif a-vO_2. Tem também sido observada ineficiência dos sistemas de regulação da pressão arterial que poderia contribuir ao incremento da prevalência de hipotensão postural[76-79]. O conjunto dessas alterações pode refletir em manifestações clínicas tais como (i) decréscimo da capacidade de esforço tanto em atividades da vida diária como em exercícios submáximo e máximo, (ii) incremento da quantidade de trabalho cardíaco relativo e absoluto e (iii) potencial aumento do risco de doenças cardiovasculares (ver capítulos *Doença Arterial Periférica, Doença Isquêmica do Coração, Hipertensão Arterial Sistêmica, Infarto Agudo do Miocárdio* e *Insuficiência Cardíaca*) ou deterioração do estado clínico.

Envelhecimento endócrino

A remodelação da função endócrina é um processo complexo que envolve distintos níveis de alteração da síntese, estoque, secreção, transporte, reconhecimento, transmissão, amplificação e ação de cada um dos hormônios sintetizados por diferentes células endocrinas[80-82]. Isso inclui inabilidade dos mecanismos centrais de controle temporal da liberação de hormônios[80] (p.ex., modificação da amplitude e do *timing* dos ritmos circadianos de cada hormônio que também afetam outros hormônios[81]) e mudanças em um determinado órgão endócrino que podem causar prejuízos em outros órgãos endócrinos[83] ou diferentes mecanismos que interagem bi- ou multidirecionalmente para coordenar distintas funções entre as diversas partes do corpo[80]. Por exemplo, o aumento da atividade osteoclástica associado à idade pode ser direta ou indiretamente sinalizado pelo decréscimo da concentração de calcitonina que esta inversamente relacionado ao incremento da concentração de paratormônio (PTH). A sensibilidade do tecido ósseo ao PTH pode, por sua vez, ser modulada por estrógeno e testosterona[84], mas também parece existir relação entre leptina e massa óssea[85]. Esses hormônios, com exceção da leptina, estão igualmente implicados nos mecanismos de decréscimo da massa musculoesquelética, em conjunto com a diminuição da concentração de desidroepiandrosterona (DHEA), hormônio do crescimento (GH), fator de crescimento semelhante à insulina tipo 1 (IGF-1), grelina e ocitocina, além do incremento da concentração de adrenocorticotropina (ACTH) e cortisol[86].

O decréscimo da secreção diária de GH parece estar mais relacionado aos baixos níveis séricos de somatomedina C, haja vista que o envelhecimento parece exercer relativamente pouca influência na resposta secretória de somatotrópicos pituitários ao hormônio de liberação do GH (GHRH)[87]. Isso está também relacionado à redução da secreção de IGF-1 que, portanto, reflete em diminuição da atividade do eixo GH-IGF-1 e, consequentemente, esclarece muitas das alterações metabólicas e da composição corporal[88]. As alterações metabólicas, no entanto, não parecem ser explicadas por deterioração funcional da glândula tireoide em virtude de sua função ser pouco afetada, embora exista redução no diâmetro folicular, altura da célula epitelial e do conteúdo coloide[89]. Os níveis de prolactina parecem contribuir para a manutenção do sono em mulheres, mas não em homens idosos[90]. No entanto, ocorre deterioração dos mecanismos regulatórios dependentes de dopamina, serotonina e ácido gama-aminobutírico (GABA)[91]. Outro fenômeno é a deterioração do sistema renina-angiotensina-aldosterona, que causa desequilíbrio eletrolítico e de fluidos[92,93] (ver seção Envelhecimento Renal) e está também associada ao incremento da ativação de receptores mineralocorticoides que regulam o tônus miogênico, a vasoconstrição e o estresse oxidativo vascular[94]. O bloqueio farmacológico do sistema renina-angiotensina-aldosterona, por exemplo, pode não apenas diminuir algumas das alterações renais associadas à idade, mas também o consequente impacto metabólico, cardio- e cerebrovascular[95]. Ocorre aumento da descarga simpática no coração, circulação hepatomesentérica e da vascularidade musculoesquelética. Isso, porém, não significa que a resposta a estresses agudos esteja aumentada, haja vista que a liberação de epinefrina a tais circunstâncias é significativamente reduzida[96]. O conjunto dessas alterações pode refletir em manifestações clínicas, como (i) decréscimo da síntese proteica, com repercussão substancial na massa magra e óssea, sobretudo em mulheres, em que, no caso da última, inclui também diminuição da capacidade de reparo tecidual; (ii) inabilidade dos sistemas regulatórios de fluído circulantes e da mobilização de substratos energéticos para preservação do meio interno (p.ex., manutenção da glicose sanguínea, liberação de gordura, degradação de proteína); e (iii) deterioração dos sistemas de controle neural e hormonal, que pode limitar os mecanismos de coordenação das funções entre as várias partes do corpo e, consequentemente, a habilidade de o indivíduo responder a estresse interno e externo.

Envelhecimento musculoesquelético

O decréscimo do *drive* central[97] é acompanhado por elevação do limiar de excitabilidade no trato corticoespinal[98,99], aumento da resistência elétrica da membrana celular[98] e decréscimo da velocidade de condução do neurônio motor[100,101]. A remodelação da placa motora terminal e da junção neuromuscular contribui para a perda de unidades motoras funcionais[102-104] com concomitante hipertrofia das restantes (p.ex., os axônios das fibras tipo I colateralmente reinervam as fibras tipo II, sugerindo agrupamento por tipo de fibra[105]). Isso está associado a padrões subótimos de recrutamento das unidades motoras, além de menor sincronização da frequência de disparos dos impulsos elétricos e retardo eletromecânico[103-105]. Ocorre decréscimo da liberação de cálcio pelas cisternas do retículo sarcoplasmático[106,107] e desregulação dos receptores de di-hidropiridina[108] e rianodina[109]. A capacidade regenerativa das células satélites, que estão reduzidas[110,111], é comprometida pela penetração de STAT3, sinalização de p38A-B e pelo acúmulo de p16ink4a[112]. Essa sub-regulação das células satélites está também afetada pelo decréscimo da expressão do fator de crescimento endotelial vascular e de IGF-1, além de enrijecimento da lâmina basal[113]. Existe, por outro lado, suprarregulação da expressão de miostatina[114]. A sinalização apoptótica ocorre por vias envolvidas com (i) o fator de necrose tumoral alfa (TNF-α), ao iniciar a cascata de sinalização de caspase-3; e (ii) com o desequilíbrio entre Bax e Bcl-2[115,116]. Ocorre decréscimo na massa muscular (especialmente de membros inferiores[117], devido particularmente à redução no tamanho das fibras tipo II[118,119]), que reflete em diminuição da qualidade muscular (isto é, força por área de secção transversa muscular), também em decorrência de infiltração muscular de gordura e tecido conectivo, diminuição do tecido elástico, alteração das estruturas de colágeno e maior rigidez muscular em repouso[120]. A potência muscular seguida da força muscular (sobretudo de membros inferiores[121,122]) e, posteriormente, da *endurance* muscular sofrem decréscimo significativo[123]. O conjunto dessas alterações pode refletir em manifestações clínicas, como (i) menor proporção de massa muscular por massa corporal e qualidade muscular que comprometem a capacidade de responder adequada e rapidamente a potenciais distúrbios de equilíbrio; (ii) deterioração da eficiência mecânica do movimento, acompanhada de decréscimo do padrão de marcha e do equilíbrio que resultam em maior vulnerabilidade a quedas; e (iii) menor reserva metabólica, que pode comprometer a capacidade de responder a episódios agudos de alteração do estado clínico provocados por imobilização ou hospitalização.

Envelhecimento neurocognitivo

Habilidades dependentes do acúmulo de informações adquiridas através da vida (p.ex., inteligência cristalizada) tendem a melhorar, enquanto aquelas associadas com função executiva, velocidade de processamento e competência psicomotora (ou seja, inteligência fluida) diminuem[124].

Ambas alteram em cerca de 0,02 desvios padrão por ano (começando o declínio após a terceira década de vida[125]). A diminuição da velocidade de processamento explica muitas das alterações na função cognitiva[126-129]. Atividades com múltiplos componentes deveriam ser gradativamente incorporadas, haja vista que existe prejuízo na execução de tarefas complexas, sobretudo que dependem de atenção seletiva e dividida[128,129]. O decréscimo da capacidade de decisão está diretamente associado à diminuição da integridade da porção central do joelho do corpo caloso e das fibras parietais do esplênio no hemisfério direito[130] e pode também ser dependente das atividades dopaminérgicas e serotoninérgicas[131]. A memória implícita relacionada à habilidade de calçar o tênis e lembrar músicas familiares e a capacidade de retenção de informação são mantidas[132], mas a memória semântica (sobretudo nos anos finais de vida) e episódica[133] sofrem deterioração que parece estar associada ao acúmulo de beta-amiloide[134] e a atrofia do córtex entorrinal[135] e do hipocampo[136,137]. Isso influencia a capacidade para recuperar informações[138-141] e desenvolver novas habilidades[141]. A linguagem, a função executiva[142-144] e a habilidade visuoespacial parecem ser preservadas, mas a visuoconstrutiva diminui[145]. Pode ser necessário compensar o decréscimo do fluxo sanguíneo regional cerebral para a preservação das demandas funcionais e metabólicas cerebrais necessárias à execução de tarefas cognitivas[146-148]. Ocorre também decréscimo pronunciado da densidade sináptica[149], de neurotransmissores como acetilcolina, catecolaminas, glutamato e de GABA[150]. A diminuição na expressão de fator neurotrófico derivado do cérebro[151,152] e acúmulo do alelo de ApoE ε4[153,154] também explica o conjunto de alterações cognitivas. Por exemplo, é sugerido que uma pessoa aos 130 anos tenha densidade sináptica similar à de alguém com doença de Alzheimer[155]. Isso significa que existe uma reserva cognitiva que predisporia o indivíduo a manifestações clínicas somente após determinado limiar de todas as mudanças ter sido alcançado[156,157]. O conjunto dessas alterações pode refletir em manifestações clínicas tais como (i) decréscimo na capacidade de autonomia, que pode limitar tomadas de decisão, por exemplo, para gerenciamento da vida financeira; (ii) menor habilidade para desempenhar atividades dependentes de atenção seletiva e dividida, raciocínio indutivo e dedutivo, além de flexibilidade e velocidade de raciocínio; e (iii) aumento do risco de exacerbação do ciclo entre a presença de distúrbios neurocognitivos e o agravamento das limitações físicas.

Envelhecimento renal

A taxa de filtração glomerular diminui provavelmente mais pelo incremento da pressão hidráulica no capilar glomerular (PHCG) em conjunto com diminuição do fluxo plasmático e do coeficiente de ultrafiltração capilares glomerulares do que por atrofia renal (incluindo área de superfície disponível para filtração)[158-161]. Existe também redistribuição do fluxo regional renal do córtex para a medula[162], mas o decréscimo de óxido nítrico causa vasoconstrição renal[163], que parece ocorrer sobretudo em homens devido à falta de um fator protetor relacionado ao estrógeno[164]. A inabilidade de autorregulação incrementa a sensibilidade a estímulos mais vasoconstritores que dilatadores[165,166]. A redução da PHCG e o aumento na membrana basal glomerular (e a diminuição da permeabilidade capilar glomerular) são acompanhados por incremento na excreção urinária de proteínas (p.ex., albuminúria)[167] e esclerose glomerular[168-170]. Alterações estruturais também incluem desenvolvimento de fibrose tubulointersticial[171].

A menor responsividade do sistema renina-angiotensina-aldosterona parece ser explicada pelo decréscimo de renina e aldosterona[172]. O conjunto dessas alterações pode refletir em manifestações clínicas tais como (i) ajustes de manutenção do equilíbrio de minerais e água (p.ex., desidratação) e de pH sanguíneo (p.ex., acidose metabólica) podem ser mais lentos; (ii) possível incapacidade de alcançar as demandas metabólicas também em virtude do declínio associado da massa magra e da potência aeróbica, sobretudo em indivíduos abaixo do nível de função física IV; e (iii) incremento do risco de insuficiência renal e de agravamento do estado clínico de indivíduos com doenças cardiovasculares.

Envelhecimento respiratório

São observados enrijecimento e alterações anatômicas da caixa torácica com decréscimo da elasticidade do tecido pulmonar. Existe pouca alteração da capacidade pulmonar total, mas a capacidade vital decresce e o volume residual incrementa. O aumento no número ou tamanho das glândulas mucosas nos brônquios, decréscimo da função ciliar, provável incremento do espaço morto anatômico e diminuição do suporte cartilaginoso têm consequências adversas para a função respiratória (p.ex., episódios de dispneia tendem a se tornar mais frequentes). A respiração é mais dependente da atividade diafragmática e ocorre elevação da razão volume por peso pulmonar independente da pressão de inflação. A sensibilidade para detectar alteração na concentração de dióxido de carbono e de oxigênio também tende a diminuir[173-178]. O conjunto dessas alterações pode refletir em manifestações clínicas tais como: (i) decréscimo significativo da tolerância ao esforço em indivíduos abaixo do nível de função física IV; (ii) tendência de limitação da capacidade de esforço máximo em indivíduos abaixo do nível de função física VI; e (iii) incremento do trabalho respiratório tanto em atividades da vida diária (sobretudo em indivíduos abaixo do nível de função física IV) como em exercícios submáximo e máximo (ver capítulos *Asma, Doença Pulmonar Obstrutiva Crônica e Fibrose Pulmonar Idiopática*).

Envelhecimento sensorial

Os sistemas auditivo[179], proprioceptivo[180,181], vestibular[182] e visual[179,183] estão deteriorados. Ocorre decréscimo do campo visual, da capacidade em focalizar objetos próximos e da sensibilidade a contraste[184,185]. Isso está associado a elevado risco de colisão com objetos móveis, incapacidade na distinção de cores, sobretudo em ambiente escuro e prejuízo na execução de tarefas dependentes de habilidades auditivas e visuais[186]. A diminuição da acuidade auditiva repercute na dificuldade de distinção entre ruídos aleatórios e sons emitidos pela fala[187], o que pode criar limitações em programas de exercício físico em grupo. A menor velocidade de ajuste aos distúrbios do equilíbrio e desorganização no padrão de elaboração do movimento pode causar maior dificuldade na manutenção do equilíbrio sob condições de distúrbio sensorial devido a componentes vestibulares e não vestibulares[188,189]. A inadequada relação massa muscular-massa corporal fornece menor suporte aos tornozelos e contribui para o menor equilíbrio e o aumento da oscilação corporal que incrementa a deterioração da eficiência mecânica do movimento[190,191]. Os órgãos proprioceptivos nas e ao redor das articulações têm menor habilidade para detectar pequenos deslocamentos dos membros[12]. Esses elementos, em conjunto com fatores como superfícies escorregadias ou irregulares, iluminação inadequada, distúrbios de marcha e decréscimo da propriocepção, exacerbam o risco de quedas[192]. Ocorre inabilidade dos sistemas para receber, processar e integrar *inputs* sensoriais, especialmente em tarefas com múltiplas demandas[73]. Existe redução da percepção de alteração súbita do fluxo sanguíneo cerebral, hipotensão postural, síncope e de manobra de Valsalva[193]. A diminuição no número de receptores, inclusive sensoriais cutâneos, como os corpúsculos de Pacini e bulbos terminais de Krause, pode provocar consequente deterioração na sensibilidade mesmo a toques leves[73], que pode ser exacerbada por neuropatia periférica[194,195]. O conjunto dessas alterações pode refletir em manifestações clínicas tais como (i) tempo prolongado ou menor habilidade para se adaptar a novos ambientes ou com múltiplos desafios, incluindo contraste com estímulos luminosos; (ii) aumento do limiar de percepção de dor, sobretudo a estresse térmico, que pode resultar em lesão cutânea mais grave; e (iii) maior período de tempo para reconhecimento, distinção e compreensão de comandos verbais, particularmente em programa de exercício físico em grupo.

Envelhecimento imunológico

A imunossenescência afeta tanto a imunidade inata como a adaptativa. Na imunidade inata, existe incremento do número relativo e absoluto de células *natural killer* (NK), refletindo em aumento de $CD56^{dim}$. No entanto, a atividade citotóxica das NK e a citotoxicidade celular dependente de anticorpo diminuem[196-199]. É também observado decréscimo de fagocitose e de quimiotaxia e incremento na produção de radicais livres. A função de macrófagos e granulócitos está deteriorada[200,201]. Defeitos da função fagocítica de macrófagos órgão-específicos sugerem que o número absoluto de macrófagos não diminui, mas uma maior quantidade é necessária para desencadear resposta ótima de linfócitos T[202]. A capacidade das células mononucleares em produzir citocinas pró-inflamatórias (p.ex., IL-1, IL-6, IL-8, TNF-α) aumenta[202,203].

Na imunidade adaptativa, existe incremento em células $CD4^+CD8^+$ duplo-positivas[204,205] que pode estar relacionado à expansão de $CD3^+CD45RO^{+206}$. A soma de $CD4^+$ e de $CD8^+$ pode exceder o número de $CD3^+$, implicando que $CD4^+$ e $CD8^+$ possam ser $CD3^-$, ou ainda, que as células $CD3^+$ possam ser, ao mesmo tempo, $CD4^+$ e $CD8^+$. Isso poderia ser explicado por meio da incapacidade de diferenciação de $CD3^+$ à medida que o timo involui e, portanto, haveria manutenção de um fenótipo menos maduro, responsável pela menor capacidade de resposta de $CD3^+$ a fatores inflamatórios e infecciosos[204,205]. O decréscimo em $CD3^+$ é acompanhado por aumento em $CD3^+CD45RO^+$ (que tem menor comprimento telomérico[207] e, portanto, menor potencial proliferativo[208,209], além de maior susceptibilidade à expressão de $CD95^{+210}$) e redução em $CD3^+CD45RA^+CCR7^{+211}$. O decréscimo de $CD28^{+206,212-215}$ (que pode talvez ser causado por ativação contínua do sistema imunológico à inflamação ou infecção viral crônica do que pelo processo do envelhecimento *per se*[213]) causa ativação incompleta de $CD3^{+216}$. Isso predispõe $CD3^+$ à maior expressão de $CD95^{+211}$. Existe aumento da expressão de $CD95^+$ em $CD3^+CD8^+$ e $CD28^+$, mas somente até a sétima década de vida em $CD3^+CD4^{+217-219}$. A perda significativa de sensibilidade em responder a infecções (p.ex., pneumonia, influenza, gastroenterites) e a vacinas também resulta do comprometimento de $CD3^-CD19^+$, que provoca anormalidade na resposta humoral manifestada por meio de hipergamaglobulinemia, produção de autoanticorpos, distúrbios de autoimunidade e doenças linfoproliferativas[220-222]. Em decorrência das alterações em CD3⁻CD19⁺, ainda tem sido observado decréscimo da produção de anticorpos órgãos-específicos (antitireoperoxidase e antitireoglobulina), elevação da produção de anticorpos não órgãos-específicos (p.ex., anti-DNAds, anti-histonas, fator reumatoide, anticardiolipina) e decréscimo da produção de anticorpos de alta afinidade pelo antígeno[220].

Isso diametralmente repercute no surgimento de dois importantes gatilhos que não apenas incrementam o risco de infecções, distúrbios de autoimunidade e de câncer, mas também de doenças cardiovasculares, metabólicas e respiratórias. Eles são igualmente os principais precursores de fragilidade no idoso[223]. O primeiro gatilho é o *inflamm-aging*, enquanto o segundo é um perfil de risco imunológico (PRI) constituído por prejuízo da expressão e função de células T (razão CD4:CD8 < 1, decréscimo da expressão de CD27⁺, CD28⁺, CD45RA⁺ e CCR7⁺, proliferação de células T, atividade e comprimento de telômero, e aumento da expressão de KLRG1⁺, CD57⁺ e de CD45RO⁺), infecção viral latente (soropositividade para citomegalovírus [CMV] e para o vírus Epstein-Barr [EBV], além de incremento no número de células T específicas para CMV e EBV), sinalização inadequada de citocinas (decréscimo da secreção de interleucina 2 [IL-2] e da expressão de receptor para IL-2) e elevada janela imunológica (decréscimo do repertório de células T virgem e de apoptose e aumento da oligoclonalidade de células T)[74,75,224]. Parece existir maior proporção de razão CD4:CD8 < 1 em homens muito idosos (> 85 anos), enquanto mulheres muito idosas tendem a ter maior expressão de CD3⁺CD4⁺ e de CD8⁺CD45RA⁺CCR7⁺[224]. O conjunto dessas alterações pode refletir em manifestações clínicas tais como (i) limitação da capacidade de desenvolver sintomas clínicos clássicos de infecções (p.ex., citomegalovírus, influenza, gastroenterites, pneumonia) e de responder adequadamente à infecção (p.ex., isso pode retardar o diagnóstico e intervenção apropriados que, como consequência, incrementam a gravidade da doença) e vacinas[200]; (ii) resposta deficitária que reflete em maior vulnerabilidade quando exposto a novos antígenos e, possivelmente, em reexposição antigênica apesar do *pool* de células de memória[211,221,225,226]; e (iii) estado inflamatório crônico e sistêmico de baixo grau que pode estar associado com inúmeras condições, incluindo doenças cardiovasculares e fragilidade[227].

Benefícios do exercício físico

Muitas dessas alterações cognitivas e fisiológicas associadas à idade podem ser minimizadas ao se adotar um estilo de vida saudável, incluindo atividade física e, sobretudo, aderência à programa regular de exercício físico. Isso pode não apenas limitar as manifestações clínicas decorrentes de tais mudanças e diminuir o desenvolvimento e progressão de doenças e condições incapacitantes (ver capítulos das doenças), mas também aumentar os anos de vida ajustados à qualidade[55,228-231].

Existe uma ampla variedade de mecanismos que explicam alguns ou vários desses efeitos protetores no idoso (mecanismos específicos relacionados aos efeitos do exercício físico em doenças estão disponíveis nos capítulos das doenças). Por exemplo, três meses de programa de exercício aeróbico de intensidade moderada a vigorosa parecem compensar 10 anos de decréscimo no VO$_2$máx relacionado à idade[232-234], enquanto dois meses de programa de exercícios com pesos de intensidade vigorosa provavelmente revertam 20 anos de perda de força e massa musculares associada à idade[235]. O aumento da potência aeróbica pode ocorrer em virtude da melhora da eficiência mecânica do movimento com consequente decréscimo da demanda ventilatória (p.ex., V_E/VO_2) e metabólica (p.ex., concentração de lactato), além de maior uniformidade ventilatória para determinada carga de trabalho. Os indivíduos podem se habituar à sensação de dificuldade respiratória que os possibilita tolerar esforços físicos por período de tempo prolongado[236]. É também possível que exista distribuição mais efetiva do débito cardíaco à musculatura ativa com melhora da cinética do VO_2[237]. Isso pode ser explicado pela restauração do fluxo sanguíneo microvascular induzido por aumento da densidade capilar[238-241] e por mecanismos dependentes da enzima óxido nítrico sintase (NOS), haja vista que ocorre incremento da expressão de NOS endotelial[242-244] (ver também capítulo *Fundamentos em Mecanismos de Adaptação no Músculo Esquelético*). Por outro lado, o aumento da força muscular induzido por programa de exercícios com pesos parece ser explicado por melhora dos padrões de recrutamento neural (p.ex., incremento do número de unidades motoras ativas ou da frequência de disparo) dos músculos motores primários e sinergistas e do decréscimo da coativação dos músculos antagonistas[245,246]. A hipertrofia muscular pode ser mediada por adaptação sexo-específica (p.ex., IIa para homens e IIx para mulheres[247]) e dependente de mecanismos celulares e moleculares envolvidos na ativação de células satélites, aumento da expressão do fator de crescimento mecânico e de IGF-1 e de fatores regulatórios miogênicos (MyoD, myf-5, myf-6, miogenina), acompanhados por inibição da expressão de TNF-α[248] e da modulação de mTOR[249,250].

A melhora da potência aeróbica, força e massa musculares pode também encorajar os idosos a aumentarem o nível de atividade física diária espontânea. Esses são alguns dos fatores essenciais no controle dos componentes da composição corporal. Primeiro, é possível que ocorra incremento da taxa metabólica de repouso devido, por exemplo, a (i) aumento do *turnover* proteico; (ii) elevação da atividade nervosa simpática; e (iii) incremento da taxa de oxidação lipídica também como mecanismo indireto durante o processo de ressíntese dos níveis de glicogenio[236]. Segundo, o efeito piezelétrico no osso, proporcionado por ciclos de sobrecarga, pode contribuir para a manutenção ou decréscimo da perda de massa óssea, sobretudo em regiões com elevado risco de fraturas osteoporóticas e, consequentemente, de complicações clínicas como a do quadril (ver capítulo *Osteoporose*). E, finalmente, o incremento da massa muscular pode também servir como importante reserva metabólica diante de circunstâncias (i) em que indivíduos aparentemente saudáveis são hospitalizados, (ii) nas quais aqueles com deterioração do quadro clínico necessitam terapia mais agressiva ou (iii) para pessoas com significativa síndrome da perda de peso, incluindo aqueles com fragilidade[251,252] (ver capítulos *Caquexia, Osteoporose e Sarcopenia*).

A fragilidade, o envelhecimento e muitas doenças estão associados com inflamação sistêmica crônica de baixo grau[223,227]. Exercício aeróbico ou com pesos tem diminuído o risco de fragilidade, o impacto multissistêmico do envelhecimento, os efeitos deletérios da maioria das doenças, assim como melhorado o perfil de marcadores inflamatórios em virtude de induzirem adaptação integrada[55,228,230,231]. Por exemplo, ocorre aumento da atividade do eixo GH-IGF-1[248,253-255], da concentração de testosterona[256-257], de DHEA[256], GH[258] e possível melhora da razão testosterona:cortisol[259]. Existe igualmente decréscimo do perfil lipídico[260-262] (ver capítulo *Dislipidemias*) e da concentração de marcadores inflamatórios (p.ex., inversão do fenótipo de *inflamm-aging*[263-267]) que poderiam ser regulados pelo incremento do tônus parassimpático[268,269]. O incremento da liberação de betaendorfina pode possivelmente inibir o hormônio de liberação da adrenocorticotropina, suprimindo a síntese de cortisol e de ACTH[270]. Muitos desses efeitos estão direta ou indiretamente associados com melhora da resposta a vacinas[268,269] e da resposta linfoproliferativa[271,272], mas não necessariamente se reproduzem em longos seguimentos[273].

Não é nenhuma surpresa, portanto, que a plenitude desses benefícios proporcionada pelo exercício físico melhore não apenas a função física[274], mas sobretudo a capacidade de os idosos enfrentarem os desafios da vida diária de maneira mais eficiente e com elevado estado de humor[275-277] (ver capítulo *Depressão*).

Segurança e precauções

Os riscos envolvidos no sedentarismo superam aqueles relacionados ao exercício físico de intensidade leve a moderada[278,279]. No entanto, existem importantes considerações, principalmente para idosos abaixo do nível de função física IV ou aqueles que possuem doenças que os impossibilitam de seguramente aderir a programa de exercícios físicos (ver capítulos das doenças). A participação deve estar condicionada ao período de estabilidade da doença, nível mínimo de capacidade funcional necessário para tolerar o estresse induzido pelo esforço físico ou ausência de condição que se agrave com o estresse físico e que absolutamente contraindique a participação[280-283].

Indivíduos vulneráveis a eventos adversos durante ou após a prática de exercício físico devem ser identificados. Aqueles abaixo do nível de função física IV são mais prováveis de terem comorbidades, usarem multifármacos e experimentarem períodos intermitentes de exacerbação do quadro clínico. O surgimento de sinais e sintomas atípicos ou agravamento dos existentes deve servir como indicador de ajuste, interrupção imediata da sessão de treinamento ou temporária do programa de exercício físico. Idosos acima do nível de função física III podem ainda ter condições assintomáticas (p.ex., isquemia miocárdica assintomática). Isso demonstra a importância de (i) avaliação médica preliminar antes de engajar em programas de exercício físico de intensidade moderada a vigorosa[280-283]; (ii) orientação individual para evitar atividades de elevado risco; e (iii) exclusão daqueles com elevado risco em certas atividades[284].

O uso de informações atuais e retrospectivas referentes ao estado de saúde acompanhadas de exames pré-participação (quando apropriado) ou de monitoramento devem também auxiliar na conduta prática diária. Os profissionais devem estar atentos a fatores que predispõem ao risco de eventos adversos. Por exemplo, ambiente frio ou quente e úmido, aquecimento inadequado, continuidade do exercício físico na presença de fadiga, distúrbios de marcha e de equilíbrio, estresse psicológico, execução de movimento bruscos, exercício em superfície escorregadia, falta de prática recente, histórico de quedas, lesão ou hipotensão postural, inacuidade auditiva e visual, idade avançada (p.ex., idosos jovens *versus* muito idosos), instabilidade das articulações do quadril, joelho e tornozelo, menor tempo de reação, progressão rápida da sobrecarga de esforço e uso de calçado sem suporte adequado para os tornozelos[12]. Nossa experiência tem demonstrado que alguns idosos podem sub-relatar sintomas de fadiga quando se sentem exaustos para não serem percebidos como incapazes. É ainda possível que alguns desempenhem certas tarefas acima do limite fisiológico para rivalizar com outros ou, ainda, durante atividades competitivas em programa de exercício físico em grupo. Todos esses agentes precipitantes têm implicações práticas como indicadores de medidas preventivas ou de aviso imediato do risco de eventos adversos e podem contribuir para o decréscimo da ocorrência e da gravidade de tais incidentes.

Talvez seja pelo monitoramento de tais fatores que os programas de exercício físico são geralmente seguros, com baixo risco de eventos adversos relacionados a lesões musculoesqueléticas[285-292] – a taxa de lesão varia de 14 a 20% para exercício aeróbico ou com pesos[285,286,288-292]. Maiores taxas ou lesões mais sérias podem ser observadas quando os indivíduos ainda não estão familiarizados com o exercício físico[290-292]. Por exemplo, caminhada[285] (sobretudo caminhada rápida[291] e *jogging*[292]), exercícios com pesos[288,292] e esforço excessivo[285,286] são algumas das principais causas. O risco de eventos adversos no teste de uma repetição máxima (1RM) tem sido nulo em idosos iniciantes submetidos a três sessões iniciais de familiarização e aprendizagem correta de execução do movimento[287] assim como naqueles que possuem experiência mínima maior que um mês em programa de exercícios com pesos[290]. Achados similares foram igualmente observados em 6.653 indivíduos (20 aos 69 anos) submetidos ao 1RM nos exercícios supino reto, *leg press* e extensão de joelho[289]. No entanto, existe 19% de prevalência de lesão na coluna, joelho, ombro e braço em idosos sedentários[292] ou lesão ortopédica grave na coluna lombar e fratura de costela, quando idosos sem conhecimento e experiência prévios realizam o 1RM[290]. O supino reto tem a maior prevalência de eventos adversos, incluindo um caso de asfixia fatal em um indivíduo de 60 anos[288]. Existem ainda casos fatais de afogamento ocorridos principalmente em piscinas residenciais, praias, rios, riachos ou córregos em homens idosos com doença cardiovascular ao nadarem e fazerem atividades recreacionais ou naqueles com demência após caírem dentro d'água. Idosos com epilepsia (cinco vezes) e doença de Parkinson (três vezes) têm maior risco que a população na mesma faixa etária, enquanto aqueles com depressão estão propensos a se afogarem na praia e em outros locais (p.ex., lagos, represas, rios, riachos ou córregos)[293]. Piscinas devem ser equipadas com barras de segurança nas laterais e terem superfície não escorregadia[45].

Idosos[294,295] e mais ainda os muito idosos[296] têm receio de se lesionar ao participar de exercício físico por necessitarem de maior período de tempo para se recuperar, além do fato de que a taxa de recuperação poder ser menor[285,297]. Esses fatores têm significância, sobretudo, para indivíduos abaixo do nível de função física IV, em que o quadro clínico pode ser agravado diante da ocorrência de eventos adversos[298]. Por outro lado, a prática regular de exercício físico pode ser menos perigosa do que a realização de atividades ocasionais de elevada demanda, independente da idade[299]. O aumento da função e aptidão físicas (p.ex., melhora da aptidão aeróbica[300] ou da força e da massa musculares periarticulares[301]) pode servir como fator protetor contra o risco de eventos adversos. Existem também ganhos substanciais nos anos de vida ajustados à qualidade, além do prazer que a atividade proporciona, importantes motivos que se somam a outros para estimular a aderência de idosos a programas regulares de exercício físico.

Recomendações para a prescrição do exercício físico
Avaliação pré-participação

A triagem preliminar deve ser baseada no nível atual de atividade física, presença ou ausência de doença assintomática ou sintomática conhecida e intensidade desejada[281].

Não existe necessidade de avaliação clínica preliminar para indivíduos nos níveis de função física V e VI (isto é, aparentemente saudáveis, sem sinais ou sintomas sugestivos de doença cardiopulmonar, metabólica ou renal) propensos a aderir a programa de exercício físico de intensidade leve a moderada[281,282]. Por outro lado, é aconselhável que todos realizem entrevista com preenchimento de um histórico autorrelatado de saúde (presença de doenças, uso de medicamentos, limitações físicas e ortopédicas, histórico retrospectivo de saúde, sinais e sintomas induzidos por esforço físico) para que se reúna informações necessárias ao desenvolvimento de um programa adequado de exercícios físicos[280-283].

O eletrocardiograma de repouso deveria ser indispensável para todos, independente do nível de função física, e o teste cardiopulmonar de exercício (TCPE) é recomendado como critério para a participação em programa de exercício físico[281-283] (ver capítulo *Avaliação da Capacidade Funcional Cardiorrespiratória*). Isso é especialmente indicado para (i) atividades com intensidade > 60% VO_2máx; (ii) aqueles que possuam > 2 fatores de risco para ou doença arterial coronariana ou sintomas cardíacos conhecidos; ou (iii) naqueles com sinais e sintomas para doença cardiopulmonar, metabólica ou renal conhecida (ver capítulos das doenças)[281-283]. Existem ainda recomendações adicionais aos que pretendem engajar em atividade física de intensidade vigorosa ou participar em competição esportiva[302,303].

O TCPE em esteira rolante é recomendado para estimar a potência aeróbica, mas o cicloergômetro é mais apropriado para indivíduos com distúrbios de marcha e de equilíbrio[304,305] (ver capítulo *Avaliação da Capacidade Funcional Cardiorrespiratória*). Tais testes podem, inclusive, ser utilizados no período pré-operatório para a predição de desfechos clínicos pós-operatório[306]. O protocolo deve ser escolhido com base em incremento modesto e regular da carga de trabalho, pequena alteração do grau de inclinação e duração de 8 a 12 minutos (p.ex., protocolos de Naughton ou Balke). Protocolos em rampa com incremento quase imperceptível da carga de trabalho a cada minuto podem também ser uma opção[304,307,308]. É importante estar atento ao fato de que indivíduos abaixo do nível de função física IV podem ter maior dificuldade para alcançar estabilidade no VO_2máx em virtude da presença de fadiga muscular limitar precocemente o desempenho, sobretudo em protocolos com inclinação e nos ergômetros de braço e de perna[304,305,307,308]. O teste de caminhada de 6 minutos[309] ou o teste de marcha estacionária[310] são igualmente recomendados quando não for possível realizar o TCPE. A predição da frequência cardíaca máxima deveria ser apoiada na equação 208 - (0,7 x idade), independente do ambiente ou protocolo[311]. No ambiente aquático, o VO_2pico parece ser precisamente estimado com testes incrementais de *deep water running*. Indivíduos devem fazer aquecimento por dois minutos, em uma cadência de corrida a 56 ciclos·min^{-1} determinada por metrônomo, que deve ser aumentada de 8 a 30 ciclos·min^{-1} a cada dois minutos até a exaustão, dependendo da duração total do protocolo (< 8 minutos, 8 a 12 minutos ou > 12 minutos), que parece não influenciar o VO_2pico^{312}. A percepção subjetiva de esforço (PSE) pode não apenas ser utilizada para o monitoramento dos exercícios no ambiente aquático[313-318], mas também possivelmente para a determinação da velocidade crítica durante *deep water running*[319].

A força muscular pode ser determinada pelo 1RM nos indivíduos acima do nível de função física III[320]. Estratégias com base na PSE, tentativa e erro e na experiência profissional deveriam auxiliar na determinação da sobrecarga em indivíduos abaixo do nível de função física IV. A PSE pode ser usada no monitoramento das sessões de exercícios com pesos independente do nível de função física. Tanto valores normativos de sobrecarga em diferentes exercícios com pesos[320,321] como equações de predição da força muscular[321] para idosos brasileiros estão disponíveis na literatura. A força de preensão manual pode também ser usada como preditor da força muscular de idosos acima do nível de função física III[322] e da função física em indivíduos abaixo do nível de função física IV[65] ou naqueles vivendo com HIV/Aids[323].

A flexibilidade pode ser determinada por meio do teste de sentar e alcançar ou por outros protocolos para a análise da amplitude de movimento de articulações específicas (ver capítulo *Flexibilidade*). A função das extremidades inferiores pode ser avaliada por meio da *short physical performance battery*, constituída pelos testes de equilíbrio, velocidade de caminhada e levantar-se da cadeira[324]. Alguns desses testes podem auxiliar na determinação do fenótipo de fragilidade, que é caracterizado por (i) peso corporal (perda involuntária de > 4,5 kg ou > 5% nos últimos 12 meses); (ii) força muscular (perda de 20% na força de preensão manual); (iii) velocidade de caminhada (perda de 20%); e (iv) nível de atividade física (dispêndio energético semanal < 383 kcal·sem^{-1} para homens e < 270 kcal·sem^{-1} para mulheres) – os últimos, com exceção do peso, são ajustados para estatura, índice de massa corporal, idade e sexo. Também é considerada a percepção de fadiga para realizar as atividades da vida diária por meio da frequência de respostas (0 = nunca ou raramente [menor que um dia]; 1 = uma parte pequena do tempo [um a dois dias]; 2 = uma parte moderada do tempo [três a quatro dias]; 3 = a maior parte do tempo]) à interpelação sobre o quão geralmente o indivíduo (a) se sente cansado ao fazer qualquer coisa ou (b) não consegue fazer nada. A pontuação 2 ou 3 para uma das respostas referentes à fadiga classifica o indivíduo como frágil pelo critério de exaustão. No entanto, o protocolo completo recomenda que sejam classificados como não frágeis (ausência de componentes), pré-frágeis (presença de 1 a 2 componentes) ou frágeis (presença de 3 ou mais componentes)[32].

De modo geral, o nível de função física deve ser um dos principais critérios para a seleção de testes, devido ao fato de existirem protocolos que induzem elevada demanda física e, portanto, exigem um nível mínimo de capacidade funcional (ver capítulos das doenças e *Avaliação da Capacidade Funcional Cardiorrespiratória*). O indivíduo deve ser adequadamente orientado sobre recomendações antes do teste (p.ex., alimentação, medicamento, vestimenta) e suas principais características (p.ex., máximo, submáximo, tempo), de modo que possa alcançar o desempenho necessário para sua execução. Um período de familiarização deve também ser proporcionado não apenas para o decréscimo do risco de lesão musculotendínea associada ao procedimento, mas também para diminuir o nível de ansiedade e o efeito de aprendizagem. A técnica de execução e o intervalo de recuperação devem ser mantidos, independente de outros fatores, para que os resultados sejam precisamente comparados com outras populações, critérios padrão de referência ou para reanálise futura. Ajustes podem ser necessários para indivíduos abaixo do nível de função física IV, e isso deve ser detalhadamente registrado, assim como a ordem de execução de medidas e testes e possíveis fatores ambientais que não estejam de acordo com o protocolo. Os indivíduos também devem ser apropriadamente motivados durante o período de execução de cada teste[320].

Exercício aeróbico

O exercício aeróbico convencionalmente prescrito àqueles acima do nível de função física III é baseado em atividade na maioria dos dias da semana com três sessões acumuladas de, no mínimo, 10 minutos cada ou exercício contínuo de 30 a 60 minutos. Os indivíduos devem acumular 150 a 300 min·sem^{-1} de atividade moderada (5 a 6 em uma escala de 0 a 10) ou 75 a 150 min·sem^{-1} de atividade vigorosa (7 a 8 em uma escala de 0 a 10)[55]. A intensidade inicial pode ser entre 40 a 60% da FCreserva[231], enquanto a duração pode ser estimada de acordo com a intensidade programada, isto é, duração (min) = 218/MET − 60[325]. Idosos acima do nível de função física III deveriam completar no mínimo 4.400 passos·dia^{-1} para diminuir o risco de mortalidade[326], enquanto os demais deveriam alcançar pelo menos 1.000 passos·dia^{-1}[327], quando possível. Isso significa que todo passo conta, mesmo que seja dentro de casa. Por outro lado, exercício em ambiente aquático, cicloergômetro[55] ou ergômetro de braço[231] são alternativas para indivíduos abaixo do nível de função física IV com tolerância limitada a atividades dependente de transporte do peso corporal. Ganhos no VO_2pico de 20 a 30% têm sido observado em programas com intensidade variando de 50 a 85% VO_2pico[232,328], 75 a 85% FCmáx[329] ou VO_2máx[330], 80 a 85% FCR[331] ou 90 a 110% do limiar ventilatório[332]. Idosos realizando treinamento intervalado a 85% VO_2pico podem aumentar a potência aeróbica em 38%[234]. Isso reforça a hipótese de que o treinamento intervalado pode ser uma estratégia essencial para indivíduos abaixo do nível de função física IV que podem inicialmente precisar aumentar a força e a *endurance* musculares para serem capazes de permanecer um período de tempo mínimo efetivo que induza adaptações específicas relacionadas ao exercício aeróbico[333-336]. Tais indivíduos devem ser submetidos a protocolos conservadores (p.ex., incremento moderado da intensidade e maior intervalo de recuperação ativa) que respeitem suas limitações biomecânicas e fisiológicas. Por outro lado, indivíduos acima do nível de função física III com estado clínico bem controlado podem utilizar o 4 x 4[337,338]. Os indivíduos aquecem por cinco a 10 minutos em uma intensidade entre 60 e 70% FCpico antes de realizarem quatro séries de quatro minutos de caminhada variando de 85 a 95% FCpico alternadas com três minutos de caminhada entre 60 e 70% FCpico. Em cicloergômetro, é possível realizar 10 séries de seis segundos de esforço máximo com sobrecarga equivalente a 6,5% (mulheres) ou 7,5% (homens) do peso corporal com um minuto de recuperação passiva[339] ou seis séries de 30 segundos a 50% da potência de pico alternadas com três minutos de recuperação ativa com sobrecarga de até 50 watts[340]. O último protocolo pode requerer um intervalo interseções de cinco dias para necessária recuperação[341]. Isso sugere que os últimos dois protocolos devem ser restritos a indivíduos nos níveis de função física V e VI.

Exercício com pesos

Idosas previamente sedentárias treinando com pesos livres a 50% 1RM podem atingir ganhos similares àqueles alcançados por outras treinando a 80% 1RM[235,342] e levantar pesos correspondentes a 58 kg (supino reto), 150 kg (agachamento) e 210 kg (leg press 45°) após 12 semanas de treinamento físico[343]. A recomendação de exercícios para os grandes grupos musculares constituídos de 1 a 3 séries, 8 a 15 repetições para 8 a 10 exercícios, com intensidade entre 70 e 85% 1RM, realizados por no mínimo 2 dias·sem[-1], está consolidada há quase duas décadas[55,231,287,344], assim como o uso da PSE para a determinação e monitoramento da sobrecarga[343]. Esse padrão de recomendação pode atender às necessidades iniciais da maioria dos indivíduos acima do nível de função física III. Modelos de progressão mais sofisticados (p.ex., sobrecarga progressiva no mesmo exercício ou quatro séries constituídas de 2 x 6 x 80% 1RM e de 2 x 10 x 60% 1RM alternada com cada outra [p.ex., 80% 1RM *versus* 60% 1RM *versus* 80% 1RM *versus* 60% 1RM] para o mesmo exercício) podem ser incorporados tão logo seja possível identificar que esses indivíduos possam tolerar determinado estímulo sem complicações. Indivíduos no nível de função física VI estão aparentemente mais preparados para suportarem maior demanda física. O treinamento de potência muscular (isto é, 30 a 60% 1RM com alta velocidade) deve, no mínimo, ser considerado tão importante como o treinamento de força muscular devido ao fato (i) de a primeira ser mais fortemente associada com função física que a segunda[55] (p.ex., a potência de extensão do joelho explica cerca de 90% da velocidade de caminhada[347]) e (ii) de, consequentemente, a função física ser mais sensível ao estímulo induzido por treinamento de potência que de força muscular[348]. Outros métodos, tais como treinamento a 30% 1RM associado com restrição do fluxo sanguíneo, pode ser uma estratégia biomecânica segura e fisiológica eficiente para uma variedade de indivíduos, incluindo aqueles abaixo do nível de função física IV, com distúrbios musculoesqueléticos ou muito idosos[349-354]. O uso de materiais alternativos disponíveis no ambiente doméstico (p.ex., pacotes de arroz, café, feijão, macarrão ou ainda livros e garrafas *pet* podem ser usados como halteres, e barras podem ser confeccionadas com cabos de vassoura)[355] pode ser uma opção para indivíduos em lista de espera para programa de exercício físico, grupos de exercício físico em centros comunitários ou para dias em que o indivíduo não pode aderir à sessão de exercício físico (p.ex., adversidades ambientais, falta de transporte, interrupção do programa por férias). Exercícios para as articulações do tornozelo, joelho e do quadril e simulando transferência e deambulação deveriam ser enfatizados em indivíduos abaixo do nível de função física IV e nos períodos pré- e pós--operatório[356,357]. Tais períodos, assim como a interrupção temporária do treinamento físico, podem negativamente influenciar a função e aptidão físicas[358-360].

Exercício de flexibilidade

A maioria dos indivíduos iniciantes e acima do nível de função física III são capazes de realizar exercícios estáticos com ligeiro desconforto (5 a 6 em uma escala de 0 a 10), direcionados principalmente as articulações do ombro, tronco, quadril, joelho e tornozelo, na frequência mínima de 2 dias·sem[-1], com 1 a 4 séries de alongamento mantido por 15 a 60 segundos cada[55,231,361-363] (ver capítulo *Flexibilidade*). Movimentos específicos e mesmo inespecíficos, como as atividades da vida diária, podem servir como estímulo para a melhora da flexibilidade em indivíduos abaixo do nível de função física IV ao possibilitar maior amplitude de movimento que aquela comumente associada ao padrão habitual de atividade[355,364]. Isso significa que circuitos com exercícios funcionais podem melhorar a flexibilidade[365]. Por outro lado, exercícios direcionados às articulações anteriormente mencionadas poderiam contribuir para a melhora do desempenho nas atividades da vida diária[43,366,367,368]. Não é também surpresa que exercícios específicos promoverão maiores ganhos na flexibilidade[362,363,369,370], sobretudo em indivíduos nos níveis de função física V e VI. Tais exercícios podem também ser utilizados para estimular o equilíbrio corporal. Por exemplo, indivíduos acima do nível de função física III podem executar, quando possível, exercícios na posição em pé, com diferentes distâncias da base de sustentação e sobre uma das pernas. Aqueles com síndromes vestibulares devem seguir o protocolo sugerido por Cawthorne e Cooksey (isto é, exercícios com olhos abertos e fechados e de mobilidade em diferentes posições [deitada, sentada, em pé], velocidades e, quando possível, em ambientes com barulho e várias pessoas[371-375]). Duplas poderiam ser usadas como base parcial de apoio para exercícios de flexibilidade mais complexos que desafiam o equilíbrio. Alguns indivíduos nos níveis de função física V e VI podem inclusive executar exercícios de flexibilidade sobre disco de equilíbrio ou bola[355]. Eles podem, portanto, estar mais preparados para executar não apenas exercícios estáticos, mas também dinâmicos e de facilitação neuromuscular proprioceptiva[363] (ver capítulo Flexibilidade). Para evitar hipotensão ortostática, (i) os exercícios devem ser agrupados em uma sequência de posições (p.ex., decúbito para sentada para em pé ou vice-versa, dependendo dos exercícios subsequentes) e (ii) os indivíduos devem ser orientados a adotar uma posição intermediária (p.ex., sentada) por período curto de tempo caso sejam solicitados a mudar diretamente da posição deitada para a em pé[377,378].

Exercício em ambiente aquático

Os programas são geralmente constituídos de duas a três sessões semanais, de 30 a 90 minutos por sessão, com intensidade entre 50 e 75% FCM ou 13 e 19 PSE, durante pelo menos seis semanas em piscina com temperatura variando de 28 a 33 °C (ou 36 °C em piscina térmica). Os tipos de exercícios incluem caminhada, dança, *deep water running*, jogos adaptados (p.ex., basquete, vôlei) ou uma variedade de movimentos, como caminhada para frente e para trás (p.ex., calcanhar para os dedos, calcanhares em direção aos glúteos, chutes nos diferentes planos cardinais, elevação dos pés ou dos joelhos, elevação dos dedos ou calcanhares, joelhos estendidos, passadas curtas e longas, *tandem*), caminhada lateral (p.ex., cruzando e não cruzando os joelhos), marcha estacionária, movimentos articulares selecionados (p.ex., abdução/adução, flexão/extensão, rotação), polichinelos, simulação das atividades da vida diária ou de exercícios com pesos (p.ex., agachamento, flexão de cotovelo, *leg press*, supino reto) ou, ainda, transferência da base de apoio (p.ex., aproximação ou distanciamento dos pés, equilíbrio sobre uma das pernas)[313-318,379-390] (ver capítulo Exercício em Ambiente Aquático). Alguns desses exercícios podem ser realizados com equipamentos tais como cintos, coletes, halteres, luvas, *noodles* ou outros equipamentos de resistência aquática[313,318,379,382,385]. Os programas de treinamento geralmente usam sobrecarga progressiva monitorada através de cadência determinada por metrônomo ou música[385], frequência cardíaca[317,379,382,383,385,388,390], número de séries ou repetições[318,380,382,385,389], PSE[313-318], tempo e velocidade de execução ou intervalo de recuperação[315,317,318,382]. Alguns indivíduos abaixo do nível de função física IV podem ter elevado risco de hipotermia em decorrência de perda significativa do peso corporal e do conteúdo de massa livre de gordura que gera inabilidade da preservação da temperatura corporal; outros exemplos podem ser vistos nos capítulos *Caquexia, HIV/Aids* e *Sarcopenia*. Aqueles com doenças respiratórias (ver capítulos *Asma, Doença Pulmonar Obstrutiva Crônica e Fibrose Pulmonar Idiopática*) ou com câncer (ver capítulos *Câncer de Colón, Câncer de Mama e Câncer de Próstata*) também deveriam ser cuidadosamente analisados. Exercício em ambiente aquático pode também causar resposta cárdio-hemodinâmica anormal em indivíduos com doença cardiovascular[45] (ver capítulos *Doença Arterial Periférica, Insuficiência Cardíaca, Hipertensão Arterial Sistêmica* e *Infarto Agudo do Miocárdio*), além de existir cautela para indivíduos com epilepsia (ver capítulo *Epilepsia*).

Considerações especiais

O exercício físico foi comumente considerado inapropriado para pessoas idosas, sobretudo para indivíduos abaixo do nível de função física IV. No entanto, as evidências reforçam que o sedentarismo pode ser mais deletério que o exercício físico[55,391]. Por exemplo, treinamento com pesos de intensidade vigorosa tem sido uma estratégia eficiente e segura mesmo para indivíduos muito idosos[235]. O exercício físico pode, inclusive, ter efeito potencial similar ao da terapia farmacológica padrão em alguns casos, com benefícios adicionais sobre a aptidão e função físicas[392-394].

Isso significa que as contraindicações para a prática de exercício físico para indivíduos acima do nível de função física III não são muito diferentes das aplicadas ao adulto jovem saudável. É possível, por outro lado, que as características do exercício físico devam ser temporária ou permanentemente ajustadas de acordo com a complexidade do estado clínico e o nível de função física que permite sugerir diferentes níveis de atenção (Tabelas 15.3 e 15.4). Tais níveis devem fundamentar o desenvolvimento de programas de exercício físico em grupo (ver capítulo *Prescrição de Exercício Físico*). O nível de atenção frágil é tipicamente caracterizado por indivíduos com inúmeras comorbidades e instabilidade do quadro clínico que torna mais complexo o gerenciamento de cada caso. Isso requer que o exercício físico seja utilizado como estratégia adjuvante no controle de distúrbios primários, diminuição das complicações provocadas por determinada doença e decréscimo da frequência e intensidade de efeitos colaterais causados por medicamentos. Esses fatores são essenciais no prolongamento dos anos de vida ajustados à qualidade, que é um dos principais indicadores econômicos e de desfecho clínico[396]. O nível de atenção do doente crônico é geralmente constituído por elevado número de indivíduos com quadro clínico controlado. A meta do exercício físico deve não apenas considerar os objetivos descritos no nível de atenção frágil, mas também incluir o desenvolvimento de uma poupança fisiológica. Isso pode tanto deslocar à direita a curva referente à necessidade de cuidados médicos adicionais como diminuir o risco de os indivíduos migrarem ao nível de atenção anterior em virtude de eventos agudos, como, por exemplo, imobilização, hospitalização ou morte do cônjuge. O nível de atenção saudável é frequentemente composto por uma pequena proporção de indivíduos que não têm nenhuma ou somente algumas doenças crônicas bem controladas. Esses indivíduos têm elevada aptidão e função físicas e são capazes de tolerar esforços físicos vigorosos por período de tempo prolongado. Alguns podem, inclusive, serem capazes de participar de programas de treinamento físico similares aos realizados por indivíduos adultos jovens.

POLLOCK – FISIOLOGIA CLÍNICA DO EXERCÍCIO

Tabela 15.3 Nível de atenção na prescrição de exercícios físicos.

	Frágil[1]	Doente crônico[2]	Saudável[3]
Nível de Atenção	Elevada complexidade Gerenciamento do caso	Elevado risco Gerenciamento da doença	Baixo risco Promoção da saúde
Perfil	▶ Várias doenças crônicas graves ▶ Funcionalmente dependente (baixa reserva fisiológica) ▶ Frequentemente hospitalizado ou institucionalizado	▶ Várias doenças não curáveis, mas tratáveis ▶ Funcionalmente independente ou limitação mínima, vários medicamentos ▶ Ocasionalmente hospitalizado por exacerbações de doenças crônicas ▶ Elevada variabilidade e potencial migratório	▶ Pouca ou nenhuma doença crônica ▶ Funcionalmente independente
Meta	▶ Prevenção secundária e terciária ▶ Prevenção de acidentes, agravos, complicações iatrogênicas, problemas psicossociais e lesões	▶ Prevenção primária, secundária e terciária ▶ Prevenção da fragilidade ▶ Prevenção de acidentes, agravos, complicações iatrogênicas, problemas psicossociais e lesões	▶ Prevenção primária, secundária e terciária ▶ Prevenção da fragilidade

[1]Constituído pelos níveis de função física I e II; [2]Níveis de função física III e IV; [3]Níveis de função física V e VI.

Tabela 15.4 Considerações especiais para a prescrição de exercícios físicos.

Fator	Considerações
Ambiente	Condições do solo, dimensão, luz, som, temperatura e umidade relativa do ar podem interferir na execução do exercício físico. Por exemplo, a diminuição da capacidade termorregulatória associada com a menor responsividade ao hormônio antidiurético, distúrbios do mecanismo de sede e maior dificuldade de manutenção do equilíbrio hidroeletrolítico incrementam o risco de desidratação e a intolerância aos ambientes com temperatura elevada.
Amplitude articular de movimento	A diminuição do percurso articular por determinado período pode ser recomendada a indivíduos iniciantes em exercícios com pesos. Essa indicação é especialmente reforçada para aqueles abaixo do nível de função física IV que geralmente têm baixa consciência corporal associada à fraca estrutura osteomusculotendínea e instabilidade articular.
Distúrbios do sono e déficits nutricionais	Os distúrbios de sono e os déficits nutricionais aumentam em função da idade. Ambos atuam independente e diretamente na capacidade de o indivíduo idoso responder adequadamente ao estímulo induzido por programa de exercício físico. É possível que as demandas induzidas pelo exercício físico compitam com as necessidades fisiológicas para a manutenção da sobrevivência em indivíduos abaixo do nível de função física IV.

(continua)

Envelhecimento

(continuação)

Tabela 15.4 Considerações especiais para a prescrição de exercícios físicos.

Fator	Considerações
Exercícios em duplas	A execução de exercícios físicos em duplas incentiva o automonitoramento e permite melhor assimilação e execução das instruções e procedimentos adotados para o programa. Isso pode também possibilitar maior convívio social, que representa importante aspecto para a aderência ao programa de exercício físico. As características intrapessoais e relações interpessoais devem ser consideradas na formação das duplas.
Sexo	Mulheres representam uma parcela substancial da população capaz de atingir idades avançadas. Elas são também o grupo com maior dificuldade para realizar as atividades da vida diária nos anos finais de vida. A perda de qualidade muscular e potência aeróbica podem comprometer a reserva funcional e tornar a mulher mais vulnerável a limitações para desempenhar atividades comezinhas da vida diária.
Idade	Indivíduos na mesma idade cronológica podem possuir diferentes níveis de função física. Por exemplo, algumas pessoas acima dos 80 anos podem ter melhor condição física que indivíduos aos 65 anos. A idade cronológica deve, portanto, ser considerada em conjunto com fatores tais como função física, presença e gravidade de doenças, e uso de medicamentos.
Intervalo de recuperação	O intervalo de recuperação deve ser baseado tanto na estimativa da reserva fisiológica do indivíduo como na demanda biomecânica e fisiológica da tarefa. Isso significa que indivíduos abaixo do nível de função física IV irão muito provavelmente necessitar de intervalo de recuperação mais prolongado que aqueles localizados nos demais níveis de função física, independente da idade cronológica.
Medicamentos	A maioria dos idosos faz uso de multifármacos que podem causar efeitos colaterais e interação medicamentosa. Por exemplo, hipotensão postural, síncope e vertigens podem influenciar na execução do exercício físico (ver capítulos *Farmacologia* e *Prescrição de Exercício Físico*). Ajustes das doses dos medicamentos podem ser necessários para a execução segura do exercício físico (ver capítulos específicos as condições ou doenças).
Morbidade	Algumas doenças interferem diretamente na capacidade para realizar as atividades da vida diária (como, por exemplo, obesidade, osteoartrite). A presença de determinada doença e suas respectivas implicações podem requerer ajustes não apenas na prescrição e no monitoramento da sessão, mas também na execução dos exercícios físicos.
Motivação e encorajamento	Os profissionais devem estar cientes de que o exercício físico também serve como importante ferramenta de enfrentamento da doença no ciclo doença-motivação-atividade. É, portanto, essencial utilizar diferentes estratégias motivacionais ao longo do programa de exercício físico, além de encorajar os indivíduos a adotarem um estilo de vida fisicamente ativo (ver capítulo *Mudança de Comportamento para Atividade Física*).

(continua)

(continuação)

Tabela 15.4 Considerações especiais para a prescrição de exercícios físicos.

Fator	Considerações
Período pós-exercício	A presença de sinais e sintomas deve ser monitorada durante o período de troca de regime terapêutico, instabilidade do quadro clínico ou após evento clínico agudo que culminou na interrupção temporária das sessões de exercício físico sobretudo, naqueles indivíduos abaixo do nível de função física IV. Maior frequência, maior intensidade ou prolongamento de qualquer um dos dois devem servir como indicador para ajuste da sessão de exercício físico.
Técnica de execução	A técnica de execução deve ser próxima da eficiência mecânica do movimento. No entanto, alguns indivíduos podem ter limitações biomecânicas que os impedem de seguir temporária ou permanentemente essa recomendação. Ajustes na execução ou uma seleção mais adequada de exercícios físicos deveria ser adotada para evitar risco de assimetrias e lesões musculoesqueléticas, sobretudo em indivíduos abaixo do nível de função física IV.
Técnica respiratória	Os indivíduos devem realizar expiração na fase positiva do movimento durante a execução de exercícios com pesos para evitar a manobra de Valsalva. Essa manobra geralmente resulta na ação de mecanismos regulatórios com elevada demanda cardiovascular. A presença de eventos adversos é rara em indivíduos saudáveis, mas pode causar angina, síncope, arritmia ou acidente vascular cerebral em indivíduos com doenças cardio- ou cerebrovasculares[395].

Existe também a necessidade de os objetivos serem modulados de acordo com os distintos períodos de vida entre idosos de diferentes idades (ver capítulo *Prescrição de Exercício Físico*). Por exemplo, o declínio e os menores valores de força muscular em indivíduos abaixo dos 60 anos de idade representam alguns dos principais fatores de risco para mortalidade por todas as causas. O nível de força muscular, portanto, talvez seja menos importante para predizer o risco de mortalidade por todas as causas em homens jovens devido eles possuírem uma reserva funcional acima dos limiares de dependência física. Por outro lado, a manutenção de níveis satisfatórios de força muscular em idades mais avançadas é importante para evitar a migração para grupos de dependência física[34].

Indivíduos abaixo do nível de função física IV podem alcançar mais rapidamente um nível de esforço físico próximo ao limiar anaeróbico em virtude de maior requerimento mecânico e metabólico necessário à execução de determinada tarefa[12]. Tarefas de elevada complexidade ou concorrentes devem, portanto, ser evitadas no período inicial de familiarização em decorrência de baixa coordenação motora e de habilidade limitada de processamento cognitivo; é possível que alguns indivíduos sejam incapazes de aprender novas habilidades (ver seção *Envelhecimento Cognitivo*). Sobrepeso, déficits cardiopulmonar e muscular, e rigidez articular podem ainda ser fatores que constantemente limitam a eficiência mecânica e metabólica desses indivíduos (ver seções *Envelhecimento Cardiovascular*, *Envelhecimento Musculoesquelético* e *Envelhecimento*

Respiratório) e, paralelamente, aumentam o risco de dispneia[397-400]. A presença de dispneia durante o programa de exercício físico pode ser reflexo da sua ocorrência em atividades da vida diária e contribuir para que o indivíduo evite realizar ou tenha menor tolerância em determinada tarefa.

Outro aspecto importante refere-se à baixa tolerância a estresse térmico em ambientes quentes e úmidos. Isso pode estar associado à diminuição do débito cardíaco e a alterações gastrintestinais e renais que podem prejudicar a redistribuição sanguínea central e periférica e, consequentemente, afetar a eliminação periférica de calor. A diminuição da capacidade termorregulatória associada à menor responsividade ao hormônio antidiurético, distúrbios do mecanismo de sede e maior dificuldade de manutenção do equilíbrio hidroeletrolítico aumentam o risco de desidratação e de intolerância a ambientes quentes e umidos[12], especialmente em indivíduos abaixo do nível de função física IV.

A interação medicamentosa, os efeitos colaterais induzidos por terapia farmacológica e as alterações de composição corporal que contribuem para a alteração do tempo e da capacidade de absorção dos medicamentos[401] podem interferir na resposta multissistêmica do indivíduo ao exercício. Outros fatores, como os distúrbios de sono e os déficits nutricionais, incrementam proporcionalmente em função da idade[402-405]. Esses atuam independente e diretamente na capacidade de o indivíduo responder adequadamente ao estímulo induzido por programa de exercício físico. Nesse caso, as demandas induzidas pelo treinamento podem competir com as necessidades fisiológicas para a manutenção da sobrevivência. Esse aspecto deveria ser cuidadosamente analisado naqueles indivíduos abaixo do nível de função física IV, em infecção aguda, sob uso crônico de corticosteroides ou com diagnóstico clínico de anemia.

Considerações finais

Estamos vivendo mais tempo que nossos avós. *Boomers* não apenas transformaram a sociedade, mas estão também testemunhando e permitindo que outras gerações desfrutem de muito mais pores do Sol.

O grande desafio agora é administrar os problemas de saúde que podem causar dificuldade em realizar as atividades da vida diária e fragilidade. O professor Ramos diz que "qualquer pessoa que atinge a idade de 80 anos capaz de gerir sua própria vida deve ser considerada uma pessoa saudável, não importando se tenha hipertensão, diabetes, doenças cardiovasculares e tome medicamento para depressão"[10]. Portanto, a autonomia é o fator mais importante quando a doença é controlada. A estratégia de preservar-se ativo nas atividades mais simples da vida diária pode representar a possibilidade de manter a independência física por período prolongado e, como consequência, retardar o surgimento de problemas degenerativos graves comuns e associados à limitação física. A atividade física e o exercício físico são estratégias essenciais não apenas para melhorar os anos de vida ajustados à qualidade, mas podem também ser uma das principais ferramentas para combater o fardo econômico comumente relacionado ao maior uso de assistência médica em idosos[406].

Síndrome Pós-Poliomielite

Márcia Pradella-Hallinan • Tatiana Mesquita e Silva

Introdução

A poliomielite é uma doença inflamatória aguda causada por um vírus da família *picornaviridae*, do gênero enterovírus. Ela provoca principalmente necrose dos neurônios motores inferiores, conhecida pelo termo técnico *poliomielite anterior aguda*. Pode também ser denominada paralisia infantil, mielite dos cornos anteriores, paralisia da manhã ou, simplesmente, pólio.

A erradicação global da poliomielite pela Organização Mundial da Saúde (OMS) teve início em 1988, após as campanhas de vacinação em massa em todo o mundo. Foi recentemente observada a ocorrência de sete casos de poliomielite no Paquistão e dois no Afeganistão, o que assinala a presença de transmissão do vírus nestes países. A OMS espera atingir um grande número de crianças vacinadas nesses países, embora encontre dificuldades devido aos conflitos e dominação extremista. O sucesso na vacinação em massa das crianças poderá fazer com que a doença seja brevemente erradicada. No Brasil, o último caso registrado de poliomielite ocorreu em 1989, na Paraíba. O continente americano ficou livre da doença em 1994. Porém, enquanto houver casos de transmissão do vírus, haverá necessidade da manutenção da vacinação no mundo. A poliomielite é uma doença que deixou sequelados não somente no Brasil, como em muitos lugares do globo[1].

Síndrome pós-poliomielite

Os indivíduos com história de poliomielite paralítica tinham sequelas consideradas crônicas e estáveis referentes à perda da motricidade residual e da estabilidade da lesão nervosa. Após a doença aguda e um período de reinervação, os indivíduos geralmente alcançam um platô de recuperação neurológica e funcional, que se acreditava tratar-se de uma melhora permanente. Hoje sabe-se que cerca de 1% dos indivíduos infectados com o vírus manifesta a doença, principalmente na forma paralítica, e, destes, cerca de 70% vão apresentar novos sintomas ou piora dos sintomas residuais relacionados com a doença primária em torno de 30 anos após a manifestação inicial[1-3].

Utilize o QR code localizado na página xxix para acessar as referências bibliográficas, que também estão disponíveis em www.atheneu.com.br sob o título do livro.

Não existe consenso sobre os problemas de saúde na fase tardia da pólio. Esses podem ser divididos em sintomas atribuídos diretamente ao dano causado pelo poliovírus; decorrentes da falência do organismo em manter-se no período de estabilidade funcional, com aparecimento de nova fraqueza e fadiga; ou derivados de trauma secundário às sequelas iniciais da poliomielite[1,2,4].

Esse conjunto de novos sintomas, denominado *síndrome pós-poliomielite*, é classificado como uma neuronopatia motora, em virtude de os quadros clínicos e histológicos estarem intimamente relacionados à disfunção dos neurônios motores inferiores[4]. As principais manifestações clínicas observadas são: nova fraqueza; nova atrofia; intolerância ao frio; e cansaço e fadiga generalizados, associados com cãibras e fasciculações. Como complicações secundárias, desenvolvem dores articulares e musculares, cefaleia, problemas respiratórios, disfagia, ansiedade, depressão, distúrbios do sono (principalmente transtornos respiratórios do tipo obstrutivo, hipoventilação e movimentos periódicos de membros inferiores), aumento do índice de massa corporal (IMC) e desvios patológicos da coluna vertebral. Esses sintomas aparecem após um platô de estabilidade variável, atingindo, em média, aos 35 anos. A prevenção e o tratamento dessas novas manifestações têm sido somente há bem pouco tempo estudados. Alguns estudos mostram benefícios com o uso de técnicas de reabilitação física. Ainda incipiente, as práticas tradicionais, principalmente da medicina tradicional chinesa, têm sido utilizadas, adicionando resultados positivos no tratamento[1,2,5].

Fundamentos para a prescrição de exercícios físicos

Indivíduos com sequelas de poliomielite aprenderam, desde a infância, que o exercício vigoroso seria responsável por melhorar a função motora. Dessa forma, a maioria relata realização de reabilitação física associada ou não a cirurgias corretivas. Para muitos, a infância foi vivida dentro de um centro de reabilitação, onde conviviam com pessoas que tinham o mesmo histórico clínico e buscavam estratégias para atenuar as sequelas.

Tendo o diagnóstico confirmado ou não, as orientações são semelhantes, sendo a principal a conservação de energia. Dessa maneira, toda orientação prévia de que somente o exercício vigoroso induzia benefícios começa a transformar-se em: cuide de si, poupando-se, evitando fadiga, dores e nova perda de força muscular.

Quando o indivíduo chega ao centro de reabilitação, a falta de informações sobre o que pode estar acontecendo parece iminente. Sendo assim, não basta avaliá-lo fisicamente e colocá-lo em um programa de exercícios físicos. Uma boa conversa sobre a presença de sintomas faz-se importante nesse momento. Perguntar diretamente sobre a presença de dor e caracterizá-la em aguda ou crônica é importante. Para uma boa avaliação, escalas validadas podem ser aplicadas. Como sugestão, para medida quantitativa, a escala visual analógica ou a escala numérica de dor funcionam bem. Já para a mensuração qualitativa, o questionário de McGill tem sido utilizado com bons resultados[6].

A fadiga é um sintoma frequente no quadro clínico do indivíduo com síndrome pós-poliomielite e, muitas vezes, influencia a realização das atividades da vida diária. É importante saber em que momento do dia esse sintoma é mais incapacitante (manhã, tarde, noite ou o tempo todo), o que o piora e se o descanso acarreta melhora. A aplicação de uma escala pode ajudar a quantificar a fadiga. Recentes trabalhos têm utilizado a escala de severidade de fadiga[7,8].

Na avaliação, a presença de nova fraqueza muscular representa importante queixa. Sendo a sequela da poliomielite geralmente assimétrica, sempre um membro será mais afetado do que o outro. Dessa maneira, se a sequela está presente nos membros inferiores mais intensamente, com certeza haverá um membro mais funcional; é nesse que, na maioria das vezes, estarão presentes os novos sintomas, decorrentes da sobrecarga funcional. Portanto, a perda de força e a associação dessa às dores ou à fatigabilidade devem ser avaliadas. É importante mensurar os grupos musculares separadamente pelo teste manual de força muscular, no qual gradua-se a força de 0 (ausência de contração muscular) a 5 (força normal)[9].

Outros sintomas menos comuns podem influenciar a função motora, como intolerância ao frio, alterações da qualidade e transtornos do sono e cãibras. Os indivíduos que referem intolerância ao frio associam-na a cãibras noturnas, à exacerbação desse sintoma em noites frias e maior dificuldade para movimentar o membro que, muitas vezes, é o mais afetado pela poliomielite.

A má qualidade de sono também representa queixa importante. Os indivíduos queixam-se de dificuldades para adormecer e manter o sono, despertares precoces ou necessidade de dormir mais do que o habitual, que podem ou não estar associados a transtornos como ronco, apneias obstrutivas e movimentos periódicos dos membros. Para a função física, existe influência direta da qualidade do sono, pois a pessoa que cronicamente não dorme bem sente-se mais cansada e sonolenta, tem seu limiar de dor alterado, além de sofrer oscilações de humor. Esses sintomas podem piorar o quadro clínico e devem ser investigados para um tratamento completo.

Assim, após a avaliação do histórico e das queixas atuais, devem ser oferecidas orientações sobre opções de ambulação ou locomoção, com o objetivo de minimizar os sintomas e melhorar a qualidade de vida. A meta para cada indivíduo deve ser traçada considerando o nível de fadiga e de resistência, assim como a condição funcional. Os aparelhos auxiliares, necessários para sua segurança, eficiência e conforto, propiciam ao indivíduo a sensação de segurança, e não de fracasso. As orientações referentes à conservação de energia e analgesia também são importantes para a boa condução do tratamento[9].

Têm sido sugeridas inúmeras etiologias para o declínio da função muscular, incluindo-se fraqueza por desuso, por sobrecarga, ganho de peso e fraqueza crônica. Decorrente da variabilidade no número de unidades motoras afetadas em cada indivíduo, a fraqueza pode ser assimétrica ou dispersa. O desafio em prescrever exercícios físicos inicia-se em reconhecer esses fatores únicos de cada indivíduo e modificar a prescrição de acordo com tais sintomas. Deve-se proteger as articulações e os músculos que apresentam efeitos da sobrecarga ou áreas com fraqueza crônica importante (em geral, em áreas onde os músculos não apresentam força antigravitacional ou pontuação menor que 3 no teste de força manual), enquanto exercitam essas áreas com efeitos deletérios ou desuso. O ganho de peso deve ser evitado, pois pode dificultar o desempenho nas atividades da vida diária[10].

Exercício físico

As principais queixas são novas dificuldades nas atividades da vida diária, por exemplo, para andar ou subir escadas. Estudos recentes têm demonstrado que exercícios físicos realizados com supervisão e cuidado podem melhorar a força muscular, o condicionamento cardiorrespiratório e a eficiência da marcha. Esses benefícios parecem ocorrer quando os indivíduos se exercitam evitando excesso. Em particular, devem ser instruídos a evitar atividades que causem aumento das dores articulares ou fadiga excessiva durante ou após o programa de exercícios físicos. A literatura indica que exercícios físicos nessas condições induzem melhora fisiológica e psicológica[10-14].

Os objetivos da reabilitação são centrados na reintegração do indivíduo à comunidade, melhora na realização das atividades da vida diária, bem como nas condições de marcha e na restauração da qualidade de vida prévia ou estabelecimento de um plano de vida alternativo que seja aceitável ao indivíduo. Um programa de exercícios físicos de intensidade leve não acarreta efeitos deletérios no desempenho muscular. Na verdade, o treinamento parece ter impacto funcional positivo, proporcionando experiência subjetiva positiva, diminuição da dor e menor frequência cardíaca submáxima, bem como ausência de efeitos prejudiciais. A literatura sugere que nem todos os indivíduos com síndrome pós-poliomielite são candidatos ao exercício terapêutico. Um objetivo básico para o profissional é o de identificar aqueles que se beneficiarão dos exercícios e se não existe nenhuma contraindicação relacionada a alguma modalidade[10-14,25].

Envelhecimento e atividade física em indivíduos com síndrome pós-pólio

A presença de fadiga generalizada, fraqueza muscular generalizada e específica, dor articular e/ou muscular em indivíduos com síndrome pós-pólio podem resultar em inatividade física, acarretando obesidade e dislipidemia[31]. As dificuldades respiratórias parecem ser comuns e resultam em hipoxemia. Assim, somente quando avaliados e tratados prontamente, alguns indivíduos podem obter maiores benefícios do uso de músculos respiratórios para a qualidade de vida.

As razões para a falta de eficácia de um programa de exercícios aeróbicos de intensidade vigorosa na síndrome pós-pólio também foram exploradas[32]. Os resultados sugerem que pessoas gravemente afetadas não conseguem aderir a um treinamento aeróbico de intensidade vigorosa em cicloergômetro. Apesar das intensidades de exercícios em torno do limiar anaeróbico, a função muscular das extremidades inferiores ou a aptidão cardiorrespiratória melhoraram. Melhorar a capacidade aeróbica é difícil através do exercício principalmente focado nas extremidades inferiores e pode exigir abordagem mais individualizada, incluindo o uso de outros grandes grupos musculares.

A manutenção da atividade física regular pode igualmente ser um desafio para pessoas com efeitos tardios da pólio[33]. Em um estudo qualitativo foram exploradas as percepções de atividade física, bem como seus facilitadores e barreiras. Experiências passadas e características pessoais impactaram na aderência ao treinamento. O apoio de parentes próximos, profissionais de saúde bem informados, dispositivos de mobilidade e ambientes acessíveis facilitam a prática, enquanto deficiências, ambientes inacessíveis e clima frio são as principais barreiras. Para realizar atividade física regularmente, as pessoas com efeitos tardios da poliomielite podem se beneficiar de um conselho individualizado de acordo com sua deficiência e fatores pessoais e ambientais.

Adultos com deficiência de longo prazo vivem mais e podem experimentar envelhecimento acelerado[34]. É necessária mais informação para compreender a incidência de condições crônicas nesses indivíduos devido ao fato de serem prevalentes em pessoas com deficiência física de longo prazo. A fase adulta parece ser o período de maior possibilidade de início de uma nova condição, e a incidência aumenta na presença de fatores de risco.

A eficácia da terapia com exercício (TE) e da terapia comportamental cognitiva (TCC) foi avaliada em um ensaio controlado aleatorizado em indivíduos que não mostraram diminuição na fadiga ou melhora da qualidade de vida e limitações de atividade. Para alguns, a energia aumentou durante o dia. No entanto, em geral, os pacientes não experimentaram redução duradoura da fadiga com TCC ou TE. Eles descreveram aumento da autoestima e autoaceitação e da capacidade em realizar atividades físicas durante o dia. Em contraste com a TCC, a TE foi, em geral, percebida como uma terapia intensiva, difícil de encaixar na rotina diária. Os resultados qualitativos mostram alguns benefícios sobre autoestima e aceitação da doença[35].

A capacidade média de caminhada e a mobilidade física autorrelatada diminuem 6 e 14%, respectivamente, em 10 anos. Concomitantemente, as pessoas parecem perder em média 15% da força isométrica do quadríceps. A variabilidade individual, ainda que com a falta de fatores preditivos, ressalta a necessidade de cuidados personalizados de acordo com o declínio funcional[36].

Existe a necessidade de aumentarmos o conhecimento sobre o nível de atividade física entre as pessoas com efeitos tardios da poliomielite para se promover um estilo de vida saudável e ativo. Apesar da incapacidade física progressiva, as pessoas com esses efeitos são fisicamente ativas, mas muitas atividades são realizadas como parte das tarefas domésticas e não como exercício[37]. A relação entre atividade física, satisfação com a vida e idade ainda suporta a afirmação geral de que um estilo de vida ativo é um fator importante para o bem-estar percebido entre as pessoas mais velhas[31-37].

Exercício aeróbico

Os exercícios aeróbicos modificados podem auxiliar no tratamento, aumentando a eficiência biomecânica, melhorando o trabalho cardiorrespiratório e muscular secundário e evitando alguns riscos associados aos exercícios tradicionais de fortalecimento. Esses resultados sugerem que os indivíduos podem aumentar a capacidade funcional após programa modificado de caminhada. No entanto, são necessárias mais pesquisas para elucidar o papel e as interações desses mecanismos na melhora da capacidade funcional de indivíduos com disfunção crônica neuromuscular[19].

As respostas aeróbicas crônicas sugerem significativa elevação no consumo máximo de oxigênio[16]. O treinamento de *endurance* muscular pode aumentar a capacidade de trabalho em indivíduos com perda de vigor muscular nos membros inferiores e baixa absorção de oxigênio, enquanto aqueles com força muscular relativamente boa teriam aumentado a capacidade cardiorrespiratória em programa de condicionamento geral[16-18]. Tem sido observada a ausência de declínio da capacidade muscular nos indivíduos que fazem algum tipo de atividade física intervalada[8]. A literatura também demonstra melhoras significativas e benefícios prolongados na tolerância ao exercício, depressão e níveis de fadiga[15].

Não são encontradas evidências de que um programa de exercícios prejudica as unidades motoras ou os músculos, já que não são observadas alterações nos exames de EMG e dosagem de CK[10]. O programa de exercício aeróbico é um procedimento seguro em curto prazo. A combinação de exercício moderado com repouso deverá ser adequadamente monitorada[21-23].

Exercício com pesos

Os exercícios com pesos de intensidade moderada preservam a unidade motora e melhoram a condução motora voluntária[10,14]. O emprego de exercícios de fortalecimento muscular não fatigantes tem proporcionado efeito benéfico aos músculos fracos. A identificação acurada desses músculos combinada com estrita adesão ao programa supervisionado de exercícios não fatigantes por período mínimo de três meses é de importância fundamental[12]. Verificaram-se resultados favoráveis após exercício não fatigante, os quais, somados à terapia ocupacional e administração ortótica adequada, resultam na melhora da função de ambulação e das atividades diárias[11].

Comparados aos indivíduos saudáveis, aqueles com histórico de pólio apresentam prejuízo na ativação muscular voluntária mesmo nos músculos aparentemente não acometidos, menor amplitude de movimento e aumento da fadiga subjetiva, indicando que a disfunção central ou reflexa do movimento pode contribuir para a nova fraqueza[15]. Exercícios com pesos realizados por até dois anos foram capazes de aumentar a força muscular, mas testes periódicos para a avaliação quantitativa da força muscular devem ser realizados no mínimo a cada três meses[13]. Os indivíduos com síndrome pós-poliomielite demandam maior tempo de recuperação após exercício isométrico exaustivo, principalmente quando comparados a indivíduos saudáveis[10].

O treinamento e o fortalecimento musculares, quando cuidadosamente definidos e criteriosamente implementados, podem propiciar aumento de força e energia com segurança. Portanto, os exercícios com pesos devem ser prescritos mais para metas específicas do que para fins de treinamento muscular geral. Decorrente disso, foi criado por Owen um programa adaptado de condicionamento cardiopulmonar visando à melhoria da condição cardíaca sem risco de dano por excesso de carga para nervos e músculos. Para o tratamento de indivíduos com síndrome pós-pólio, necessita-se da aplicação de princípios de tratamento físico tradicionais, com específica atenção aos fatores da vulnerabilidade dos mecanismos de compensação a lesões por excesso de carga, falta de exercício, níveis baixos de oxigenação e uso ineficiente da musculatura enfraquecida.

Exercício de flexibilidade

Os exercícios de alongamento e flexibilidade são medidas essenciais para o tratamento da dor, da instabilidade e da deformidade[11,12]. Esses exercícios deveriam preceder o condicionamento cardiopulmonar e outros exercícios.

Exercício em ambiente aquático

A reabilitação aquática tem sido descrita como o melhor método para o tratamento, haja vista que diminui o impacto articular, ajuda na promoção da analgesia e apresenta resistência necessária para a adequada reabilitação. Estudos demonstram decréscimo da fadiga e da dor, assim como melhora do condicionamento cardiorrespiratório, equilíbrio da musculatura de tronco, atividades da vida diária e da qualidade de vida[26,27]. O efeito experimentado no grupo de treinamento na água vai além da melhoria das condições físicas[20,24]. A economia no movimento, que está relacionada ao gasto energético ao caminhar, melhora significativamente, sendo a duração da caminhada aumentada ao final do treinamento[20].

O condicionamento cardiorrespiratório pode ser conseguido mediante exercícios aeróbicos em piscina aquecida. Para indivíduos independentes que saibam nadar, a prática da natação pode ser sugerida. Outra escolha está relacionada a programas de caminhada ou exercício de pedalar na piscina, sempre controlando o cansaço e evitando a fadiga[29]. Assim que o indivíduo apresentar controle respiratório em imersão, exercícios de leve impacto, com pouca resistência e muitas repetições, devem ser adicionados para a minimização do quadro de esgotamento[28].

Para a maioria dos indivíduos com sequela nos membros inferiores, o tronco passa a funcionar como uma haste de sustentação para a coluna, a marcha, as funções esfincterianas e a postura[16]. Exercícios específicos para esses músculos, realizados em piscina aquecida, contribuem para a manutenção e o ganho de força muscular, além de benefícios para os músculos pélvicos e para a realização das atividades da vida diária que, na maioria, dependem desses músculos para serem executadas[27]. A terapia aquática em grupo traz, além dos benefícios físicos, também ganhos para a qualidade de vida[26,27].

O uso dos métodos de relaxamento em piscina aquecida – por exemplo, o Ai Chi e o Watsu – são também eficazes no tratamento de sintomas da síndrome pós-poliomielite, como fadiga e hipersonolência diurna. Sabe-se que exercícios físicos fazem bem ao sono[27]. Em alguns estudos nos quais o sono e a sonolência foram avaliados, observa-se diminuição das queixas após, no mínimo, três meses de tratamento[27].

Considerações práticas

São sugeridos para indivíduos com síndrome pós-poliomielite dois protocolos – de tratamento em solo e de tratamento na hidroterapia – de acordo com a literatura internacional[30].

O protocolo de tratamento em solo deve considerar as seguintes recomendações:

- É importante que o indivíduo inicie a sessão alongando os principais grupos musculares a serem estimulados: do tronco e dos membros (em geral, dos membros superiores).
- Treino de equilíbrio e dissociação de cinturas: pode ser realizado com bola terapêutica.
- Exercícios funcionais (rotação do tronco) e equilíbrio estático.
- Treino e adequação da marcha.

Deve-se, ainda, associar a esses exercícios, treinamento aeróbico moderado, haja vista que o indivíduo necessita ganhar resistência à fadiga.

O protocolo de tratamento na hidroterapia deve seguir as orientações descritas na sequência. Em centros de reabilitação, o tratamento hidroterápico é frequentemente realizado em grupo, o que ajuda como fator psicológico. No entanto, o tratamento individualizado pode ser mais focado no quadro clínico[28,29].

- Na hidroterapia, deve-se iniciar um protocolo de exercícios com aquecimento, que pode ser feito com caminhada anterior, lateral e posterior ou pedalando. Esse mesmo exercício poderá ser utilizado para a parte aeróbica.

- Exercícios para melhora do controle de tronco. Deve-se trabalhar os músculos flexores, extensores, rotadores e da inclinação do tronco igualmente. Para isso, utiliza-se a hidrocinesioterapia como adaptação das rotações do método Halliwick e as rotações originais[30].

- Exercícios respiratórios. Para muitos indivíduos, a musculatura respiratória foi comprometida na poliomielite aguda, outros referem o acometimento como um sintoma mais recente. O nado livre pode ser uma modalidade de exercício respiratório que também é um tipo de treinamento aeróbico.

- Treinamento aeróbico associado ao nado. Para indivíduos que sabem ou gostam de nadar, essa modalidade pode ser associada ao programa de reabilitação aquática.

- Trabalho para ganho de *endurance* de grupos musculares específicos relacionados à sequela e à força muscular de cada indivíduo.

- Alongamentos. Toda sessão deve ser finalizada com alongamentos globais. Esses podem ser realizados pelo próprio indivíduo, caso consiga, ou pelo profissional responsável, com o indivíduo em pé, ou mesmo serem associados a técnicas de relaxamento e, assim, o indivíduo fica em flutuação.

Parte 2

Doenças

Hipertensão Arterial Sistêmica

Crivaldo Gomes Cardoso Júnior • Andréia Cristiane Carrenho Queiroz
• Taís Tinucci • Cláudia Lúcia de Moraes Forjaz

Introdução

A hipertensão arterial sistêmica (HAS) é uma doença multifatorial caracterizada pela manutenção de níveis elevados de pressão arterial (PA) sistólica (PAS > 140 mmHg) e/ou diastólica (PAD > 90 mmHg). Ela se associa a alterações de vários órgãos-alvo (coração, encéfalo, rins e vasos), aumentando o risco de eventos cardiovasculares fatais e não fatais. De fato, a HAS explica 40% das mortes por acidente vascular cerebral e 25% daquelas por doença arterial coronariana. Os principais fatores de risco dessa doença são: sexo masculino, idade avançada, hereditariedade, etnia não branca, excesso de peso, consumo excessivo de sal ou álcool, tabagismo e sedentarismo. O tratamento da HAS engloba medidas não medicamentosas, como o exercício físico, que podem ser utilizadas de maneira exclusiva por até seis meses em pacientes com PAS/PAD entre 140-159/90-99 mmHg e que não tenham outros fatores de risco cardiovascular. Nos demais indivíduos, as medidas medicamentosas devem ser somadas às não medicamentosas[1,2].

Prevalência

O panorama mundial da HAS revela prevalência global de 37,8% nos homens e 32,1% nas mulheres[1], sendo ainda maior nos países mais desenvolvidos[3]. No Brasil, inquéritos populacionais estimam que a HAS possa acometer em torno de 25% da população adulta, com prevalências variando de 18,1 a 46,6%, de acordo com a população e o método de avaliação utilizado[2]. Sabe-se também que essa prevalência é ainda maior com o aumento da idade, entre os não brancos e em pessoas de baixo nível de escolaridade, com excesso de peso ou obesidade, sedentárias, que ingerem álcool ou cloreto de sódio abusivamente, bem como nas que apresentam favorecimento genético para a sua gênese[2,3].

Fisiopatologia

A PA é resultante do produto entre o débito cardíaco (DC) e a resistência vascular periférica (RVP), de modo que a gênese da HAS pode

---

Utilize o QR code localizado na página xxix para acessar as referências bibliográficas, que também estão disponíveis em www.atheneu.com.br sob o título do livro.

decorrer de múltiplos fatores que afetam esses determinantes hemodinâmicos. O desenvolvimento da HAS é lento e gradual, podendo-se iniciar pela elevação do DC ou da RVP, mas com o tempo, o aumento da RVP torna-se o fator preponderante para a manutenção da PA alta[4].

A HAS pode ter causas primárias (desconhecidas) ou secundárias (conhecidas). Dentre as causas conhecidas, destacam-se: a doença parenquimatosa renal, o uso de contraceptivo oral, a hipertensão renovascular, as causas adrenais, a coarctação da aorta e os distúrbios pós-operatório cardíaco. Dentre as desconhecidas, infere-se que alterações nos mecanismos reguladores do DC e da RVP predispõem à elevação da PA. Nesse sentido, destacam-se: a hiperatividade do sistema nervoso simpático, a redução da sensibilidade barorreflexa, o aumento da reatividade vascular, o aumento da atividade do sistema renina-angiotensina-aldosterona, a redução da atividade do sistema cinina-calicreína, a presença de resistência à insulina/hiperinsulinemia, a disfunção endotelial, as alterações hematológicas (policitemia vera), a hiperuricemia, as alterações da estrutura vascular, a rigidez arterial, entre outras. A HAS associa-se ainda à presença de outros fatores de risco cardiovasculares (diabetes, dislipidemia, obesidade, sedentarismo, apneia obstrutiva do sono e tabagismo), o que aumenta ainda mais o risco cardiovascular global do hipertenso[2,4].

Terapia medicamentosa

Aspectos iatrogênicos

O tratamento da HAS visa não apenas à normalização da PA, mas também à redução do risco cardiovascular global, reduzindo a morbimortalidade cardiovascular[1,2]. Os anti-hipertensivos disponíveis para uso clínico são apresentados em classes que diferem em seu mecanismo de ação. Atualmente, esses medicamentos são classificados como diuréticos; inibidores adrenérgicos de ação central (agonistas alfa-2-centrais); betabloqueadores (bloqueadores beta-adrenérgicos); alfabloqueadores (bloqueadores alfa-1-adrenérgicos); vasodilatadores diretos; bloqueadores de canais de cálcio não di-hidropiridínicos e di-hidropiridínicos; inibidores da enzima conversora da angiotensina; bloqueadores do receptor AT1 da angiotensina II; e inibidores direto da renina[2,4]. De modo geral, os medicamentos anti-hipertensivos apresentam boa eficácia e tolerabilidade, além de baixa taxa de efeitos colaterais, que variam entre as diferentes classes medicamentosas e dependem da dose utilizada.

Interferência na prescrição de exercícios físicos

O uso de medicamentos anti-hipertensivos reduz os valores máximos da PA atingidos durante exercícios aeróbicos e com pesos. Alguns medicamentos, entretanto, podem afetar o desempenho físico ou as respostas cardiovasculares durante o exercício e, portanto, impõem ajustes na prescrição ou cuidados adicionais do prescritor. Os diuréticos em uso crônico podem, ocasionalmente, provocar hipocalemia e hipomagnesemia, predispondo ao aparecimento de cãibras e arritmias ventriculares durante o esforço. Além disso, os betabloqueadores e os inibidores de canal de cálcio não di-hidropiridínicos causam bradicardia e redução do DC em repouso e no exercício. Esses efeitos podem provocar redução da aptidão aeróbica e impõem que a prescrição de exercícios aeróbicos seja feita baseada nos resultados de teste ergométrico máximo realizado sob a vigência desses medicamentos para que o cálculo da FC de treinamento seja adequado[5,6].

Prescrição de exercícios físicos

Avaliação pré-participação

Hipertensos devem ser triados quanto a seu risco cardiovascular global antes de iniciar programa de exercícios. Aqueles que apresentam sintomas cardiovasculares não devem se exercitar até que esses sintomas sejam investigados. Hipertensos com doenças cardíacas ou diabetes precisam de liberação médica e teste ergométrico máximo para iniciar a prática. Para hipertensos com outros fatores de risco, com PAS/PAD maiores que 180 a 110 mmHg ou com lesões de órgãos-alvo, a visita ao médico e o teste ergométrico máximo são recomendados antes de iniciar a prática. Hipertensos sem nenhum dos aspectos citados não precisam de nenhum cuidado especial para iniciar a prática. O teste ergométrico para a prescrição do treinamento físico deve sempre ser realizado sob a influência dos medicamentos de uso regular do paciente[6].

Exercício aeróbico

O treinamento aeróbico contínuo com intensidade moderada reduz a PAS/PAD clínica em cerca de 8,3/5,2 mmHg em hipertensos[7]. Além disso, esse treinamento diminui a PA de 24 horas e atenua a elevação da PAS durante o exercício[8,9]. Todavia, o treinamento aeróbico contínuo com intensidade vigorosa não reduz a PA de hipertensos[10,11]. Por outro lado, o treinamento intervalado de intensidade vigorosa tem produzido redução da PA em diferentes populações, principalmente com sobrepeso e obesidade[12] e em hipertensos[13], mas seus riscos e os protocolos de aplicação ainda precisam ser mais bem investigados. Assim, o efeito do treinamento aeróbico de intensidade vigorosa permanece inconclusivo. Os efeitos hipotensores obtidos com o treinamento aeróbico podem resultar no melhor controle da PA, na redução da necessidade de medicamentos e, até mesmo, no controle da PA sem a necessidade de medicamentos anti-hipertensivos. Os maiores efeitos hipotensores do treinamento aeróbico são obtidos com treinamentos de maiores volumes (maior frequência semanal e duração) e intensidade leve a moderada[8]. Assim, recomenda-se que o hipertenso realize exercícios aeróbicos de três a cinco vezes por semana, com duração de 30 a 50 minutos e com intensidade entre 50 e 70% da frequência cardíaca de reserva[2].

Exercício com pesos

O treinamento dinâmico com pesos reduz a PAS/PAD em cerca de 4,3/3,9 mmHg em pré-hipertensos[7]. Entretanto, em hipertensos, não existe evidência conclusiva de que esse tipo de treinamento reduza a PA clínica nem a ambulatorial[7]. O treinamento isométrico tem mostrado efeito hipotensor (reduz a PAS/PAD em cerca de 10,9/6,2 mmHg[7], porém esse efeito deriva, principalmente, de protocolo específico de *handgrip* e seus riscos precisam ser avaliados, de modo que ele ainda não é recomendado para hipertensos[2]. Assim, na HAS, recomenda-se que o treinamento com pesos complemente o aeróbico, sendo realizadas 1 a 3 séries em 8 a 10 exercícios, duas a três vezes por semana[6,14]. Em função do considerável aumento da PA durante a realização desse exercício, o que pode representar risco para o rompimento de aneurismas pré-existentes, recomenda-se que a massa muscular exercitada seja pequena, a intensidade seja baixa (cerca de 50% de uma repetição máxima [1RM]) e sejam realizadas de 10 a 15 repetições até a fadiga moderada (redução da velocidade de movimento), respeitando-se intervalos longos (1 a 2 min) entre as séries e os exercícios[15].

Exercício de flexibilidade

Ainda não estão estabelecidos os efeitos isolados do treinamento de flexibilidade sobre a PA. Na literatura, têm sido investigados os efeitos de algumas técnicas de ioga e os resultados sugerem que esse tipo de prática pode promover redução da PA[16]. Entretanto, cabe salientar que essas técnicas não têm o objetivo específico de promover o aumento da flexibilidade. Assim, a literatura carece de estudos que investiguem a relação específica entre treinamento de flexibilidade e PA. Contudo, para manter a aptidão física geral dos hipertensos, recomenda-se que o programa de treinamento físico inclua, duas a três vezes por semana, exercícios passivos de flexibilidade para as principais articulações, repetindo-se quatro vezes cada e mantendo-se a posição de máximo alongamento sem dor por 15 a 60 segundos[6].

Exercício em ambiente aquático

A natação pode reduzir a PA clínica e ambulatorial de pré-hipertensos e hipertensos[17-19]. Porém, durante a execução de exercícios na água, várias alterações fisiológicas acontecem. A água exerce pressão de compressão sobre o corpo[20], deslocando o fluído intersticial para o espaço intravascular, o que aumenta o volume sanguíneo central, o retorno venoso, o volume sistólico, o DC e a PA média. Reflexamente, a FC e a RVP diminuem[21]. Como ocorre aumento de PA[22] e não é possível medi-la no meio aquático, esse treinamento merece cuidado em hipertensos que não estejam controlados ou que sejam hiper-reativos ao esforço. O treinamento na água deve seguir as recomendações do exercício aeróbico[2], mas a intensidade precisa ser ajustada, reduzindo-se em cerca de 10 batimentos a FC de treinamento calculada para o meio aéreo[17,23].

Considerações finais

Ponderando-se os risco e benefícios dos diferentes tipos de treinamento para a prevenção e tratamento da HAS, fica claro que o treinamento aeróbico contínuo de intensidade moderada deve ser recomendado na hipertensão em função da possibilidade de controle da PA durante sua execução, a partir de sua medida, e dos benefícios inequívocos desse treinamento nessa população. Por outro lado, os exercícios dinâmicos com pesos devem ser aplicados em complemento aos aeróbicos, com ressalvas na prescrição em razão da impossibilidade de controle do aumento da PA durante sua execução e da falta de estudos conclusivos que demonstrem sua efetividade hipotensora nessa população. Com relação aos exercícios de flexibilidade e aquáticos, ainda há necessidade de mais investigações que avaliem seus riscos e efetividade. Os exercícios isométricos e aeróbicos de intensidade vigorosa, embora tenham apresentado alguns resultados promissores, ainda precisam de mais investigações antes de serem recomendados. Dessa forma, a pesquisa científica sobre os efeitos do exercício físico na PA ainda apresenta lacunas e, portanto, o conhecimento existente deve ser periodicamente atualizado à luz das futuras descobertas (Tabelas 17.1 a 17.3).

Tabela 17.1 Efeitos colaterais e principais interferências farmacológicas na resposta ao exercício.

Classe	Efeito colateral	Efeito na resposta ao exercício
Diuréticos	Hipopotassemia, hipomagnesemia, arritmias ventriculares, hiperuricemia, intolerância à glicose, hipertrigliceridemia	= ou ↓ PA, = FC, = aptidão aeróbica, ↑ chance de cãibras, ↑ chance de arritmias
Inibidores adrenérgicos		
Ação central	Sonolência, sedação, boca seca, fadiga, hipotensão postural e disfunção sexual. Específicos da alfametildopa – galactorreia, anemia hemolítica, lesão hepática. Específicos da clonidina – hipertensão de rebote	↓ PA
Betabloqueadores	Broncoespasmo, bradicardia, distúrbios da condição atrioventricular, vasoconstrição periférica, insônia, pesadelos, depressão psíquica, astenia, disfunção sexual. Específicos dos de 1ª e 2ª gerações: intolerância à glicose, hipertrigliceridemia, elevação de LDL, redução de HLD, hipertensão e isquemia miocárdica de rebote	↓ PA, ↓ FC, ↓ = aptidão aeróbica
Alfabloqueadores	Hipotensão postural, palpitações, astenia, insuficiência cardíaca congestiva	↓ PA, = FC, = aptidão aeróbica
Vasodilatadores		
Vasodilatadores diretos	Retenção hídrica, taquicardia, rubor, cefaleia, hipotensão, exacerba angina ou isquemia miocárdica	↓ PA, ↑ ou = FC, = aptidão aeróbica
Antagonista de canais de cálcio	Cefaleia, tontura, rubor facial, edema periférico, hipertrofia gengival. Específicos dos di-hidropiridínicos: estimulação simpática reflexa. Específicos dos não di-hidropiridínicos: depressão miocárdica e bloqueio atrioventricular. Específico do verapamil: obstipação intestinal	↓ PA, = ou ↓ FC (di-hidropiridínicos) ↓ FC (não di-hidropiridínicos) = aptidão aeróbica
Inibidores da enzima de conversão de angiotensina	Tosse seca, alteração no paladar, hipersensibilidade com erupção cutânea, edema angioneurótico e complicações fetais	↓ PA, = FC, = aptidão aeróbica
Bloqueadores dos receptores AT1 da angiotensina II	Tontura, hipersensibilidade cutânea e hipercalemia	↓ PA, = FC, = aptidão aeróbica
Inibidores diretos da renina	Hipersensibilidade cutânea, diarreia, aumento de creatina fosfoquinase e tosse	efeito a ser investigado

↑: incremento; ↓: decréscimo; =: manutenção; FC: frequência cardíaca; PA: pressão arterial.
Fonte: Adaptada de ACSM's guidelines for exercise testing and prescription, 2014; VII Diretrizes Brasileiras de Hipertensão Arterial, 2016; Braunwald: tratado de doenças cardiovasculares, 2006.

Tabela 17.2 Recomendações práticas para a prescrição de exercícios físicos.

Variável	Aeróbico	Com pesos - Estático	Com pesos - Dinâmico	Flexibilidade	Ambiente aquático
Tipo	Grandes grupos musculares (caminhar, correr, pedalar, outros)	Não recomendado	8 a 10 exercícios (principais grupos musculares)	Estática	Natação, hidroginástica, outros
Intensidade	50 a 70% FCreserva[T]		Cerca de 50% 1RM	Limiar de dor	10 bpm abaixo da zona de treinamento calculada em 50 a 70% FCreserva
Volume	30 a 50 min		1 a 3 séries (10 a 15 repetições até a fadiga moderada)	15 a 60s de manutenção 4 repetições de cada exercício	30 a 50 min
Frequência	3 a 5 dias·sem^{-1}		2 a 3 dias·sem^{-1}	2 a 3 dias·sem^{-1}	3 a 5 dias por semana
Progressão	Iniciar com 15 a 20 min e aumentar de 5 a 10 min a cada 1 a 2 semanas; Para o aumento da intensidade, considerar: ● FC próxima ao limite inferior da zona-alvo de treinamento; ● PSE inferior a 16 na escala de Borg; ● PA < 180 por 105 mmHg		Aumentar 5% da carga quando atingir facilmente 15 repetições	—	Iniciar com 15 a 20 min e aumentar de 5 a 10 min a cada 1 a 2 semanas; Para o aumento da intensidade, considerar: ● FC próxima ao limite inferior da zona alvo de treinamento; ● PSE inferior a 16 na escala de Borg
Cuidados	Realizar exercícios que viabilizam a medida da PA durante a prática	Os riscos do treinamento isométrico precisam ser avaliados, de modo que ainda não é recomendado para hipertensos	Evitar manobra de Valsalva, fadiga concêntrica e apneia	Não ultrapassar o limiar de dor	Temperatura ideal da água (28 a 32 °C) Tomar cuidado com a elevação da PA em hipertensos não controlados ou hiper-reativos

1RM: teste de uma repetição máxima; dias·sem^{-1}: dias por semana; FC: frequência cardíaca; FCreserva: frequência cardíaca reserva; PA: pressão arterial; PSE: percepção subjetiva de esforço; T: iniciar no limite inferior e aumentar gradualmente para o superior.

Tabela 17.3 Considerações especiais para a prescrição de exercícios.

Condição	Cuidados na prescrição
Nível inicial da PA	Adiar a sessão de exercícios quando a PA estiver maior que 160 e 100 mmHg
Hiper-reatividade ao esforço	Medir a PA durante a realização do exercício aeróbico
Medicamentos específicos	Pacientes que utilizam medicamentos que interferem na FC exercício devem estar sob a vigência desses medicamentos tanto na avaliação pré-participação quanto nas sessões de exercício físico
Condições adversas de temperatura e altitude	Evitar exercício em ambiente quente e úmido, bem como em alta altitude

FC: frequência cardíaca; PA: pressão arterial.

Doença Isquêmica do Coração

Raquel Rodrigues Britto • Danielle Aparecida Gomes Pereira
• Giane Amorim Ribeiro-Samora

Introdução

A doença isquêmica do coração (DIC) é resultante do desequilíbrio entre a demanda miocárdica e a capacidade de suprimento sanguíneo do coração[1]. Em razão dos avanços no diagnóstico e tratamento, observa-se aumento do número de indivíduos que sobrevivem aos eventos agudos. A reabilitação cardíaca tem como objetivo contribuir para a rápida recuperação e facilitar o retorno às atividades habituais. O treinamento físico é considerado a principal intervenção no processo de reabilitação, que também deve incluir abordagem educacional, nutricional e psicológica[2-4]. Entre os principais fatores de risco para a DIC estão a dislipidemia, o diabetes melito[5], a hipertensão arterial, a obesidade, o tabagismo e o sedentarismo[6]. Desde o ano de 2001, a *American Heart Association* (AHA) considerou o sedentarismo como o principal fator de risco modificável[2]. Vários estudos e diretrizes indicam a eficiência dos programas de exercícios físicos na prevenção e controle da DIC[2-4,6,7].

Prevalência

As doenças cardiovasculares são as principais causas de morbimortalidade mundial, e a DIC apresenta a maior prevalência entre todas, representando um dos maiores custos do sistema de saúde no Brasil, que teve seus gastos quadruplicados apenas na última década[8]. Estima-se que a prevalência da doença no país varie entre 5 a 8% nos adultos acima de 40 anos, sendo que na população entre 65 e 84 anos este índice chega a atingir 12 a 14% dos homens e 10 a 12% das mulheres[8,9].

Fisiopatologia

A causa mais prevalente da DIC é a aterosclerose, processo obstrutivo progressivo caracterizado por disfunção endotelial, inflamação e resposta fibroproliferativa arterial[1,10-12]. A hipercolesterolemia desencadeia a disfunção endotelial por induzir aumento do transporte da lipoproteína de baixa densidade (LDL) para a camada íntima arterial[12]. Esse processo facilita a penetração de espécies reativas de oxigênio na região subendotelial,

---

Utilize o *QR code* localizado na página xxix para acessar as referências bibliográficas, que também estão disponíveis em www.atheneu.com.br sob o título do livro.

infiltração de macrófagos e peroxidação lipídica, formando as células espumosas[10,12]. A disfunção endotelial e a presença de LDL oxidada acarreta o aumento de citocinas pró-inflamatórias, que estimulam a produção de células de adesão e a proliferação das células musculares lisas da camada média para a camada íntima[10-12]. Essa migração de células contribui para a formação da placa aterosclerótica[12].

Segundo a AHA, existem quatro estágios de evolução da lesão aterosclerótica[12]:

1. A lesão inicial é caracterizada pela formação de células espumosas, infiltrado de lípides na camada média e espessamento da camada íntima[12].
2. Na lesão intermediária, acumulam-se lípides extracelulares.
3. Na lesão avançada, existe a placa aterosclerótica com núcleo lipídico, e a capa fibrosa aumenta progressivamente.
4. A lesão complicada caracteriza-se pela instabilidade da lesão avançada, com ruptura e formações trombóticas[12]. A capa fibrosa espessa reduz a possibilidade de a placa se tornar instável[12].

A DIC é tradicionalmente dividida em síndrome coronariana aguda (SCA) e crônica (SCC). A SCA é caracterizada por redução súbita no fluxo sanguíneo coronariano provocado por lesão na placa aterosclerótica que resulta em lesão dos cardiomiócitos. Já na SCC, o processo obstrutivo nas artérias coronárias induz redução progressiva do fluxo sanguíneo e limitação da reserva coronariana, aumentando a probabilidade de isquemia em situações onde a demanda supera a oferta de oxigênio[1,13]. Inicialmente, a isquemia surge de maneira transitória em situações de maiores demandas que induzem aumento do consumo de oxigênio pelo miocárdio, como no exercício físico (angina estável)[1]. Porém, à medida que a doença progride, pode ocorrer isquemia mesmo em repouso (angina instável).

Terapia medicamentosa

Aspectos iatrogênicos

A terapia medicamentosa tem como objetivo prevenir o infarto miocárdico, reduzir a mortalidade e os sintomas de isquemia miocárdica, controlar os fatores de risco e melhorar a qualidade de vida. Agentes antiplaquetários, hipolipemiantes (particularmente as estatinas), betabloqueadores e inibidores da enzima conversora de angiotensina reduzem a incidência de infarto miocárdico e aumentam a sobrevida[9]. Já os antianginosos, como os nitratos, os bloqueadores dos canais de cálcio, a trimetazidina e a ivabradina diminuem os sintomas e os episódios de *angina pectoris*[9]. Esses fármacos atuam buscando o equilíbrio entre a oferta e a demanda de oxigênio para o miocárdio, reduzindo a frequência cardíaca, a contratilidade do miocárdio, dilatando as artérias coronárias ou preservando o metabolismo energético da célula miocárdica exposta à hipóxia, evitando queda das taxas intracelulares de adenosina trifosfato (ATP)[9].

Os principais efeitos adversos estão relacionados com vasodilatação periférica, como hipotensão, edema periférico, rubor facial e lipotímia[3,14]. A hipotensão postural é mais frequente em idosos. Mais especificamente, é comum observar dor muscular com o uso de estatinas, sangramentos com o uso de aspirina e tosse com o uso de inibidores da enzima conversora de angiotensina (ECA)[3,14]. Os betabloqueadores podem desencadear constipação intestinal, disfunção erétil e bradiarritmias[3,14].

Interferência na prescrição de exercícios físicos

Como a maioria dos fármacos tem ação vasodilatadora, a principal alteração na resposta fisiológica é a hipotensão, frequentemente observada no período pós-exercício, quando ocorre vasodilatação mais acentuada em decorrência do calor produzido e da redução abrupta do retorno venoso. Por causa da hipotensão, aumentam as chances de surgimento de angina e arritmias. Esse fato reforça a necessidade de monitorização durante e após esforço[15].

O uso de betabloqueadores produz redução não apenas da frequência cardíaca de repouso (FCR), mas também da resposta da frequência cardíaca durante o esforço. Esse fato limita a utilização da frequência cardíaca máxima predita para a idade (FCM = 220 – idade) como parâmetro de prescrição de intensidade, sendo mais adequado utilizar a intensidade baseada na frequência cardíaca de reserva (FCreserva = FCM – FCR) ou capacidade atingida em teste de esforço sintoma-limitante realizado com uso da medicação[15,16].

Prescrição de exercícios físicos

Avaliação pré-participação

Antes de iniciar programa de exercícios físicos, todo indivíduo deve ser submetido a avaliação criteriosa, com o intuito de identificar sua capacidade de exercício, a presença de sintomas e o risco associado ao exercício e, assim, permitir a individualização da prescrição[4]. Teste submáximo (70% FCM) pode ser realizado precocemente entre 3 e 26 dias pós-infarto, desde que seja respeitada a estabilidade do quadro e exista liberação médica[17]. O teste ergométrico sintoma-limitante, realizado sob uso da medicação habitual, é considerado o exame de escolha na avaliação seriada desses indivíduos em programas de reabilitação cardíaca[17,18]. Quando possível, a avaliação dos gases expirados deve ser realizada, pois viabiliza a prescrição mais específica baseada no consumo máximo de oxigênio e nos limiares ventilatórios. Testes submáximos, como o *shuttle test*[19] e o teste de caminhada de 6 minutos[20], podem contribuir para avaliar a capacidade funcional e acompanhar a evolução em resposta ao treinamento. Para a realização dos exercícios com pesos, o teste de uma repetição máxima (1RM) pode ser realizado para definir a intensidade de treinamento e detectar benefícios na força muscular no período pós-intervenção[21-24]. Cuidado especial deve ser empregado para evitar a manobra de Valsalva durante a execução dos movimentos.

Exercício aeróbico

As recomendações para reduzir o risco de doenças cardiovasculares e controlar a DIC indicam 150 minutos de exercícios aeróbicos de intensidade moderada ou 75 minutos de intensidade vigorosa, em conjunto com intensidade moderada a vigorosa de treinamento com pesos duas vezes por semana[4]. A prescrição deve ser individualizada, baseada na avaliação e revisada frequentemente para manter o princípio da sobrecarga[2,16]. Cada sessão deve contemplar um período de aquecimento e resfriamento para garantir a adequada adaptação fisiológica[3,4,16]. Sugere-se que se respeite o limite de 10 bpm abaixo da frequência cardíaca nos casos em que houver angina no teste de esforço[4]. Recente revisão sistemática indica benefícios tanto de programas ambulatoriais como domiciliares[25]. São indicadas sessões de 30 a 60 minutos, de 3 a 5 vezes por semana, na intensidade de 50 a 70% FCreserva, podendo evoluir até 80%[3,4,7,17]. São relatados benefícios na melhora da capacidade funcional[26], no perfil lipídico[27], no controle glicêmico[27], no controle autonômico[28], na obesidade[29], na função endotelial[30], na qualidade de vida[27] e na redução da mortalidade[27].

Exercício com pesos

O exercício com pesos envolvendo os principais grupos musculares de membros inferiores e superiores é uma intervenção necessária, visto que as práticas da vida diária, incluindo as atividades domésticas, requerem força muscular[21]. Esse tipo de treinamento é recomendado de maneira submáxima e dinâmica em combinação, mas não em substituição, ao exercício aeróbico[21-24]. A intensidade mais indicada está entre 60 e 80% 1RM, com volume de 2 a 3 séries de 10 repetições realizadas em amplitude de movimento que não induza a desconforto articular[6,21-24]. O intervalo de recuperação entre as séries deve ser de 90 segundos[22] e velocidade de execução rápida com um segundo de levantamento concêntrico e um segundo de retorno excêntrico parecem induzir maiores ganhos funcionais[22,31].

Exercício de flexibilidade

Os efeitos da realização de exercícios de flexibilidade sobre a capacidade funcional, sintomas isquêmicos e os fatores de risco coronarianos não são documentados. Apenas um estudo com humanos[32] mostrou os benefícios do treinamento de flexibilidade sobre a melhora da função endotelial, via aumento da produção de óxido nítrico, em indivíduos após infarto agudo do miocárdio. Além disso, a indicação desse tipo de exercício físico não se baseia apenas na possibilidade de benefício direto para o sistema cardiovascular, mas também na melhora da amplitude articular de movimento[17,33]. Os exercícios físicos devem envolver os principais grupos musculares, principalmente membros inferiores, para maior amplitude de movimento nas articulações de tornozelo, joelho e quadril. A prescrição em termos de volume é variável, sendo o alongamento estático o mais comumente prescrito, realizado entre 2 e 4 séries de 20 a 30 segundos, totalizando a duração de trabalho em todos os grupos musculares de 5 a 15 minutos[32,33].

Exercício em ambiente aquático

Em ambiente aquático com 1,20 a 1,30 metro de profundidade, devem ser propostos exercícios tanto aeróbicos como com pesos, com duração de pelo menos 30 minutos, em intensidade entre 60 e 70% FCreserva[34] ou entre 50 e 70% FCM[35]. A melhora da composição corporal, da tolerância ao esforço, dos parâmetros hemodinâmicos, da força muscular e da capacidade de exercício e a redução do perfil lipídico são similares ao treinamento fora da água[34-36]. Porém, um dos benefícios do exercício em ambiente aquático é a melhora do condicionamento físico com menor risco de lesões musculoesqueléticas e quedas[34]. Além disso, o exercício físico em temperaturas mais elevadas (30 a 32 °C) provoca menor resistência vascular periférica, gerando maior fluxo sanguíneo periférico[34]. Uma das razões desse efeito é a melhora da capacidade vasodilatadora, reduzindo a disfunção endotelial[34]. No ambiente aquático em temperatura mais elevada, o débito cardíaco é maior tanto em repouso como durante o exercício físico[34].

Considerações finais

A prescrição de exercícios aeróbicos associados aos exercícios com pesos e de flexibilidade constitui a base do treinamento físico de indivíduos com DIC[4]. A utilização desse tipo de treinamento é consenso na literatura. Por outro lado, como as atividades da vida diária requerem força muscular, exercícios com pesos devem complementar o programa[37]. O treinamento de flexibilidade também deve ser utilizado pois, além de aumentar a amplitude de movimento, tem se mostrado ser benéfico para a melhora da função endotelial. O treinamento físico em ambiente aquático também produz adaptações similares ao realizados em terra, mas causando menor impacto sobre as articulações e proporcionando maior fluxo sanguíneo periférico.

A utilização de programas de exercícios como recurso terapêutico e de prevenção da doença isquêmica do coração é reconhecida e destacada em diversas diretrizes. Apesar disso, eles ainda são pouco disponibilizados e utilizados por causa da falta de indicação, baixa adesão ou escassez de serviços, sobretudo públicos[38]. Sendo assim, é essencial que os profissionais da área de saúde, suas associações e o poder público planejem estratégias para garantir a melhora do acesso pelo usuário[38] (Tabelas 18.1 a 18.3).

Tabela 18.1 Efeitos colaterais e principais interferências farmacológicas na resposta ao exercício físico.

Classe		Efeito colateral	Efeito na resposta ao exercício
Agentes antianginosos	Nitratos	Hipotensão postural, tontura, cefaleia, taquicardia, resistência ao medicamento de uso prolongado	Hipotensão, ↑ capacidade de exercícios nos pacientes com angina
	Antagonistas do cálcio	Vertigem, síncope, rubor facial, hipotensão, cefaleia, retenção de líquidos	Hipotensão, ↓ FC (tipo não di-hidropiridínicos; verapamil e diltiazem)
	Betabloqueadores	↓ FC, ↓ contratilidade miocárdica, hipotensão ortostática, broncoconstrição, disfunção erétil	↓ FC, ↑ capacidade de exercícios nos indivíduos com *angina pectoris*
Agentes hipolipemiantes Estatinas		Mialgia, miopatia, fraqueza muscular, dispepsia e problemas gastrintestinais	NED
Agentes antiplaquetários Aspirina Clopidogrel		Hemorragias, em especial digestivas, náusea	NED
Inibidores da enzima conversora de angiotensina		Tosse, hipotensão, cefaleia, náusea, fadiga	Hipotensão especialmente pós-exercício, ↑ tolerância ao esforço

↑: aumento; ↓: diminuição; FC: frequência cardíaca; NED: nenhuma evidência disponível.

Tabela 18.2 Recomendações práticas para a prescrição de exercícios físicos.

Variável	Aeróbico	Com pesos - Estático	Com pesos - Dinâmico	Flexibilidade	Ambiente aquático
Tipo	Caminhada, corrida, esteira e cicloergômetro. Outros equipamentos ou atividades esportivas em que predomine o componente aeróbico	Não recomendado	Principais grupos musculares de membros inferiores e superiores, envolvendo de 8 a 10 exercícios	Principais grupos musculares	Aeróbico (caminhada, caminhada em combinação com exercícios de membros superiores, cicloergômetro, exercícios com pesos e membros inferiores e superiores)
Intensidade	50 a 80% FCreserva ou 50 a 70% da FCM		60 a 80% 1RM	Ligeiro desconforto	30 a 32 °C
Volume	30 a 60 min		2 a 3 séries de 10 a 15 repetições	2 a 4 séries de 20 a 30s	
Frequência	3 a 5 dias·sem^{-1}		2 a 3 dias·sem^{-1}	2 a 3 dias·sem^{-1}	4 a 5 dias·sem^{-1}
Progressão	Dependendo da tolerância e da resposta ao treinamento, ajustar a intensidade para manter na faixa proposta		Realizar teste 1RM a cada 2 semanas ou mensalmente	Aumentar amplitude de movimento de acordo com tolerância	Aumentar velocidade de acordo com tolerância
Cuidados	Respeitar limiar de angina (10 bpm abaixo) e programação de cardioversor implantável (20 bpm abaixo)	Esse tipo de exercício não é recomendado em razão do aumento excessivo da pós-carga relacionado ao componente estático da atividade	SC abaixo do limiar isquêmico. Capacidade mínima para realizar treino: 6 MET	Respeitar os limites do indivíduo	Hipotensão

1RM: teste de uma repetição máxima; bpm: batimentos por minuto; dias·sem^{-1}: dias por semana; FCM: frequência cardíaca máxima; FCreserva: frequência cardíaca reserva; MET: unidade metabólica; SC: sobrecarga.

Tabela 18.3 Considerações especiais para a prescrição de exercícios físicos.

Condição	Cuidados na prescrição
Hipotensão postural	Evitar interrupção brusca do exercício e a realização de exercícios em ambiente com temperatura elevada e vestuário inadequado
Angina	Respeitar o limite de 10 bpm abaixo do limiar de angina e utilizar a PSE como adjuvante à prescrição
Arritmia	Interromper o exercício e realizar avaliação eletrocardiográfica de repouso e, se necessário, durante o esforço
Diabetes	Evitar realizar exercício em jejum ou com glicemia capilar acima de 240 mg·dL^{-1} ou abaixo de 80 mg·dL^{-1}
Hipertensão	Evitar manobra de Valsalva, exercício em intensidade vigorosa e aumento exagerado da PA (PAS > 260 mmHg e PAD > 115 mmHg)
Idosos	Iniciar com intensidade e duração mais baixas, podendo dividir a sessão em dois momentos, se necessário

bpm: batimentos por minuto; PA: pressão arterial; PAD: pressão arterial diastólica; PAS: pressão arterial sistólica; PSE: percepção subjetiva de esforço.

19

Infarto Agudo do Miocárdio

Bruno Rodrigues • Daniel Godoy Martinez • Maria Urbana Pinto Brandão Rondon • Kátia De Angelis

Introdução

Desde a década de 1950, quando a doença cardiovascular superou 50% das causas de mortalidade, a busca intensa pela melhor compreensão dos fatores de risco foi iniciada com o estudo de Framingham. Tabagismo, hipertensão, hipercolesterolemia, diabetes melito, inatividade física e obesidade foram identificados como as principais ameaças[1] e, assim, estratégias de prevenção foram iniciadas.

Dentre as doenças cardiovasculares, o infarto agudo do miocárdio (IAM) é a maior causa de morbidade e mortalidade em todo mundo. O termo IAM reflete a morte celular de miócitos cardíacos causada por isquemia, o que resulta em prejuízo do balanço entre suprimento e demanda de oxigênio no tecido acometido. Esse evento pode ser a primeira manifestação da doença arterial coronariana, podendo ocorrer repetidas vezes em indivíduos com a doença estabelecida[2].

O exercício físico tem sido amplamente aceito, com níveis de evidências bastante confiáveis, como conduta terapêutica não farmacológica importante no manejo de indivíduos com doença arterial coronariana após evento isquêmico[3-7]. No entanto, apesar de sua grande importância, existem controvérsias referentes a tipo, intensidade e duração dos programas de exercícios físicos que podem promover os maiores benefícios nesses indivíduos[8].

Prevalência

A *American Heart Association*, entre os anos de 2011 e 2014, apontou que a doença cardiovascular foi a principal causa de morte da população americana, chegando a uma a cada 40 segundos e sendo responsável por 1 a cada 3 óbitos. Adicionalmente, dentro da doença cardiovascular, a doença arterial coronariana é a mais prevalente (16,5 milhões de pessoas), representando 45% do total de mortes por doenças cardiovaculares[9].

Apesar de todo o avanço tecnológico e científico no tratamento e na prevenção, o IAM continua sendo a maior causa de morbidade e mortalidade nos países desenvolvidos e está tornando-se desafio de

---

Utilize o *QR code* localizado na página xxix para acessar as referências bibliográficas, que também estão disponíveis em www.atheneu.com.br sob o título do livro.

importância progressiva para aqueles em desenvolvimento. A *American Heart Association* também mostrou que 7,9 milhões de pessoas tiveram IAM e que 8,7 milhões de americanos apresentaram *angina pectoris*[9]. A cada ano, estima-se que mais de 3 milhões de pessoas apresentem IAM com supradesnivelamento do segmento ST e cerca de 4 milhões apresentem IAM sem supradesnivelamento do segmento ST no mundo[10].

No Brasil, esse cenário não é diferente. O Ministério da Saúde demonstrou que a doença cardiovascular é a principal causa de óbito, sendo o IAM a segunda causa de morte da população brasileira, segundo dados de 2013[11].

Fisiopatologia

A oclusão parcial ou completa da artéria coronária epicárdica a partir de placas vulneráveis à ruptura ou à erosão é a causa mais comum de IAM, responsável por cerca de 70% de eventos fatais. Após a ruptura ou a erosão da placa, ocorre a exposição a substâncias de ativação, a agregação plaquetária, a geração de trombina e, finalmente, a formação de trombo[12].

A isquemia miocárdica, com ou sem reperfusão, induz a produção de espécies reativas de oxigênio e citocinas inflamatórias, e essa produção é responsável, ao menos em parte, pela cardiodepressão, principalmente no que diz respeito ao prejuízo da homeostase do Ca^{2+}, ao desarranjo no balanço das matrizes de metaloproteinases e à sinalização da cascata de necrose tecidual[13]. Essa via final, por sua vez, é mediada pelos processos tempo-dependentes da oncose (fase reversível da lesão isquêmica, ou seja, etapas iniciais da apoptose) e, em menor grau, da apoptose propriamente dita. A necrose miocárdica completa na área acometida requer de 2 a 4 horas ou mais, dependendo da presença de circulação colateral na zona isquêmica, da sensibilidade do miocárdio à injúria, do pré-condicionamento e, finalmente, da demanda de nutrientes e oxigênio[2].

A apresentação clínica do IAM pode ser definida, de acordo com o *Joint European Society of Cardiology/American College of Cardiology Committee*[14], como a elevação gradual de biomarcadores de necrose miocárdica (troponina ou CK-MB) associada ao menos a uma destas características: sintomas de isquemia (dor, queimação, formigamento no peito e nos braços, enjoo, vômito etc.); novas ondas Q no eletrocardiograma (ECG); indicativos de isquemia no ECG (elevação ou depressão do segmento ST); e intervenção coronária prévia.

Desde 1935, demonstra-se que, se uma porção considerável do miocárdio desenvolve lesão isquêmica, a função de bomba do ventrículo esquerdo (VE) torna-se deprimida, apresentando redução do débito cardíaco, do volume de ejeção, da pressão arterial, da derivada de contração (+dP/dt) e relaxamento (-dP/dt) do VE, bem como aumento da pressão diastólica final do VE, aumento do volume sistólico final, taquicardia, fibrilação ventricular e ativação de mecanismos neuro-humorais que, no primeiro momento, são benéficos, mas que em longo prazo passam a ser determinantes de mortalidade[12,15-20].

A classificação do IAM é de grande importância prática, haja vista que, com ela, estabelecem-se as condutas, estima-se o grau de disfunção ventricular e determina-se o prognóstico do indivíduo. As classificações do IAM mais utilizadas, de acordo com o Manual de Rotinas nas Síndromes Miocárdicas Instáveis do Instituto do Coração (InCor/HC/FMUSP)[21], as recomendações clínicas de Killip e Kimball[22]: Killip 1 (sem evidência de congestão pulmonar); Killip 2 (estertores pulmonares, distensão venosa jugular ou terceira bulha); Killip 3 (edema pulmonar); e Killip 4 (choque cardiogênico). A classificação hemodinâmica de Forrester et al.[23] considera: Forrester 1 (índice cardíaco [IC] > 2,2 L·min^{-1}/m^2 e pressão capilar pulmonar [PCP] aferida com cateter de SwanGanz < 18 mmHg); Forrester 2 (IC > 2,2 L·min^{-1}/m^2 e PCP > 18 mmHg); Forrester 3 (IC < 2,2 L·min^{-1}/m^2 e PCP < 18 mmHg, correlaciona-se com infarto do ventrículo direito); e Forrester 4 (IC < 2,2 L·min^{-1}/m^2 e PCP < 18 mmHg). Há também a classificação de Forrester et al.[24] modificada como: classe 1 (perfusão normal e ausência de congestão pulmonar); classe 2a (perfusão normal, congestão pulmonar a exame físico ou radiografia, sem dispneia); classe 2b (perfusão normal e congestão pulmonar com dispneia); classe 3 (perfusão diminuída e ausência de congestão pulmonar); e classe 4 (perfusão diminuída e presença de congestão pulmonar).

Terapia medicamentosa

Aspectos iatrogênicos

O tratamento do IAM tem como objetivo reduzir a lesão do tecido afetado, promover a cicatrização da área necrosada, preservar a integridade do tecido miocárdico normal e evitar complicações fatais (choque cardiogênico e arritmias fatais). Enfim, baseia-se no tratamento da dor, bem como das possíveis complicações. Quando o tratamento é instituído logo após o infarto, acredita-se que se possa reduzir drasticamente a lesão do músculo cardíaco. As principais classes de medicamentos utilizados no manejo do IAM são: anticoagulantes, nitratos, simpatolíticos, bloqueadores de canais de cálcio, fibrinolíticos, antiplaquetários, diuréticos, digitálicos e antiarrítmicos[26-30].

Os efeitos adversos mais encontrados são hipotensão postural, fadiga, fraqueza muscular e cefaleia, no caso de uso de substâncias como digitálicos, nitratos, diuréticos e simpatolíticos, que são de fácil manejo e não oferecem risco iminente ao indivíduo. Em geral, os efeitos adversos mais graves, como metemoglobinemia, expectoração de sangue, hemorragias, acidente vascular cerebral e psicose, ocorrem em casos de superdosagem ou mesmo em indivíduos com estado geral mais grave[19,26].

Interferência na prescrição de exercícios físicos

Como a prescrição da intensidade do exercício físico utilizada na maioria dos programas de prevenção e reabilitação cardíacas baseia-se principalmente na frequência cardíaca como indicador de intensidade de esforço, o cuidado com usuários de betabloqueadores e antiarrítmicos deve ser ampliado. Nesse sentido, para não ocorrer falha na prescrição do exercício físico, é importante que os indivíduos realizem o teste de esforço sob o uso desses medicamentos, para que o comportamento das variáveis cardiovasculares durante o esforço possa ser avaliado nessas condições e, posteriormente, seja realizada a prescrição individualizada do exercício físico[31,32].

Tem sido documentado que a depressão do segmento ST pode ser induzida ou acentuada em indivíduos que fazem uso de digitálicos[5]. Porém, são controversos os resultados da literatura sobre o efeito do uso desses medicamentos no consumo máximo de oxigênio (VO$_2$máx) e na capacidade funcional dos indivíduos[33,34]. A maioria dos diuréticos tem pouca influência na frequência cardíaca e no desempenho miocárdico; no entanto, reduzem o volume plasmático, a resistência periférica e a pressão arterial. O seu uso pode causar ainda hipocalemia, a qual provoca fadiga muscular; ectopia ventricular; e, raramente, depressão do segmento ST[5].

Prescrição de exercícios físicos

Avaliação pré-participação

Antes do início de programa de exercícios físicos, a condição clínica do indivíduo, seu histórico clínico e familiar, o exame físico e os complementares devem ser realizados. O teste de esforço após o IAM tem importância estabelecida na estratificação de risco, na avaliação da capacidade funcional e na prescrição de exercícios físicos. O teste de esforço convencional baseia-se na análise das respostas clínicas eletrocardiográficas e hemodinâmicas durante o exercício físico. A ergoespirometria acrescenta, ao teste de esforço convencional, parâmetros ventilatórios e metabólicos durante o exercício físico, permitindo a avaliação mais criteriosa da capacidade funcional e a determinação dos limiares ventilatórios[35].

O grau de estresse fisiológico permitido durante o teste de esforço depende do tempo de ocorrência do IAM e de sua gravidade, não sendo recomendável sua realização nos primeiros momentos após o evento isquêmico. Tem sido sugerido que o teste de esforço submáximo possa ser realizado, preferencialmente, 4 a 10 dias depois do IAM[36]. Preconiza-se que os testes limitados por sintomas possam ser realizados a partir do 14º dia[4] do evento isquêmico. Os indivíduos identificados na categoria de alto risco para complicações cardiovasculares durante o exercício físico e que têm contraindicação para a realização de tal atividade incluem aqueles com angina instável, estenose aórtica severa, arritmias atriais ou ventriculares não controladas, insuficiência cardíaca não compensada, tromboflebite, dentre outras doenças que podem ser agravadas pelo exercício físico (p.ex., pericardite ou miocardite ativa e doenças infecciosas)[4,5].

Exercício aeróbico

As evidências de que o exercício aeróbico é uma ótima ferramenta no tratamento não farmacológico de indivíduos com doença arterial coronariana, com ou sem IAM, são bastante significativas. Uma metanálise baseada em 48 estudos aleatorizados e controlados (8.940 indivíduos) evidenciou que programas de reabilitação cardiovascular fundamentados em exercícios aeróbicos reduziram a taxa de mortalidade geral em 20% e a mortalidade por doença cardiovascular em 26%, além de promover redução dos níveis de colesterol total, triglicerídeos e pressão arterial em indivíduos após IAM, *angina pectoris* e/ou doença arterial coronariana[37]. A recomendação de atividades durante as primeiras 48 horas após o IAM ou a cirurgia cardíaca (fase I) deve-se restringir àquelas de auto-higiene, variação de movimentos e deslocamentos de braços e pernas, bem como outras atividades de pouca resistência. A postura em que essas atividades são realizadas deve progredir de sentar para ficar em pé. O uso de esteiras rolantes ou outros ergômetros são bem-vindos para indivíduos sem complicações, geralmente após três a cinco dias do evento[3-5]. A intensidade, a duração e a frequência de exercícios físicos em indivíduos internados dependem da história clínica, das avaliações pós-evento isquêmico e dos sintomas limitantes. No entanto, segundo o *American College of Sports Medicine*[4] e a *American Heart Association*[5], vários critérios gerais podem ser utilizados. Segundo essas instituições, as sessões de exercícios físicos devem ter duração de 3 a 5 minutos, com periodicidade de 2 a 4 vezes por dia. Quanto à intensidade utilizada, o indivíduo deve relatar pontuação menor que 13 na percepção subjetiva de esforço (PSE 6 a 20). Especificamente após o IAM, a frequência cardíaca deve ser menor que 120 batimentos por minuto ou 20 batimentos a mais por minuto que a frequência cardíaca de repouso, enquanto após a cirurgia de revascularização, é recomendado que a intensidade do exercício seja de até 30 batimentos a mais por minuto que a frequência cardíaca de repouso.

Após a alta hospitalar, nem sempre a evolução clínica permite que a maioria dos indivíduos progrida para estágio de treinamento independente e autoadministrado, fazendo-se necessária a participação em programas de reabilitação, clinicamente supervisionados, por pelo menos 3 meses (fases II), seguido das fases III e IV. Segundo a Diretriz Sul-Americana de Prevenção e Reabilitação Cardiovascular (2014)[3], na fase II, a recomendação consiste em atividades aeróbicas de intensidade moderada (60-80% da frequência cardíaca máxima ou 50-70% da frequência cardíaca de reserva para teste ergométrico sem análise dos gases expirados ou em caso de teste cardiopulmonar na frequência cardíaca do limiar anaeróbico), com duração de 30 a 40 minutos e frequência de 2 a 5 vezes por semana. Além disso, se o teste de esforço for positivo para isquemia cardíaca, a carga de trabalho deve ser prescrita abaixo do limiar isquêmico (angina e/ou ≥ 1 mm de depressão do segmento ST no teste de esforço), ou seja, pelo menos 10 batimentos cardíacos por minuto abaixo do limiar de isquemia[4,5,38]. A PSE também deve ser utilizada com o objetivo de manter a intensidade em níveis moderados[3-5]. A progressão inicial para esse tipo de indivíduo deve ser lenta e gradual com relação à duração e à intensidade do esforço, dependendo das condições clínicas do indivíduo.

Após a fase II, segue-se para as fases III e IV de reabilitação cardiovascular, sendo a fase III realizada ainda com supervisão e a fase IV, sem supervisão. A prescrição do exercício aeróbico para essas fases é de intensidade moderada (70-90% da frequência cardíaca máxima ou 50-80% da frequência cardíaca de reserva para teste ergométrico sem análise dos gases expirados ou em caso de teste cardiopulmonar na frequência cardíaca entre o limiar anaeróbico e ponto de compensação respiratória).

Exercício com pesos

A melhora da força e da *endurance* muscular é complemento importante na capacidade funcional de indivíduos em reabilitação cardíaca. Na fase II da reabilitação, existe pouca informação quantitativa acerca dos exercícios com pesos. No entanto, o uso de cintas elásticas e pesos leves podem ser incorporados, desde que a pressão arterial e o ECG sejam continuamente monitorados[4,6]. O exercício com peso propriamente dito deve ser adiado até que pelo menos 3 a 5 semanas de exercícios aeróbicos supervisionados tenham sido completados. Esses devem ser realizados de maneira rítmica, com velocidade moderada a lenta, evitando apneia durante o esforço (manobra de Valsalva). A alternância entre séries de membros superiores e inferiores é necessária para permitir o descanso adequado[6]. Para os indivíduos que já sofreram evento isquêmico, os exercícios devem ser de intensidade leve e ter o número aumentado de repetições, reduzindo o esforço relativo e a incidência de apneia durante as execuções. Segundo o *American Heart Association Scientific Statement*[6], deve ser realizada série única de 8 a 10 repetições, com intensidade menor que 40% do teste de uma repetição máxima (1RM), de duas a três vezes por semana. Recomendação semelhante pode ser observada na Diretriz Sul-Americana de Prevenção e Reabilitação Cardiovascular (2014)[3] sugerindo que na fase 2 de reabilitação os exercícios com pesos podem ser realizados de duas a três vezes por semana, com 6 a 15 repetições por grupo muscular e com intervalos de 30 a 60 segundos entre as séries. Já nas fases 3 e 4 de reabilitação recomenda-se 8 a 15 repetições por grupo muscular com progressão da carga causando fadiga nas últimas 3 repetições, porém sem causar falha no movimento.

Exercício de flexibilidade

Exercícios de alongamento englobando os principais grupos musculares são muito úteis para o desenvolvimento da flexibilidade. As atividades que envolvem a melhora da flexibilidade devem objetivar o aumento da amplitude do movimento em determinada articulação, ou no conjunto delas, e ser realizadas, preferencialmente, de duas a três vezes por semana, sempre respeitando as limitações musculoesqueléticas de cada paciente antes e, principalmente, após a sessão de reabilitação[3]. Atenção particular deve ser dada às porções posteriores da coxa e inferiores das costas, no intuito de reduzir a incidência de dores crônicas[4-6]. Além de exercícios de flexibilidade, exercícios de equilíbrio são importantes principalmente para pacientes idosos e devem ser realizados de duas a três vezes por semana[3].

Exercício em ambiente aquático

Os exercícios na água e a natação são tradicionalmente recomendados somente para indivíduos com baixo risco cardíaco. Em indivíduos após IAM grave ou insuficiência cardíaca compensada, os clínicos não aconselham a prescrição. Um dos principais motivos para essa restrição é a falta de informações consistentes sobre o comportamento hemodinâmico dos indivíduos durante a submersão[39]. De fato, durante a imersão, uma coluna de 100 cm de água exerce pressão de 76 mmHg na superfície do corpo. Durante a natação, dependendo da posição, pressão de 40 a 60 mmHg poderia ser encontrada. Essa pressão poderia exercer compressão de veias superficiais, principalmente das extremidades inferiores e abdome, que poderia resultar em mudança de volume de sangue para o tórax e o coração. Além disso, a temperatura da água pode influenciar no aumento do trabalho cardíaco e retorno venoso nesses indivíduos[39-41].

Considerações finais

O exercício físico é considerado importante conduta não farmacológica integrante da reabilitação cardiovascular, que deve ser amplamente recomendada em associação ao tratamento clínico em indivíduos após o IAM. Contudo, antes do início de qualquer programa de reabilitação cardiovascular, é fundamental a realização de avaliação clínica cardiológica e teste de esforço prévio e, em seguida, a atuação de equipe multidisciplinar qualificada para que, com segurança, os objetivos do tratamento possam ser alcançados (Tabelas 19.1 a 19.3).

Tabela 19.1 Efeitos colaterais e principais interferências farmacológicas na resposta ao exercício físico.

Classe	Efeito colateral	Efeito na resposta ao exercício
Bloqueadores de canais de cálcio	Rubor facial, cefaleia, tontura, palpitações, parestesias e angina (indivíduos com aterosclerose obstrutiva grave)	Hipotensão, vertigem
Simpatolíticos de ação central	Sedação, boca seca, sonolência, fadiga, impotência sexual, tonturas decorrentes de hipotensão postural, obstrução nasal e cefaleia	NED
Simpatolíticos de ação periférica (alfa e betabloqueadores)	↑ níveis de glicemia e triglicerídeos, ↓ níveis de HDL-colesterol, fraqueza muscular, distúrbios do sono, bradicardia e/ou tonturas, depressão psíquica e ↓ níveis da fração de T3	↓ FC, ↓ contratilidade do miocárdio
Diuréticos	Cãibras, sonolência, sensação de fraqueza, impotência sexual, hipocalemia, ↑ glicemia de jejum, ↑ níveis de colesterol total e hiperuricemia	Hipotensão
Anticoagulantes e antiplaquetários	Hemorragias, acidente vascular cerebral, equimoses, irritação gástrica, dor articular e/ou abdominal, dificuldade na deglutição e tumefação	NED
Digitálicos	Bloqueios de ramos, fraqueza muscular, arritmias, ECG alterado, fadiga, cefaleia, náuseas e vômitos	↑ contratilidade do miocárdio, ↑ VO$_2$máx
Nitratos	Hipotensão postural, cefaleia e, raramente, metemoglobinemia	Hipotensão, cefaleia pós-esforço
Antiarrítmicos	Náuseas, palpitações, vômitos, erupção cutânea, insônia, vertigem, taquipneia, edema maleolar, expectoração com sangue, febre, psicose	Hipotensão, ↓ FC, ↓ contratilidade do miocárdio

↑: aumento; ↓: decréscimo; ECG: eletrocardiograma; FC: frequência cardíaca; HDL: lipoproteína de alta densidade; NED: nenhuma evidência disponível; T3: hormônio tri-iodotironina.

Tabela 19.2 Recomendações práticas para a prescrição de exercícios físicos.

Variável	Aeróbico	Com pesos Estático	Com pesos Dinâmico	Flexibilidade	Ambiente aquático
Tipo	Caminhada, corrida, ciclismo	Não se aplica	Aparelhos, pesos, caneleiras, elásticos	Alongamentos estáticos	NED
Intensidade	40 a 75% VO_2pico ou 40 a 75% FCreserva ou 13 PSE (6 a 20 PSE)		40% 1RM	Até o limite da ADM	
Volume	20 a 40 min		8 a 10 repetições (principais grupos musculares)	Uma vez, 10 a 20s	
Frequência	3 dias·sem^{-1}		3 a 5 dias·sem^{-1}	2 a 3 dias·sem^{-1}	
Progressão	Lenta e gradual		5 a 10% por semana (sobrecarga)	Lenta e gradual	
Cuidados	Evitar intensidades acima do limiar de arritmia e isquemia cardíaca		Evitar manobra de Valsalva	Evitar movimentos bruscos e manobra de Valsalva	

1RM: teste de uma repetição máxima; ADM: amplitude de movimento; dias·sem^{-1}: dias por semana; FC: frequência cardíaca; NED: nenhuma evidência disponível; PSE: percepção subjetiva de esforço; VO_2pico: consumo de oxigênio no pico do esforço.

Tabela 19.3 Considerações especiais para a prescrição de exercícios físicos.

Condição	Cuidados na prescrição
Teste de esforço positivo para isquemia ou arritmia cardíaca	A intensidade máxima deverá ser 10 batimentos abaixo da frequência cardíaca de positivação da isquemia ou da arritmia
Utilização de medicamentos	Realizar o teste de esforço em vigência dos medicamentos
Teste de esforço e ergômetros	Realizar o teste de esforço, de preferência, no mesmo tipo de ergômetro a ser utilizado no programa de reabilitação cardiovascular

Insuficiência Cardíaca

Luiz Roberto Grassmann Bechara • Telma Fátima da Cunha • Juliane Cruz Campos
• Paulo Roberto Jannig • Patricia Chakur Brum

Introdução

A insuficiência cardíaca (IC) é uma síndrome clínica de alta incidência e mau prognóstico definida como a incapacidade do coração de suprir a demanda metabólica dos tecidos[9]. Considerada a via final comum da maioria das doenças do aparelho circulatório, a IC caracteriza-se por disfunção cardíaca (diminuição do débito cardíaco e fração de ejeção) associada à hiperatividade dos sistemas neuro-humorais que culminam em fadiga, dispneia e intolerância aos esforços físicos[10-12].

Dentre as formas de tratamento utilizadas na IC, o exercício físico destaca-se como importante intervenção não farmacológica para a prevenção e reabilitação cardiovascular, pois promove benefícios centrais (cardíacos) e periféricos (músculo esquelético), melhorando a tolerância aos esforços e a qualidade de vida[13]. Contudo, para que o exercício físico induza benefícios, alguns cuidados devem ser tomados, por exemplo, realizar avaliação física pré-participação e considerar fatores de risco, classe funcional e medicamentos utilizados para realizar a prescrição adequada.

Prevalência

A IC representa importante problema de saúde pública, considerando-se a prevalência crescente e a morbimortalidade associada, sendo que, no Brasil, existem aproximadamente 6,5 milhões de indivíduos com a síndrome[14]. Dados do Sistema Único de Saúde (DATASUS) apontam que, em 2007, ocorreram 308.466 óbitos no país em razão de doenças do aparelho circulatório, o que representa cerca de 30% do total de óbitos no país naquele ano. O problema tende a se agravar com o envelhecimento populacional, uma vez que a IC, já há algum tempo, tem sido a principal causa de internação de indivíduos a partir dos 65 anos, de acordo com o SUS[15].

Fisiopatologia

A IC resulta de lesão inicial do coração que, independente da etiologia, provoca mudanças profundas na sua geometria e eficiência mecânica.

Utilize o *QR code* localizado na página xxix para acessar as referências bibliográficas, que também estão disponíveis em www.atheneu.com.br sob o título do livro.

Essas alterações culminam em disfunção ventricular, a qual está associada à hipertrofia cardíaca patológica seguida de necrose celular e apoptose dos cardiomiócitos e fibrose, conduzindo ao remodelamento cardíaco. Além disso, observam-se anormalidades no processo de acoplamento excitação-contração, deficiência no fornecimento e utilização de energia e alterações neuro-humorais, desencadeando a falência cardíaca[16]. Essa disfunção cardíaca é um processo progressivo e está associada à ativação de mecanismos compensatórios, como o aumento da atividade do sistema nervoso simpático e do sistema renina-angiotensina-aldosterona, assim como do estresse oxidativo e das citocinas pró-inflamatórias que, apesar de serem inicialmente benéficos, contribuem para a continuada progressão do processo de deterioração da função miocárdica[17]. Dentre as alterações hemodinâmicas centrais da IC destacam-se: diminuição do débito cardíaco durante o exercício físico ou, em casos graves, no repouso; elevação da pressão de enchimento ventricular esquerdo; e o aumento dos volumes sistólico e diastólico final, induzindo aumento da massa ventricular e elevação da pressão pulmonar[18,19]. Em adição a essas anormalidades hemodinâmicas centrais, a IC está associada às alterações periféricas secundárias, como mudanças no metabolismo energético e desarranjo estrutural do músculo esquelético, à diminuição na vasodilatação arterial e à retenção de líquidos. Essas alterações fundamentam os sintomas clássicos da IC, como fadiga, dispneia e intolerância aos esforços, que cronicamente contribuem ainda mais para agravar o quadro e piorar o prognóstico do indivíduo[17]. A *New York Heart Association* (NYHA) propõem a estratificação dos indivíduos com IC em diferentes classes funcionais de acordo com os sintomas apresentados: Classe I – assintomático em atividades habituais; Classe II – assintomático em repouso, sintomas nas atividades habituais com limitação física leve; Classe III – assintomático em repouso, sintomas nas atividades menores que as habituais com limitação física moderada; e Classe IV – sintomas em repouso com limitação física grave[20].

Terapia medicamentosa
Aspectos iatrogênicos

O tratamento farmacológico na IC apresenta evidências consistentes de morbimortalidade reduzida, provenientes de ensaios prospectivos, duplo-cegos e aleatorizados envolvendo grande número de indivíduos[21-26]. Dentre os principais fármacos utilizados, destacam-se: os inibidores da enzima conversora de angiotensina (IECA), os antagonistas dos receptores de angiotensina II (BRA), betabloqueadores, anticoagulantes, diuréticos e digitálicos.

Utilizado no tratamento das diferentes etiologias da IC, os inibidores da ECA e os BRA têm como principal função reduzir o efeito vasoconstritor e a retenção de sódio; no entanto, podem desencadear hipotensão arterial e, em casos mais graves, provocar insuficiência renal[27]. Outra importante classe de medicamentos são os betabloqueadores, que, apesar de melhorarem a função ventricular dos indivíduos com IC, por meio da redução na atividade nervosa simpática, podem desencadear edema e dispneia[26,28], além de importante hipotensão arterial quando associados aos inibidores ECA e BRA[29]. Os agentes inotrópicos positivos, ou digitálicos, que aumentam a força de contração do músculo cardíaco podem causar efeitos colaterais psicológicos e gastrintestinais[30]. Além disso, a utilização de doses elevadas de determinados diuréticos em longo prazo está associada ao aumento da mortalidade em indivíduos com IC[31].

Interferência na prescrição de exercícios físicos

O uso combinado de classes de medicamentos, como digitálicos, diuréticos, betabloqueadores e os inibidores da ECA, contribui de maneira significativa para a melhora da capacidade e potência aeróbica *per se* em indivíduos com IC[32,33]. Além disso, alguns fármacos influenciam nas respostas cardiovasculares frente ao exercício físico, por exemplo, os betabloqueadores. A utilização desses diminui a competência cronotrópica cardíaca, reduzindo a frequência cardíaca em repouso e durante o esforço físico[34], característica também observada com o uso de outros antiarrítmicos[35]. Por outro lado, os digitálicos otimizam a capacidade de realizar exercícios físicos, pois aumentam a contratilidade cardíaca durante o esforço[32]. As alterações decorrentes do uso de medicamentos devem ser consideradas para a prescrição de exercícios na IC.

Prescrição de exercícios físicos
Avaliação pré-participação

A avaliação pré-participação consiste de anamnese, exame clínico e testes físicos. A realização de testes físicos para a avaliação da força muscular, da flexibilidade e da composição corporal são auxiliares e servem para o acompanhamento da evolução do indivíduo; já os testes para avaliação da capacidade aeróbica, tais como o ergométrico e o ergoespirométrico, são imprescindíveis, pois permitem identificar, além da capacidade aeróbica máxima, a presença de anormalidades eletrocardiográficas. O teste ergométrico fornece a frequência cardíaca máxima (FCM), variável bastante usada na prescrição de exercícios aeróbicos; já o ergoespirométrico fornece os limiares ventilatórios (limiar anaeróbico e ponto de compensação respiratório), os quais são considerados padrão ouro para a prescrição de exercícios. Ambos igualmente auxiliam na determinação da classe funcional do indivíduo, porém o ergoespirométrico o faz com maior precisão. A escolha do ergômetro apropriado para esses testes – esteira rolante ou bicicleta – deverá ser baseada no estado de saúde (p.ex., presença de osteoporose) e no nível de atividade física. É importante salientar que, durante a realização do teste de esforço, é necessária a presença de um médico para supervisionar o teste, a fim de evitar eventuais acidentes[36]. A avaliação pré-participação está relacionada a informações que possibilitem conhecer o estado de saúde do indivíduo, sintomas, fatores de risco e comorbidades relacionadas à prescrição adequada de exercícios para o indivíduo com IC.

Exercício aeróbico

A intensidade do exercício aeróbico deve basear-se nos limiares ventilatórios fornecidos pelo teste ergoespirométrico (entre limiar anaeróbico e 10% abaixo do ponto de compensação respiratória). Na falta da avaliação ergoespirométrica, é indicado que a intensidade do exercício seja determinada pela frequência cardíaca de reserva (FCreserva), sendo aconselhável intensidade entre 40 e 80%. É ainda recomendado que as sessões de exercício tenham duração de 20 a 60 minutos, de 4 a 7 vezes por semana. Caso o indivíduo não consiga realizar o volume de exercício físico prescrito de maneira contínua, são recomendados pequenos intervalos de descanso para que se execute o volume total prescrito. Exemplo de exercício aeróbico que pode ser utilizado é a caminhada[37]. Cabe ressaltar que a duração, a intensidade e a frequência semanal devem aumentar progressivamente, iniciando com o menor volume e intensidade até atingir o máximo recomendado.

Exercício com pesos

São recomendados exercícios com pesos de intensidade leve caracterizados por 40 a 50% de uma repetição máxima (1RM), 3 a 4 séries de 10 a 15 repetições ou longo tempo de execução (30 segundos a 2 minutos), com curto intervalo de recuperação entre as séries (45 segundos), utilizando exercícios físicos que envolvam grandes grupos musculares. Os exercícios com pesos, quando utilizados de maneira complementar ao exercício aeróbico, parecem induzir benefícios aos indivíduos com IC, principalmente na melhora da resistência vascular periférica, pois não atingem a fadiga concêntrica, promovendo menor sobrecarga cardíaca e pequena elevação da pressão arterial[38].

Exercício de flexibilidade

São recomendados exercícios de flexibilidade que envolvam movimentos lentos, mobilizem grandes grupos musculares, principalmente da musculatura posterior do tronco e de membros inferiores, e com manutenção da posição em alongamento (ângulo máximo alcançado) por cerca de 30 segundos, sem a realização de insistência (alongamento estático). Os exercícios físicos devem ser realizados de 3 a 7 vezes por semana, com duração da sessão entre 15 a 30 minutos[18,36,39].

Exercício em ambiente aquático

Os exercícios físicos na água são geralmente recomendados para pessoas com baixo risco de doença cardiovascular, haja vista que a imersão aumenta a pressão hidrostática sobre a superfície corporal que, na natação, fica em torno de 40 a 60 mmHg. Essa pressão aumentada sobre a superfície corporal altera diversas variáveis hemodinâmicas, tais como o fluxo sanguíneo, o volume sistólico e a frequência cardíaca. Em indivíduos com IC, a imersão na altura do pescoço ou até o apêndice xifoide pode produzir respostas hemodinâmicas anormais de maneira temporária; já a imersão na altura da crista ilíaca parece não proporcionar riscos cardiovasculares. A temperatura da água também influencia as variáveis hemodinâmicas: exercícios físicos em água quente não são recomendados; já os exercícios físicos em água morna parecem não acarretar prejuízos ao indivíduo com IC[40]. Quanto ao tipo de exercício físico, aqueles realizados na vertical como os desenvolvidos na hidroginástica parecem trazer benefícios cardiovasculares[41].

Considerações finais

Apesar dos avanços no tratamento da IC, essa síndrome ainda representa importante problema de saúde pública, decorrente de elevadas taxas de prevalência e mortalidade. Nesse sentido, o exercício físico apresenta-se como importante terapia adjuvante ao tratamento da IC, uma vez que essa ferramenta não farmacológica contribui de maneira significativa na melhora da qualidade de vida e sobrevida dos indivíduos. Os programas de exercício físico para aqueles com IC, quando prescritos de maneira adequada e por profissionais capacitados, além de reduzirem os sintomas e melhorarem a capacidade funcional, apresentam baixa incidência de eventos cardiovasculares durante sua prática. Dessa forma, o exercício físico, proscrito até meados dos anos de 1970, é, atualmente, recomendado e considerado estratégica fundamental no tratamento da IC quando associado à terapia medicamentosa (Tabelas 20.1 a 20.3).

Tabela 20.1 Efeitos colaterais e principais interferências farmacológicas na resposta ao exercício físico.

Classe	Efeito colateral	Efeito na resposta ao exercício
Agentes antiarrítmicos		
Betabloqueadores	Hipotensão arterial, dispneia, edema e ECG alterado	↓ FC e contratilidade do miocárdio, hipotensão arterial
Outros	Náuseas, palpitações, vômitos, erupção cutânea, insônia, vertigem, falta de ar, edema nos tornozelos, expectoração com sangue, febre, psicose, impotência	↓ FC e contratilidade do miocárdio, hipotensão arterial
Agentes anti-hipertensivos		
Inibidores da ECA	Tosse, hipotensão arterial, angioedema e insuficiência renal	Hipotensão arterial
BRA	Hipotensão arterial, hiperpotassemia, angioedema e ↓ função renal	Hipotensão arterial
Agentes anti-hipertensivos		
Diuréticos	Sonolência, desidratação, desequilíbrio eletrolítico, gota, náuseas, dor, déficit auditivo, colesterol e dislipidemias	Hipotensão arterial
Digitálicos	Arritmias, bloqueios cardíacos, ECG alterado, fadiga, fraqueza, cefaleia, náuseas, vômitos	↑ capacidade de realizar exercícios, ↑ contratilidade do miocárdio
Agentes anticoagulantes	Aparecimento de equimoses, irritação gástrica, dor articular ou abdominal, dificuldade na deglutição, tumefação, sangramento descontrolado	NED

↓: incremento; ↑: decréscimo; BRA: bloqueadores dos receptores de angiotensina II; ECA: enzima conversora de angiotensina; ECG: eletrocardiograma; FC: frequência cardíaca; NED: nenhuma evidência disponível.

Tabela 20.2 Recomendações práticas para a prescrição de exercícios físicos.

Variável	Aeróbico	Com pesos Estático*	Com pesos Dinâmico	Flexibilidade	Ambiente aquático**
Tipo	Cicloergômetro ou esteira ergométrica	NED	8 a 10 (principais grupos musculares)	Alongamento estático, balístico e por FNP para os principais grupos musculares	NED
Intensidade	Entre FC do LA e 10% abaixo da FC do PCR ou 40 a 80% FCreserva		40 a 60% 1RM	—	
Volume	20 a 60 min		3 a 4 séries de 10 a 15 repetições	4 ou mais repetições por grupamento muscular de 15 a 60s por exercício	
Frequência	4 a 7 dias·sem^{-1}		2 a 3 dias·sem^{-1} (intervalos de pelo menos 48 horas entre as sessões)	2 a 3 dias·sem^{-1}	
Progressão	Aumentar o volume progressivamente até o limite superior, seguido de aumento da frequência semanal e, por fim, progredir a intensidade		Aumentar 5% da carga quando o indivíduo realizar 10 a 15 repetições de confortáveis	—	
Cuidados	Monitorar a PA e a FC durante as sessões de exercício físico		Evitar a manobra de Valsalva e a fadiga concêntrica	Respeitar o limite articular	

*Estático: não existem evidências científicas que suportem a utilização desse tipo de exercício para indivíduos com insuficiência cardíaca. **Ambiente aquático: não existem evidências científicas que suportem a utilização desse tipo de exercício para indivíduos com insuficiência cardíaca, porém exercícios terapêuticos, por razões ortopédicas, podem ser realizados. 1RM: teste de uma repetição máxima; FC: frequência cardíaca; FCreserva: frequência cardíaca reserva; FNP: facilitação neuromuscular proprioceptiva; LA: limiar anaeróbico; NED: nenhuma evidência disponível; PA: pressão arterial; PCR: ponto de compensação respiratória.

Tabela 20.3 Considerações especiais para a prescrição de exercícios físicos.

Condição	Cuidados na prescrição
Pressão arterial	Se, em repouso, PAS > 200 mmHg e/ou PAD > 110 mmHg, o exercício não deve ser realizado. Durante o exercício, a PAS não deve exceder 220 mmHg e/ou a PAD, 105 mmHg (caso isso ocorra, diminuir a carga até atingir níveis pressóricos adequados)
Presença de isquemia do miocárdio	Quando for identificada a presença de isquemia do miocárdio durante o teste de esforço, o limite superior da FC deverá ser ajustado para 10 batimentos abaixo da frequência cardíaca do limiar de isquemia
Teste de esforço proscrito	Em situações em que o teste de esforço seja proscrito, a intensidade do exercício poderá ser monitorada utilizando a PSE 11 a 16, em escala de 6 a 20
IC descompensada	Quando o indivíduo estiver em estado descompensado, não deve ser realizada a prática de exercícios

FC: frequência cardíaca; IC: insuficiência cardíaca; PAD: pressão arterial diastólica; PAS: pressão arterial sistólica; PSE: percepção subjetiva de esforço.

Transplante de Coração

Guilherme Veiga Guimarães • Rafael Ertner Castro

Introdução

O transplante cardíaco é a última terapia para paciente com insuficiência cardíaca em estágio final e refratário à terapêutica, resultando em normalização hemodinâmica em repouso e durante o exercício. É realizado desde a década de 1960[1,2] e, desde então, tem ocupado cada vez mais espaço mundialmente, sendo reconhecido como o melhor tratamento para indivíduos com insuficiência cardíaca com sintomas incapacitantes ou com elevado risco de mortalidade e sem possibilidade de alternativas entre tratamentos clínico ou cirúrgico. Vários avanços terapêuticos incorporados ao longo dos anos como técnica cirúrgica, captação de órgão, aperfeiçoamento da terapia imunossupressora, novos métodos diagnósticos e abordagens pós-operatório foram determinantes para resultados favoráveis na sobrevida, retorno às atividades laborais, capacidade de exercício físico e qualidade de vida[1,3].

No entanto, mesmo após o transplante cardíaco, a capacidade física é baixa quando comparada aos seus pares saudáveis e com aumento modesto ao longo do tempo, o que em parte pode estar relacionada às alterações musculoesqueléticas e cardiovasculares inerentes aos transplantados. Isso poderia ser explicado pelo próprio ato cirúrgico, fatores como a diferença de superfície corporal doador/receptor e a denervação completa do coração[4-6]. Entretanto, em período de longo prazo, após o ato cirúrgico, ocorre a reinervação cardíaca parcial, levando ao desequilíbrio do ritmo cardíaco, associada ao aumento da sensibilidade dos receptores beta-adrenérgicos, que resulta em incremento da ativação simpática associada à redução da sensibilidade barorreflexa e hipersensibilização da ação dos vasoconstritores[7,8].

Esses desajustes diminuem o controle do débito cardíaco, elevam a frequência cardíaca de repouso, aumentam lentamente a frequência cardíaca e o volume sistólico durante o exercício, e recuperam lentamente a frequência cardíaca pós-exercício, potencializando o desempenho físico[9].

Utilize o *QR code* localizado na página xxix para acessar as referências bibliográficas, que também estão disponíveis em www.atheneu.com.br sob o título do livro.

A terapia imunossupressora é vital após o transplante cardíaco, pois contribui efetivamente para a redução de episódios de rejeição do órgão transplantado. Entretanto, seu uso está associado a inúmeros efeitos colaterais, sendo a hipertensão arterial e a nefrotoxicidade os mais comuns. Além disso, a terapia imunossupressora também pode induzir hiperlipidemia, diabetes, vasculopatias, insuficiência renal e disfunção endotelial[4,6].

A prática regular de exercício físico tem sido recomendada para a reabilitação pós-transplante cardíaco a fim de reduzir e controlar essas comorbidades, bem como para o restabelecimento da capacidade física e retorno às atividades de vida diária[10-13].

Prevalência

Apesar da evolução da terapêutica clínica e intervencionista, a perspectiva epidêmica da insuficiência cardíaca tem sido apontada como um problema de saúde pública. O transplante cardíaco é reconhecido como o melhor tratamento para indivíduos com insuficiência cardíaca com sintomas incapacitantes, com elevado risco de mortalidade e sem possibilidade de alternativa de tratamento clínico ou cirúrgico. O transplante cardíaco nas últimas décadas cresceu de forma substancial; mundialmente são realizados mais de 4 mil procedimentos cirúrgicos por ano, resultando na melhoria da qualidade de vida e com média de sobrevida de 11 anos[1-3].

Fisiopatologia

A reinervação parcial de fibras simpática e parassimpática promove controle ineficiente da frequência cardíaca, sendo o débito cardíaco de repouso e no início do exercício, basicamente, mediado pelo aumento na pré-carga, ou seja, aumento do volume diastólico final e do volume sistólico via mecanismo de Frank-Starling[14]. Durante o exercício progressivo, o aumento do débito cardíaco ocorre pelo aumento da frequência cardíaca em consequência do aumento da liberação de catecolaminas circulantes, porém a FC é atenuada quando comparada aos seus pares saudáveis, principalmente durante exercício intenso[15-17].

Estudos são controversos sobre a fração de ejeção do ventrículo esquerdo de repouso após transplante cardíaco. Entretanto, existe concordância de que a fração de ejeção do ventrículo esquerdo aumenta ao longo do exercício físico na mesma proporção para uma pessoa saudável.

Por outro lado, o consumo de oxigênio de pico é reduzido em transplantados em relação aos seus pares, o que pode ter relação com o ato cirúrgico e com outros fatores, como disfunção sistólica e diastólica[18], atrofia muscular[19], desequilíbrios hormonais decorrentes da insuficiência cardíaca que persistem após o transplante[20], utilização de fármacos que reduzem a capacidade de exercício e estimulação simpática decorrente do uso de imunossupressores[4,21]. Contudo, o exercício físico regular pode melhorar o consumo de oxigênio[10].

Existe também limitação pulmonar causada pelo período pré-transplante, com deterioração da membrana alvéolo-capilar e redução do volume sanguíneo nos capilares pulmonares. Esses danos são irreversíveis e causam diminuição da capacidade de difusão pulmonar[22]. Outro fator é o uso contínuo de ciclosporina, que deteriora progressivamente os vasos pulmonares, levando a lesão chamada de *microvasculite*, também associada a anormalidades na capacidade de difusão pulmonar[23].

A diminuição da capacidade física pós-transplante induz produção insuficiente de óxido nítrico e prostaciclina, moléculas responsáveis pela hiperemia funcional em que a inibição de um desses mecanismos provoca ativação do outro como efeito compensatório[24]. Isto ocorre, principalmente, quando existe aumento do trabalho muscular e/ou ativação do sistema neuro-hormonal, com o intuito de realizar a manutenção, diminuição ou aumento da pressão arterial e da frequência cardíaca, em resposta à intensidade do exercício físico[25].

Por fim, a redução da complacência arterial observada em transplantados pode ser devida a disfunção endotelial ou alterações nos mecanismos vasculares. Além disso, a maior atividade nervosa simpática pode induzir aumento no tônus da musculatura lisa das artérias e, por consequência, aumentar a rigidez dos vasos[26,27].

Terapia medicamentosa

Aspectos iatrogênicos

Nos últimos 25 anos ocorreu aumento importante na sobrevida dos indivíduos submetidos ao transplante cardíaco[28], principalmente em decorrência do avanço da terapia imunossupressora que controla a rejeição do órgão[1]. A terapêutica mais utilizada atualmente é a combinação de vários fármacos que apresentam diferentes potenciais e formas de ação. Alguns efeitos colaterais da utilização da medicação imunossupressora podem aparecer logo no início do tratamento medicamentoso, podendo ser minimizados com ajustes criteriosos dos horários e das doses administradas. Por outro lado, os efeitos colaterais de aparecimento tardio devem ser controlados com a inserção de fármacos específicos para o controle dos sinais e sintomas clínicos. Os corticosteroides (prednisona) agem como anti-inflamatório inespecífico, atuando primariamente sobre o gene de transcrição da citocina, prevenindo o recrutamento e a ativação das células T. Os inibidores da calcineurina (ciclosporina e tacrolimus) reduzem a transdução da interleucina 2 (IL-2) com bloqueio na produção de IL-2; o processo de rejeição sofre influência direta, haja vista que a IL-2 é decisiva para o recrutamento e ativação dos linfócitos T auxiliares, além de ser um dos maiores determinantes da magnitude da resposta imunológica. Os inibidores da TOR são o everolimus, que interfere em inúmeros mecanismos celulares de crescimento e proliferação tanto do sistema imune como da musculatura lisa vascular, e o sirolimus com ação inibitória sobre a ativação e a proliferação das células T e na sequência a IL-2 e outros receptores de crescimento das células T, além de promover a manutenção das células nas fases G_1 e S do ciclo celular. Alguns estudos experimentais também têm investigado a capacidade do sirolimus em dificultar a gênese tumoral por meio da inibição da angiogênese[29-31]. Os agentes antiproliferativos são a azatioprina, que inibe a síntese de ácido nucleico, suprimindo a hipersensibilidade celular e alterando a produção de anticorpos (isso implica na inibição da ativação de células T, na redução da síntese de anticorpos e na redução do número de granulócitos e monócitos circulantes) e o micofenolato de mofetil, muito utilizado no tratamento da rejeição aguda como antibiótico com propriedades imunossupressoras, e seu mecanismo de ação é análogo ao da azatioprina com ação inibitória, porém de forma menos seletiva, da síntese de purinas atuando como potente inibidor da proliferação de células T e B.

Interferência na prescrição de exercícios físicos

Não existem evidências sobre a influência da terapia farmacológica na prescrição de exercícios físicos para indivíduos com transplante cardíaco. Por outro lado, deve-se considerar a terapêutica medicamentosa em uso durante o programa de reabilitação. É recomendada restrição à pratica de exercício físico durante o episódio de rejeição ao órgão transplantado. No entanto, não existem evidências clínicas que amparam tal restrição.

Prescrição de exercícios físicos

Avaliação pré-participação

O exercício físico é conduta segura, eficaz e de grande importância no processo de reabilitação pós-transplante, devendo ser iniciado precocemente para o restabelecimento da capacidade física. A atividade física regular possibilita que os transplantados voltem a realizar a maioria de suas atividades diárias, inclusive as recreativas[32].

Exercício aeróbico

A reinervação cardíaca após o transplante pode ser parcialmente restabelecida ao longo dos anos e estimulada com a prática de exercício. A frequência cardíaca é a principal variável cardiovascular para monitorar e prescrever o exercício aeróbico por ter relação próxima com o consumo de oxigênio (VO_2) tanto em pessoas saudáveis como cardiopatas. O exercício aeróbico, como caminhada, corrida e cicloergômetro, pode ser prescrito de forma contínua ou intervalada dependendo da experiência ou do protocolo utilizado. No entanto, a intensidade desse exercício deve ser determinada de acordo com a carga de trabalho; de preferência, no ponto de compensação respiratória atingido durante o teste ergoespirométrico em associação com a percepção subjetiva de esforço (PSE) entre 13 e 15 na escala de Borg. As sessões de exercício físico devem ser realizadas com frequência mínima de três vezes por semana com 5 minutos de aquecimento, 30 minutos de treinamento aeróbico seguidos de 5 minutos de recuperação e 20 minutos de exercícios localizados[11-14,25,33-37].

Exercício com pesos

Os exercícios com pesos, adjacentes aos exercícios aeróbicos, têm sido recomendados após transplante cardíaco, pois, embora a função hemodinâmica seja restabelecida próximo de valores normais, esse grupo de indivíduos ainda apresenta diminuição importante da massa e da força muscular, rarefação óssea e alterações histoquímicas com mudança na composição do tipo de fibra muscular do tipo I para o tipo II[38,39].

Essas alterações persistentes nos indivíduos com transplante cardíaco podem ser minimizadas com a prática regular de exercícios físicos com pesos de leve e intensidade moderada, de 20 a 70% 1RM, que deverão ser realizados de uma a duas séries, com 10 a 12 repetições, para os grupos flexores e extensores dos membros superiores e inferiores, para diminuir as alterações causadas pelo uso de glicocorticoides, como a osteoporose e as miopatias musculoesqueléticas, e, ao mesmo tempo contribuir com o ganho de força muscular e aumento do VO_2pico[38,39].

Exercício de flexibilidade

Os exercícios de flexibilidade deverão ser realizados para promover a amplitude de movimento, equilíbrio, alongamento da musculatura da coluna cervical, lombar e dos membros superiores e inferiores. Os exercícios com bastão e elástico podem ser realizados em séries pequenas de 10 repetições cada, priorizando a musculatura posterior de tronco e envolvendo as grandes articulações de quadril, joelho, cotovelo e ombro.

Exercício em ambiente aquático

A atividade física em ambiente aquático é pouco descrita após transplante cardíaco. No entanto, estudos demonstraram benefício potencial do exercício em piscina com água aquecida[40-44]. Esse tipo de exercício é um método de reabilitação bem estabelecido para indivíduos com importantes limitações funcionais e vem demonstrando ser eficaz nos casos de obesidade pós-transplante cardíaco[11,12].

Considerações finais

Os estudos sobre prescrição de exercício aeróbico após transplante cardíaco possuem características distintas de intensidade, modalidade, duração e frequência, de modo que a avaliação dos resultados sobre os efeitos no sistema cardiovascular deve ser interpretada de forma criteriosa. A intensidade do exercício físico interfere no sistema imunológico através de mecanismos envolvidos em ação hormonal, metabólica e mecânica[45]. No entanto, não existem evidências sobre o efeito da intensidade de exercício na resposta imunológica em indivíduos com transplante cardíaco.

O exercício regular tem demonstrado potenciais benefícios no controle e redução das doenças crônicas não transmissíveis, que deve ser incorporado como agente terapêutico pós-transplante cardíaco. Por outro lado, estudos em indivíduos com transplante cardíaco são pontuais e pouco conclusivos no que tange a resposta em longo prazo, o efeito no sistema imunológico, neuro-hormonal, musculoesquelético e na adesão ao programa. Tais estudos limitam-se ao treinamento cardiovascular, não considerando as alterações posturais e estruturais (p.ex., as rotações de ombro e desalinhamento da cintura pélvica e escapular) que representam desvios funcionais comuns evidenciados por enrijecimento das articulações vertebrais e encurtamentos musculares[13].

Outro aspecto importante que deve ser considerado é a referência sociocultural dos indivíduos com transplante cardíaco, que muitas vezes pode ser fator limitante ou até mesmo de recusa na participação em programa de exercícios físicos[46,47].

O efeito do condicionamento físico pós-transplante é atribuído, principalmente, à maior eficiência periférica do que ao grau de adaptação cardíaca. No entanto, estudos futuros são necessários para elucidar o papel da atividade física na interação das respostas fisiológicas e clínicas nesse grupo de indivíduos (Tabelas 21.1 a 21.3).

Tabela 21.1 Efeitos colaterais e principais interferências farmacológicas em resposta ao exercício físico[20-23].

Classe	Efeito colateral	Efeito na resposta ao exercício
Corticosteroides		
Prednisona	Hipertensão, alterações de personalidade, dislipidemia, osteoporose, aparência cushingoide, hiperglicemia, ganho ponderal, diabetes, catarata e aumento do risco de infecções	NED
Inibidores da calcineurina		
Ciclosporina	Nefrotoxicidade (devido à vasoconstrição renal), hipercalemia, hipertensão, trombose venosa, cefaleia, tremor, parestesias, gota, hiperplasia de gengivas e hepatotoxicidade	NED
Tacrolimus	Nefrotoxicidade semelhante à da ciclosporina, porém com menor incidência de hipertensão e hiperlipidemia, e maior incidência de diabetes e neurotoxicidade	NED
Inibidores da TOR		
Everolimus	Proteinúria, dislipidemia, plaquetopenia, edema, hipertensão, acne e pneumonite intersticial	NED
Sirolimus	Aplasia de medula óssea (trombocitopenia, anemia e leucopenia), hiperlipidemia, edema periférico e dificuldade para cicatrização de feridas	NED
Agentes antiproliferativos		
Azatioprina	Mais comuns são neutropenia e trombocitopenia. Menos comuns são náusea, vômito, pancreatite, hepatotoxicidade e desenvolvimento de câncer. Neutropenia, em menor gravidade que a causada pela azatioprina	NED
Micofenolato	Sintomas gastrointestinais, embora menos frequentes	NED

NED: nenhuma evidência disponível; TOR: *target of rapamycin*.

Transplante de Coração

Tabela 21.2 Recomendações práticas para a prescrição de exercícios físicos.

Variável	Aeróbico	Com pesos - Estático**	Com pesos - Dinâmico	Flexibilidade	Ambiente aquático
Tipo	Contínuo/intervalado	Principais grupos musculares	8 a 10 (principais grupos musculares)	Principais grupos musculares	Caminhada em piscina aquecida (30 a 31 °C)
Intensidade*	60 a 70% VO_2pico FC entre LA e PCR	30 a 75% CVM	40 a 80% 1RM	Leve a moderada	60 a 70% VO_2pico FC entre LA e PCR
Volume**	30 a 40 min	1 a 10 x 6s	1 x 4 a 6 (evitar fadiga)	3 a 5 repetições	30 a 40 min
Frequência	5 dias·sem^{-1}	2 vezes ao dia (5 a 10 vezes ao dia)***	2 dias·sem^{-1} (máxima)	5 dias·sem^{-1}	2 dias·sem^{-1}
Progressão	Respeitar a PSE entre 13 e 15	Amplitude muscular tolerável (inicial); realizar contrações em diferentes amplitudes musculares e ângulos articulares quando a dor e inflamação diminuírem; adicionar SC quando a força aumentar	5 a 10% por semana (sobrecarga)	Exercícios para alongar estruturas de tecido mole para se manter ou aumentar a amplitude dos movimentos	Respeitar a PSE entre 13 e 15
Cuidados	Observar queda de PA durante o exercício com níveis da escala de Borg acima das sessões anteriores	Contração > 10s pode aumentar a pressão arterial		Respeitar os limites morfológicos, sem risco de provocar lesão	Observar queda de PA durante o exercício com níveis da escala de Borg acima das sessões anteriores

*Os indivíduos deveriam ser inicialmente submetidos ao limite inferior, e gradualmente, quando tolerado, a intensidade poderia ser incrementada até o limite superior descrito. **Estático: 1) iniciar com contração para 6 segundos, e gradualmente, incrementar para 8 a 10 contrações; 2) é sugerido intervalo intercontração de 20 segundos. ***Os indivíduos deveriam inicialmente realizar duas vezes ao dia, e gradualmente, incrementar para 5 a 10 vezes ao dia. 1RM: teste de uma repetição máxima; CVM: contração voluntária máxima; dias·sem^{-1}: dias por semana; FC: frequência cardíaca; LA: limiar anaeróbico; PA: pressão arterial; PCR: ponto de compensação respiratória; PSE: percepção subjetiva de esforço; s: segundos; dias·sem^{-1}: dias por semana; SC: sobrecarga; VO_2pico: consumo de oxigênio de pico.

Tabela 21.3 Considerações especiais para a prescrição de exercícios físicos.	
Condição	Cuidados na prescrição
Diabetes melito	Deve ser aplicada a mesma conduta para indivíduos com diabetes
Problema ortopédico ou neurológico	O exercício deve ser adaptado à limitação
Hipertensão arterial (PAS 180 mmHg e/ou PAD 100 mmHg)	Evitar exercícios de compressão mecânica e de intensidade vigorosa
Pós-transplante < 1 ano	Evitar exercícios de alongamento e de compressão na região peitoral

PAS: pressão arterial sistólica; PAD: pressão arterial diastólica.

Doença Arterial Periférica

Ryan Justin Mays

Introdução

A doença arterial periférica (DAP) é causada pelo acúmulo de placa nas artérias das pernas[1]. A perfusão arterial inadequada dos membros inferiores resultante de bloqueios parciais e/ou totais pode causar dor isquêmica induzida por atividade, chamada claudicação[2]. A claudicação é descrita como dor, sofrimento ou cãibras nos músculos dos membros inferiores durante atividade física que se atenua com o repouso[3]. A claudicação induz comportamento sedentário e causa inabilidade de caminhada, inadequado desfecho funcional e diminuição da qualidade de vida[4,5]. Indivíduos com DAP também apresentam risco aumentado de eventos cardiovasculares adversos e mortalidade prematura[6]. Os fatores de risco para o desenvolvimento de DAP incluem tabagismo[7,8], diabetes (e resistência à insulina)[7,9], hipertensão[10,11], hipercolesterolemia[12,13], hiper-homocisteinemia[14,15], doença renal crônica[16] e níveis elevados de proteína C-reativa[15,17]. Este capítulo revisa a prevalência, fisiopatologia e opções de terapia farmacológica e de exercícios para o tratamento da DAP.

Prevalência

A DAP é um problema de saúde pública significativo em todo o mundo, afetando mais de 200 milhões de adultos[18]. Aproximadamente 2% dos indivíduos apresentam a forma mais grave da doença, isquemia crítica de membro inferior (CLI), que pode causar úlceras, gangrena ou amputação de membro inferior[19]. A maioria dos indivíduos com DAP é assintomática ou apresenta sintomas atípicos, como dor na perna sem esforço ou presença de dor mesmo com repouso[20]. O sintoma mais significativo e o fator limitante do estilo de vida é a claudicação que ocorre em 30 a 40% daqueles com DAP[21]. O aumento da idade está associado à DAP[19], mas não está claro se a prevalência sofre efeito dependente do sexo[22-24].

Utilize o *QR code* localizado na página xxix para acessar as referências bibliográficas, que também estão disponíveis em www.atheneu.com.br sob o título do livro.

Fisiopatologia

A fisiopatologia completa está além do escopo deste capítulo. No entanto, assim como a doença arterial coronariana (DAC), a aterosclerose é a principal causa da DAP[25]. Em geral, as alterações observadas na DAP são categorizadas por alterações hemodinâmicas, estresse oxidativo, anormalidades estruturais e disfunção metabólica[26]. Os fatores de risco para o desenvolvimento da DAP podem contribuir para o aumento dos níveis de inflamação e subsequente lesão endotelial nas artérias dos membros inferiores. A anormalidade da função endotelial é um fator contribuinte para o agravo do fluxo sanguíneo, uma vez que os vasos arteriais têm reduzida capacidade de dilatação[27]. À medida que a aterosclerose continua a progredir em gravidade, as células espumosas se desenvolvem na superfície das paredes arteriais. As placas de ateroma (degeneração da parede arterial) podem se desenvolver e uma capa fibrosa geralmente cobre a poça lipídica da placa das lesões ateroscleróticas mais avançadas[28]. Quando a placa se desenvolve dessa forma, o lúmen da artéria diminui. Os bloqueios parciais da artéria são referidos como estenose, enquanto os totais são denominados oclusão. Ao contrário dos vasos normais, onde existe fluxo sanguíneo laminar, um bloqueio parcial em determinada artéria induz fluxo turbulento com pressões elevadas que causa bloqueio e subsequente queda abrupta na pressão[26]. Isso provoca desequilíbrio entre a oferta e a demanda de oxigênio devido à diminuição da quantidade de sangue para os membros inferiores, resultando em claudicação. Pode ocorrer neovascularização em resposta a esse desequilíbrio, mas em geral existe insuficiente oxigenação para os músculos dos membros inferiores[29].

Terapia medicamentosa
Aspectos iatrogênicos

O manejo clínico de eventos cardiovasculares prematuros pelo tratamento de fatores de risco é fortemente recomendado na DAP. A terapia antiplaquetária é criticamente importante como medida secundária de prevenção contra mortalidade prematura e infarto do miocárdio[30]. Os aspectos iatrogênicos da terapia medicamentosa são também abordados na literatura[31]. No momento atual do conhecimento, existe escassez de medicamentos que têm sido sucedidos na melhora dos sintomas de claudicação e da capacidade de caminhada em indivíduos com DAP. Os efeitos colaterais da pentoxifilina (agente hemorreológico) são amplamente dependentes da dose e resultam principalmente em distúrbios digestivos, como, por exemplo, náusea, dispepsia e flatulência[32]. O cilostazol (inibidor da fosfodiesterase III) tem advertência de tarja preta e não deve ser prescrito para indivíduos com insuficiência cardíaca devido ao fato de ter sido observado incremento da taxa de mortalidade em terapia separada com inibidores da fosfodiesterase III (p.ex., milrinona)[33-35]. Muitos dos outros agentes não têm efeitos colaterais notáveis ou apenas causam sintomas adversos leves, como, por exemplo, desconforto gastrintestinal e cefaleia.

Interferência na prescrição de exercícios físicos

É necessária atenção especial quando indivíduos com DAP se exercitam devido ao elevado risco de eventos cardiovasculares adversos. Os efeitos colaterais do tratamento medicamentoso específico da claudicação, durante exercícios agudos e crônicos, geralmente não são motivo de preocupação quando utilizados isoladamente e nas doses recomendadas. No entanto, são frequentemente prescritos medicamentos concomitantes aos pacientes para tratar outras doenças, e as potenciais interações medicamentosas exigem monitoramento rigoroso. Por exemplo, o mecanismo de ação da pentoxifilina inclui, mas não se limita, a redução na viscosidade do sangue e inibição da agregação de neutrófilos[36,37]. Assim, a razão normatizada internacional deve ser monitorada quando a pentoxifilina é prescrita, especialmente àqueles que estão sob uso de anticoagulantes (p.ex., varfarina), pois existe maior risco de sangramento excessivo e os indivíduos devem ser supervisionados de perto para evitar quedas.

Prescrição de exercícios físicos

Avaliação pré-participação

Indivíduos com DAP devem ser avaliados clinicamente por meio de exame físico e de saúde, exames de pulso de membros inferiores e discussão dos sintomas com especialista vascular. A apresentação subjacente da doença pode variar entre os indivíduos (p.ex., presença de claudicação, sintomas atípicos) e guiar os próximos passos em relação ao tratamento (p.ex., revascularização endovascular, terapia farmacológica, treinamento físico). O teste de esforço demonstra a capacidade de andar assim como o desempenho funcional antes da intervenção. A modalidade mais utilizada para teste de exercício é a esteira, utilizando protocolo graduado ou teste de carga constante (com monitoramento eletrocardiográfico e dos sinais vitais)[42,43]. Outras modalidades que podem ser utilizadas incluem ergometria de braço e de perna[44], subida de escadas[45] e flexão plantar[46].

Exercício aeróbico

A terapia com exercícios é a opção de tratamento de primeira linha para pacientes com DAP. Uma metanálise recente avaliando programas de exercícios demonstrou melhora na capacidade de caminhada de 50 a 200%[47]. O treinamento com caminhada é altamente recomendado[19], especificamente em ambientes hospitalares supervisionados[48]. A intensidade da esteira deve começar com velocidade e grau que induzem claudicação moderada a máxima em escalas numéricas utilizadas para avaliar o nível de dor em 3 a 5 minutos[48-51]. O programa de caminhada deve ter duração total de 30 a 45 minutos, alternando entre caminhada e descanso[48]. A caminhada deve ser realizada três vezes por semana por pelo menos 3 meses. Programas comunitários ou em casa podem também ser benéficos[52-54] quando a caminhada supervisionada não for possível. As modalidades aeróbicas alternativas eficazes na melhora da capacidade de caminhada de indivíduos com DAP incluem ergometria de perna e de braço[55,56], caminhada com apoio simultâneo de bastões para caminhada[57,58] e flexão plantar com oposição ativa[59].

Exercício com pesos

O treinamento com pesos pode servir como opção de terapia secundária para a DAP, haja vista parecer melhorar o padrão de caminhada em indivíduos com essa doença. Até o momento, os programas consistiam em exercícios para membros superiores e inferiores[60] ou apenas inferiores[61-63]. O treinamento é primariamente dinâmico, utilizando uma variedade de exercícios, séries, repetições e princípios de progressão. O uso do treinamento isométrico para melhorar a capacidade de caminhada ainda não foi estudado. Mais pesquisas são necessárias para determinar se o treinamento com pesos é tão efetivo quanto as modalidades aeróbicas. Como a DAP resulta em significativa disfunção cardiovascular, o exercício aeróbico é prioritariamente recomendado.

Exercício de flexibilidade

Atualmente não existem ensaios em grande escala que avaliem a eficácia do treinamento de flexibilidade em indivíduos com DAP e claudicação. Estudo em andamento parece promissor na utilização do alongamento para a melhora da capacidade funcional[64]. No entanto, os resultados não são suficientes para corroborar qualquer recomendação de alongamento na melhora de distâncias de claudicação na DAP. Ensaios incluem o alongamento como parte do programa de exercícios. Movimentos das articulações dos membros superiores e inferiores são frequentemente incluídos nos períodos de aquecimento e resfriamento. Portanto, o treinamento de flexibilidade para indivíduos com claudicação deve seguir as diretrizes padrão utilizadas em adultos até que mais investigações sejam conduzidas[65].

Exercício em ambiente aquático

Existe limitada evidência para apoiar o exercício aquático como opção de tratamento eficaz. Um pequeno ensaio piloto demonstrou melhora na distância de claudicação após 12 semanas de treinamento[66]. Também foi sugerido que o exercício aquático é seguro. O estudo representa um primeiro passo muito necessário no estabelecimento de atividades aquáticas como alternativa válida ao exercício de caminhada para indivíduos com DAP. No entanto, recomenda-se cautela, pois mais pesquisas são necessárias para determinar a eficácia e a segurança desse tipo de exercício.

Considerações finais

O treinamento físico é a pedra angular de qualquer regime de tratamento para indivíduos com DAP, pois é de baixo risco e oferece benefícios importantes. O papel dos fármacos no tratamento da DAP é menos estabelecido. No entanto, terapias combinadas, como o cilostazol com exercício, podem ser importantes para a melhora do quadro de claudicação[67]. O especialista em exercícios deve ter profundo conhecimento das comorbidades e gravidade da doença, pois isso ajudará na prescrição adequada do exercício com maior eficácia. Infelizmente, os programas de exercícios supervisionados podem ter disponibilidade limitada devido as suas despesas, recursos necessários e outras barreiras como deslocamento ao centro de reabilitação e negociações com os centros médicos. Assim, o especialista em exercícios deve considerar a própria residência do indivíduo e centros comunitários como potenciais locais para o programa de exercício, porém mais pesquisas são necessárias para estabelecer a eficácia desses ambientes para os indivíduos com DAP (Tabelas 22.1 a 22.3).

Doença Arterial Periférica

Tabela 22.1 Recomendações práticas para a prescrição de exercícios físicos.

Variável	Aeróbico	Com pesos - Estático	Com pesos - Dinâmico	Flexibilidade	Ambiente aquático
Tipo	Intermitente	NED	Equipamentos ou pesos livres	NED	Programa supervisionado em água aquecida (28 a 30°C)
Intensidade	Dor moderada a máxima nas pernas em 3 a 5 minutos, seguido por repouso; reiniciar o exercício quando a dor desaparecer	NED	11 a 13 PSE	NED	Iniciar em intensidade de 50 a 70% FCM (10 a 12 PSE)
Volume	30 a 45 min	NED	60 min com recuperação passiva	NED	60 min
Frequência	3 dias·sem^{-1}	NED	2 dias·sem^{-1}	NED	3 dias·sem^{-1}
Progressão	Incremento na intensidade (p.ex., velocidade, inclinação) dentro dos limites das diretrizes	NED	Ajustar a intensidade quando abaixo de 11 a 13 PSE	NED	Progredir para 70 a 85% FCM (10 a 12 PSE)
Cuidados	Modalidades alternativas deveriam ser consideradas se caminhar não for viável	NED	Exercícios para membros inferiores e superiores	Seguir as diretrizes de treinamento de flexibilidade em indivíduos saudáveis	Mais estudos são necessários para determinar a eficácia e a segurança

FCM: frequência cardíaca máxima; NED: nenhuma evidência disponível; PSE: percepção subjetiva de esforço.

Tabela 22.2 Efeitos colaterais e principais interferências farmacológicas nas respostas ao exercício.

Classe	Efeito colateral	Efeito na resposta ao exercício
Agentes hemorreológicos (pentoxifilina)	Principalmente distúrbios gastrintestinais, baixo risco de eventos adversos cardiovasculares e do sistema nervoso	Incremento do efeito de medicamentos anti-hipertensivos e anticoagulantes
Agentes metabólicos (propionil-L-carnitina)	Principalmente distúrbios gastrintestinais	Nenhum efeito adverso significativo no exercício
Inibidores da fosfodiesterase (cilostazol)	Dor de cabeça, palpitação, taquicardia, hipotensão, diarreia	Interações significativas com nitratos e outros anti-hipertensivos (hipotensão e tontura)
Prostaglandinas (beraprost, iloprost)	Dor de cabeça, rubor, distúrbios gastrintestinais, arritmia	Embora não frequente, deveria existir monitoramento eletrocardiográfico devido ao maior risco de arritmia
Antagonistas dos receptores de serotonina (ketanserina)	Náusea, dor abdominal, erupção cutânea, tontura, prolongamento do intervalo QT	Incremento do risco de prolongamento do intervalo QT, especialmente quando utilizado com outros agentes antiarrítmicos

Tabela 22.3 Considerações especiais para prescrição de exercícios.

Condição	Cuidados na prescrição
Diabetes	Indivíduos com DAP e diabetes são fortemente aconselhados a realizar treinamento físico. O cuidado adequado dos pés é imperativo naqueles com ambas as doenças devido ao maior risco de úlcera cutânea e infecção dos membros inferiores e pés. Indivíduos com neuropatia são aconselhados a usar tipos alternativos de caminhar devido à menor percepção sensorial. É ainda recomendado o adequado uso de calçados (com biqueira larga) e o corte das unhas dos pés por profissional qualificado. Inspeções visuais dos pés são altamente recomendadas após as sessões de exercícios.
Isquemia crítica de membro inferior (CLI)	É uma arte prescrever exercícios para indivíduos com CLI, haja vista que eles sentem dor em repouso. Geralmente, esses indivíduos são tratados de forma agressiva com técnicas de revascularização, como a revascularização de membros inferiores e/ou a terapia endovascular periférica. O papel do exercício nesses indivíduos é limitado, embora haja alguma evidência de que intensidades de treinamento moderadas em modelos animais possam ser benéficas para a CLI[77]. É intuitivo que o exercício de ergometria de braço possa ser uma modalidade útil em indivíduos com estado clínico mais grave. No entanto, ensaios clínicos são necessários.

CLI: isquemia crítica de membro inferior; DAP: doença arterial periférica.

Acidente Vascular Cerebral

Tânia Corrêa de Toledo Ferraz Alves

Introdução

A prática regular de exercícios físicos tem sido associada à redução do risco cardiovascular de forma geral, em especial de evento cardíaco (acidente vascular cerebral [AVC] e infarto agudo do miocárdio)[1]. Diversos estudos apontam redução de risco cardiovascular e de AVC em indivíduos ativos em comparação a sedentários[2]. Apontam também para a melhora da qualidade de vida com implementação de atividade física em indivíduos pós-AVC[2-5].

A prática de atividade física reduz o risco de AVC, seja por efeito indireto sobre os fatores de risco[9,10] ou por possível ação direta sobre a fisiopatologia que provocaria o AVC[11]. Alguns estudos apontam para uma curva em formato de "U", demonstrando associação positiva entre atividade física, incidência de AVC e mortalidade[7,12].

Estudos prévios, que utilizam modelos animais, demonstraram que o exercício físico moderado foi associado com melhora da fase de reperfusão pós-AVC[13] e, o exercício aeróbico precoce, com melhora motora após evento hemorrágico[14]. Estudos em seres humanos também demonstraram que o uso de base vibratória para o treinamento do equilíbrio foi associado com importante melhora da marcha pós-AVC[15].

Apesar do efeito neuroprotetor do exercício físico ser apontado por diversos estudos[9,16], os mecanismos subjacentes ainda são controversos. Alguns estudos apontam para redução da apoptose neuronal[17,18], enquanto outros para reativação da neurogênese[19], melhora da neuroplasticidade[20], ativação de circuitos cerebrais[21] e mudanças no ritmo circadiano[22].

Os objetivos da reabilitação física incluem a recuperação dos níveis de atividades prévios ao AVC, prevenção da recorrência do AVC por intermédio do controle dos fatores de risco e do aumento da condição aeróbica e muscular, com a finalidade de melhorar a condição e a adaptação às sequelas do AVC. No entanto, apesar do crescente interesse em estudos para a reabilitação de indivíduos pós-AVC, a maioria enfatiza as questões fisiopatológicas do AVC, comorbidades clínicas e terapêutica medicamentosa, e pouco ainda se sabe sobre a prescrição de exercício físico como estratégia adjuvante.

Utilize o QR code localizado na página xxix para acessar as referências bibliográficas, que também estão disponíveis em www.atheneu.com.br sob o título do livro.

Prevalência

O AVC é a principal causa mundial de morte e perda de funcionalidade. Nos Estados Unidos, estima-se a incidência de 500 mil novos casos ao ano, sendo que 100 mil apresentarão eventos recorrentes em menos de 12 meses de intervalo[6,7]. No Brasil, o AVC é a principal causa de morte[8].

Fisiopatologia

O AVC é uma síndrome neurológica complexa que, geralmente, envolve mudança aguda do funcionamento cerebral decorrente de interrupção da circulação cerebral ou de hemorragia, seja parenquimatosa ou subaracnóidea. A maioria dos AVC é de origem isquêmica[1]. O AVC, em suas diversas apresentações (isquêmico, hemorrágico e transitório), constitui sempre emergência neurológica, e a perda de tempo entre a apresentação clínica e o atendimento significa pior prognóstico. O tratamento se divide em fase aguda e crônica (sequelas).

Ocorrendo a interrupção da circulação arterial, uma série de alterações funcional e estrutural surgirá no território acometido, com estabelecimento de complexa "cascata isquêmica", que resulta em última instância em morte neuronal[1,2]. Por outro lado, áreas vizinhas com perfusão parcial manterão o funcionamento ainda que anormal, mas potencialmente reversível[1,3]. Essas áreas, chamadas de "penumbra", são o principal alvo da terapêutica atual. O quadro clínico pode ser característico, sugerindo topografia neuronal específica. No entanto, a correta definição da tipologia e da extensão do evento depende ainda da realização de exames de imagem, como tomografia computadorizada de crânio e ressonância magnética cerebral.

Terapia medicamentosa
Aspectos iatrogênicos

O tratamento do AVC se divide em fase aguda e crônica, envolvendo aspectos específicos em cada momento. A fase aguda constitui emergência neurológica, e medidas de suporte devem ser realizadas com rapidez, incluindo garantia das vias aéreas e da respiração, avaliação do nível de consciência e suporte clínico para monitorar possíveis instabilidades hemodinâmicas. Nesse período, embora o aumento da pressão arterial ocorra em até 80% dos casos, o uso de medicação anti-hipertensiva é controverso[23-25], pois alguns estudos apontam deterioração neurológica com anti-hipertensivos; assim sendo, apesar da ausência de estudos aleatorizados, é recomendada conduta expectante em casos de hipertensão arterial sistêmica leve à moderada[23]. A hipotensão arterial deve ser evitada, pois apresenta efeitos deletérios sobre a função neurológica; assim sendo, o combate a hipovolemia e disfunção cardíaca são prioritários nessa condição[26]. Na mesma direção, existe consenso relativo de que a hiperglicemia possa ser deletéria na fase aguda do AVC[26]. A hiperventilação é conduta de emergência, sendo apenas indicada em indivíduos com queda do nível de consciência (escala Glasgow < 8)[28]. A anticoagulação no AVC isquêmico é controversa[30-34]. Atualmente, é recomendado o uso de plasminogênio tissular recombinante na fase aguda do AVC isquêmico, enquanto a estreptoquinase (trombolítica) tem resultados benéficos quando administrada nas primeiras três horas do evento, mas os efeitos colaterais devem ser considerados[35]. Muito embora seu uso não esteja ausente de controvérsia, haja vista que pode facilitar o risco de sangramento e transformação hemorrágica.

Interferência na prescrição de exercícios físicos

A terapia física e fisioterapia respiratória[27,29], incluindo profilaxia de escaras de decúbito e de eventos tromboembólicos, podem ser reduzidas caso iniciadas precocemente (isto é, fase inicial do tratamento)[24,31]. O uso de medicação profilática para trombose venosa profunda (TVP) (aspirina, heparina e varfarina) na fase subaguda deve ser considerado durante a prescrição e monitoramento dos exercícios físicos[3,4,24,31]. Outro aspecto associado ao AVC, que pode limitar a prática e a prescrição de exercícios físicos, ocorre em função do uso de medicações anti-hipertensivas que podem reduzir a variabilidade da frequência cardíaca (p.ex., os betabloqueadores) ou facilitar a ocorrência de hipotensão postural e possíveis quedas[23,24,26,29]. A realização de atividade física melhora a função neurológica após o AVC isquêmico; entretanto, o mecanismo ainda é controverso, tendo participação na proliferação e migração de células neuronais[27].

Prescrição de exercícios físicos
Avaliação pré-participação

A atividade física é uma função normal do ser humano e, de forma geral, pode ser feita com segurança na maioria dos casos, inclusive em indivíduos com AVC prévio[3,4]. No entanto, os exercícios físicos devem ser realizados baseados em avaliação criteriosa para que os benefícios suplantem os riscos. Em avaliação posterior, apenas 15% dos indivíduos com AVC apresentam recuperação completa da função motora e cognitiva[5-7]. A maioria dos indivíduos apresenta sequelas e necessidades de auxílios específicos para as atividades da vida diária. Portanto, a possibilidade de lesão muscular e de eventos cardíacos deve ser considerada como pontos de risco para o indivíduo com AVC. A realização de atividade física após o AVC contribui para um melhor prognóstico e deve ser iniciada assim que for clinicamente possível[29].

Além disso, é preciso considerar que um evento isquêmico ou hemorrágico raramente constitui um fato isolado. Geralmente, estão associados a fatores de risco cardiovasculares e presença de comorbidades clínicas, como diabetes, hipertensão, dislipidemia, arritmias entre outras. Essas doenças preexistentes devem ser consideradas na prescrição de exercícios físicos. Assim sendo, a avaliação física deve contemplar diversos aspectos, incluindo anamnese clínica detalhada, exame físico cuidadoso, avaliação neurológica incluindo sensibilidade, mobilidade, força, equilíbrio e coordenação, tanto do lado afetado como do lado não afetado. A marcha e o equilíbrio (com e sem apoio suplementar) devem ser analisados[41]. É recomendado que antes de iniciar a atividade física, o indivíduo seja submetido a teste de esforço com eletrocardiograma e espirometria para determinação de presença ou ausência de arritmias cardíacas. A potência aeróbica pós-AVC tende a ser 30% menor quando ajustada para idade e gênero. Finalmente, o estímulo à adesão a um programa de exercício físico deve ser contínuo e intenso, haja vista que é frequente a inadequada adesão[42]. Após o início da atividade física, é importante manter o encorajamento e motivação para sua manutenção, com a finalidade de manter a frequência e adesão[29].

Exercício aeróbico

O indivíduo com AVC tende a atingir níveis mais baixos de condicionamento aeróbico[3,40,43]. Além disso, o aumento da frequência cardíaca submáxima tende a atingir níveis inferiores aos controles[3]. O exercício aeróbico pode enfatizar a recuperação e o condicionamento da função pulmonar, enquanto os exercícios físicos para desenvolvimento de equilíbrio e coordenação motora contribuem para a marcha[3]. O exercício aeróbico contínuo tem importante impacto na melhora do consumo máximo de oxigênio[43]. No entanto, deve ser iniciado de forma leve, pois existe comprometimento da função em nível basal[40]. Devem ser incluídos exercícios de perna, braço ou combinação de perna e braço em intensidade de 40 a 70% do consumo de oxigênio de pico ou da frequência cardíaca máxima. A frequência semanal deve ser de 3 vezes com duração entre 20 e 60 minutos. O início deve ser gradual com aumento da intensidade de forma lenta, de acordo com a tolerância do indivíduo e com monitoramento constante da pressão arterial e frequência cardíaca.

É interessante notar que estudo recente observou presença de estímulo para a reorganização cortical a partir de programa de exercício aeróbico[44]. De forma geral, os diversos estudos com exercício aeróbico para indivíduos com AVC sugerem grande benefício na melhora cardiovascular na fase crônica da terapêutica, bem como auxílio na prevenção de novos eventos isquêmicos[40,43,44].

Exercício com pesos

Os estudos com técnicas isométricas, sustentação do peso corporal e exercício de "sentar e levantar" se mostram benéficos[45,46]. Durante a internação, a orientação de estresse gravitacional já mostra benefícios[45]. O próprio treinamento da marcha é iniciado na barra com apoio e equilíbrio, com suporte do peso corporal em cada perna, para então iniciar no espaço das barras paralelas. Portanto, a carga utilizada nesse caso é a do próprio peso corporal. Os exercícios isométricos são indicados em diversas fases[46]. Os exercícios com pesos podem incluir circuitos e aparelhos específicos para cada grupo muscular. Exercícios com pesos podem ajudar a reabilitação dos membros superiores por meio de atividades dirigidas[47]. É sugerido que sejam realizadas cerca de 10 repetições com carga inicial correspondente ao próprio peso corporal para os exercícios de membros inferiores e aumento gradual de acordo com a responsividade. Os exercícios devem ser realizados de acordo com a limitação de cada indivíduo[51]. A maioria dos estudos aponta para a frequência de duas vezes por semana com resultados esperados em 12 semanas[4,9,45].

Exercício de flexibilidade

Os exercícios de flexibilidade são benéficos para o indivíduo com AVC[47]. Um estudo aleatorizado recente demonstrou eficácia no aumento da amplitude articular[47]. A combinação em circuito de exercícios de flexibilidade e com pesos tem importante efeito na função cardíaca[48,49]. Os exercícios de flexibilidade podem ser realizados duas a três vezes por semana em combinação com os aeróbicos e com pesos. O alongamento dos diversos grupos musculares deve ser individualizado de acordo com a característica do indivíduo, e auxiliam no aumento da amplitude articular de movimento e do equilíbrio[3].

Exercício em ambiente aquático

Os exercícios em ambiente aquático, particularmente a hidroterapia, são úteis na melhora da potência aeróbica, da flexibilidade, da resistência ao movimento e do fortalecimento muscular em indivíduos com AVC[50]. Esses exercícios podem incluir hidroginástica e hidroterapia em intensidade inicialmente leve, mas com aumento gradual. Os exercícios que estimulam a força e a *endurance* devem ser inseridos duas a três vezes por semana com duração de 30 minutos.

Considerações finais

O indivíduo, após um evento isquêmico ou hemorrágico, pode apresentar diversos sintomas neurológicos e cognitivos, dependendo da região cerebral afetada[36]; por exemplo, fraqueza muscular, desequilíbrio, perda da coordenação motora e dificuldades de compreensão e expressão da linguagem[37]. No âmbito hospitalar, dependendo da condição clínica do indivíduo, a reabilitação física deve ser iniciada o mais precocemente possível[38]. Fatores como idade, sexo, comprometimento físico e qualidade de vida se associam à capacidade do indivíduo em retomar a atividade física após o AVC[51]. O objetivo dessa reabilitação é melhorar a condição física com ênfase na força muscular e no equilíbrio, assim como na prevenção de quedas[39,40]. A aplicação de escalas, validadas para o Brasil, pode auxiliar na identificação da preferência da atividade física[52] e na gravidade de limitações físicas[53], de forma a adaptar a proposta de atividade física individualmente e melhorar a adesão a longo prazo[52,53].

O indivíduo com AVC pode apresentar limitações mínimas até paralisias extensas, envolvendo grandes áreas do corpo. Portanto, os exercícios propostos podem ser passivos ou ativos dependendo da gravidade do quadro geral. No caso do indivíduo parético, inúmeros movimentos passivos podem ser feitos no próprio leito com a finalidade de manter a circulação sanguínea e flexibilidade de músculos e tendões. Uma sugestão é propor exercícios físicos em que o próprio indivíduo mobiliza o corpo, caso esteja apresentando melhora da força muscular durante o processo de recuperação. É importante notar que o exercício físico tem como objetivo melhorar o lado enfraquecido e fortalecer o contralateral que está em estado normal.

Finalmente, o AVC é, na atualidade, um problema de saúde pública que causa grande comprometimento social e individual em decorrência das elevadas taxas de morbimortalidade e prejuízo da qualidade de vida[4,5]. Os estudos envolvendo exercício físico têm prioridade, haja vista que têm sido consistentemente demonstrados aspectos benéficos na prevenção do AVC por meio da redução dos fatores de risco (prevenção primária) e melhora da qualidade de vida[54], assim como nos indivíduos que apresentaram AVC[4,7]. Além disso, existem resultados promissores na redução da morbidade com a melhora da qualidade de vida (atenção terciária e secundária) (Tabelas 23.1 a 23.3).

Tabela 23.1 Efeitos colaterais e principais interferências farmacológicas na resposta ao exercício físico.

Classe	Efeito colateral	Efeito na resposta ao exercício
Agentes anti-hipertensivos		
Betabloqueadores, nitroprussiato de sódio, inibidores da enzima de conversão	Hipotensão, prejuízo neurológico, queda brusca da pressão arterial	Hipotensão
Agentes anticoagulantes	Transformação hemorrágica, equimoses, irritação gástrica, dor articular ou abdominal, dificuldade na deglutição, tumefação inexplicável e sangramento descontrolado	NED
Agentes antiglicêmicos	Hipoglicemia e hipotensão	Tontura e fraqueza
Agentes antiarrítmicos	Náuseas, palpitações, vômitos, erupção cutânea, insônia, vertigem, falta de ar, edema nos tornozelos, expectoração com sangue, febre, psicose e impotência	Hipotensão, ↓ FC e contratilidade do miocárdio

↓: decréscimo; FC: frequência cardíaca; NED: nenhuma evidência disponível.

Tabela 23.2 Recomendações práticas para prescrição de exercícios físicos.

Variável	Aeróbico	Com pesos - Estático‡	Com pesos - Dinâmico	Flexibilidade	Ambiente aquático
Tipo	Caminhada	Principais grupos musculares	8 a 10 (principais grupos musculares)	Amplitude de movimento com e sem auxílio individualizado	Hidroterapia
Intensidade[†]	Leve a moderada	30 a 75% CVM	40 a 80% 1RM	Respeitando limitações	Leve
Volume[‡]	10 a 60 min	1 a 10 x 6s	1 x 4 a 6 (evitar fadiga)	Poucas repetições	30 min
Frequência	3 dias·sem⁻¹	2 vezes ao dia	2 dias·sem⁻¹ (máxima)	1 vez ao dia	2 dias·sem⁻¹
Progressão	Início do treino de marcha pode ser feito em barras paralelas sob supervisão Iniciar com tempo mínimo e aumentar 5 min a cada semana	Iniciar com permanência ortostática (estresse gravitacional) Progredir tempo de exercício isométrico com ganho da força, respeitando a amplitude muscular tolerável	5 a 10% por semana (sobrecarga)	Realizar contrações em diferentes amplitudes musculares e ângulos articulares para ganho de amplitude articular	Treino de equilíbrio e força com resistência ao movimento (água)
Cuidados	Avaliar força muscular e capacidade de exercício	Contração > 10s pode aumentar a pressão arterial	Não esquecer de fortalecimento do membro "bom"	Conjuntamente com fortalecimento da musculatura	

[†]Os indivíduos deveriam ser inicialmente submetidos ao limite inferior e gradualmente, quando tolerado, a intensidade poderia ser incrementada até o limite superior descrito; [‡]Estático: 1) Iniciar com contração para 6 segundos, e gradualmente, incrementar para 8 a 10 contrações; 2) é sugerido intervalo intercontração de 20 segundos. Os indivíduos deveriam inicialmente realizar duas vezes ao dia, e gradualmente, incrementar para 5 a 10 vezes ao dia; 1RM: teste de uma repetição máxima; CVM: contração voluntária máxima; dias·sem⁻¹: dias por semana; SC: sobrecarga.

Tabela 23.3 Considerações especiais para a prescrição de exercícios físicos.

Condição	Cuidados na prescrição
Hipotensão postural	Cuidados ao levantar e sentar. Dependendo do grau da hipotensão (PAS < 90 mmHg ou PAD < 50 mmHg), suspender sessão de exercícios
Fraqueza muscular dos membros	Utilizar barras paralelas e equipamento de suporte
Declínio cognitivo	Orientar familiar ou cuidador sobre atividades em casa. Treinar equipe de suporte (enfermagem e cuidador)
Hipertensão arterial	Suspender sessão se PAS > 140 mmHg e PAD > 90 mmHg
Coronariopatia	Realizar ECG e verificar oxigenação miocárdica. Caso apresente dor precordial em atividade aeróbica ou anaeróbica, suspender sessão de exercício

ECG: eletrocardiograma; PAS: pressão arterial sistólica; PAD: pressão arterial diastólica.

Cefaleia

José Geraldo Speciali • Fabíola Dach • Karen Ferreira

Introdução

As cefaleias mais frequentes são a migrânea (ou enxaqueca)[1] e a cefaleia do tipo tensional (CTT)[2]. A migrânea é caracterizada por crises de cefaleia de forte intensidade, latejante (pulsátil), em geral unilateral, que piora com as atividades rotineiras, acompanhada por náusea e/ou vômitos, foto e fonofobia. É precedida, em 15% dos pacientes, por fenômenos visuais chamados de aura[3]. É uma doença hereditária em que a instabilidade neuronal é transmitida, sendo seus portadores indivíduos sensíveis a variações hormonais, certos alimentos e/ou odores, bebidas alcoólicas e distúrbios emocionais e de sono, que são desencadeantes das crises[4].

A CTT é de intensidade fraca a moderada, em geral, é em aperto[3] e surge no final da tarde de um dia cansativo e tenso. Pode melhorar com a atividade física[4]. Essas cefaleias podem se tornar muito frequentes, diárias ou quase, por causa de problemas emocionais ou do uso abusivo de medicações para as crises, sendo, nesse caso, chamadas de cefaleias crônicas diárias[4].

Prevalência

A cefaleia mais frequente na população é a CTT. Ocorre em cerca de 60% dos indivíduos, enquanto a migrânea ocorre em aproximadamente 14%[5,6]. A migrânea tem maior prevalência em mulheres entre 20 e 40 anos de idade. As cefaleias crônicas diárias ocorrem em 3 a 4% da população[5]. Além disso, cerca de 10% das crianças também são acometidas por cefaleias.

As cefaleias impõem grandes perdas para as pessoas, como de dias de trabalho ou escola, lazer e compromissos familiares e sociais[7-9]. Muitos consideram a dor de cabeça como sintoma normal e, por isso, não procuram ajuda médica. No entanto, a cefaleia tem tratamento. A terapia medicamentosa é a mais utilizada, mas algumas não medicamentosas são igualmente úteis[4]. Os estudos populacionais demonstram que a prevalência das cefaleias é menor em pessoas que praticam exercícios físicos regularmente[1]. Um aspecto importante de discussão é se indivíduos com cefaleia praticam menos exercícios físicos ou se os exercícios físicos são fator de proteção para as cefaleias.

Utilize o QR code localizado na página xxix para acessar as referências bibliográficas, que também estão disponíveis em www.atheneu.com.br sob o título do livro.

Fisiopatologia

Atualmente, a hipótese de inflamação neurogênica permite que se explique de maneira satisfatória a fisiopatologia da migrânea. É aludido que as crises sejam o resultado de disfunção da excitabilidade cortical e da ativação do sistema trigeminovascular que ocorrem em indivíduos suscetíveis em decorrência de fatores genéticos e ambientais. Ou seja, em cérebro geneticamente hiperexcitável, fatores exógenos, como o estresse e alguns tipos de alimentos, e fatores endógenos, como as variações hormonais do ciclo menstrual, podem dar início a um fenômeno denominado depressão alastrante cortical (DAC). Esse fenômeno, caracterizado inicialmente pelo aumento rápido e transitório da atividade neuronal e glial, que continua por meio da redução da atividade neuronal que caminha a velocidade de 3 a 6 milímetros por minuto no córtex cerebral, explica a ocorrência da aura. Nas crises de migrânea sem aura, acredita-se que esse fenômeno também ocorra; no entanto, seu desenvolvimento aconteceria em áreas não eloquentes do cérebro. Sequencialmente, a alteração do ambiente extracelular que sucede na DAC propicia a produção de óxido nítrico e ativa as terminações sensitivas trigeminais das meninges, sendo responsável pelo desencadeamento do processo doloroso. Além disso, a liberação de vários agentes vasoativos, como o peptídeo relacionado ao gene da calcitonina, a substância P e a neurocinina A, evoca uma cascata de eventos determinada por vasodilatação, extravasamento plasmático de proteínas e liberação de mediadores pró-inflamatórios (bradicinina, prostanoides e prótons) na periferia trigeminal, que contribuem para o processo de dor observado na crise de migrânea[10].

Com relação à fisiopatologia da CTT, acredita-se que, nos casos de CTT episódica (14 ou menos dias de dor por mês), os pontos de gatilho em musculatura pericraniana sejam responsáveis pelas crises de cefaleia. Pontos de gatilho são pontos dolorosos localizados nos músculos que, quando comprimidos, produzem dor local ou à distância. Os estímulos nociceptivos provenientes desses pontos, que convergem para o núcleo caudal do trigêmeo, podem causar sensibilização de neurônios de segunda ordem e de neurônios suprassegmentares, induzindo a dor típica da CTT. A possibilidade de desenvolvimento de sensibilização central é diretamente proporcional ao número de crises. Acredita-se que a sensibilização central sustentada faça parte dos mecanismos fisiopatológicos da CTT crônica (mais de 14 dias de dor por mês)[11].

Terapia medicamentosa

Aspectos iatrogênicos

A migrânea e a CTT podem ser tratadas no momento da crise e profilaticamente. Para o tratamento da crise de migrânea, são utilizados analgésicos, anti-inflamatórios ou medicações específicas (derivados ergóticos ou triptanos). Na crise, deve-se evitar qualquer tipo de exercício físico, pois estes agravam a intensidade da cefaleia e os sintomas associados a esta[12]. Para o tratamento da crise de CTT, são recomendados analgésicos/anti-inflamatórios com ou sem relaxantes musculares[11]. O tratamento profilático da migrânea é feito com várias classes de fármacos ingeridas diariamente: antidepressivos tricíclicos, bloqueadores beta-adrenérgicos, bloqueadores dos canais de cálcio e anticonvulsivantes, sendo que cada uma dessas tem seus efeitos colaterais específicos[13,14]. No tratamento profilático da CTT, é indicado mudanças dos hábitos de vida e redimensionamento do tempo, incluindo horário de descanso, lazer e atividades sociais[11]. Quando a cefaleia é muito frequente, pode-se associar antidepressivos tricíclicos. Para a migrânea crônica e a CTT crônica, a orientação mais rigorosa é a de se evitar uso abusivo de medicações para as crises, pois estas agravam o quadro clínico e impedem que os profiláticos funcionem[11,12].

Interferência na prescrição de exercícios físicos

Caso o indivíduo refira ter usado medicações para crise antes dos exercícios físicos, deve-se saber que: (1) os triptanos e os ergóticos podem produzir vasoconstrição coronariana e risco de isquemia miocárdica[15] (sendo os exercícios físicos, portanto, contraindicados por pelo menos 12 horas após sua ingestão[16]); (2) os anti-inflamatórios inibidores da COX-2 têm os mesmos problemas quanto às coronárias e as mesmas restrições dos triptanos e ergóticos; e (3) os demais anti-inflamatórios e analgésicos, quando tomados nas doses indicadas, não impõem restrições aos exercícios físicos.

Prescrição de exercícios físicos

Avaliação pré-participação

A avaliação pré-participação é recomendada para todos os indivíduos que praticam exercícios físicos e tem como principal objetivo detectar condições que possam ter no exercício físico um gatilho para o desencadeamento de eventos graves[17]. Dentre estes, está a identificação de cefaleias desencadeadas pelo esforço físico, que podem ocorrer em casos de alterações e malformações vasculares (p.ex., aneurismas) e de estruturas intracranianas (p.ex., Chiari tipo I). Sendo assim, deve-se questionar sobre a existência de qualquer cefaleia que se inicie durante a realização de esforço físico ou manobras que aumentem a pressão intracraniana, como a de Valsalva, tosse e espirros[3]. Se for esse o caso, o indivíduo deve ser avaliado por neurologista para a exclusão de condições potencialmente fatais.

Exercício aeróbico

À princípio, conforme modelo conceitual desenvolvido previamente[18], a prática de exercícios aeróbicos confere benefícios aos pacientes com cefaleia pois melhora a função cardiopulmonar, reduzindo a inflamação neurogênica local, a depressão alastrante presente na migrânea, aumentando a perfusão sanguínea e agindo na melhora do afeto e do humor. Contudo, não existem evidências disponíveis sobre a recomendação mais adequada para indivíduos com cefaleia com relação ao tipo de exercício, intensidade e frequência. Nossa experiência sugere o emprego das mesmas recomendações de frequência, intensidade e duração de atividade física indicadas à promoção de saúde em geral.

Com relação aos indivíduos com migrânea, existem alguns estudos controlados descrevendo o uso de exercícios aeróbicos como estratégia de tratamento. Pesquisa prévia avaliou adultos com migrânea, apresentando 2 a 8 crises por mês, utilizando exercícios aeróbicos três vezes por semana, com duração de 40 minutos, em comparação com exercícios de relaxamento e uso de topiramato. Após 3 meses, houve redução em frequência e intensidade de crises nos grupos em uso de topiramato e exercício[19]. Villa et al. avaliou 60 pacientes utilizando amitriptilina com profilático para migrânea crônica, sendo que 30 deles foram também submetidos à prática de exercícios aeróbicos, com a recomendação de 40 minutos de caminhadas, três vezes por semana, durante 12 semanas. Houve diminuição de frequência, intensidade e duração de crises mais importante no grupo que realizou exercícios físicos associados[20]. Entre os estudos não controlados, Varkey et al.[21] referem ter utilizado o ciclismo *indoor* com intensidade determinada pela percepção subjetiva de esforço (PSE [escala de Borg]), sendo que cada sessão foi constituída de 15 minutos de aquecimento (11 a 13 PSE), 20 minutos de parte principal (14 a 16 PSE) e 5 minutos de volta à calma[21]. Em outro estudo, Köseoglu et al.[22] prescreveram 40 minutos de esteira (10 minutos de aquecimento, 20 minutos de parte principal seguido de 10 de volta à calma)[22]. Outros estudos utilizaram exercícios de ginástica rítmica (45 minutos) seguidos por 15 minutos de relaxamento muscular progressivo[23], além de caminhada e remo[24].

Existem revisões sistemáticas sobre a prática de exercícios aeróbicos para pacientes com migrânea. Busch et al. avaliaram 8 estudos longitudinais até o ano de 2007, concluindo que a maioria tinha resultados pouco significativos, indicando que, para recomendação baseada em evidências, mais estudos seriam necessários[25]. Por outro lado, novos estudos de revisão sistemática, a partir do ano de 2008, têm recomendado a prática de exercícios aeróbicos para indivíduos com migrânea como alternativa eficaz[18,26,27]. De todo modo, as perguntas ainda não respondidas são muitas: quais indivíduos se beneficiariam dos exercícios? Existe uma curva dose-resposta? Exercícios aeróbicos são melhores? Exercícios fariam sinergismo ao uso de medicações? Os pacientes obesos e com migrânea parecem candidatos óbvios à prescrição de exercícios, entretanto, outros perfis de indivíduos também poderiam se beneficiar. Além disso, a ideia inicial é de que a prática de exercícios deveria ser recomendada em adição à terapêutica medicamentosa instituída e não como alternativa a esta[18]. Possivelmente, estudos em andamento[28] e futuros poderão esclarecer os pontos ainda duvidosos.

Nossa experiência prática sugere que, baseada nas poucas evidências disponíveis, a intensidade de qualquer exercício aeróbico não deve ultrapassar a intensidade submáxima correspondente a 70%, ter duração entre 45 e 60 minutos (incluindo as fases de aquecimento, parte principal e volta à calma) e frequência de duas a três vezes por semana, pelo período de tempo mínimo de 12 semanas.

Exercício com pesos

Não existem evidências disponíveis sobre a recomendação mais adequada para indivíduos com cefaleia. No entanto, nossa experiência prática permite sugerir o emprego dos exercícios com pesos somente em intensidade leve a moderada. Isso em decorrência do fato de que a cefaleia de esforço poder surgir nos exercícios de intensidade vigorosa e provocar rompimento de más-formações encefálicas não diagnosticadas. Nesse sentido, é muito provável que também seja importante evitar exercício isométrico, manobra de Valsalva, repetições até a fadiga voluntária, sobretudo com elevado número de repetições (isto é, maior que 15), assim como exercícios vigorosos acima da linha da cabeça[29]. Deve ser enfatizado o fortalecimento muscular da região cervicoescapular com exercícios de flexão craniocervical de intensidade leve e baixa velocidade, em decúbito dorsal e com incremento progressivo da amplitude articular de movimento. Também podem ser utilizados exercícios de adução e retração da articulação glenoumeral em decúbito ventral. Esses exercícios podem ser incorporados na rotina diária como estratégia de correção postural, sendo realizados na posição sentada. Além disso, exercícios isométricos de intensidade leve com sobrecarga rotatória podem ser utilizados para a cocontração dos flexores e extensores do pescoço[30,31]. De modo geral, as recomendações podem seguir os posicionamentos adotados para indivíduos adultos sedentários saudáveis[32-34], idosos[36-38] ou com doença cardiovascular[33,34,38]. Inicialmente, os indivíduos deveriam realizar, por pelo menos 2 dias·sem[-1], série única de 8 a 15 repetições submáximas com intensidade entre 40 e 60% 1RM em 8 a 10 exercícios para os grandes grupos musculares. A prescrição e monitoramento devem ser ajustados de acordo com a presença e intensidade dos episódios de cefaleia.

Exercício de flexibilidade

Não existem evidências disponíveis sobre a recomendação mais adequada. No entanto, nossa experiência prática permite sugerir que essa modalidade possa ser útil em indivíduos com cefaleia do tipo tensional, pois esses experimentam dor muscular à palpação da região pericranial. As principais recomendações adotadas para indivíduos adultos sedentários saudáveis, idosos ou com doença cardiovascular podem ser empregadas para aqueles com cefaleia. Esses devem realizar alongamento estático com 2 a 5 repetições de 15 a 30 segundos cada para os principais grupos musculares. A presença de ligeiro desconforto deve ser utilizada como critério para a manutenção da posição estática durante o intervalo de tempo indicado. Os indivíduos devem executar esses exercícios físicos em cerca de 2 a 5 dias·sem[-1].[33-34,36,38]

Exercício em ambiente aquático

Não existem evidências disponíveis sobre a recomendação mais adequada para indivíduos com cefaleia. No entanto, nossa experiência prática permite sugerir que, muito possivelmente, o ambiente aquático em temperatura adequada, assim como a possibilidade de realizar exercícios físicos em grupo (p.ex., hidroginástica), criem um ambiente favorável ao alívio dos sintomas da cefaleia. O conhecimento da presença de comorbidades associadas é extremamente importante, em decorrência de o ambiente aquático (temperatura, profundidade), associado ao tipo de exercício físico (em pé, decúbito), induzir respostas sub ou suprafisiológicas em algumas doenças (p.ex., hipertensão arterial sistêmica, insuficiência cardíaca) (ver capítulos *Hipertensão Arterial Sistêmica* e *Insuficiência Cardíaca*).

Considerações finais

Tendo em vista o número limitado de estudos, pouco se pode descrever e, consequentemente, concluir sobre os efeitos da atividade física em indivíduos com cefaleia. Nas publicações consultadas, os exercícios físicos programados foram os normalmente utilizados com o objetivo de se obter bem-estar geral em intensidade submáxima, tendo nenhuma delas se referido à piora da frequência e das características da cefaleia, exceção feita às chamadas "cefaleias de esforço".

Acredita-se na possibilidade de que o efeito analgésico do exercício físico na migrânea seja dose-dependente. No entanto, a dose de exercício físico recomendada para essa condição ainda é desconhecida. Também são desconhecidos o efeito do aquecimento antes da atividade física e o tempo mínimo de treinamento físico para que se observe alguma melhora na cefaleia. Também não se sabe a correlação entre o nível de aptidão física e a capacidade analgésica da atividade, ou seja, ainda está por se elucidar se o aumento da capacidade de oxigenação cardiovascular é condição para o efeito analgésico do exercício físico.

Os resultados de pesquisas com acompanhamento longitudinal de grupos de migranosos em programas de exercícios aeróbicos com grupo controle indicam melhora do quadro clínico ao final do seguimento[19-20]. Assim, a princípio, estes exercícios podem ser recomendados para indivíduos com migrânea, respeitando-se o perfil individual de cada paciente, suas comorbidades e tolerância. Médicos e educadores físicos devem julgar com precaução e de maneira individualizada a relação entre exercício físico e cefaleia. Sobretudo, como consenso aceito na literatura, não se deve realizar a sessão de exercícios físicos na vigência de cefaleia e estes devem ser interrompidos caso a mesma surja durante a sessão. A cefaleia deve ser avaliada antes do início do programa de exercícios físicos e após 8 a 12 semanas por meio de um diário de dor, no qual a frequência, duração e intensidade das crises de cefaleia devem ser registradas (Tabelas 24.1 a 24.3).

Tabela 24.1 Efeitos colaterais e principais interferências farmacológicas nas respostas ao exercício físico.

Classe	Efeito colateral	Efeito na resposta ao exercício físico
Anti-inflamatórios	Edema, hipertensão arterial, isquemia miocárdica (inibidores da COX-2), irritação gástrica, hemorragia digestiva	Exercícios aeróbicos leves e de flexibilidade são toleráveis, mas exercícios intensos são contraindicados
Ergóticos e triptanos	Opressão torácica, sonolência, astenia, tontura	Opressão torácica contraindica exercícios, demais sintomas, ↓ rendimento
Relaxantes musculares	Debilidade, fadiga, sonolência, boca seca, vertigem	↓ rendimento nos exercícios aeróbicos e com pesos
Antidepressivos tricíclicos	Fadiga, agitação, ansiedade, constipação intestinal e boca seca, confusão mental, retenção urinária, taquicardia, arritmia, ganho de peso, vertigem, tremores	↓ rendimento nos exercícios aeróbicos e com pesos, ↑ frequência de pulso de repouso e durante exercício (monitorização)
Bloqueadores beta-adrenérgicos	Bradicardia, hipotensão arterial postural, bloqueios cardíacos, arritmia, asma	↓ frequência de pulso, ↑ pressão arterial, arritmia cardíaca, menor rendimento nos exercícios aeróbicos
Antagonistas dos canais de cálcio	Vertigem, síncope, rubor, hipotensão, cefaleia, retenção de líquidos	↓ pressão arterial
Anticonvulsivante		
Topiramato	Formigamento de extremidades, fadiga, perda de peso, dificuldade de atenção e concentração, diminuição da sudorese	↓ o rendimento dos exercícios, sensação de aumento da temperatura corporal
Valproato	Náusea, vômito, dor abdominal, constipação intestinal, tremores, sonolência, ganho ou perda de peso	Impossibilidade de realizar exercícios, ↓ do rendimento

↑: incremento; ↓: decréscimo.

Tabela 24.2 Recomendações práticas para a prescrição de exercícios físicos.

Variável	Aeróbico	Com pesos - Estático	Com pesos - Dinâmico	Flexibilidade	Ambiente aquático
Tipo	Esteira, ciclismo *indoor*	Cervicoescapular	Grandes grupos musculares	Estático	Hidroginástica
Intensidade	40 a 70% FCreserva	< 40% CVM	40 a 70% 1RM	Ligeiro desconforto	30 a 70% FCreserva
Volume	20 a 40 min	1 a 6 × 8 a 10s	3 × 8 a 15 × 8 a 10	5 × 15 a 30s	20 a 40 min
Frequência	3 a 5 dias·sem^{-1}	2 dias·sem^{-1}	2 a 3 dias·sem^{-1}	2 a 5 dias·sem^{-1}	2 a 3 dias·sem^{-1}
Progressão	De acordo com a responsividade, e não pode alcançar intensidade maior que 70% FCreserva	Não pode alcançar intensidade maior que 40% CVM	Não pode alcançar intensidade maior que 70% 1RM	Gradualmente aumentar o número de repetições por grupo muscular	Gradualmente incrementar o tempo da sessão a cada 2 semanas
Cuidados	Evitar ambiente externo com elevada temperatura e baixa umidade relativa do ar	Evitar ir intensidade moderada a vigorosa e contração maior que 10 s	Evitar manobra de Valsalva e repetições até a fadiga voluntária	Evitar a fadiga e dor muscular	Evitar temperatura maior que 32 °C e comorbidades associadas (p.ex., hipertensão arterial sistêmica)

1RM: teste de uma repetição máxima; CVM: contração voluntária máxima; dias·sem^{-1}: dias por semana; FCreserva: frequência cardíaca reserva; PSE: percepção subjetiva de esforço; s: segundos.

Tabela 24.3 Considerações especiais para prescrição de exercícios físicos.

Condição	Cuidados na prescrição
Migrânea	Não fazer exercícios físicos
Presença de crise	Fazer aquecimento adequado, aumentando a intensidade lentamente
Períodos intercríticos	Exercícios aeróbicos submáximos
Aparecimento de dor aguda durante exercício	Interromper exercícios. Se houver sonolência ou confusão mental, encaminhar rapidamente para atendimento emergencial
Cefaleia do tipo tensional	Realizar exercícios aeróbicos ou com pesos em intensidade leve ou exercícios de flexibilidade
Cefaleia crônica e diária	Não iniciar programa de exercícios aeróbicos Insistir em procurar médico para indicação de tratamento farmacológico profilático
Migrânea e cefaleia*	Evitar exercício em intensidade vigorosa, incremento dramático da PAS (≥ 180 mmHg) e manobra de Valsalva
Migrânea e cefaleia*	Evitar exercício em intensidade vigorosa e/ou com os braços acima da cabeça e limitar o incremento na PA a 20-30 mmHg acima dos valores de repouso
Elevada temperatura ambiente e baixa umidade relativa do ar	Evitar exercícios físicos, sobretudo de intensidade moderada a vigorosa

*Independente da presença de quaisquer fatores e tipo; PA: pressão arterial.

25

Depressão

Andrea Camaz Deslandes

Introdução

A depressão maior, o transtorno depressivo mais prevalente no mundo, é uma doença altamente incapacitante e está associada ao maior risco de morbidade e mortalidade[1]. O diagnóstico da doença é feito por parâmetros clínicos associados a critérios diagnósticos de manuais como a 5ª edição do *Diagnostic and Statistical Manual of Mental Disorders* (DSM-5), desenvolvido pela Associação Americana de Psiquiatria[2]. Entre as modificações da última versão do manual, o DSM-IV-TR, para a nova versão, o DSM-5, os diagnósticos de depressão maior e o transtorno depressivo persistente estão entre os transtornos depressivos. Na nova versão do DSM, a depressão maior permanece associada a sintomas como a baixa do humor (tristeza, desânimo) e a perda do prazer. Alterações de sono e apetite e pensamentos de culpa e suicídio são sintomas comuns na depressão. Vale destacar que, a cada 40 segundos, uma pessoa morre por suicídio, sendo uma das três principais causas de morte de pessoas entre 15 e 34 anos. Apesar de não serem utilizadas para diagnóstico, as escalas de sintomas de depressão auxiliam a determinar a gravidade de sintomas depressivos. Nos últimos 30 anos, o exercício físico vem sendo apontado como importante fator de prevenção e tratamento da doença, podendo contribuir para a redução dos sintomas depressivos e para a melhora da resposta clínica[3-7]. O efeito antidepressivo do exercício físico é explicado por hipóteses psicossociais (aumento da autoestima, distração, contato social, *mastery*) e neurobiológicas (aumento da síntese de neurotransmissores e fatores tróficos, neurogênese e angiogênese)[8,9].

Prevalência

A depressão é a quarta causa de prejuízo nos anos de vida saudáveis, sendo responsável por 12% do tempo perdido por incapacidade, de acordo com a Organização Mundial da Saúde (OMS). Cerca de 10 a 25% das mulheres e 5 a 12% dos homens sofrerão episódio depressivo maior ao longo de suas vidas, sendo que a prevalência do transtorno bipolar nesse período é de 1 a 2%. De maneira específica em idosos, essa prevalência

---

Utilize o *QR code* localizado na página xxix para acessar as referências bibliográficas, que também estão disponíveis em www.atheneu.com.br sob o título do livro.

pode chegar a mais de 10% da população com mais de 60 anos. No Brasil, Blay et al.[10] observaram 22% de prevalência de sintomas de depressão na população de idosos do Rio Grande do Sul. Barcelos-Ferreira et al.[11] verificaram 7% de prevalência para a depressão maior, 26% para os sintomas de depressão e 3,3% de distimia em idosos no estado de São Paulo. De acordo com o *National Institute of Mental Health*, a prevalência global de distúrbios de saúde mental em adolescentes é de aproximadamente 14%, dos quais a depressão é diagnosticada com mais frequência. Por outro lado, crianças e adolescentes que se mantêm ativos apresentam redução de 51 a 65% do risco de desenvolver depressão na vida adulta[12]. Strohle et al.[13] mostraram que jovens ativos apresentam menor prevalência e incidência de desenvolver doenças mentais, em especial os transtornos de ansiedade e distimia. Em recente metanálise de estudos de coorte prospectivo, Schuch et al.[14] verificaram que sujeitos mais ativos possuem redução de 17% da chance de incidência de depressão.

Fisiopatologia

O principal mecanismo neurobiológico da depressão é explicado pela hipótese monoaminérgica, segundo a qual alterações nos circuitos noradrenérgicos e serotonérgicos estariam associados ao desenvolvimento dos sintomas[15]. A diminuição da capacidade de síntese e liberação dos neurotransmissores serotonina e noradrenalina, assim como de dopamina, estaria associada às modificações de humor, prazer, vitalidade, sono e apetite, sintomas comuns na doença. A ruptura destes circuitos pode ser a causa ou a consequência de alterações em outras áreas, como disfunções da tireoide e hiperativação do eixo hipotálamo-hipófise-adrenal (HHA)[16]. Além disso, o aumento da produção de hormônios, como a vasopressina, pode contribuir para o aumento da hiperatividade do eixo HHA e consequente aumento da liberação de cortisol, comum na depressão. A atrofia hipocampal pode ser observada em indivíduos depressivos como resposta à exposição a diversos fatores estressantes durante a vida, promovendo maior liberação de cortisol e desregulação do eixo HHA[17]. Apesar de a doença possuir um componente genético facilitador para o início do episódio depressivo, fatores externos estressores, como abandono e maus tratos na infância ou a perda de familiar, e o estado socioeconômico após os 60 anos de idade, poderão contribuir para o surgimento da doença. As doenças cardiovasculares também podem ser responsáveis pelo desenvolvimento da doença, especificamente no caso de depressão vascular[18]. Recentemente, nova hipótese associa a depressão à diminuição da capacidade de síntese de fatores tróficos, como o fator neurotrófico do cérebro[19]. Essa neurotrofina possui grande importância na formação de novas memórias, no metabolismo e na sobrevivência da célula neuronal e na formação de novos neurônios (neurogênese). A depressão, assim como outras doenças do sistema nervoso central, pode estar associada à diminuição da neurogênese. Vale ressaltar que tratamentos farmacológicos e não farmacológicos para a depressão, como os inibidores da monoamina oxidase (IMAO) e o exercício físico, contribuem para o aumento de fatores tróficos e para a neurogênese no hipocampo[20].

Terapia medicamentosa
Aspectos iatrogênicos

Em perspectiva histórica da psicofarmacologia, o tratamento da depressão com antidepressivos teve início em 1950, com a introdução da imipramina, um antidepressivo tricíclico. Atualmente, os medicamentos mais utilizados são os inibidores da IMAO, os inibidores seletivos de recaptação de serotonina (ISRS) e os inibidores seletivos de recaptação de noradrenalina (ISRN)[21]. Esses fármacos têm como principal objetivo o aumento de neurotransmissores (noradrenalina e serotonina) na fenda sináptica, promovendo, assim, a regulação da atividade neuronal. A resposta aguda ao tratamento ocorre cerca de quatro semanas após o início do uso, sendo que 30% dos indivíduos não respondem ao primeiro medicamento. Uma das principais vantagens dos ISRS, como a fluoxetina, é a especificidade de sua ação, o que diminui os efeitos colaterais do medicamento. Com isso, o índice de abandono do tratamento com ISRS é menor quando comparado aos tricíclicos. Os efeitos colaterais mais comuns dos antidepressivos tricíclicos são: sudorese, tremores, insônia, boca seca, hipotensão ortostática e ansiedade. Os ISRS apresentam menor resposta adversa, podendo estar associados a efeitos colaterais como a sedação e sintomas extrapiramidais. Segundo a OMS, cada dólar investido no tratamento da depressão e da ansiedade está associado a um retorno de quatro dólares em melhora da saúde e da capacidade de trabalho.

Interferência na prescrição de exercícios físicos

Apesar de o exercício físico apresentar efeito benéfico no tratamento da depressão, a influência da intervenção farmacológica no desempenho físico não foi investigada. Os estudos que avaliaram indivíduos medicados não observaram efeitos adversos durante o treinamento físico. Recentemente, Krogh et al.[22] verificaram que indivíduos depressivos apresentam resposta aguda ao esforço máximo em cicloergômetro diferenciada, mostrando influência tanto da doença como do tratamento farmacológico. Quando comparados a indivíduos saudáveis, deprimidos apresentaram menor produção do peptídeo natriurético atrial durante e imediatamente após protocolo de esforço máximo. No entanto, as respostas de lactato e frequência cardíaca não diferiram entre os grupos. Apesar da falta de evidência com relação ao efeito do antidepressivo no desempenho, alterações associadas à hipotensão postural, aumento da frequência cardíaca e pressão arterial podem ser observadas, já que são efeitos colaterais esperados para alguns antidepressivos.

Prescrição de exercícios físicos
Avaliação pré-participação

O indivíduo deve ser submetido a exames clínicos, eletrocardiograma de repouso e de esforço e avaliação funcional. A presença de comorbidade deve ser considerada, já que existe maior prevalência de depressão em indivíduos com doenças cardiovasculares e diabetes. As doenças cardiovasculares, metabólicas e mentais podem estar associadas ao estilo de vida sedentário[19], tornando a avaliação pré-treinamento ainda mais importante. A predição do consumo máximo de oxigênio contribuirá para a segurança e eficiência na prescrição da intensidade do exercício aeróbico. A avaliação dos sintomas de depressão por meio de escalas, como a Escala de Avaliação de Depressão de Hamilton e o Inventário de Depressão de Beck, deve ser feita pelo clínico no momento pré-participação e a cada três meses de programa de exercício físico para que, em caso de resposta ao tratamento ou remissão dos sintomas, a dosagem ou o medicamento possam ser modificados. O afeto positivo pode contribuir para a melhora da aderência, sendo fundamental identificar as modalidades de exercício que produzem melhores respostas afetivas durante e imediatamente após a atividade.

Exercício aeróbico

A maioria dos estudos originais com o objetivo de pesquisar o efeito do exercício físico no tratamento da depressão usou treinamento aeróbico[23-41]. De modo geral, os trabalhos mostram que exercícios aeróbicos (caminhar, correr, pedalar), duas a três vezes por semana, durante 30 a 45 minutos, em intensidade moderada (60 a 75% VO_2máx) são eficientes para diminuir os sintomas depressivos, com resultados variando entre evidência pequena e grande[23,24,39-45]. Especificamente em adultos jovens, o gasto energético semanal de 17 kcal·kg^{-1}·sem^{-1} parece ser mais eficiente que o de 7 kcal·kg^{-1}·sem^{-1}, independente da frequência semanal[46]. O exercício físico é usado como tratamento não farmacológico e como recurso adicional associado ao medicamento. Blumenthal et al.[24] mostraram que o exercício aeróbico é tão eficaz na terapêutica da depressão como o antidepressivo sertralina, um ISRS. Nosso laboratório mostrou que 30 minutos de caminhada em esteira a 60% VO_2máx, duas vezes por semana, contribuíram para reduzir os sintomas de depressão em idosos deprimidos[39-41].

Exercício com pesos

Os estudos que investigaram o efeito do treinamento com pesos na redução dos sintomas depressivos são mais escassos, mas apresentam igualmente resultados favoráveis[47-50]. A magnitude de efeito do exercício físico é moderada e não se preserva após o seu término. Os achados mostram que a atividade física realizada a 80% 1RM, três vezes por semana, contribui para a diminuição dos sintomas depressivos tanto em idosos[47-49] como em mulheres jovens[25]. Singh et al.[47] verificaram que os exercícios com pesos de intensidade vigorosa (80% 1RM) promovem maior remissão e resposta ao tratamento que o treinamento com intensidade muito leve (20% 1RM). Apesar do efeito benéfico do treinamento de força, Silveira et al.[7] verificaram, através de metanálise, melhor evidência clínica para os estudos que utilizaram treinamento aeróbico.

Exercício de flexibilidade

Apesar de poucas evidências, os estudos com *tai chi* mostraram resultados favoráveis[51]. Além disso, a flexibilidade pode contribuir para a resposta clínica de indivíduos depressivos, pois está associada à diminuição de ansiedade e aumento do relaxamento em pessoas saudáveis[52]. Os exercícios de flexibilidade e equilíbrio também contribuem para a melhora da função física, aumento da amplitude articular de movimento e prevenção de quedas em idosos. Nossa experiência prática sugere que esses exercícios devam ser realizados pelo menos duas vezes por semana, com utilização dos grandes grupos musculares. Os movimentos estáticos devem ser priorizados, evitando-se os balísticos. Especialmente devido à resposta hipotensiva dos medicamentos, modificações da posição supina para a ortostática devem ser realizadas com cautela. Apesar dos benefícios observados em sujeitos saudáveis, o efeito do exercício de flexibilidade no tratamento de indivíduos depressivos não foi investigado, sendo utilizado apenas como atividade para o grupo controle. Nesse sentido, Dunn et al.[46] verificaram que o treinamento aeróbico apresentou resposta antidepressiva melhor que a do grupo controle que realizou exercícios de flexibilidade.

Exercício em ambiente aquático

Apesar de o exercício aquático ser reconhecido por diminuir a ansiedade, aumentar o relaxamento e melhorar o humor[53], não existem evidências disponíveis sobre o efeito no tratamento de indivíduos clinicamente diagnosticados com depressão. Nossa experiência prática sugere que atividades como natação e hidroginástica podem ser realizadas três vezes por semana, durante 60 minutos a cada vez. Considerando-se a importância do prazer na aderência à atividade, o exercício em ambiente aquático pode ser boa opção por ser agradável, especialmente para indivíduos idosos. Entretanto, são necessários futuros estudos para verificar o efeito destas atividades no tratamento de indivíduos diagnosticados com depressão.

Considerações finais

Nos últimos 30 anos, diversos estudos epidemiológicos mostraram o efeito positivo do exercício físico na redução da prevalência e incidência de depressão[14]. Modelos animais apontam para mecanismos neurobiológicos, entre eles o aumento da síntese de neurotransmissores e fatores tróficos, aumento de neurogênese e angiogênese, efeito antioxidativo e aumento da produção de opioides e endocanabinoides[54]. Apesar do interesse crescente sobre o efeito do exercício físico na saúde mental, os estudos clínicos (com indivíduos diagnosticados), aleatorizados, com parâmetros de treinamento específicos, mostram evidência pequena a moderada[7,42,55,56], podendo sofrer influência de fatores como o tipo de análise, o grupo controle utilizado e a falta de rigor metodológico na prescrição e manejo do treinamento[57]. De modo geral, os estudos que comparam o exercício físico com grupo controle sem nenhum tipo de tratamento apresentam maior efeito do que os que comparam o exercício com outro tipo de exercício (controle ativo) ou com antidepressivos[56,57]. No entanto, questões metodológicas podem comprometer os resultados. A maioria dos estudos realizados nessa área mostra que o exercício aeróbico em intensidade moderada é eficaz no tratamento da depressão, tanto em adolescentes como em adultos jovens e idosos. Além disso, os estudos realizados com exercícios com pesos mostraram resultados promissores[7,56]. Estudos controlados e aleatorizados, com amostras maiores, que investiguem atividades abertas (meio imprevisível), exercícios de flexibilidade, atividades aquáticas, esportes de aventura, radicais, escalada *indoor*[58] e *outdoor*, assim como a interação de várias atividades com diferentes volumes e intensidades, devem ser realizados. São ainda necessários estudos investigando mecanismos e biomarcadores do exercício associados às respostas clínicas antidepressivas[59,60].

Pesquisas mais recentes mostram que o exercício físico deve ser indicado para indivíduos com depressão, sendo estratégia efetiva[7,41,56,57] e com baixas taxas de *drop-out*[61]. Stubbs et al.[61] mostraram que maiores sintomas de depressão no início do treinamento contribuem para maiores taxas de abandono, enquanto o exercício supervisionado melhora a aderência. Além disso, as melhores respostas afetivas, tanto durante como imediatamente após o exercício, podem contribuir para a aderência, sendo importante avaliar e considerar as variáveis afetivas na tomada de decisão para a prescrição de exercícios nessa população (Tabelas 25.1 a 25.3).

Tabela 25.1 Recomendações práticas para a prescrição de exercícios físicos.

Variável	Aeróbico	Com pesos - Estático	Com pesos - Dinâmico	Flexibilidade	Ambiente aquático
Tipo	Caminhada, corrida, bicicleta	Contração muscular sem realização de movimento, exercícios funcionais, estabilizadores de tronco e equilíbrio estático	8 a 10 (principais grupos musculares)	Movimentos estáticos que mantenham ou aumentem a amplitude articular de movimento	Hidroginástica e natação
Intensidade*	40 a 80% VO_2máx	60% 1RM	60 a 80% 1RM	5 a 6 (escala de 0 a 10)	40 a 80% VO_2máx
Volume**	30 a 60 min	3 x 30s	2 a 3 x 8 a 12	30 min	30 a 60 min
Frequência	2 a 5 dias·sem^{-1}	2 a 3 dias·sem^{-1}	2 a 3 dias·sem^{-1}	Pelo menos 2 dias·sem^{-1}	2 a 5 dias·sem^{-1}
Progressão	Individualizada	Individualizada	Individualizada	Individualizada	Individualizada
Cuidados	Após o exercício aeróbico, é esperada diminuição da pressão arterial. Movimentos que levem a modificações de posicionamento podem acarretar queda de pressão arterial, como, ao sair de uma bicicleta (hipotensão ortostática)	O aumento da resistência periférica gerado por exercícios com pesos de intensidade moderada a vigorosa (> 60% 1RM) pode estar associado com respostas agudas de aumento da pressão arterial	Modificações de posicionamento como da posição supina para a ortostática podem acarretar queda da pressão arterial (hipotensão ortostática)	Modificações de posicionamento como da posição supina para a ortostática podem acarretar queda de pressão arterial (hipotensão ortostática) Evitar movimentos que gerem dor	Piscinas com temperatura da água muito baixa ou elevada devem ser evitadas, pois idosos tendem a diminuir a capacidade de adaptação e termorregulação, por causa da diminuição da função sensorial

*Os indivíduos devem ser inicialmente submetidos ao limite inferior e, gradualmente, quando tolerado, a intensidade poderia ser incrementada até o limite superior descrito; dinâmico: 2 a 3 séries de 8 a 12 repetições. **Os indivíduos devem, inicialmente, realizar adaptação à esteira ou ao treinamento de força e, gradualmente, incrementar a intensidade e volume. 1RM: tes·te de uma repetição máxima; dias·sem^{-1}: dias por semana; VO_2máx: consumo máximo de oxigênio.

Tabela 25.2 Efeitos colaterais e principais interferências farmacológicas na resposta ao exercício físico.

Classe	Efeito colateral	Efeito na resposta ao exercício
Antidepressivos tricíclicos	Ganho de peso, sonolência, constipação, boca seca, tontura, visão turva, hipotensão ortostática, agitação, rigidez muscular, disfunção sexual	NED
Inibidores da monoamina oxidase (IMAO)	Aumento da pressão arterial, sedação, boca seca, tremor, confusão, taquicardia, sudorese, insônia, hipotensão ortostática, disfunção sexual	NED
Inibidores seletivos de recaptação de serotonina (ISRS)	Agitação, ansiedade, acatisia, apatia, diminuição de libido, náusea	NED
Inibidores seletivos de recaptação de noradrenalina (ISRN)	Hipertensão, tremor, agitação, taquicardia, boca seca, constipação, retenção urinária	NED
Bloqueadores seletivos de recaptação de noradrenalina e dopamina	Insônia, tontura, boca seca, náusea	NED

NED: nenhuma evidência disponível.

Tabela 25.3 Considerações especiais para a prescrição de exercícios físicos.

Condição	Cuidados na prescrição
Depressão grave	O indivíduo com sintomas graves terá dificuldade de iniciar o programa de exercícios. Nesse caso, o tratamento farmacológico deve ser iniciado e o exercício pode ser incluído após a redução de sintomas depressivos. O exercício terá papel importante no tratamento de indivíduos com sintoma de depressão leve a moderada.
Comorbidades	A depressão está associada a maior chance de desenvolver doenças cardiovasculares. Deve-se respeitar os posicionamentos específicos e a prescrição de exercícios para cada comorbidade.
Medicamento	Especialmente os tricíclicos apresentam maiores efeitos colaterais, como hipotensão ortostática. Nesse caso, as alterações da posição supina para a posição ortostática devem ser monitoradas. Além disso, arritmias e alterações da PA podem ocorrer em função do tratamento farmacológico. O monitoramento da frequência cardíaca durante o treinamento por meio de frequencímetros e PSE deve ser constante, priorizando os momentos de aquecimento e volta à calma.

PA: pressão arterial; PSE: percepção subjetiva de esforço.

Diabetes Melito Tipo 1

William Guyton Hornsby Junior

Introdução

O diabetes melito tipo 1 (DM1) é uma doença crônica causada pela destruição autoimune de células beta pancreáticas[1]. Isso pode causar interrupção da produção ou produção insuficiente de insulina com resultante hiperglicemia e cetoacidose[2]. O manejo do DM1 tem base no equilíbrio da reposição de insulina com a ingestão adequada de alimentos e atividade física. É igualmente importante prevenir ou retardar potenciais complicações em longo prazo[3]. O exercício demonstra diminuir os riscos de doenças cardiovasculares, mas a redução de complicações como retinopatia, nefropatia e neuropatia depende da redução da glicemia média ou da hemoglobina glicada (A1c), que não será diminuída pelo exercício *per se*[4,5]. Isso somente pode ser alcançado por meio do adequado equilíbrio entre exercício, insulina e ingestão de alimentos. Como o DM1 geralmente é diagnosticado na infância, é importante desenvolver estratégias de gerenciamento do estilo de vida que permitam a participação segura em qualquer tipo de exercício, incluindo esportes, recreação e atividades da vida diária[6].

Prevalência

Existem indícios de que a incidência do DM1 está aumentando ao redor do mundo[7]. Existe significativa variação mundial, como de menos de 1:100 mil por ano na China e na América do Sul para mais de 35:100 mil por ano em determinados países europeus. A incidência é maior nas populações caucasoides do que entre os mongoloides e os negroides[8]. A prevalência difere substancialmente entre os diferentes países, dependendo da qualidade dos cuidados de saúde e, especialmente, da disponibilidade de insulina. Nos Estados Unidos, a prevalência de DM1 é de aproximadamente 1:300[9].

Fisiopatologia

O DM1 é uma doença autoimune mediada por células T em que existe destruição seletiva das células beta das ilhotas pancreáticas[10]. O risco está associado a fatores genéticos vinculados à presença de certos alelos de antígenos leucocitários de histocompatibilidade, mas também existe

---

Utilize o *QR code* localizado na página xxix para acessar as referências bibliográficas, que também estão disponíveis em www.atheneu.com.br sob o título do livro.

interação com certos fatores ambientais desencadeantes, por exemplo, infecções virais, que ainda são menos compreendidos. O processo da doença começa anos antes do diagnóstico clínico. A destruição autoimune é crônica e contínua após o diagnóstico[11]. Os sintomas de diabetes começarão eventualmente a aparecer quando 95% de todas as células beta forem destruídas. Esses incluem polifagia, poliúria, polidipsia, fadiga, perda de peso e visão turva[12]. A ausência de insulina inabilita o corpo de utilizar os carboidratos como fonte de energia e, portanto, as gorduras são os principais substratos energéticos. Isso causa aumento dos corpos cetônicos e diminuição do pH sanguíneo. Essa condição, conhecida como cetoacidose diabética, deve ser considerada emergência médica grave, pois incrementa o risco de mortalidade. Os sintomas de cetoacidose diabética incluem padrão respiratório profundo e forçado associado com acidose metabólica grave (denominado *respiração de Kussmaul*), hálito com cheiro de frutas envelhecida (denominado hálito cetônico), sede extrema, aumento da micção, náusea ou vômito, confusão e perda de consciência[13].

Indivíduos com DM1 são suscetíveis a complicações agudas e crônicas. As complicações agudas estão associadas a níveis extremos de glicose plasmática. A hiperglicemia pode induzir anormalidade bioquímica grave de cetoacidose diabética[13]. A hipoglicemia é uma complicação iatrogênica comum que frequentemente ocorre quando não são feitos os ajustes apropriados na insulina ou na dieta para acomodar o exercício. Níveis baixos de glicemia podem causar sintomas como falta de destreza ou de acurácia de movimentos motores, dificuldades na fala, confusão, perda de consciência, convulsões ou morte[14]. As complicações crônicas incluem (i) retinopatia com potencial perda de visão, (ii) nefropatia que pode resultar em insuficiência renal crônica, (iii) neuropatia periférica que pode provocar úlceras nos pés, amputações e degeneração articular progressiva (denominada *artropatia neuropática* ou *articulação de Charcot*), (iv) neuropatia autonômica, causando problemas gastrointestinais e geniturinários, disfunção sexual e respostas cardiovasculares e sudoríparas inapropriadas, (v) doença cardiovascular, (vi) doença arterial periférica e (vii) doença cerebrovascular[15].

Terapia medicamentosa
Aspectos iatrogênicos

O principal objetivo do tratamento é o de normalizar a glicemia, assim como evitar complicações da doença. A insulina é o principal medicamento usado para controlar a glicose no sangue. Seus efeitos colaterais incluem hipoglicemia, ganho de peso, reações alérgicas e espessamento da pele nos locais de injeção[16-18]. O efeito colateral mais significativo do uso de insulina associado à participação de exercícios é a capacidade de causar hipoglicemia. Por outro lado, a hiperglicemia pode se desenvolver caso não exista insulina suficiente. É necessário ter atenção ao tempo de administração, ingestão de alimentos e nível de glicose no sangue antes e depois do exercício[19]. Outros medicamentos podem ser usados, como por exemplo, aspirinas, agentes anti-hipertensivos, incluindo os inibidores da enzima conversora da angiotensina (IECA), e agentes hipolipemiantes[3]. A aspirina tem efeitos colaterais, mas nenhum está relacionado ao desempenho no exercício. Os efeitos colaterais dos inibidores da IECA incluem redução da pressão arterial e possíveis riscos de desidratação. Os betabloqueadores podem causar falta de consciência e de resposta à hipoglicemia e podem reduzir a capacidade máxima de exercício. As estatinas podem causar fraqueza muscular, desconforto e cólicas na minoria dos usuários[20].

Interferência na prescrição de exercícios físicos

Tanto o exercício agudo como crônico pode induzir resultados glicêmicos variáveis[21-26]. Com o uso adequado de insulina, as atividades aeróbicas realizadas em intensidade leve a moderada normalmente resultam em diminuição da glicemia que pode durar várias horas. Atividades mais vigorosas normalmente causam aumento moderado da glicemia, que pode durar de alguns minutos a algumas horas. Isso pode ser seguido por evento hiperglicêmico horas depois[20,21]. Por outro lado, qualquer atividade pode aumentar a glicemia e agravar a cetoacidose diabética no caso de reposição inadequada de insulina. O exercício deve ser realizado apenas se a glicemia estiver entre 80 e 250 mg·dL^{-1}. Deve-se reduzir a dose de insulina ou consumir carboidratos extras se forem realizar atividade aeróbica[19]. Não são necessários ajustes para atividades vigorosas. A glicemia deve ser sempre monitorada antes do início do exercício, após o termino, quando houver sinais de hipoglicemia e nas primeiras horas da manhã para análise de possível hipoglicemia noturna[28].

Prescrição de exercícios físicos

Avaliação pré-participação

As recomendações para o teste de esforço dependem da idade, duração do diabetes e presença de complicações. Teste ergométrico utilizando protocolos para populações de risco para doença arterial coronariana (DAC) é recomendado para indivíduos com mais de 30 anos, DM1 com mais de 15 anos, um ou mais dos outros fatores de risco para DAC suspeita ou conhecida de DAC e/ou ter qualquer complicação diabética microvascular ou neurológica. Os objetivos primários do teste de esforço em indivíduos com diabetes são identificar a presença e a extensão de DAC e determinar a amplitude de intensidade apropriada para o treinamento físico[20]. Indivíduos com diabetes que não atenderem a nenhum desses critérios podem ser testados com protocolos para pessoas saudáveis[29,30].

Exercício aeróbico

O exercício aeróbico aumenta o VO$_2$máx[22,25,31,32]. As recomendações para crianças e adolescentes com DM1 são de que eles devem estar ativos por 60 minutos ou mais com atividade aeróbica moderada ou vigorosa. Adultos com DM1 devem estar ativos por 150 minutos ou mais de atividade aeróbica moderada a cada semana, distribuídos por pelo menos 3 dias·sem^{-1}, com não mais de dois dias consecutivos sem atividade. Durações mais curtas, de 75 min·sem^{-1} de atividade aeróbica vigorosa ou treinamento intervalado, podem ser apropriadas para indivíduos mais jovens e mais fisicamente aptos[20]. Indivíduos com DM1 frequentemente têm valores de VO$_2$máx mais baixos do que indivíduos saudáveis pareados por idade[33]. Alguns sugerem que isso seja devido a níveis reduzidos de treinamento em virtude desses indivíduos terem receio do risco de hipoglicemia[34,35]. É necessário o monitoramento constante da glicemia para a implementação de estratégias como ingestão de carboidratos e ajustes da dose de insulina[3,21].

Exercício com pesos

Exercícios com pesos envolvem a ativação dos músculos contra carga externa no intuito de aumentar a força, *endurance* e a potência musculares, assim como a velocidade[30]. Crianças e adolescentes com DM1 devem se exercitar vigorosamente pelo menos 3 dias·sem^{-1}. Adultos com DM1 devem realizar exercícios com pesos de 2 a 3 dias·sem⁻¹ para cada grupo muscular. Deve haver pelo menos 48 horas de intervalo. A intensidade do exercício deve ser baseada nos objetivos do treinamento e em quaisquer possíveis riscos que possam estar presentes. Quando não existem contraindicações, a intensidade deve ser de moderada a vigorosa, com pelo menos 1 a 3 séries de 6 a 15 repetições para 8 a 10 exercícios[20]. Os indivíduos podem, ainda, participar de treinamento em circuito com sobrecarga leve a moderada e intervalo de repouso interexercício caso existam preocupações quanto à segurança. Como no exercício aeróbico, a glicemia deve igualmente ser monitorada antes e depois da sessão[24].

Exercício de flexibilidade

O exercício de flexibilidade envolve alongamento, ioga ou outros movimentos específicos para a melhora da amplitude de movimento. Os indivíduos devem realizar 2 a 4 séries de alongamento estático por 10 a 30 segundos para os principais grupos musculares. Exercícios dinâmicos de alongamento e equilíbrio são igualmente recomendados[20]. Indivíduos com DM1 demonstram ter reduzida mobilidade articular, especialmente nas mãos e ombros, que está relacionada à formação de produtos finais de glicação avançada em estágio final. Isso é especialmente comum em indivíduos que têm DM1 por muitos anos[37]. Não existem evidências científicas para apoiar a crença de que exercícios de flexibilidade possam ter impacto sobre os níveis de glicemia, portanto, são desnecessários ajustes na insulina e na ingestão de alimentos.

Exercício em ambiente aquático

Exercício aquático pode ser excelente estratégia tanto para diminuir o impacto das complicações do diabetes como para a redução do risco de doenças cardiovasculares[38]. Não existem recomendações específicas, mas a atividade pode combinar exercícios aeróbicos e com pesos. É razoável acreditar que o exercício aquático deve ser realizado três vezes por semana, com não mais de dois dias consecutivos sem atividade. A flutuabilidade pode ser especialmente útil para indivíduos com neuropatia devido aos distúrbios de marcha e equilíbrio envolvidos com o exercício em solo. É importante que usem calçados apropriados para a água para proteger os pés de potenciais superfícies ásperas da piscina. A glicemia deve ser monitorada antes e depois do exercício aquático para determinar os ajustes apropriados para a insulina e a ingestão de alimentos[38].

Considerações finais

De modo geral, o exercício pode ser usado para permitir que os indivíduos participem de níveis normais de atividade física, promovam altos níveis de condicionamento físico e boa saúde geral, melhorem ou normalizem os níveis glicêmicos, assim como, se possível, desenvolvam estratégias apropriadas de autocuidado. A maioria das evidências científicas está baseada em exercícios estruturados com determinado nível de intensidade. Por outro lado, muitos sujeitos com DM1 são crianças e adolescentes, e não existem muitos estudos sobre brincadeiras não estruturadas ou atividades recreativas em adultos. Existe também pouca informação sobre esporte e desempenho esportivo avançado. Muitos novos dispositivos, como monitores contínuos de glicose e bombas de insulina, precisam ser testados para se determinar se permitem melhor controle da glicose e, consequentemente, participação mais segura no exercício[21,39] (Tabelas 26.1 a 26.3).

Tabela 26.1 Recomendações práticas para a prescrição de exercícios físicos.

Variável	Aeróbico	Com pesos - Estático	Com pesos - Dinâmico	Flexibilidade	Ambiente aquático
Tipo	Exercício rítmico contínuo para os principais grupos musculares	Principais grupos musculares	Principais grupos musculares usando peso livre, equipamento, peso corporal ou banda elástica	Alongamento estático, ioga ou outros movimentos dinâmicos	Exercícios aeróbicos e com pesos
Intensidade	50 a 70% VO_2máx	Contrações máximas	60 a 85% 1RM	Amplitude total de movimento (moderada, mas não ao ponto de desconforto)	Intensidade similar à usada nos exercícios aeróbicos e com pesos realizados em solo
Volume	20 a 60 min	8 a 15 s	1 a 4 séries de 6 a 15 repetições (geralmente 20 a 45 min)	Uma a três vezes por 10 a 30 s	20 a 60 min
Frequência	3 a 5 dias·sem^{-1}	2 a 3 dias·sem^{-1}	2 a 3 dias·sem^{-1}	Pode ser feito diariamente	3 dias·sem^{-1}
Progressão	Incremento gradual no volume, intensidade e frequência	Incremento gradual no volume e frequência	Incremento gradual no volume total e frequência	Progredir lentamente com um exercício para cada movimento articular primário	Incremento gradual no volume e intensidade
Cuidados	Curta duração, de 75 min·sem^{-1} de exercício aeróbico vigoroso ou treinamento intervalado, pode ser apropriado para jovens ou indivíduos mais fisicamente aptos. Exercício intermitente pode ser usado como alternativa para aqueles que não são capazes de realizar exercício contínuo	Evitar manobra de Valsalva, pois é contraindicada para aqueles com hipertensão ou suspeita de doença cardíaca	Intensidade leve ou levantamentos competitivos podem ser apropriados para jovens e indivíduos mais fisicamente aptos. Evitar manobra de Valsalva	Exercícios de flexibilidade são melhor realizados após atividade aeróbica leve quando os músculos estão aquecidos. Idosos são aconselhados a realizar exercícios que mantenham ou melhore o equilíbrio	Usar calçados apropriados para a água para proteger os pés de potenciais superfícies ásperas da piscina

↑: incremento; ↓: decréscimo; 1RM: teste de uma repetição máxima; dias·sem^{-1}: dias por semana; min·sem^{-1}: minutos por semana; VO_2máx: consumo máximo de oxigênio.

Tabela 26.2 Efeitos colaterais e principais interferências farmacológicas nas respostas ao exercício físico.

Classe	Efeito colateral	Efeito na resposta ao exercício
Insulina	Hipoglicemia, que pode durar várias horas	↓ glicose
	Hiperglicemia, cetoacidose diabética se a insulina é retirada	↑ glicose, ↑ cetonas
Aspirina	Excesso de secreção ácida no estômago, irritação do estômago ou dos intestinos, cãibras abdominais, azia	Nenhum efeito
Inibidores da enzima conversora da angiotensina (IECA)	Hipotensão, desidratação	↓ PA, ↓ termorregulação
Diuréticos	Perda de potássio, causando fraqueza, cãibras nas pernas e fadiga	↓ PA, ↓ termorregulação
Betabloqueadores	Hipoglicemia desconhecida e não responsiva	↓ FC, ↓ capacidade máxima de exercício
Estatinas	Fraqueza muscular, desconforto e cólica	Nenhum efeito

↑: incremento; ↓: decréscimo; FC: frequência cardíaca; PA: pressão arterial.

Tabela 26.3 Considerações especiais para prescrição de exercícios.

Condição	Cuidados na prescrição
Resposta glicêmica	A glicemia deve ser monitorada antes e após o exercício, assim como durante caso existam sintomas de hipoglicemia. Deve ainda ser monitorada várias horas após exercício e nas primeiras horas da manhã para evitar hipoglicemia noturna. A dose de insulina pode necessitar ser modificada naqueles que melhoram o nível de aptidão física
Neuropatia autonômica	Infarto do miocárdio pode ser indetectável e com poucos sintomas aparentes em indivíduos diabéticos. Aqueles com neuropatia autonômica podem não ser capazes de sentir os sintomas típicos associados com alterações isquêmicas e a resposta da frequência cardíaca pode não ser precisa. Teste de esforço sintoma-limitado com monitoramento eletrocardiográfico deve ser realizado antes do programa de exercício. As respostas da frequência cardíaca e eletrocardiográficas devem ser cuidadosamente monitoradas durante o teste para o estabelecimento de zonas seguras de exercício. Além disso, a resposta da frequência cardíaca pode ser indicador não confiável da intensidade do exercício. Nesse caso, a percepção subjetiva de esforço pode ser importante, especialmente naqueles sob terapia de substituição renal
Neuropatia periférica	Deveriam ser prescritos exercícios que não transportam o peso do corpo, como ergômetro de braço, ciclo ergômetro ou exercício aquático. Os pés devem ser monitorados após cada sessão, para se identificar o risco de lesão
Claudicação	A caminhada é a única atividade que aumenta a distância percorrida em que um indivíduo pode caminhar. Treinamento intervalado pode ser necessário
Desconhecimento glicêmico	O monitoramento da glicemia é especialmente importante naqueles indivíduos sem sintomas de hipoglicemia. Eles deveriam ter identificação de que têm DM1 e nunca deveriam se exercitar sozinhos. Devem estar disponíveis suprimentos e equipamentos necessários para se responder a emergências. Isso inclui equipamento para monitoramento da glicemia e suprimentos, *snacks*, bebidas ou tabletes ou gel com glicose, assim como *kit* de injeção de glucagon

Dislipidemias

Vassilis Paschalis

Introdução

É notório que os lipídeos sanguíneos estão relacionados à patogênese da aterosclerose, que representa causa subjacente da doença cardíaca coronariana (DCC), assim como das doenças cardiovasculares[1]. Foi descoberto que a lipoproteína de baixa densidade (LDL-C), que desempenha papel crucial na aterogênese, juntamente com o colesterol total (CT), está elevada na presença de DCC[2], enquanto a lipoproteína de alta densidade (HDL-C) parece estar inversamente relacionada à gravidade da aterosclerose e ao risco de DCC[1,3]. A possível relação independente entre os triglicerídeos (TG) e DCC é mais complexa devido ao fato de geralmente os TG não ocorrerem como entidades isoladas, mas estarem associados a outros distúrbios metabólicos e fatores de risco, incluindo a concentração diminuída de HDL-C[1,4,5]. Também é de amplo conhecimento de que tanto dieta como atividade física melhoram os fatores de risco para DCC em indivíduos adultos[6,7]. No entanto, medicamentos podem reduzir significativamente o risco de doença cardiovascular inicial e recorrente no caso das hiperlipidemias[8-10].

Prevalência

A Organização Mundial da Saúde[11] desenvolveu um amplo projeto multicêntrico sobre dislipidemias conduzido em 32 populações de 19 diferentes países em três continentes. Foi descoberta prevalência de 27% (sexo masculino) e 25% (sexo feminino) de hiperlipidemia na população total. Além disso, outro levantamento epidemiológico realizado com indivíduos adultos identificou que 36% dos homens e 51% das mulheres têm níveis de colesterol total superiores a 240 mg·dL^{-1} (isto é, elevado risco para DCC[12]), enquanto Lefebvre et al.[13] constataram que 60% das pessoas submetidas à triagem do perfil lipídico sanguíneo apresentam níveis de colesterol acima do desejado.

Fisiopatologia

A formação das membranas celulares, a produção de certos hormônios e o armazenamento de energia são processos que dependem de

---

Utilize o QR code localizado na página xxix para acessar as referências bibliográficas, que também estão disponíveis em www.atheneu.com.br sob o título do livro.

lipídeos. Os lipídeos sanguíneos são, sobretudo, ácidos graxos e colesterol, na forma livre ou ligada a outras moléculas. Tais lipídeos são basicamente transportados em cápsula proteica (lipoproteínas que transportam colesterol na corrente sanguínea)[14]. As maiores lipoproteínas, que transportam principalmente gorduras da mucosa intestinal para o fígado, recebem o nome de quilomícrons. No fígado, as partículas de quilomícron liberam triglicerídeos e menor concentração de colesterol[15]. O fígado converte os metabólitos dos alimentos não oxidados em lipoproteínas de muito baixa densidade e as secreta no plasma; subsequentemente, essas lipoproteínas são convertidas em lipoproteínas de densidade intermediária e, depois, em partículas de LDL-C[14]. O papel desempenhado pelas partículas de HDL-C é o de transportar o colesterol de volta ao fígado para excreção[16]. A hiperlipidemia é caracterizada por concentrações séricas anormalmente baixas de HDL-C, bem como por níveis séricos elevados de TG e LDL-C. A hiperlipidemia está entre os fatores de risco mais importantes para doenças cardiovasculares[17]. As principais doenças cardiovasculares são caracterizadas por placas ateromatosas (aterosclerose), que correspondem ao acúmulo de *debris* celulares ricos em lipídeos (colesterol e ácidos graxos) e quantidade variável de tecido conjuntivo fibroso nas paredes internas das artérias[18]. A aterosclerose é a resposta inflamatória crônica das paredes das artérias. A hiperlipidemia é uma síndrome que afeta os vasos sanguíneos arteriais, principalmente em virtude do acúmulo de macrófagos promovido pela LDL-C (proteínas plasmáticas que transportam o colesterol e os triglicerídeos) sem a remoção adequada de gorduras e colesterol dos macrófagos pela HDL-C funcional; com isso, a artéria acaba sofrendo processo inflamatório. A hiperlipidemia é comumente associada com enrijecimento das artérias[16]. A placa ateromatosa provoca aumento das células musculares, formando uma camada enrijecida sobre a área afetada. Essa camada é responsável pela estenose da artéria, que provoca diminuição do fluxo sanguíneo e aumento da pressão arterial[16].

Terapia medicamentosa

Aspectos iatrogênicos

As estatinas estão entre os medicamentos mais amplamente prescritos para o tratamento de hiperlipidemia e atuam por meio da inibição da via de produção do colesterol[19,20]. Embora a segurança geral das estatinas seja excelente, foi demonstrado que esses agentes predispõem ao surgimento de indicadores subclínicos de dano muscular[21,22]. Como inibidor da absorção de colesterol, a ezetimiba é um fraco agente redutor desse lipídeo, mas sua combinação fixa com as estatinas é altamente eficaz na redução dos níveis de LDL-C por meio da inibição dupla da absorção e biossíntese do colesterol[23-25]. Os fibratos também parecem ser eficazes no aumento dos níveis de HDL-C[26]. Por outro lado, é muito provável que a combinação de estatinas com ezetimiba ou fibratos seja acompanhada por miopatia grave[27,28] em função dos elevados níveis plasmáticos de estatinas[29,30]. O tratamento com niacina administrada isoladamente ou em combinação com estatinas é opção terapêutica para os indivíduos com dislipidemia aterogênica[31], mas o uso em longo prazo da niacina pode estar limitado em virtude dos efeitos adversos de rubor ou vermelhidão cutânea[31].

Interferência na prescrição de exercícios físicos

Os estudos realizados com seres humanos demonstram que o tratamento com estatinas aumenta o dano muscular em resposta a uma única sessão de exercício físico[32,33], especialmente no caso de exercícios com pesos que incluem ações musculares excêntricas[33,34]. Também existe a tendência de o consumo máximo de oxigênio (VO_2máx) estar mais baixo em indivíduos tratados com estatinas que apresentam queixas musculares[35-37]. Por outro lado, parece que a força muscular e a capacidade aeróbica, assim como o metabolismo de substrato, não se alteram durante o tratamento com estatinas[38,39]. Foi também constatado aumento da força muscular quando o tratamento com estatinas foi combinado com exercício físico[38]; muito embora tenha sido observado incremento da distância de caminhada em um grupo submetido a estatinas quando comparado ao placebo[40]. Apesar do fato de os indivíduos tratados com estatinas relatarem agravamento dos sintomas musculares após exercício físico, houve aumento do índice tornozelo-braquial induzido por exercício[41]. Esses desfechos positivos podem ser atribuídos à estabilização da placa e à potencial melhora da função endotelial[40]. Também foi encontrada associação inversa entre o uso de estatinas e a presença de arritmias ventriculares induzidas pelo exercício físico nos períodos pré e imediatamente após o exercício físico[42].

Prescrição de exercícios físicos

Avaliação pré-participação

Os indivíduos hiperlipidêmicos recomendados a participar de programas de exercícios físicos[43] devem ser submetidos ao teste cardiopulmonar de exercício (TCPE) para a avaliação do VO_2máx por meio do protocolo de Bruce modificado. A massa corporal e a de gordura devem ser estimadas por meio das dobras cutâneas. É igualmente importante avaliar a força muscular tanto de membros superiores como inferiores, por meio do teste de uma repetição máxima (1RM), e a flexibilidade, por meio do teste de sentar e alcançar.

Exercício aeróbico

O exercício aeróbico pode resultar em decréscimo da concentração de CT e TG e elevação de HDL-C em homens hiperlipidêmicos[44-47]. As diretrizes do *American College of Sports Medicine*[48] sugerem melhora de 2 a 5% nos níveis de lipídeos e lipoproteínas com exercícios aeróbicos realizados de 3 a 5 dias·sem^{-1}, durante 20 a 60 minutos contínuos, em intensidade de 55 a 90% da frequência cardíaca máxima; menor intensidade deveria ser empregada naqueles indivíduos com menor nível de aptidão física. De modo geral, a prática regular de exercícios físicos com baixo volume de treinamento resultando em gasto energético de 1.200 a 2.200 kcal·sem^{-1} exerce efeito positivo sobre a concentração lipídica[49]. Existem evidências demonstrando alterações favoráveis nos níveis de HDL-C induzidas por percorrer 11 a 16 km·sem^{-1} ou pelo dispêndio energético de 1.200 a 1.600 calorias[50,51]. Também foi identificado que exercício de intensidade moderada (~19 km·sem^{-1}, com intensidade entre 40 e 55% VO_2máx) é significativamente mais eficaz no decréscimo da concentração de TG que exercício vigoroso (~32 km·sem^{-1}, com intensidade entre 65 e 80% VO_2máx)[52,53].

Exercício com pesos

A maioria dos programas de exercícios com pesos inclui ações musculares excêntricas que ocorrem quando o músculo resiste sem sucesso ao alongamento, atuando de modo similar a um mecanismo de freio. Foi constatado que o exercício excêntrico agudo (5 séries de 15 repetições a 85% 1RM) modificou favoravelmente os níveis lipídicos e lipoproteicos sanguíneos; com pico, sobretudo, no segundo e quarto dias após o exercício físico, mas retornando aos níveis basais após esse período[54-57]. O exercício excêntrico que induz dano muscular[58] aumenta a demanda do músculo ativo pelos lipídeos como substrato energético, bem como a reposição das reservas musculares de fosfolipídeo e TG com ácidos graxos para a regeneração das fibras musculares lesionadas[59-61]. Foi também recentemente descoberto que o exercício excêntrico crônico (uma sessão por semana; 5 séries de 15 repetições a 85% 1RM) aumenta o HDL-C, provavelmente em decorrência da atividade elevada da lipoproteína lipase[62].

Exercício de flexibilidade

Existem relatos de que alongamentos estáticos da musculatura posterior da coxa (músculos isquiotibiais) mantidos por 30 segundos e executados com três repetições aumentam o comprimento muscular[63]. As vantagens do exercício de flexibilidade incluem o alongamento dos tecidos moles e músculos[64], assim como a redução de lesão muscular[65-67]. Após o treinamento de flexibilidade, também se observa intensificação da força muscular, que pode ser atribuída à hipertrofia dos músculos estirados[68]. Ao se considerar que a participação em atividades físicas seja a principal modificação no estilo de vida a ser adotada por indivíduos hiperlipidêmicos[43], o exercício de flexibilidade é um componente essencial que deve ser incluído nos programas de treinamento para maximizar os benefícios da participação desses indivíduos em atividades físicas.

Exercício em ambiente aquático

A natação é especificamente mencionada como um dos tipos de atividade física recomendada nas diretrizes de exercício para dislipidemia. No entanto, os nadadores não possuem níveis diferentes de HDL-C quando comparados aos sedentários[69-71]. Os níveis médios de HDL-C em nadadores do sexo masculino permaneceram estáveis em toda a sessão do exercício físico, apesar de alterações significativas no volume do treinamento de natação[69], e o treinamento supervisionado parece não resultar em aumento expressivo nas concentrações de HDL-C[72]. Por outro lado, foi constatado que uma sessão aguda de natação aumenta os níveis subsequentes de HDL-C[73]; análise coletiva de estudos transversais com nadadores de meia idade a idosos também demonstrou valores mais baixos de CT e LDL-C em comparação aos sedentários e, em alguns casos, os valores são ainda mais baixos do que os de corredores de idade equivalente[74-76]. Por fim, tem sido sugerido que 6 sessões semanais de treinamento de natação, por 20 minutos cada sessão, com intensidade de 60% VO_2máx, pode melhorar significativamente o perfil lipídico de indivíduos hiperlipidêmicos quando associadas à dieta[77]. Na água, juntamente com a natação, também podem ser realizados exercícios aeróbicos, como hidroginástica. Os exercícios aeróbicos efetuados na água geralmente combinam uma variedade de técnicas, desde caminhada ou corrida para frente e para trás (p.ex., caminhada ou corrida de uma a duas voltas na piscina, repetindo o procedimento por cerca de cinco vezes com intervalo de três minutos), exercícios de pular, exercícios de sentar e levantar a simulação de esqui *cross country* com movimentos de braço[78]. Todo programa aeróbico em ambiente aquático pode, inicialmente, durar até 45 minutos, sendo recomendável evitar exercícios físicos com os membros superiores.

Considerações finais

A intervenção farmacológica é utilizada principalmente para controlar a hiperlipidemia, enquanto as relevantes estratégias de modificação da dieta, perda de peso e prática de exercício físico são importantes terapias adjuvantes[49]. As estatinas e os medicamentos utilizados em combinação com esses agentes hipolipemiantes para o controle da hiperlipidemia induzem efeitos colaterais que são indicadores subclínicos de dano muscular. Considerando-se o fato de que os medicamentos para o controle da hiperlipidemia são prescritos principalmente para indivíduos idosos[79] e que a massa muscular esquelética dos idosos diminui por volta de 1 a 2% ao ano[80], a combinação dos efeitos colaterais dos medicamentos, juntamente com a degradação muscular, torna esses indivíduos um grupo vulnerável para o desenvolvimento de distúrbios relacionados à mobilidade e independência funcional[81], que podem ter importante repercussão na taxa de mortalidade[82]. Apesar do fato de que os efeitos colaterais dos medicamentos induzem os indivíduos a evitar exercício de intensidade até mesmo moderada durante as atividades diárias[83], eles devem ser incentivados a participar de exercícios físicos para a manutenção da qualidade de vida (Tabelas 27.1 a 27.3).

Tabela 27.1 Efeitos colaterais e principais interferências farmacológicas na resposta ao exercício físico.

Classe	Efeito colateral	Efeito na resposta ao exercício
Estatinas	↑ dano muscular	As estatinas podem diminuir a oxidação de gordura durante exercício aeróbico. Podem ainda, junto com exercícios excêntricos, exacerbar o nível de lesão muscular
Ezetimiba	↑ dano muscular em combinação com as estatinas	Não existem dados com relação aos efeitos sobre a resposta ao exercício. No entanto, em combinação com as estatinas: (a) a ezetimiba pode diminuir a oxidação de gordura durante exercício aeróbico e (b) com exercício excêntrico, pode exacerbar a lesão muscular
Fibratos	↑ dano muscular em combinação com as estatinas	Não existem dados com relação aos efeitos sobre a resposta ao exercício. No entanto, em combinação com as estatinas: (a) os fibratos podem diminuir a oxidação de gordura durante exercício aeróbico e (b) com exercício excêntrico, podem exacerbar a lesão muscular
Niacina	↑ rubor cutâneo, ↑ dano muscular em combinação com estatinas	Não existem dados com relação aos efeitos sobre a resposta ao exercício. No entanto, em combinação com as estatinas: (a) a niacina pode diminuir a oxidação de gordura durante exercício aeróbico e (b) com exercício excêntrico, pode exacerbar a lesão muscular

Tabela 27.2 Recomendações práticas para a prescrição de exercícios físicos.

Variável	Aeróbico	Com pesos — Estático	Com pesos — Dinâmico	Flexibilidade	Ambiente aquático
Tipo	Exercício contínuo	Sem movimento dos músculos envolvidos	Movimento de amplitude articular máxima	Realizado no início e no final de sessão de exercício	Exercício contínuo
Intensidade	55 a 75% de VO_2máx	~60% 1RM	40 a 60% 1RM	Alongamento sem dor muscular	55 a 75% VO_2máx
Volume	20 a 60 min	4 vezes por grupo muscular 7s	4 vezes por grupo muscular 12 repetições	4 vezes por grupo muscular	20 a 60 min
Frequência	4 a 6 dias·sem^{-1}	2 dias·sem^{-1}	2 dias·sem^{-1}	6 dias·sem^{-1}	4 a 6 dias·sem^{-1}
Progressão	Aumento regular de volume e intensidade	Aumento regular de volume	Aumento regular de volume e intensidade	Aumento regular sem dor muscular	Aumento regular de volume e intensidade
Cuidados		Pressão arterial alta	Pressão arterial alta e dano muscular	Deve ser interrompido na presença de dor muscular	

1RM: teste de uma repetição máxima; dias·sem^{-1}: dias por semana; VO_2máx: consumo máximo de oxigênio.

Tabela 27.3 Considerações especiais para a prescrição de exercícios físicos.

Condição	Cuidados na prescrição
Hiperlipidemia	Não existe nenhuma consideração com relação a treinamentos físicos. No entanto, quando os indivíduos são submetidos à terapia com estatinas, é recomendável evitar exercícios de intensidade vigorosa, especialmente com pesos, nas primeiras sessões de treinamento, para limitar a possível ocorrência de dano muscular
Aterosclerose	É aconselhável evitar exercícios aeróbicos de intensidade vigorosa, especialmente com pesos, em virtude do aumento da pressão arterial geralmente associada à aterosclerose. Além disso, é recomendável evitar exercícios com pesos direcionados aos membros superiores, devido ao aumento mais pronunciado na pressão arterial quando comparados aos membros inferiores

28

Obesidade na Infância e na Adolescência

Antonio García-Hermoso • Jose Miguel Saavedra

Introdução

O termo obesidade refere-se ao excesso de gordura ou adiposidade corporal. Crianças e adolescentes obesos têm elevado risco para comorbidades geralmente encontradas em adultos. Essas incluem, mas não são limitadas a, diabetes melito tipo 2, hipertensão, dislipidemia, apneia obstrutiva do sono e doença hepática gordurosa não alcoólica[1]. As evidências demonstram que o excesso de peso e a obesidade na infância e na adolescência tendem a se manter na vida adulta[2]. Muito embora a obesidade tenha desenvolvimento complexo, que envolva fatores ambientais, genéticos e ecológicos (família, comunidade e escola)[3], sua causa primária está relacionada ao desequilíbrio entre o consumo e o gasto de energia. As evidências disponíveis corroboram o papel do brincar, da atividade física e do exercício como componentes essenciais do bem-estar, desenvolvimento saudável e, em particular, na prevenção da obesidade na infância e na adolescência[4].

Prevalência

A tendência mundial de níveis elevados de índice de massa corporal (IMC) tem se estabilizado em muitos países desenvolvidos desde 2000[5]. Entre 1980 e 2013, a prevalência mundial para países desenvolvidos aumentou de 16,9 para 23,8% em meninos e de 16,2 para 22,6% em meninas. Nos países em desenvolvimento, houve aumento de 8,1 para 12,9% em meninos e de 8,4 para 13,4% em meninas[6]. Chile (11,9% para meninos) e Uruguai (18,1% para meninas) têm a maior prevalência na América Latina[6].

Fisiopatologia

O excesso de massa de tecido adiposo pode ser considerado um distúrbio patológico na retroalimentação entre a ingestão e o gasto de energia[7]. A compreensão da regulação do consumo de energia requer a diferenciação dos sinais em curto e longo prazos. Os primeiros controlam a fome, a ingestão de alimentos, a saciedade e os sinais gastrintestinais que fornecem informações importantes para o cérebro[8], enquanto os sinais em

---

Utilize o QR code localizado na página xxix para acessar as referências bibliográficas, que também estão disponíveis em www.atheneu.com.br sob o título do livro.

longo prazo estão relacionados à defesa das reservas de energia, tecido magro ou ambos. A obesidade negativamente afeta os níveis de leptina e a adiponectina, associadas à regulação do balanço energético e à ação da insulina[9]. A leptina também promove perda de massa corporal, suprimindo a ingestão de alimentos e aumentando a atividade do sistema nervoso simpático através do hipotálamo[10]. No entanto, na maioria das pessoas obesas, a leptina tem pouco efeito sobre a ingestão de alimentos ou sobre o peso corporal[11]. Além disso, a adiponectina é o hormônio mais abundante produzido pelas células adiposas. Esse tem propriedades antiestrogênicas, antidiabéticas e anti-inflamatórias[12], além de desempenhar papel essencial na manutenção da homeostase. No geral, os sinais dirigidos pela leptina e outros peptídeos são integrados no rombencéfalo e mesencéfalo através de sinais como monoaminas, neuropeptídeo Y, peptídeo relacionado ao gene agouti e hormônio alfamelanócito-estimulante. Esses, por sua vez, emitem sinais eferentes para a busca de alimentos, modulando a função de órgãos, incluindo pâncreas e músculos (glicerol-3-fosfato desidrogenase) e, em roedores, o tecido adiposo marrom (proteínas desacopladoras)[13].

Terapia medicamentosa

Aspectos iatrogênicos

As opções farmacoterapêuticas para o tratamento da obesidade na infância e adolescência são limitadas e inconclusivas[14]. O orlistate e a sibutramina são os únicos fármacos atualmente aprovados pela *Food and Drug Administration* para indivíduos com idade ≥ 12 e ≥ 16 anos[15]. O orlistate é um inibidor de lipase que bloqueia a absorção de aproximadamente um terço da gordura ingerida e a absorção de vitaminas lipossolúveis[15]. Seus efeitos colaterais mais comuns são diarreia, cólicas abdominais, flatulência, fezes gordurosas e hipovitaminose. As intervenções orlistate-comportamentais estão associadas a pequeno efeito em termos de redução do IMC ou do escore Z do IMC[16]. A sibutramina é um inibidor da recaptação de serotonina que promove maior perda de peso quando associada com dieta e programa de exercícios, em comparação com dieta e exercícios isoladamente[17].

Interferência na prescrição de exercícios físicos

O orlistate tem sido associado a episódios de hipoglicemia em pacientes adultos com diabetes tipo 2[18]. No entanto, outros estudos sugerem episódios hiperglicêmicos semelhantes entre pacientes tratados com orlistate e placebo[19,20]. A sibutramina pode ter utilidade limitada para indivíduos obesos com hipertensão concomitante[21], pelo fato de causar aumento da frequência cardíaca e da pressão arterial[14]. No entanto, um estudo duplo-cego controlado envolvendo 60 adolescentes obesos relatou perda de peso média de 8,1 kg no grupo sibutramina sem alteração significativa na pressão arterial[22]. Futuros estudos são necessários para a determinação da segurança e eficácia em longo prazo desses medicamentos e profissionais responsáveis pela prescrição de exercícios físicos precisam identificar os tipos, doses e horários de uso de cada medicamento. Crianças e adolescentes obesos sob terapia medicamentosa para a redução de peso podem apresentar alterações fisiológicas agudas em decorrência da interação exercício e medicamento. O principal efeito colateral da sibutramina é a vasoconstrição, que induz ao incremento da frequência cardíaca e da pressão arterial em consequência de efeitos simpatomiméticos[15]. O orlistate pode interferir no desempenho físico por estar associado a episódios de hipoglicemia[19,20].

Portanto, variáveis como a frequência cardíaca e a pressão arterial devem ser monitoradas antes, durante e após o treinamento, como medida de segurança. Isso pode prevenir complicações agudas associadas a exacerbada resposta fisiológica ao esforço físico durante vigência de terapia medicamentosa, especialmente em crianças e adolescentes que estão em franco processo de crescimento e desenvolvimento.

Prescrição de exercícios físicos

Avaliação pré-participação

É essencial realizar avaliação médica antes de iniciar o programa de exercícios. Crianças e adolescentes obesos deveriam ser primariamente avaliados com relação ao grau de obesidade. A simplicidade de indicadores como a relação peso para idade, altura para idade e peso para altura (ou simplesmente índice de massa corporal [IMC]) potencializa o amplo uso dessas ferramentas; existem diferentes critérios baseados em percentis específicos a idade, sexo e grupos étnicos. Outros métodos duplamente indiretos incluem dobras cutâneas e perímetros corporais. Ambos têm limitada precisão, sendo que o primeiro pode ser inviável, dependendo do grau de obesidade. Os métodos indiretos são análise de bioimpedância, absortometria de dupla emissão de raios X, pletismografia e pesagem hidrostática. Esses métodos têm menor variabilidade e maior precisão, mas podem estar restritos a grandes centros devido ao elevado custo de aquisição e operacional. A circunferência de cintura tem também sido usada para a análise da distribuição de gordura corporal. O IMC, junto com a dobra cutânea de tríceps, é outra estratégia amplamente usada. O risco de complicações cardiovasculares e lesões musculoesqueléticas são eminentes em crianças e adolescentes obesos. Portanto, eles deveriam ser submetidos a teste de esforço com monitoramento eletrocardiográfico[23], assim como à avaliação ortopédica detalhada para minimizar e prevenir o risco de lesões envolvidos em determinados tipos de exercícios[24]. O teste de uma repetição máxima (1RM) parece ser muito mais útil como medida de avaliação diagnóstica da força muscular do que como parâmetro para a prescrição de exercícios, haja vista que o uso de alguns tipos de exercícios pode estar limitado ao tamanho corporal da criança e do adolescente obesos. Nesse caso, o uso do 1RM estaria limitado a grandes grupos musculares, e a percepção subjetiva de esforço (PSE) serviria como principal parâmetro[25]. A goniometria, técnicas simples de amplitude de movimento, ou procedimentos de imagem deveriam ser sugeridos para a avaliação da flexibilidade, devido ao fato de que determinados tipos de testes (p.ex., teste de sentar e alcançar) não são adequados para crianças e adolescentes obesos.

Exercício aeróbico

O exercício aeróbico promove rápida adaptação fisiológica através da melhora no consumo máximo de oxigênio e pressão arterial[26], na dilatação mediada por fluxo[27] e na espessura íntima-média carotídea[28]. Metanálises mostram que o exercício aeróbico reduz o escore Z do IMC[29], LDL-C[30] e triglicerídeos[30], glicemia e insulina de jejum[31,32], modelo de avaliação da homeostase (HOMA-I) e aumenta a aptidão cardiorrespiratória[33]. Programas de exercícios aeróbicos realizados com três sessões por semana por mais de 60 minutos por sessão e com duração maior que 12 semanas resultam em melhora na aptidão cardiorrespiratória[33] e nos marcadores de resistência à insulina[31]. Treinamento intervalado de intensidade vigorosa, com duração entre 4 e 12 semanas, produz maior decréscimo na pressão arterial sistólica e aumento no consumo máximo de oxigênio quando comparado a outros tipos de exercício[34]. Exercícios que transportam o peso corporal induzem maior gasto energético, mas podem, em contrapartida, incrementar o risco de lesão musculoesquelética, especialmente quando realizados por período prolongado de tempo. Nesse caso, treinamento intervalado de maior intensidade pode ser ótima opção, por proporcionar maior excesso de consumo de oxigênio após o exercício[35-37]. No entanto, o grau de obesidade deve ser usado como um dos principais determinantes para a prescrição. Por exemplo, exercícios cíclicos de membros superiores na posição em pé podem ser inicialmente suficientes para indivíduos com obesidade mórbida. Em geral, crianças e adolescentes obesos deveriam realizar exercício aeróbico, no mínimo, três vezes por semana, por não mais do que 60 minutos, entre 50 e 70%VO_2máx.

Exercício com pesos

Níveis adequados de força muscular são fatores protetores de saúde e mortalidade prematura[38] em jovens saudáveis[39]. Várias metanálises mostram que exercícios com pesos estão associados a reduzido escore Z de IMC[29], maior massa livre de gordura, menor massa de gordura[40], mas não parece ter qualquer influência nos marcadores de resistência à insulina[32]. A magnitude de melhora na composição corporal parece ser pequena, enquanto os efeitos no ganho de força muscular são bastante significativos[41]. Alguns estudos identificaram melhora na função endotelial[42] ou na gordura subcutânea abdominal[43] após programa de exercícios com pesos. Esses devem envolver exercícios para o tronco, membros inferiores e superiores. Crianças e adolescentes obesos devem inicialmente se exercitar em equipamentos e progredir de forma gradual para pesos livres e bandas elásticas. É igualmente importante selecionar exercícios ou equipamentos apropriados ao tamanho corporal. Por exemplo, exercícios com pesos que usam a sobrecarga do peso corporal (p.ex., flexão de braço no solo ou na barra) devem ser evitados. Esses indivíduos podem, ainda, necessitar de maior intensidade relativa de esforço (%1RM), especialmente para membros inferiores, quando comparados àqueles sem obesidade[25,44]. O programa de exercícios deveria ser realizado, no mínimo, duas vezes por semana e progredir de única série para múltiplas séries com 6 a 15 repetições e intervalo de repouso interséries não superior a dois minutos.

Exercício de flexibilidade

Não existem programas específicos de exercícios de flexibilidade. No entanto, a amplitude articular de movimento (ADM) é necessária para o desenvolvimento do equilíbrio na infância e adolescência. A ADM se correlaciona negativamente com o IMC[45]. *Tai chi* ou *qigong* desenvolvem não somente a ADM, mas também produzem efeitos positivos na saúde psicológica[46] e até melhora da função pulmonar[47]. Crianças e adolescentes obesos deveriam realizar exercícios de flexibilidade por, no mínimo três vezes na semana. Essas atividades deveriam incluir movimentos lentos associados com exercícios de respiração.

Exercício em ambiente aquático

Exercícios na água, em que existem importantes características, como a força de empuxo que contrabalança a gravidade, apresentam certas vantagens para crianças e adolescentes obesos. Isso inclui redução da sobrecarga nas articulações dos membros inferiores, aumento da resistência ao movimento, maiores demandas metabólicas e melhora do retorno venoso[48]. Estudo recente[49] mostrou melhora no IMC, circunferências de cintura e quadril e na porcentagem de massa gorda e livre de gordura após 16 semanas de corrida na piscina, natação e jogos aquáticos em combinação com programa educacional realizado em três sessões semanais. Resultados similares foram encontrados por programa de corrida na piscina em combinação com recomendações nutricionais[50]. Programas exclusivamente em ambiente aquático também resultam em perda de peso e na melhora da aptidão cardiorrespiratória[51]. O exercício aquático pode ser grande aliado no processo de perda de adiposidade corporal de crianças e adolescentes obesos, sobretudo no período inicial do programa de exercícios. A caminhada na água pode incrementar o gasto energético sem induzir elevado estresse mecânico sobre as articulações. A água *per se*, sobretudo quando associada a recursos adicionais (p.ex., espaguete, flutuadores, halteres), pode servir como importante estratégia para o incremento do gasto energético da sessão de exercícios. O ambiente aquático é prazeroso, mas alguns indivíduos podem o enxergar como barreira por não se sentirem confortáveis ao exporem seus corpos. O exercício em ambiente aquático deve ser realizado de 3 a 4 vezes por semana, por não mais que 60 minutos entre 50 e 70%VO_2máx.

Considerações finais

Evidências científicas mostram que o exercício aeróbico é eficaz na melhora de vários indicadores de saúde em crianças e adolescentes obesos. Por outro lado, exercícios com pesos e aquáticos têm benefícios limitados, enquanto os de flexibilidade ainda não foram isoladamente estudados. Atividades que não suportam peso, como as aquáticas, parecem ser boa opção para garantir adesão, evitar dor e alcançar maiores intensidades de esforço[52]. Exercícios com pesos, por sua vez, são mais aceitáveis para aqueles com obesidade e podem ser realizados com sucesso, considerando os níveis mais altos de massa muscular em jovens obesos. No entanto, é necessário estar alerta a questões de segurança nos exercícios com pesos, sobretudo quando se usa pesos livres. Finalmente, exercício concorrente parece ser mais eficaz que aeróbico isolado na composição corporal e saúde cardiometabólica, especialmente em programas de 24 semanas[53].

É importante lembrar que é necessário adequar os programas às capacidades da criança e do adolescente obeso. É ainda fundamental fornecer *feedback* positivo e desenvolver expectativas realistas. Isso também estimula a adoção de um estilo de vida fisicamente ativo[54] e contribui na motivação desses indivíduos, o que pode ser importante fator na quebra de barreiras que os impedem de realizar atividades físicas e exercícios físicos[54] (Tabelas 28.1 a 28.3).

Tabela 28.1 Efeitos colaterais e principais interferências farmacológicas na resposta ao exercício físico.

Classe	Efeito colateral	Efeito na resposta ao exercício
Orlistate	Diarreia, cãibra abdominal, flatulência, fezes gordurosas, hipoglicemia e hipovitaminose	Hipoglicemia durante e após exercício
Sibutramina	Vasoconstrição que causa incremento da frequência cardíaca e pressão arterial	Hipertensão crônica, taquicardia

Tabela 28.2 Recomendações práticas para a prescrição de exercícios físicos.

Variável	Aeróbico	Com pesos - Estático	Com pesos - Dinâmico	Flexibilidade	Ambiente aquático
Tipo	Caminhada e bicicleta	Principais grupos musculares	Principais grupos musculares	Não existem programas específicos. *Tai chi* ou *qigong* podem ser utilizados	Caminhada na água, natação e jogos na piscina
Intensidade	50 a 70% VO_2máx	NED	40 a 70% 1RM	NED	50 a 70% VO_2máx
Volume	> 60 min por sessão	30 a 60 min por sessão	30 a 60 min por sessão	Pelo menos 45 min	> 60 min por sessão
Frequência	3 dias·sem[-1]	Pelo menos 2 dias·sem[-1]	Pelo menos 2 dias·sem[-1]	3 dias·sem[-1]	3 a 4 dias·sem[-1]
Progressão	Progressão gradual do volume de exercício ao ajustar a duração do exercício, frequência e/ou intensidade	Progressão gradual baseada em sobrecarga, repetições por série e/ou aumento da frequência	Progressão gradual baseada em sobrecarga, repetições por série e/ou aumento da frequência	NED	NED
Cuidados	Ter cuidado com joelhos e tornozelos. Monitorar a frequência cardíaca	Evitar a manobra de Valsalva	Manter a coluna em posição confortável e segura. Usar movimentos para, no mínimo, duas articulações	Movimentos lentos, coordenados com a respiração	Programas combinados (caminhada, natação) parecem induzir maiores benefícios

1RM: teste de uma repetição máxima; dias·sem[-1]: dias por semana; NED: nenhuma evidência disponível; VO_2máx: consumo máximo de oxigênio.

Tabela 28.3 Considerações especiais para a prescrição de exercícios físicos.

Condição	Cuidados na prescrição
Asma	Obesidade pode ser um fator predisponente de hiper-reatividade brônquica ao exercício
Jejum	Não realizar exercício em jejum para evitar hipoglicemia e suas consequências
Dermatite	Evitar exercícios que aumentam fricção na região

29

Obesidade no Adulto

Camila de Moraes • Angelina Zanesco

Introdução

A obesidade é definida como o acúmulo excessivo de gordura corporal. A atual epidemia de obesidade pode ser explicada por diferentes fatores, entre eles, o fato de que consumimos mais energia do que gastamos e a excedente é estocada como gordura. Com os avanços das pesquisas na área de metabolismo e energética, tem ficado evidente que a sociedade moderna está exposta ao que os cientistas chamam de "ambiente obesogênico", ou seja, estilo de vida fisicamente inativo e consumo excessivo de alimentos com alta densidade energética em detrimento de alimentos considerados saudáveis (não processados, com baixo teor de gordura saturada e açúcar) – que, em geral, têm custos elevado, excluindo assim, o acesso de grande parte da população[1]. Além disso, com o passar do tempo, a influência da genética e epigenética sobre o desequilíbrio energético ganhou maior atenção, visto que alguns polimorfismos em genes relacionados à obesidade podem multiplicar a chance do indivíduo se tornar obeso, bem como mudanças nas estruturas de RNA ao longo de gerações frente aos ambientes interno e externo[2]. Este desequilíbrio energético em longo prazo é resultado de complexa interação de fatores fisiológicos e psicossociais; assim, estratégias eficazes para o tratamento da obesidade incluem redução da ingestão de calorias, realização de exercício físico, terapia medicamentosa e acompanhamento com terapia comportamental. A intervenção com exercício físico garante redução dos sintomas de ansiedade e depressão, melhora da função cardiorrespiratória e redução dos fatores de risco cardiometabólicos.

Prevalência

A prevalência da obesidade aumentou de maneira exponencial durante as últimas décadas e, se a mesma progressão for continuada, a maioria da população adulta mundial apresentará sobrepeso ou obesidade em 2030[3]. No Brasil, a prevalência de sobrepeso e obesidade aumenta entre a população adulta em praticamente todos os estratos de renda e em todas as regiões brasileiras, sendo que, entre 2008 e 2009, essa condição foi

---

Utilize o QR code localizado na página xxix para acessar as referências bibliográficas, que também estão disponíveis em www.atheneu.com.br sob o título do livro.

observada em cerca de metade dos brasileiros[4]. Dados recentes apontam que, em algumas capitais do país, a prevalência de excesso de peso chega a 66% em homens e a 56% em mulheres, e de obesidade nas capitais está entre 12 a 25% em homens e entre 14 a 23% em mulheres[5].

Fisiopatologia

O excesso de peso possui origem multifatorial, ou seja, é resultado da complexa interação de fatores culturais, genéticos, fisiológicos e psicológicos[6]. É consenso que o fator genético isoladamente não é a causa da obesidade. Casos de mutação genética (p.ex., a deleção de genes para a produção de leptina, hormônio da saciedade) são raros. Entretanto, casos de polimorfismos, que alteram a produção de hormônios reguladores da ingestão alimentar e do gasto energético, estão sendo detectados[1]. Podem ainda ser identificados casos de obesidade secundária, nos quais uma doença primária é a causa, como a síndrome de Cushing, caracterizada por excesso na produção de cortisol e decorrente lipogênese, e o hipotireoidismo, que reduz as taxas metabólicas.

O balanço energético (equilíbrio entre a ingestão e o gasto de energia) é controlado por fatores centrais (hipotálamo) e periféricos (leptina secretada pelos adipócitos que sinaliza como estão os depósitos de energia). O gasto energético diário é determinado pela somatória da taxa metabólica basal (TMB, que representa entre 60 e 75% do gasto energético total), do efeito térmico do alimento (aproximadamente 10%) e do efeito térmico da atividade física (15 a 30% do gasto energético total). Pequenos desequilíbrios são compensados na tentativa de manutenção da massa corporal. Desequilíbrios crônicos alteram a massa corporal para menos (balanço negativo) ou para mais (balanço positivo)[7]. A TMB pode ser reduzida como consequência do desequilíbrio hormonal (hipotireoidismo pode reduzir a TMB entre 30 e 50%), da idade (após os 20 anos, redução de 2% em mulheres e de 3% em homens, por década) e da quantidade de massa adiposa (ganho de 1% na massa adiposa, redução de 0,01 kcal·min^{-1})[8].

Terapia medicamentosa

Aspectos iatrogênicos

O tratamento da obesidade com medicamentos é indicado para indivíduos com índice de massa corporal (IMC) > 30 kg/m^2, ou entre 25 e 30 kg/m^2 se apresentarem comorbidade. A utilização de fármacos auxilia no emagrecimento e na manutenção da perda de peso. Entretanto não promovem perdas ponderais maiores que 5 a 10%[9].

Atualmente, os principais compostos prescritos para controlar o excesso de peso atuam basicamente em dois sítios de ação: no sistema nervoso central (SNC) e no trato gastrintestinal. As drogas que atuam no SNC são consideradas anorexígenas ou moduladoras do apetite, sendo a sibutramina a mais utilizada no Brasil. Esse fármaco inibe a recaptação da noradrenalina e da serotonina, reduzindo o apetite. As substâncias simpatomiméticas também são utilizadas e atuam de modo similar ao neurotransmissor noradrenalina, inibindo o apetite. O medicamento de ação gastrintestinal é o orlistate, que atua seletivamente na lipase pancreática reduzindo a digestão intestinal de gorduras. Os efeitos adversos do uso do orlistate são esteatorreia (perda de gordura pelas fezes) e menor absorção de vitaminas lipossolúveis[10].

A sibutramina é um fármaco que provoca supressão do apetite pela inibição da recaptação de noradrenalina, serotonina e dopamina. O seu uso aumenta o risco de infarto do miocárdio, pois pode acarretar aumento da pressão arterial e da frequência cardíaca, sendo todos estes efeitos dose-dependentes. Por esses motivos, a sibutramina foi retirada do mercado nos Estados Unidos em 2010. No Brasil, seu uso foi reavaliado em 2011 e segue permitido com restrições para pacientes com potencial risco para desenvolvimento de doenças cárdio e cerebrovasculares. Outras drogas supressoras do apetite (femproporex, anfepramona e mazindol) não têm registro na Agência Nacional de Vigilância Sanitária (Anvisa) para comercialização pois apresentam efeitos adversos, como aumento da pressão arterial e da frequência cardíaca, insônia, astenia, constipação, cefaleia e boca seca, colocando em risco a saúde do usuário. Além disso, a eficácia dessa classe de medicamento é muito curta e o risco de desenvolver dependência é muito grande. Em 2016, foram registrados na Anvisa duas novas substâncias para tratamento da obesidade: a liraglutida (agonista do receptor do GLP-1) e o cloridrato de lorcaserina (agonista seletivo do receptor de serotonina 5-HT2c), mas até o momento não foram registradas para comercialização.

Interferência na prescrição de exercícios físicos

Em virtude da sua ação central, que resulta em aumento da frequência cardíaca, a prescrição e o controle da intensidade do exercício físico em indivíduos que utilizam sibutramina podem ser realizados utilizando a escala de percepção subjetiva de esforço (PSE). Não existem evidências da interferência do uso da sibutramina sobre a capacidade de exercício físico. O uso do antidepressivo venlafaxina (inibidor da recaptação de serotonina e noradrenalina, mecanismo semelhante ao da sibutramina) não interfere na capacidade de exercício aeróbico[11]. Entretanto, outro estudo mostrou que o aumento na concentração de serotonina e de noradrenalina pode induzir ao aumento da temperatura corporal e consequente fadiga[12]. Como o indivíduo obeso já apresenta maior tendência à hipertermia, a utilização de medicamentos como a sibutramina pode potencializar o aumento da temperatura corporal durante o exercício físico, principalmente se realizado em ambiente com temperatura elevada.

Prescrição de exercícios físicos

Avaliação pré-participação

Anamnese para investigar tentativas anteriores de emagrecimento, tipo de dieta utilizada, hábitos de atividade física, uso de medicamentos, restrição ortopédica e diagnóstico de doença secundária (diabetes, hipertensão arterial,) é útil para determinar metas e recomendações de exercícios físicos.

A utilização de métodos e protocolos padronizados para teste de esforço é, em geral, apropriada para indivíduos obesos, desde que haja avaliação médica prévia. O nível de descondicionamento físico observado pode exigir adaptação da carga inicial do teste e progressões de menor magnitude. A avaliação da capacidade cardiorrespiratória pode ser realizada por meio de teste de esforço submáximo em cicloergômetro ou esteira rolante, com incremento de carga a cada 3 minutos e monitoração da pressão arterial e frequência cardíaca no último minuto do estágio, sendo o ponto terminal do teste em 70% da frequência cardíaca de reserva (FCreserva)[6]. A força dinâmica pode ser avaliada a partir de múltiplas repetições máximas, utilizando o número de repetições próxima à que será utilizada no treinamento com pesos (p.ex., carga com a qual o indivíduo consegue realizar, no máximo, 15 repetições). Pode-se igualmente estimar a carga máxima realizando teste submáximo[13] e utilizar 70% 1RM como carga para teste de repetições (avaliação da *endurance* muscular). A flexibilidade deve ser avaliada utilizando o flexômetro. Com relação à composição corporal, a bioimpedância é o método com menor custo e de mais fácil aplicação para essa população. Contudo, é importante que se observe algumas recomendações para que os resultados dessa avaliação sejam confiáveis (jejum, nível de hidratação, consumo de bebidas alcoólicas ou café, interferem nos resultados).

Exercício aeróbico

Em razão do grande dispêndio energético proporcionado, o exercício aeróbico deve ser a modalidade primária do programa de treinamento físico. Ele pode ser realizado de maneira contínua ou intermitente, sendo esta última a que proporciona maior dispêndio energético, pois a PSE é reduzida quando da utilização de esforços intermitentes[14]. O esquema de treinamento físico deve priorizar alto volume de exercício físico, com frequência semanal de pelo menos 5 dias e sessões com duração entre 30 e 60 minutos, devendo, segundo as diretrizes norte-americanas, atingir o mínimo de 250 min·sem^{-1} de exercício físico moderado, no caso de indivíduos obesos e gasto calórico variando entre 1.200 e 2.000 kcal·sem^{-1}.[15] A intensidade deve variar entre 40 e 60% FCreserva, podendo atingir até 75% em indivíduos com melhor condicionamento[6]. No caso da utilização de medicamentos que alteram a frequência cardíaca, a PSE deve ser utilizada para o controle da intensidade do exercício físico (12 a 16 na escala de 6 a 20).

Programas de exercício em intensidades mais elevadas (entre 80 e 95% FCmáx) e método de treinamento intervalado produzem efeito semelhante ao observado em modelos de intervenção que utilizam exercício de moderada intensidade e sessões com duração maior[15]. Assim, a opção pelo treinamento intervalado de intensidade vigorosa poderia aumentar a eficiência do programa de exercício, uma vez que produz o efeito desejado em sessões de menor duração. Entretanto, a avaliação minuciosa da condição física, presença de comorbidades, assim como necessidades e expectativas com o programa de exercício, devem ser consideradas.

Exercício com pesos

Não existem fortes evidências de que os exercícios com pesos induzam perda ponderal considerável, a menos que se consiga realizar grande volume de exercício físico, gerando elevado dispêndio calórico. Entretanto, a redução do risco cardiovascular é observada mesmo na ausência de perda ponderal significativa[16]. A inclusão de exercício com pesos em programa de emagrecimento deve ter como objetivo minimizar a perda ou manter a massa magra (que pode ser reduzida em intervenções que utilizam somente exercício aeróbico associado à restrição calórica)[17,18] e o aumento da *endurance* muscular, influenciando positivamente a aptidão física geral. A prescrição deve seguir aquela para o aumento da *endurance* muscular, priorizando o trabalho de grandes grupos musculares realizado de duas a três vezes por semana. O regime de carga para o treinamento pode variar entre 1 e 3 séries de 3 a 20 repetições máximas, com intervalo de recuperação de 1 a 2 minutos entre as séries[19]. Com relação ao exercício estático, não existem evidências disponíveis. É muito importante que o programa de exercícios aumente significativamente o gasto energético. No caso de o indivíduo apresentar diagnóstico de doença coronária ou hipertensão, esse tipo de atividade deve ser evitado, pois a contração estática produz grande aumento da pressão intratorácica, o que reduz o retorno venoso e aumenta a pressão arterial.

Exercício de flexibilidade

Recomendação semelhante à da população em geral para a melhora e manutenção da amplitude articular de movimento. Deve ser realizado o alongamento dos principais grupos musculares com frequência semanal entre 2 e 7 dias. O alongamento estático proporciona melhora da flexibilidade com menor risco de lesão durante a execução, assim, cada exercício deve ser mantido por 15 a 30 segundos e repetido de 2 a 4 vezes. Além dos exercícios físicos comuns, movimentos de ioga, *tai chi chuan* e pilates também podem ser utilizados quando apropriado.

Exercício em ambiente aquático

O exercício em meio aquático é alternativa segura para indivíduos obesos, pois reduz o impacto e a sobrecarga em articulações de membros inferiores. O menor risco de hipertermia e a possibilidade de se trabalhar com maiores intensidades de exercício físico são pontos favoráveis. Exercício físico entre 60 e 80% FCreserva durante 15 semanas produz redução da gordura sem, entretanto, reduzir a massa corporal[20]. A modalidade mais utilizada é a hidroginástica e, atualmente, a corrida em piscina profunda (utilizando um flutuador ajustado à cintura que impede que o indivíduo toque o fundo da piscina) e a *aquabike* (cicloergômetro adaptado e apoiado no fundo da piscina) são alternativas de exercício aquático que promovem elevado dispêndio energético. O ambiente aquático oferece diferentes possibilidades para o aprimoramento do condicionamento cardiorrespiratório e da *endurance* muscular; desse modo, as recomendações de frequência, duração e intensidade podem ser similares às utilizadas em exercícios aeróbicos e com pesos.

Considerações finais

O exercício físico, isoladamente, produz discreta perda de massa corporal em indivíduos obesos[21]. Para que se atinjam resultados de maior amplitude, um elevado volume de exercício físico de intensidade moderada a vigorosa seria necessário[22,23], algo que colocaria o indivíduo obeso em maior risco para lesões ortopédicas. Por outro lado, a combinação de dieta restritiva com exercício físico aeróbico tem se mostrado ferramenta eficaz na perda de peso quando comparada às essas intervenções isoladamente. Trabalhos recentes mostram que a manutenção do peso corporal após ambas as intervenções isoladas ou combinadas ocorre somente quando os indivíduos permanecem fisicamente ativos, mesmo após o retorno à dieta menos restritiva.

A obesidade é reconhecida como uma das principais causas de hipertensão arterial e distúrbios no metabolismo da glicose, coronariopatias, aterosclerose, apneia do sono, doenças articulares degenerativas e síndrome da hipoventilação pulmonar. Assim, o diagnóstico de doenças secundárias à obesidade é comum.

Nesse cenário, o exercício físico tem sua importância baseada na redução de fatores de risco como as dislipidemias e a resistência à insulina, melhora da aptidão física e aumento do gasto energético diário. A redução do risco cardiovascular ocorre com perda ponderal maior que 5% quando utilizada apenas dieta[24] e na ausência ou com perda ponderal menor que 2% em intervenções que utilizaram apenas exercício físico[21]. A associação dieta e exercício pode proporcionar balanço energético negativo de maior amplitude, otimizando a perda de massa corporal[25]. As intervenções que associam moderado déficit energético, advindo da restrição calórica, em adição ao déficit gerado pela realização de exercício físico aumentam a probabilidade de manutenção e diminuem a chance de reganho da massa corporal perdida[26].

O papel do exercício físico nesse contexto é melhorar a aptidão física do indivíduo obeso e reduzir os fatores de risco cardiovascular e metabólico, o que ocorre antes mesmo de perda significativa da massa corporal. A abordagem multidisciplinar aumenta a probabilidade de sucesso do programa de emagrecimento, evitando, inclusive, o reganho da massa corporal. O profissional deve estar atento aos fatores que influenciam a prescrição de exercícios físicos para essa população, como doenças secundárias e uso de medicamentos, evitando que o obeso seja colocado em risco durante a realização do exercício físico. A aderência ao programa de exercício físico é influenciada pela motivação; assim, traçar meta possível de ser atingida, escolher a modalidade de exercício físico de acordo com as preferências individuais e realizá-lo em local apropriado são pontos importantes a serem considerados (Tabelas 29.1 a 29.3).

Tabela 29.1 Efeitos colaterais e principais interferências farmacológicas na resposta ao exercício físico.

Classe	Efeito colateral	Efeito na resposta ao exercício
Inibidor da recaptação de noradrenalina e serotonina		
Sibutramina	Elevação da frequência cardíaca em 4 a 5 bpm, aumento da pressão arterial em 3 a 5 mmHg	NED
Agentes simpatomiméticos		
Femproporex, fentermina, fenfluramina, dexfenfluramina, benzofetamina, dietilpropiona, efedrina	Elevação da frequência cardíaca e aumento da pressão arterial, insônia, astenia, constipação e boca seca	Melhora do desempenho, redução da fadiga física e mental
Inibidor da digestão de gorduras		
Orlistat	Esteatorreia (eliminação de gordura pelas fezes) e deficiência de vitaminas lipossolúveis	NED

bpm: batimentos por minuto; NED: nenhuma evidência disponível.

Tabela 29.2 Recomendações práticas para a prescrição de exercícios físicos.

Variável	Aeróbico	Com pesos - Estático	Com pesos - Dinâmico	Flexibilidade	Ambiente aquático
Tipo	Grandes grupos musculares	Principais grupos musculares	8 a 10 (principais grupos musculares)	Alongamento estático dos principais grupos musculares	Corrida em piscina profunda
Intensidade*	40 a 60% até 75% FCreserva	60% CVM	Fadiga voluntária	Alongar até o final da amplitude de movimento (não até a dor)	60 a 65% FCreserva até 75 a 80% FCreserva
Volume	45 a 60 min	Contração até a fadiga	1 a 3 séries / 3 a 20 repetições máximas	15 a 30s por alongamento / 2 a 4 repetições por alongamento	40 a 50 min
Frequência	5 a 7 dias·sem^{-1}	5 dias·sem^{-1}	2 a 3 dias·sem^{-1}	2 a 3 dias·sem^{-1} (mínimo) / 5 a 7 dias·sem^{-1} (máximo)	3 dias·sem^{-1}
Progressão	Inicialmente em volume e frequência, posteriormente em intensidade			Gradual para amplitude de movimento	
Cuidados	Hipertermia e lesões de tornozelo e joelho. Na presença de doença secundária, verificar as condições do paciente antes do início da sessão (glicemia, pressão arterial), interromper o exercício ao sinal de dispneia e descontroles pressórico ou glicêmico	Manter a frequência respiratória. Na presença de doença secundária não realizar este tipo de exercício	Executar os exercícios de forma lenta, manter a frequência respiratória. Na presença de doença secundária, verificar as condições do paciente antes do início da sessão (glicemia, pressão arterial), interromper o exercício ao sinal de dispneia ou descontrole pressórico ou glicêmico	Aquecimento prévio, não ultrapassar a maior amplitude de movimento gerando desconforto	Adaptação ao meio líquido com o flutuador a fim de que se realize a correta execução dos movimentos durante a sessão de exercício

*Os indivíduos deveriam ser inicialmente submetidos ao limite inferior e gradualmente, quando tolerado, a intensidade poderia ser incrementada até o limite superior.
CVM: contração voluntária máxima; dias·sem^{-1}: dias por semana; FCreserva: frequência cardíaca de reserva.

Tabela 29.3 Considerações especiais para a prescrição de exercícios físicos.

Condição	Cuidados na prescrição
Resposta glicêmica	Adiar a sessão de exercícios quando a glicemia estiver < 100 mg·dL^{-1} ou ≥ 250 mg·dL^{-1}, independente da presença de cetonúria
Hipertensão arterial	Evitar exercício em intensidades que proporcionem incremento dramático da PAS (≥ 180 mmHg) e manobra de Valsalva
Medicamento que altera a FC	Utilizar a PSE como auxiliar na prescrição e controle da intensidade
Lesões ortopédicas	Evitar o uso de exercícios que aumentem a compressão mecânica sobre a região afetada; utilizar como alternativa exercícios na água ou em cicloergômetro. Pode ser necessário o trabalho físico abaixo da intensidade recomendada

FC: frequência cardíaca; PAS: pressão arterial sistólica; PSE: percepção subjetiva de esforço.

30

Síndrome Metabólica

Ahmed Ghachem • Isabelle Dionne

Introdução

A síndrome metabólica (SM) é caracterizada por um conjunto de vários fatores bioquímicos, clínicos e metabólicos que aumentam o risco de doenças crônicas, como as cardiovasculares e diabetes tipo 2. Existem vários critérios diagnósticos disponíveis[1-5], mas o mais frequentemente usado considera pelo menos três dos cinco seguintes componentes: (i) pressão arterial de repouso elevada ($\geq$ 130/85 mmHg ou uso de tratamento farmacológico); (ii) hiperglicemia ($\geq$ 5,6 mmol·L^{-1} ou uso de tratamento farmacológico), (iii) baixa concentração de HDL-C (homens: < 1,03 mmol·L^{-1}; mulheres: < 1,29 mmol·L^{-1} ou uso de tratamento farmacológico), (iv) hipertrigliceridemia ($\geq$ 1,69 mmol·L^{-1} ou uso de tratamento farmacológico) ou (v) obesidade abdominal (circunferência da cintura: homens > 102; mulheres > 88 cm)[6]. O manejo da SM requer tratamento farmacológico para a melhora da resistência à insulina[1,5,7,8]. No entanto, uma das estratégias de intervenção de primeira linha mais recomendadas e eficazes para prevenir e tratar é a modificação drástica do estilo de vida, com significante ênfase na redução do peso corporal por meio do aumento da atividade física[9-11].

Prevalência

A prevalência mundial de SM pode variar de < 10 a 84%, dependendo de fatores como definição usada, região geográfica (p.ex., urbana ou rural), características da amostra (p.ex., idade, sexo, etnia, nível educacional, composição corporal) e estilo de vida (p.ex., incluindo dieta, nível de atividade física, tabagismo e predisposição genética)[12]. Fatores como idade, grau de obesidade e inatividade física têm sido associados à elevada prevalência de SM[13,14].

Fisiopatologia

A fisiopatologia da SM é bastante heterogênea e ainda não compreendida. Seu desenvolvimento é o resultado da complexa interação entre fatores ambientais (p.ex., inatividade física, alimentos com alta densidade

---

Utilize o *QR code* localizado na página xxix para acessar as referências bibliográficas, que também estão disponíveis em www.atheneu.com.br sob o título do livro.

energética, tabagismo) e genéticos (p.ex., genótipo e fenótipo)[15]. No entanto, obesidade abdominal e resistência à insulina parecem ser fatores de risco básicos predominantes na sua fisiopatologia[16,17]. Os mecanismos fisiológicos que explicam a associação entre obesidade abdominal, resistência à insulina e os componentes da SM são complexos[18].

Parece que o acúmulo excessivo de gordura visceral geralmente observado em indivíduos com obesidade abdominal resulta na produção acentuada de metabólitos biologicamente ativos, como ácidos graxos livres (AGL) e adipocinas pró-inflamatórias (p.ex., TNFα, CRP e IL-6). Esses fatores estão igualmente envolvidos no desenvolvimento da resistência à insulina[19].

Estudos analisando os mecanismos da SM sugerem que a exposição crônica a níveis elevados de AGL induz resistência à insulina ao prejudicar a sinalização desse hormônio e o subsequente transporte de glicose no músculo esquelético[20,21]; inibir a supressão mediada por insulina da glicogenose no fígado[21]; e prejudicar a função das células beta no pâncreas[21].

A resistência à insulina causa hiperglicemia crônica, diminuindo a depuração da glicose mediada por insulina e reduzindo a supressão da produção endógena de glicose[22]. Isso pode causar dislipidemia aterogênica. Indivíduos insulinorresistentes estão predispostos ao aumento da produção de lipoproteínas de muito baixa densidade (VLDL) pelo fígado e diminuição da depuração de VLDL[23]. Eles também têm susceptibilidade a baixos níveis de HDL-C, sendo parcialmente explicados pela rápida depuração de HDL-C enriquecido com triglicerídeos pela lipase hepática[23]. Indivíduos insulinorresistentes frequentemente têm pressão arterial elevada. Estudos sugerem que tanto a hiperglicemia quanto a hiperinsulinemia ativam o sistema renina-angiotensina-aldosterona, aumentando a expressão de angiotensinogênio, angiotensina II (AT II) e o receptor AT1. Os últimos podem contribuir para o desenvolvimento de hipertensão em indivíduos com resistência à insulina[24] que parece ser claramente o mediador primário da SM[25].

Terapia medicamentosa

Aspectos iatrogênicos

As estatinas são os medicamentos hipolipemiantes mais comuns e eficazes, devido às suas mínimas interações medicamentosas e efeitos colaterais[26]. No entanto, os efeitos iatrogênicos mais comuns das estatinas estão associados a certo grau de miopatia, fraqueza muscular e cãibras musculares durante o exercício[27]; isso está associado com significativo impacto na capacidade de exercício[28]. Alguns estudos mostram que o uso de estatinas pode aumentar a concentração de creatinofosfoquinase (CPK) durante o exercício[28-30].

Os inibidores da enzima conversora de angiotensina (IECA) e os bloqueadores dos receptores de angiotensina (BRA) têm sido propostos como classes de primeira linha na redução da pressão arterial de indivíduos com SM[31]. Os efeitos colaterais dos inibidores da ECA estão primariamente associados de maneira direta ou indireta na redução da formação de angiotensina II. Esses incluem hipotensão, hipercalemia, angioedema, tosse e insuficiência renal aguda[32]. Os efeitos colaterais dos BRA são geralmente similares aos dos inibidores da ECA[33]. No entanto, os BRA têm menores taxas de tosse e angioedema e provavelmente maior taxa de sintomas hipotensivos que os inibidores da ECA. Tanto os inibidores da ECA como os BRA podem diminuir a pressão arterial e aumentar a capacidade física durante exercício. Nenhuma alteração significativa na frequência cardíaca parece ser observada.

A metformina é um agente hipoglicemiante comumente usado na redução da glicemia em indivíduos com diabetes tipo 2 e SM. Isso ocorre devido a sua eficácia no controle da glicemia e do peso corporal (estabilidade ou perda), tolerabilidade geral e custos favoráveis[34-37]. No entanto, queixas gastrintestinais têm sido frequentemente relatadas no início da terapia. Esses sintomas são geralmente de baixa severidade, transitórios e reversíveis após redução da dose ou descontinuação. A metformina pode induzir aumento da frequência cardíaca e das concentrações plasmáticas de lactato durante o exercício, mas favorece a oxidação de gordura. Seu uso está também relacionado com maior percepção subjetiva de esforço (PSE) durante exercício[38,39]. Isso sugere que esteja associado com decréscimo da intensidade selecionada de exercício, uma vez que o esforço percebido e a frequência cardíaca são fatores comuns usados como *feedback* na prescrição e monitoramento da intensidade de exercício. É ainda possível que, em algumas condições, a combinação de metformina e exercício pode ser menos eficaz na redução da resposta glicêmica à refeição do que a metformina ou o exercício isoladamente[38].

Interferência na prescrição de exercícios físicos

A estatina pode causar dores musculares e fadiga em alguns pacientes, sobretudo durante o exercício físico[27-29]. A prescrição de treinamento para usuários de estatina deve, portanto, considerar a possibilidade desses efeitos colaterais. Alguns estudos sugerem que sua interrupção temporária dias antes da competição ou exercícios extenuantes pode evitar o agravamento dos danos musculares e tornar a prática de exercícios menos dolorosa. Por outro lado, o programa de exercícios (treinamento aeróbico e com pesos) deve começar em intensidade leve e progredir gradualmente para aqueles indivíduos que não podem interromper o uso de estatinas.

Os usuários de inibidores de ECA e de BRA têm menores valores de pressão arterial de repouso e durante exercício. A interação entre medicamentos com a resposta da pressão arterial pós-exercício pode causar redução excessiva da pressão arterial sistólica[40]. Os usuários de ambas classes de medicamentos deveriam ter um período gradual de volta a calma (5 a 10 minutos) após cada seção de exercício físico. Isso promove melhor retorno venoso e evita reduções excessivas da pressão arterial.

O efeito dos hipoglicemiantes orais sobre a concentração de glicose combinado com a redução da glicemia pós-exercício pode resultar em aumento do risco de hipoglicemia[41]. Portanto, é recomendado monitoramento frequente da glicemia durante e após o exercício em usuários de hipoglicemiantes orais.

Prescrição de exercícios físicos

Avaliação pré-participação

O *Exercise Pre-Participation Health Screening Process* do *American College of Sports and Medicine*[42] é um procedimento que deveria auxiliar os profissionais na identificação de indivíduos 1) que necessitam de autorização médica antes de iniciar programa de exercícios ou para aumentar a frequência, intensidade ou volume do programa atual; 2) com doença(s) clinicamente significativa(s) que podem se beneficiar da participação em programa supervisionado de exercícios; e 3) com condições de saúde que impedem a participação em programas de exercícios até que as condições sejam atenuadas ou melhor controladas. Em outras palavras, é necessário avaliar o nível atual de atividade física, a presença tanto de sinais e sintomas como de doenças cardiovasculares, metabólicas ou renais conhecidas, além da intensidade de exercício desejada. Essas variáveis são consideradas moduladoras de risco de eventos cardiovasculares relacionados ao exercício[43-45].

Exercício aeróbico

Indivíduos com SM devem realizar pelo menos 150 minutos (30 a 60 min·dia^{-1}) de exercício de intensidade moderada 5 dias·sem^{-1} ou 75 minutos (20 a 60 min·dia^{-1}) de exercícios vigorosos 3 dias·sem^{-1}. O exercício pode ser realizado em sessão contínua ou em sessões múltiplas de pelo menos 10 minutos para acumular a quantidade desejada de exercício diário, especialmente para pessoas previamente sedentárias. Exercícios de < 10 minutos podem produzir adaptações favoráveis em indivíduos muito descondicionados. Outras recomendações incluem o aumento do número de passos·dia^{-1} em ≥ 2.000 para se alcançar a meta de ≥ 7.000 passos·dia^{-1}, também associada com benefícios à saúde. Os profissionais deveriam estar igualmente preocupados com comportamentos sedentários que aumentam os fatores de risco a SM[44].

Exercício com pesos

Exercícios com pesos são recomendados para melhorar a força, a potência e a *endurance* musculares. A melhora da força e da potência musculares pode ser alcançada por meio do treino de cada grupo muscular principal, 2 ou 3 dias·sem^{-1}, usando diferentes tipos de exercícios. Duas a 4 séries de 8 a 12 repetições a 60 a 70% de uma repetição máxima (1RM) são necessárias para a melhora da força na maioria dos adultos (80% 1RM deveria ser usado em indivíduos com experiência em treinamento de força). Indivíduos de meia idade, idosos ou sedentários deveriam iniciar com 10 a 15 repetições a 40 a 50% 1RM; isso parece ser eficaz para aumentar a força muscular. A melhora da *endurance* muscular pode ser alcançada por meio de 15 a 20 repetições com intensidade < 50% 1RM. Intervalos de recuperação de dois a três minutos entre as séries, bem como descanso ≥ 48h entre as sessões para qualquer grupo muscular são recomendados. É ainda recomendada a progressão gradual com aumento da sobrecarga e/ou do número de repetições por série e/ou da frequência semanal[44]. Muito embora tanto exercícios com pesos como de *endurance* muscular tenham sido estudados e recomendados, o treinamento de *endurance* deveria ser a escolha principal caso o indivíduo tenha que selecionar uma modalidade.

Exercício de flexibilidade

Indivíduos com SM devem realizar série de exercícios de flexibilidade de facilitação neuromuscular proprioceptiva (FNP) para cada uma das principais unidades musculotendíneas pelo menos 2 ou 3 dias·sem^{-1}, com o objetivo de melhorar a amplitude articular de movimento. Os indivíduos devem se alongar ao ponto de sentir tensão ou ligeiro desconforto e manter o alongamento estático por 10 a 30 segundos (30 a 60 segundos, 2 a 4 séries por exercício em idosos). Para FNP, é recomendado 3 a 6 segundos a 20 a 75% da contração voluntária máxima seguido de 10 a 30 segundos de alongamento assistido. Exercícios de flexibilidade são mais eficazes quando o músculo é aquecido através de atividade aeróbica leve a moderada ou passivamente, através de métodos externos como, por exemplo, compressas úmidas ou banhos quentes[44].

Exercício em ambiente aquático

Evidências científicas demonstram que exercícios aquáticos realizados em posição vertical induzem vários benefícios à aptidão física e a saúde[46-54]. No entanto, não existe consenso disponível para indivíduos com SM. Uma sessão típica de exercícios aquáticos deveria durar cerca de 60 minutos, com períodos similares de aquecimento e relaxamento ou alongamento (de 5 a 10 minutos). Essas sessões devem incluir exercícios cardiovasculares e musculares em frequência de dois a três sessões por semana. A PSE é recomendada para o controle da intensidade do exercício devido aos muitos fatores que influenciam a frequência cardíaca. Idosos deveriam começar a se exercitar em intensidade entre 11 e 12 PSE para progressivamente alcançar 15 a 16 PSE[51] em um nível avançado. O ritmo das músicas deveria estar entre 120 e 140 batimentos por minuto, dependendo dos objetivos e habilidades individuais[55].

Considerações finais

O manejo clínico da SM é difícil devido ao fato de que não existe nenhum método reconhecido para prevenir ou melhorar o quadro completo da síndrome. Seu tratamento é geralmente baseado em componentes isolados, isto é, prescrição de medicamentos para controle da glicemia, pressão arterial e triglicerídeos. A mudança de estilo de vida por meio do aumento do nível de atividade física é a estratégia alternativa mais comum para o tratamento da SM. O exercício físico é eficiente na melhora da composição corporal, redução de triglicerídeos, glicemia de jejum e da pressão arterial, além de no aumento do HDL-C. Além disso, parece não causar efeitos colaterais. Um programa adequado de exercícios deveria incluir exercícios aeróbicos, com pesos, flexibilidade e aquáticos. A progressão gradual do volume de exercício ajustando, nessa ordem, duração, frequência e intensidade, é razoável até que a meta de exercício desejada (isto é, manutenção) seja atingida. Isso pode aumentar a adesão ao programa de exercício e, paralelamente, reduzir os riscos de lesão musculoesquelética e eventos adversos (Tabelas 30.1 a 30.3).

Tabela 30.1 Efeitos colaterais e principais interferências farmacológicas na resposta ao exercício físico.

Classe	Efeito colateral	Efeito na resposta ao exercício
Metformina	Eventos gastrointestinais: Náusea Vômito Diarreia Dor abdominal Perda de apetite Perda modesta de peso	↑ frequência cardíaca, ↑ lactante plasmático, ↓ razão de troca respiratória (↑ oxidação lipídica); ↓ resposta glicêmica
Inibidores de ECA e bloqueadores dos receptores de angiotensina	Hipotensão, hipercalemia, angioedema, tosse, insuficiência renal aguda	↓ pressão arterial, ↑ capacidade de exercício
Estatinas	Miopatia musculoesquelética, fraqueza muscular e cãibra	↓ capacidade de exercício, ↑ concentração de CPK

↑: incremento; ↓: decréscimo; CPK: creatina fosfato; ECA: enzima conversora de angiotensina.

Tabela 30.2 Recomendações práticas para a prescrição de exercícios físicos.

Variável	Aeróbico	Com pesos - Estático	Com pesos - Dinâmico	Flexibilidade	Ambiente aquático
Tipo	–	–	–	–	–
Intensidade	Moderado (40 a 60% FCreserva) e/ou vigoroso (60 a 80% FCreserva)	NED	40 a 50% 1RM: inicialmente para pessoas idosas e sedentárias melhorarem a força muscular < 50% 1RM: para idosos melhorarem a *endurance* muscular 20 a 50% 1RM: para idosos melhorarem a potência muscular	Alongamento ao ponto de desconforto muscular	Música: 120 a 140 bpm dependendo dos objetivos e habilidades físicas 1 a 12 PSE para idosos iniciantes
Volume	30 a 60 min·dia^{-1} (150 min·sem^{-1} de exercício moderado) ou 20 a 60 min·d^{-1} 75 min·sem^{-1} de exercício vigoroso) ou ≥ 7.000 passos·sem^{-1} ou ≥ 500 a 1.000 MET·min^{-1}·sem^{-1}	NED	2 a 4 séries por exercício (8 a 12 repetições por série) com 2 a 3 min de intervalo de repouso entre as séries	30 a 60s de alongamento para cada grupo muscular podem conferir maiores benefícios a idosos Para FNP: 3 a 6s de contração a 20 a 75% da contração voluntária máxima seguida por 10 a 30s de alongamento assistido	Sessão pode durar 60 min: 30 a 40 min de parte principal com 5 a 10 min de aquecimento e volta à calma
Frequência	≥ 5 dias·sem^{-1} (exercício moderado) ≥ 3 dias·sem^{-1} (exercício vigoroso) ≥ 3 a 5 dias·sem^{-1} (exercício moderado a vigoroso)	NED	Cada grupo muscular deveria ser treinado 2 a 3 dias·sem^{-1} com repouso ≥ 48h entre as sessões	≥ 2 a 3 dias·sem^{-1} para melhora da amplitude articular de movimento, com ganhos proporcionais a frequência semanal	2 a 3 dias·sem^{-1}

(Continua)

(Continuação)

Variável	Aeróbico	Com pesos - Estático	Com pesos - Dinâmico	Flexibilidade	Ambiente aquático
Progressão	Progressão gradual do volume: ajustando duração, frequência e/ou intensidade para manter ou alcançar o objetivo desejado. A progressão pode ser realizada em um período de seis meses (estágio inicial: quatro semanas (intensidade moderada); Estágio de estímulo: 4 a 5 meses (intensidade moderada a vigorosa); Estágio de manutenção.	NED	Progressão gradual sem sobrecarga (2 a 10% de sobrecarga adicional) e/ou mais repetições por série e/ou incremento da frequência	NED	11 a 12 PSE para alcançar 15 a 16 PSE
Cuidados	Baseados nos princípios de prescrição do exercício de acordo com a presença de fatores de risco cardiometabólicos: Hipertensão = Frequência: preferencialmente todos os dias da semana Intensidade = Moderada (40 a 60% VO_2R ou FCR; PSE 11 a 13) Dislipidemia = Volume: 50 a 60 min·dia⁻¹ (> 250 min·sem⁻¹) Hiperglicemia/diabetes tipo 2 = Volume: ≥ 300 min·sem⁻¹ de intensidade moderada a vigorosa		Indivíduos podem seguir as recomendações anteriores independente dos fatores de risco cardiometabólicos	Indivíduos podem seguir as recomendações anteriores independente dos fatores de risco cardiometabólicos.	Temperatura da água recomendada para idosos e 28,3 a 30 °C (intensidade moderada a vigorosa) Indivíduos obesos: 26,5 a 30 °C

dias·sem⁻¹: dias por semana; min·dia⁻¹: minutos por dia; 1RM: teste de uma repetição máxima; FCreserva: frequência cardíaca de reserva; FNP: facilitação neuroproprioceptiva; MET: unidade metabólica; min·sem⁻¹: minutos por semana; NED: nenhuma evidência disponível; PSE: percepção subjetiva de esforço; s: segundos; VO_2R: VO_2 de reserva.

Tabela 30.3 Considerações especiais para a prescrição de exercícios físicos.

Condição	Cuidados na prescrição
Resposta glicêmica	Hipoglicemia (< 3,89 mmol·L^{-1}) é o problema mais sério para indivíduos com SM que se exercitam e usam insulina ou hipoglicemiantes orais. ▶ A glicemia deve ser monitorada antes e várias horas após o exercício ▶ Alteração do tempo de administração da insulina, redução da dose e/ou incremento no consumo de carboidratos apoiado na glicemia (< 80 a 100 mg·dL^{-1}) e intensidade de exercício poderiam prevenir hipoglicemia tanto durante como após exercício Indivíduos deveriam não se exercitar se a glicemia estiver > 300 mg·dL^{-1} ou 240 mg·dL^{-1} com corpos cetônicos na urina
Pressão arterial	Hipotensão é o problema mais sério para indivíduos com SM que se exercitam e usam medicamentos anti-hipertensivos ▶ A pressão arterial deveria ser monitorada antes, durante e após a sessão de exercício O exercício é contraindicado quando a PAS > 200 mmHg ou PAD > 115 mmHg
Dislipidemia	Miopatia, fraqueza muscular e cãibra são problemas sérios para indivíduos com SM que se exercitam e usam estatinas ▶ O exercício deveria iniciar em intensidade leve e gradualmente progredir, para evitar exacerbação da lesão muscular

PAD: pressão arterial diastólica; PAS: pressão arterial sistólica; SM: síndrome metabólica.

Doença Hepática Gordurosa não Alcoólica

Alexandre Simões Dias • Alvaro Reischak de Oliveira
• Fábio Cangeri Di Naso

Introdução

O aumento na prevalência de obesidade na população mundial tem sido relacionado com as doenças que afetam o sistema hepático, como a doença hepática gordurosa não alcoólica (NAFLD, do inglês *non-alcoholic fatty liver disease*). A NAFLD é um termo clínico utilizado para caracterizar diversas situações fisiopatológicas, como o acúmulo de gordura no fígado entre 5 e 10% da massa do órgão (esteatose), a presença de esteato-hepatite não alcoólica (NASH, do inglês *non-alcoholic steatohepatitis*) e até mesmo o carcinoma hepatocelular, decorrente da cirrose hepática[1].

Estima-se que 20 a 30% da população adulta pode desenvolver NAFLD. A doença hepática causa impacto nutricional negativo porque acomete o fígado, modificando inúmeras reações bioquímicas hepáticas, como produção de nutrientes e substâncias metabolicamente fundamentais para o organismo[2,3]. Esses indivíduos apresentam fraqueza e fadiga muscular, que determinam o aparecimento do descondicionamento físico (isto é, redução na potência aeróbica), força e *endurance* musculares.

Prevalência

A prevalência da NAFLD em diferentes populações é bastante elevada, inclusive em países desenvolvidos, ficando entre 20 e 30%. As evidências sugerem que aproximadamente 2 a 3% da população mundial possuem NASH[4]. A prevalência da esteatose em obesos (índice de massa corporal [IMC] acima de 30 kg/m^2) é de 65 a 75% e aumenta para 85 a 90% quando os indivíduos possuem obesidade grave (IMC acima de 35 kg/m^2)[5,6]. Estudo realizado com a população idosa e de meia-idade do Distrito Federal demonstrou que 35,2% dos indivíduos investigados apresentavam NAFLD[7].

Fisiopatologia

O aumento da gordura corporal, como a existente na obesidade, é importante preditor para o desenvolvimento da resistência à insulina, assim

---

Utilize o *QR code* localizado na página xxix para acessar as referências bibliográficas, que também estão disponíveis em www.atheneu.com.br sob o título do livro.

como para determinar a presença de gordura ectópica (aquela presente no fígado e no músculo esquelético). Dieta rica em gorduras também pode causar o desenvolvimento de esteatose hepática (acúmulo de gordura no fígado), haja vista que aproximadamente 60% da gordura hepática provém da quantidade de gordura presente na circulação sanguínea.

A esteatose hepática é causada pelo aumento na concentração dos triglicerídeos hepáticos, que por sua vez são influenciados pela quantidade de ácidos graxos livres oriundos da dieta e do tecido adiposo, através da lipogênese hepática, betaoxidação e síntese e liberação da proteína de muito baixa densidade (VLDL) hepática. Donnelly et al.[8] demonstraram que nos indivíduos obesos com NAFLD, os ácidos graxos livres oriundos do tecido adiposo são os maiores contribuintes para a esteatose hepática, além de que a lipogênese hepática e os ácidos graxos oriundos da dieta contribuem para a formação de triglicerídeos hepáticos. Estratégias e tratamentos que diminuem a quantidade de ácidos graxos livres para o fígado, como a diminuição do tecido adiposo, podem reduzir a formação da esteatose hepática e contribuir na melhora clínica dos indivíduos com NAFLD.

Atualmente, existe evidência da associação entre esteatose hepática e inflamação crônica em indivíduos com síndrome metabólica. O diabetes e a obesidade ativam vias pró-inflamatórias associadas com a progressão da NASH[9]. Indivíduos obesos com NASH apresentam menor expressão de proteínas de choque térmico, maior estresse oxidativo e maior ativação de vias pró-inflamatórias no fígado e no tecido adiposo. A elevação da gordura ingerida na dieta resulta em esteatose hepática e aumenta a sinalização de estresse oxidativo no tecido hepático, provocando ativação das células de Kupffer e dos macrófagos hepáticos[9]. O estresse oxidativo também pode estar presente nos hepatócitos de indivíduos com NAFLD através da ativação do estresse mitocondrial. Diversos estudos clínicos investigam a presença da interação da resistência à insulina, síndrome metabólica e estresse oxidativo no tecido hepático, assim como o efeito desses fatores no funcionamento dos grupos musculares periféricos, provocando fadiga e baixo desempenho dos indivíduos durante a realização de algum tipo de exercício físico[10].

Terapia medicamentosa

Aspectos iatrogênicos

Quanto aos aspectos iatrogênicos, até o momento nenhum tipo de medicamento ou tratamento cirúrgico tem sua eficácia comprovada no tratamento da NAFLD. A metformina, um dos medicamentos utilizados para o tratamento de indivíduos com diabetes melito tipo 2 (DM2), também pode ser utilizada na NAFLD, pois melhora a resistência à insulina em decorrência da diminuição na produção de glicose hepática e aumento da captação de glicose pelo músculo esquelético[11]. Este medicamento pode causar alguns efeitos colaterais, como os que afetam o sistema gastrintestinal (diarreia, náusea, vômito, flatulência ou desconforto abdominal) e o metabolismo dos carboidratos (acidose lática) ou aqueles que alteram o sistema hematológico (anemia megaloblástica). Um dos prováveis mecanismos responsáveis pelo aparecimento dos sintomas é o desequilíbrio na utilização da glicose muscular e hepática causada pela metformina.

Outros medicamentos que podem ser utilizados contra a NAFLD são as tiazolidinedionas (TZD), que atuam diretamente na resistência à insulina e na melhora da ação da insulina no músculo esquelético, fígado e tecido adiposo[12]. Como a metformina, as TZD são utilizadas em indivíduos com DM2 e reduzem os fatores de risco que contribuem no desenvolvimento da NAFLD. Um dos efeitos colaterais da TZD é que os indivíduos podem apresentar insuficiência cardíaca congestiva, edema periférico e, nos casos mais avançados, edema pulmonar, além do aumento da massa corporal e o aparecimento de fraturas ósseas. No entanto, os benefícios que estes medicamentos apresentam são superiores aos efeitos colaterais. Os antioxidantes, principalmente as vitaminas E e C e o ácido ursodesoxicólico, também têm sido utilizados como medicamentos eficazes no tratamento da NAFLD, no entanto, nenhum estudo demonstrou sua verdadeira eficácia[13].

Interferência na prescrição de exercícios físicos

A interação entre exercício e medicamentos utilizados no tratamento da NAFLD ainda necessita de estudos mais consistentes.

Prescrição de exercícios físicos

Avaliação pré-participação

A avaliação pré-participação segue as recomendações usuais para portadores de síndrome metabólica. Uma vez que a maioria dos indivíduos com NAFLD possuem mais de dois fatores de risco cardiovascular, a avaliação da potência aeróbica (VO$_2$máx) com eletrocardiografia e supervisão médica é recomendada. As respostas da frequência cardíaca (FC) e consumo máximo de oxigênio (VO$_2$máx) poderão ser utilizadas para a prescrição de exercícios físicos. Do ponto de vista da composição corporal, são recomendados os protocolos fundamentados nos perímetros corporais, haja vista que a maior parte dos indivíduos têm obesidade que limita a análise da composição corporal por meio das dobras cutâneas[27-28].

O acompanhamento da redução da adiposidade corporal pode ser realizado através do uso de medidas antropométricas que permitem a compartimentalização dos tecidos, tais como a densitometria óssea (DXA), tomografia computadorizada (TC) e imagem de ressonância magnética nuclear (IRMN). Outra possibilidade menos precisa é a bioimpedanciometria, que leva vantagem na facilidade de aplicação e baixo custo. No entanto, a escolha da metodologia a ser aplicada está mais relacionada às condições oferecidas nos centros de atendimento do que na escolha do teste ideal. A avaliação de força deve ser realizada por meio de uma repetição máxima (1RM) após período de adaptação e aprendizado, em cada um dos exercícios a serem utilizados no programa de exercícios físicos.

Também deve ser considerada a presença de esteatose hepática. A determinação do perfil lipídico e de marcadores de função hepática (gamaglutamiltransferase [GGT], alanina aminotransferase [ALT]) é indicada. Um marcador interessante recentemente descrito é o índice de adiposidade hepática (IAH), que consiste em um algoritmo baseado nos níveis de triglicerídeos, GGT, IMC e perímetro da cintura, permitindo estratificar os indivíduos sem a necessidade das técnicas de imageamento ou biópsia hepática[29].

Exercício aeróbico

Existe associação inversa entre NAFLD e capacidade cardiorrespiratória, assim como entre NAFLD e IMC[30]. Diversos trabalhos encontraram resultados positivos demonstrando associação entre a perda de peso induzida pelo exercício físico e a melhora da deposição de gordura e da função hepática[31-33]. Tais efeitos parecem ocorrer mesmo sem a redução da massa corporal[34].

O consenso do *American College of Sports Medicine*[35] sugere que apenas modesta redução de massa corporal (2 a 3 kg) é atingida quando o indivíduo realiza exercício com tempo inferior a 150 min·sem^{-1} (gasto energético equivalente a aproximadamente 1.200 a 2.000 kcal·sem^{-1}), sendo que para atingir redução de massa corporal moderada (5 a 7,5 kg), o indivíduo deve realizar exercício aeróbico pelo tempo de 225 a 420 min·sem^{-1} (1.800 a 3.300 kcal·sem^{-1}).

Geralmente, os dados sustentam a necessidade de cerca de 30 minutos diários, na frequência de três a cinco vezes por semana, com intensidade moderada para a perda de peso corporal. O exercício de intensidade vigorosa (65 a 80% da frequência cardíaca máxima) foi igualmente eficaz na redução do conteúdo de triglicerídeos intra-hepáticos quando comparado ao exercício de intensidade moderada (45 a 55% da frequência cardíaca máxima)[36].

A combinação de restrição calórica com exercício físico aumenta a capacidade aeróbica em paralelo com a melhora da sensibilidade à insulina, LDL-colesterol e pressão arterial diastólica[19]. No entanto, a literatura ainda carece de ensaios clínicos direcionados especificamente para a NAFLD, com adequada determinação de intensidade e frequência do exercício físico.

Exercício com pesos

O exercício com pesos com carga progressiva apresenta benefícios para indivíduos com NAFLD, apesar de proporcionar menor consumo de energia quando comparado aos exercícios aeróbicos. Assim, esta modalidade terapêutica pode ser mais viável do que o exercício aeróbico para indivíduos com NAFLD com condição cardiorrespiratória deficiente ou baixa tolerância a esforço físico. Os protocolos estudados apresentam frequência de três vezes por semana, duração média de 45 minutos e em períodos de 12 semanas. Nestes estudos, foram observadas reduções do IMC, melhora de marcadores de função hepática e reduções nos níveis de lipídeos intra-hepático de até 12%[37-39].

De modo interessante, um programa de exercícios com pesos, com apenas uma série de nove exercícios para os principais grupos musculares e intensidade de 85 a 90% 1RM, pode gerar estímulo suficiente para prevenir o aumento da massa corporal em longo prazo em indivíduos jovens com sobrepeso.

Os exercícios com pesos podem desencadear respostas agudamente e então manter os efeitos sobre a ação insulínica[38]. São recomendados exercícios físicos para os grandes grupos musculares (*leg press*, supino, puxada alta, voador invertido, desenvolvimento, agachamento) para gerar maior gasto calórico e elevação da taxa metabólica basal. No início, a recomendação é de apenas uma série de 8 a 12 repetições máximas, em cerca de cinco a sete exercícios diferentes, aumentando tanto o número de séries (de uma para três) quanto o de exercícios envolvidos.

No caso de utilizar um trabalho direcionado à maior *endurance* muscular, séries mais longas (até 25 repetições) deverão ser utilizadas. A correta execução de cada exercício deve ser enfatizada, independente do nível ou idade. Além da correta posição corporal e respiração, uma confortável amplitude articular de movimento deve ser exigida.

Exercício de flexibilidade

Não existem evidências disponíveis sobre os efeitos dos exercícios de flexibilidade. No entanto, esses devem ser incluídos para contribuir com o quadro geral de saúde[40]. Muito embora não contribuam na melhora dos aspectos específicos da doença, os exercícios de alongamento podem melhorar o desempenho em exercícios específicos[41-42]. Portanto, é possível que pessoas incapazes de participar de programas tradicionais de exercícios físicos possam experimentar melhora da força por meio dos exercícios de alongamento. É recomendado o uso da sensação de desconforto com relação à dor gerada pelo alongamento muscular como estratégia para se determinar a intensidade adequada. A sessão de exercícios de flexibilidade devem durar pelo menos 10 minutos e envolver os principais grupos musculares (pescoço, ombros, coluna, pelve, quadril e pernas), com quatro ou mais repetições por grupo muscular, no mínimo, duas a três vezes por semana. Cada exercício deve ser mantido, estaticamente, por pelo menos 20 segundos, produzindo desconforto de mínimo a moderado.

Exercício em ambiente aquático

Os principais estudos foram realizados em ratos e camundongos submetidos a dietas ricas em gorduras[43-44]. Um interessante resultado sugere a superioridade do programa de exercício intermitente em comparação ao contínuo quando analisados os efeitos adversos dessa dieta em animais que realizaram natação[43].

Isso pode estar relacionado à maior intensidade relativa, em razão do fracionamento da sessão. Não existem trabalhos que tenham utilizado hidroginástica, caminhada ou corrida aquática como estratégia adjuvante no tratamento de indivíduos com NAFLD. No entanto, tais modelos de exercícios físicos podem ser úteis por proporcionar menor sobrecarga articular em indivíduos com sobrepeso[45]. A natação segue as recomendações do exercício aeróbico, buscando a frequência mínima de três vezes por semana, em sessões de 45 a 60 minutos.

Importante aspecto da natação refere-se à necessidade de experiência prévia, de modo que os objetivos possam ser efetivamente atingidos. Um indivíduo com baixo nível técnico e baixa capacidade física tende a realizar exercício intervalado de intensidade vigorosa e curta duração, ao contrário do exercício contínuo de intensidade moderada e longa duração, normalmente recomendado.

Considerações finais

A prática de exercício físico e o controle da dieta são fundamentais no tratamento de indivíduos com NAFLD[15-20]. O conceito de indivíduo *fit and fat*, isto é, relativamente bem condicionado, porém ainda obeso, deve ser considerado, pois o exercício físico é benéfico mesmo na ausência de redução de massa adiposa[21-24].

Os ensaios clínicos aleatorizados relacionando os benefícios do exercício no tratamento da NAFLD são bastante escassos e os estudos existentes reforçam a natureza invasiva utilizada para a avaliação da esteatose hepática por meio de biópsia e da histologia do fígado. Estudos demonstram que a modificação do estilo de vida associada à restrição calórica e ao exercício físico melhora os testes de função hepática e diminui a esteatose, principalmente quando se atinge redução do IMC entre 6,5 e 10%[17,25-26].

Apesar da redução do tecido adiposo ser fundamental, os indivíduos devem ser aconselhados sobre o amplo espectro dos benefícios causados pela realização regular de exercício físico. Estima-se que a redução da massa corporal e a modificação no estilo de vida, isolada ou conjuntamente, interferem diretamente nos indivíduos com NAFLD, haja vista que somente o tratamento medicamentoso não apresenta resultados conclusivos. A redução da massa corporal superior a 7% demonstrou ser eficaz na melhora da esteatose hepática e dos marcadores inflamatórios. Podem também ser observadas redução nos fatores de risco para o desenvolvimento da doença hepática e melhora na sensibilidade à insulina quando o valor alcança em torno de 5%[14].

Por outro lado, existem claras evidências de que o exercício físico *per se* controla a deposição de gordura hepática independente da redução da massa corporal. Esses efeitos devem ser enfatizados e, idealmente, gerados por meio de abordagem multidisciplinar. Também existe a necessidade de mais estudos para o entendimento dos benefícios causados pelo exercício físico em indivíduos com NAFLD. Tais estudos devem incluir diferentes grupos e formas de tratamento e também abordar as diferentes modalidades de exercício, volume e intensidade; devem também considerar a importância relativa dos programas de exercícios físicos bem estruturados que modifiquem o estilo de vida dos indivíduos (Tabelas 31.1 a 31.3).

Tabela 31.1 Efeitos colaterais e principais interferências farmacológicas na resposta ao exercício físico.

Classe	Efeito colateral	Efeito na resposta ao exercício
Agentes hipoglicêmicos		
Metformina	Sintomas gastrintestinais (diarreia, náusea, vômito, flatulência ou desconforto abdominal) Acidose lática Efeitos hematológicos (anemia megaloblástica)	NED
Tiazolidinediona	Insuficiência cardíaca congestiva Edema Aumento de massa corporal Fraturas ósseas Efeitos hematológicos (anemia)	NED

NED: nenhuma evidência disponível.

Tabela 31.2 Recomendações práticas para a prescrição de exercícios físicos.

Variável	Aeróbico	Com pesos - Estático	Com pesos - Dinâmico	Flexibilidade	Ambiente aquático
Tipo	Caminhada, corrida ou ciclismo	Principais grupos musculares	8 a 10 (principais grupos musculares)	Alongamento estático e dinâmico	Natação, hidroginástica e caminhada aquática
Intensidade*	55 a 75% FCM	30 a 75% CVM	40 a 80% 1RM	Desconforto mínimo a moderado	55 a 75% da FCM em imersão
Volume	30 a 60 min	1-10 x 6s	1 x 4-6s (evitar fadiga)	Antes e após cada sessão de exercício	30 a 60 min
Frequência	3 a 5 dias·sem^{-1}	2 vezes ao dia, podendo progredir para 5-10 vezes ao dia	2 a 3 dias·sem^{-1} (máximo)	3 a 5 dias·sem^{-1}	3 a 5 dias·sem^{-1}
Progressão	Caminhada leve (30 min), progredindo para intensa (60 min) em até 6 vezes por semana. A corrida pode ser implementada dependendo da evolução do treinamento	Amplitude muscular tolerável (inicial); realizar contrações em diferentes amplitudes musculares e ângulos articulares quando a dor e inflamação diminuírem; adicionar carga só quando a força aumentar	5 a 10% por semana (sobrecarga)	Iniciar com mínimo e evoluir para moderado desconforto	Intensidade leve (55% da FCM por 30 min), evoluindo a intensidade moderada a vigorosa (65 a 75% da FCM por até 60 min)
Cuidados	Em função de sobrepeso, o impacto sobre articulações deve ser observado e prevenido	Contrações musculares mantidas por mais de 10s podem aumentar a pressão arterial	Contrações musculares mantidas até próximo da falha mecânica levam a incremento indesejável da PA	Evitar sessões muito intensas após treinamento aeróbico	A natação é indicada para indivíduos que já tenham experiência prévia e possam manter a intensidade por no mínimo 10 min. A hidroginástica e a caminhada aquática não apresentam contraindicações

*Os indivíduos deveriam ser inicialmente submetidos ao limite inferior e gradualmente, quando tolerado, a intensidade poderia ser incrementada até o limite superior descrito.
1RM: teste de uma repetição máxima; CVM: contração voluntária máxima; dias·sem^{-1}: dias por semana; FCM: frequência cardíaca máxima; PA: pressão arterial; s: segundos.

Tabela 31.3 Considerações especiais para a prescrição de exercícios físicos.

Condição	Cuidados na prescrição
NAFLD	Indivíduos devem ser avaliados através do *Physical Activity Readiness Questionnaire* (PAR-Q) e realizar, se possível, teste cardiopulmonar de exercício com ECG; a atividade física deve ser iniciada, preferencialmente, após a realização do teste ▶ O nível de atividade física deve ser de acordo com a avaliação realizada ▶ Realizar entre 20 e 60 minutos ou mais de exercícios rítmicos de intensidade moderada utilizando grandes grupos musculares de, no máximo, 5 dias·sem^{-1} ▶ Realizar atividade física moderada entre 150 e 250 min·sem^{-1} para prevenir o ganho de massa adiposa ▶ Realizar atividade física acima de 250 min·sem^{-1} para perda significativa de tecido adiposo ▶ Utilizar treinamento com pesos com intensidade moderada a elevada três vezes por semana para melhorar a sensibilidade da insulina na musculatura esquelética periférica

dia·sem^{-1}: dias por semana; min·dia^{-1}: minutos por dia; min·sem^{-1}: minutos por semana; ECG: eletrocardiograma; NAFLD: doença hepática gordurosa não alcoólica (do inglês *non-alcoholic fatty liver disease*).

Insuficiência Renal Crônica

Kyle Leyshon • Samuel Headley

Introdução

A doença renal crônica (DRC) é caracterizada pela perda gradual da função renal que incrementa o risco de morte prematura por doença cardiovascular[1]. Indivíduos com DRC podem ser classificados em três categorias: pré-diálise, diálise (hemo e peritoneal) e transplante[1]. A doença renal terminal (DRT) requer diálise para substituir a função renal homeostática[2]. O aumento da atividade física e do exercício parecem ser tolerados com segurança e não causam danos à função renal em indivíduos com DRC[3,4]. O comportamento sedentário e o mau estado nutricional são fatores de risco para desfechos negativos em pacientes em diálise. O tratamento de hemodiálise inclui comportamento sedentário por 12 a 18 h·sem^{-1} durante o tratamento padrão[5]. Os pacientes com DRT apresentam redução da função física, da massa e da qualidade muscular, características que estão associadas ao aumento do risco de mortalidade[4,6]. Se não abordadas com exercício, essas complicações podem causar incapacidade, perda de independência e morte[6].

Prevalência

Houve aumento de 57% no número de indivíduos com insuficiência renal nos EUA entre 2000 e 2010[7]. Dez por cento dos europeus têm DRC[1]. A prevalência global estimada de DRC é 11 a 13%, com a maioria dos indivíduos classificados no estágio 3[8]. A crescente prevalência de DRC é atribuída ao envelhecimento e aumento nos casos de obesidade, diabetes melito tipo 2 e hipertensão arterial[8,9].

Fisiopatologia

A perda de massa muscular associada à DRC é devida à combinação de vários fatores, como sedentarismo, acidose, comorbidades, uso de corticosteroides, envelhecimento, estresse oxidativo, tratamento dialítico, resistência à insulina, inflamação crônica, dieta com restrição proteica e anormalidades hormonais[10]. Desregulação imunológica crônica e estado inflamatório elevado aumentam a progressão da DRC e têm

---

Utilize o QR code localizado na página xxix para acessar as referências bibliográficas, que também estão disponíveis em www.atheneu.com.br sob o título do livro.

sido associados ao aumento da morbimortalidade[11]. A redução da massa muscular prejudica a força e aumenta o comprometimento funcional[9]. A qualidade de vida relacionada à saúde é reduzida com a diminuição da função física e, quando combinada com perda de massa óssea, aumenta o risco de hospitalização e de mortalidade por todas as causas[9]. A creatinina sérica, que atua como marcador de massa muscular em indivíduos em diálise, tem sido associada ao aumento do risco de morte[10]. As evidências sugerem que a força muscular é um preditor mais importante de mortalidade do que a massa muscular[10].

Os critérios de perda de massa muscular por déficit energético-proteico incluem a presença de pelo menos três das seguintes características: baixa concentração sérica, baixo IMC, reduzida massa muscular e baixa ingestão energética ou proteica[6]. Perda de massa muscular leve a severa aumenta o risco de inflamação sistêmica, doença cardiovascular e mortalidade por todas as causas em comparação a indivíduos com DRC, mas sem perda de massa muscular. O decréscimo da força muscular está associado a risco significativamente maior de desfechos renais[9]. No entanto, o treinamento físico pode reduzir a atrofia muscular e melhorar a estrutura muscular[6].

Terapia medicamentosa

Aspectos iatrogênicos

Indivíduos com DRC podem estar sob uso de uma variedade de medicamentos, dependendo do grau de severidade da doença. Como as principais causas da DRC incluem diabetes e hipertensão, os medicamentos usados para tratar essas condições são comumente prescritos para indivíduos com DRC. Portanto, muitos pacientes podem estar em uso de agentes antidiabéticos, incluindo agentes orais e insulina. Existem inúmeros agentes anti-hipertensivos, incluindo diuréticos e bloqueadores dos canais de cálcio, mas a maioria dos pacientes está muito provavelmente usando inibidor da enzima conversora de angiotensina (ECA) ou bloqueador do receptor de angiotensina (BRA). Profissionais que trabalham com indivíduos em uso de agente antidiabético precisam estar cientes do risco de hipoglicemia durante e até várias horas após o exercício. A glicemia precisa ser verificada antes e depois do exercício. Se a concentração for muito elevada ou baixa, o exercício pode ser adiado até os valores retornarem ao intervalo desejado[12].

Interferência na prescrição de exercícios físicos

O risco de eventos adversos sob uso de anti-hipertensivo durante o exercício é menor quando comparado à preocupação para possíveis episódios hipotensivos relacionados a terapia farmacológica quando a vasculatura periférica está bem dilatada após sessão de exercício. Profissionais também devem estar cientes do impacto de betabloqueadores e alguns bloqueadores dos canais de cálcio na resposta da frequência cardíaca, haja vista que esses agentes podem atenuar o aumento da FC com o aumento da intensidade de exercício. Os inibidores da beta-hidroxi-beta-metilglutaril-CoA (HMG-CoA) (estatinas), comumente usados para tratar dislipidemia associada à DRC, também podem causar mialgia. Isso afetaria negativamente a capacidade de exercício[13]. O indivíduo deve relatar ao médico queixas de dores musculares decorrente do uso desses agentes para que outro agente seja prescrito. Medicamentos usados para tratar anemias são igualmente comuns, mas provavelmente não afetam a resposta ao exercício. Os medicamentos acima mencionados são apenas alguns dos que podem ser encontrados ao se trabalhar com indivíduos com DRC, uma vez que a doença está associada a várias comorbidades.

Prescrição de exercícios físicos

Avaliação pré-participação

Evidências de estudos clínicos têm encontrado risco limitado na participação de exercícios para indivíduos com DRC[6,14]. Os principais eventos adversos associados ao exercício são lesões musculoesqueléticas e eventos cardiovasculares. Ambos ocorrem mais frequentemente em exercícios de intensidade vigorosa[6]. Como a hipertensão é comum em indivíduos com DRC, a PA sistólica acima de 200 mmHg ou a PA diastólica acima de 110 mmHg são consideradas contraindicações ao exercício[12]. A doença cardíaca pode aumentar o risco de complicações decorrentes do exercício[1]. Os critérios delineados pelas diretrizes do *American College of Sports Medicine* devem ser usados para determinar a liberação médica[12]. Pode existir maior risco de fratura por fragilidade e ruptura de tendão devido à osteodistrofia renal e ao hiperparatireoidismo[1].

Exercício aeróbico

Os benefícios do exercício aeróbico para indivíduos com DRC incluem aumento do VO_2pico, melhor controle da pressão arterial, diminuição da rigidez arterial, melhor remoção do soluto hemodialítico, melhora das condições psicológicas (p.ex., melhora na percepção da qualidade de vida)[6], redução do número de medicamentos necessários para o controle da pressão arterial[15], aumento da frequência cardíaca máxima e de repouso[16] e melhora da resposta anti-inflamatória[1,17]. O treinamento aeróbico demonstrou aumentar a área das fibras musculares após seis meses de treinamento[2]. A DRC causa depressão da função imunológica, que tem sido associada a taxas de filtração glomerular ruins. O exercício aeróbico melhora a função do sistema imunológico, atenuando a redução do número de células *natural killer*, e pode servir como tratamento eficaz no controle da doença[11]. Indivíduos devem se exercitar 3 a 5 dias·sem^{-1}.[4,18] Menos de 30 minutos de exercício não melhora a remoção do soluto durante a diálise, mas o exercício intradialítico com duração de 60 minutos melhorou significativamente o tempo de diálise para a remoção de fosfato[11]. A restauração do VO_2pico está positivamente associada à duração do exercício[14]. É recomendada intensidade moderada a vigorosa (50 a 70% VO_2pico ou 50 a 80% frequência cardíaca de pico)[11,18]. O exercício a 90% do limiar de lactato melhora a remoção de lactato em diálise. Exercícios mais intensos ("cansativo" a "muito cansativos" na escala de Borg) podem reduzir o aumento do cortisol associado à hemodiálise[11].

Exercício com pesos

A perda de massa muscular tem sido importante determinante de morbimortalidade em indivíduos com DRC, independente do tratamento[9,10]. Exercícios com pesos são recomendados para promover anabolismo muscular e melhora dos desfechos clínicos[2,9]. O treinamento progressivo aumenta a função física e a qualidade de vida relacionada à saúde e à massa muscular[1,9]. Esse tipo de treinamento pode reduzir as complicações relacionadas à doença e, subsequentemente, à mortalidade[9]. Os indivíduos devem se exercitar 2 a 3 dias·sem^{-1}.[18] Recomenda-se intensidade moderada a vigorosa[2,4,7,18]. Sessenta por cento de uma repetição máxima aumenta significativamente a massa magra[7]. Metanálises sugerem que evidências adicionais são necessárias com relação ao treinamento progressivo na resposta anabólica[2].

Exercício de flexibilidade

O alongamento melhora a função física, o sono e a qualidade de vida[19]. O alongamento intradialítico tem demonstrado reduzir a fadiga geral e as cãibras musculares durante a hemodiálise[20]. A cãibra muscular, que ocorre tipicamente em membros inferiores, é uma complicação séria da diálise e pode causar interrupção precoce do procedimento[20]. O alongamento intradialítico tem melhorado significativamente as concentrações séricas de eletrólitos, evidenciado pela redução dos níveis séricos de sódio, potássio e cloro[21]. Os indivíduos devem se exercitar 2 a 3[4,12] ou 5 a 7 dias·sem[-1][20,21]. O alongamento deve ser mantido ao ponto de tensão muscular ou leve desconforto[12]. Ciclos repetidos de alongamento de extensão e flexão da articulação do tornozelo reduzem significativamente as cãibras musculares intradialíticas[20].

Exercício em ambiente aquático

Atividades na água são interessantes opções de exercícios aeróbicos e com pesos para indivíduos com DRC que são idosos, obesos ou que têm menor capacidade física[22]. O exercício aquático pode evitar complicações vasoconstritoras ortostáticas e renais[23]. Doze semanas de exercício aquático demonstram melhorar a taxa de filtração glomerular e outras medidas de função renal enquanto também melhoram a reserva cardiorrespiratória[23]. Além dos benefícios aeróbicos, o treinamento em ambiente aquático pode aprimorar a força e a *endurance* musculares e a flexibilidade de membros inferiores[22]. Esta modalidade de exercício tem demonstrado reduzir a pressão arterial e a taxa de mortalidade em 10 anos[22,23], no entanto, existe limitado número de estudos[22]. Os indivíduos devem se exercitar duas a três vezes por semana por 30 a 60 minutos[22,23]. O exercício deve ser de intensidade leve[23] ou numa intensidade que esteja entre os estímulos para *endurance* e força muscular[22].

Considerações finais

A DRC causa aumento da morbidade por uma variedade de doenças, incluindo doença cardíaca, caquexia e disfunção vascular. Indivíduos com DRC apresentam baixos níveis de atividade física e reduzida capacidade física e de exercício[1].

Exercícios aeróbicos e com pesos são seguros e eficazes em todas as fases da DRC, se introduzidos gradualmente com intensidade moderada[4]. O exercício reduz os fatores de risco relacionados à etiologia da DRC, decorrentes de doenças concomitantes como hipertensão, diabetes[24] e função endotelial[24], além de alterar favoravelmente a composição corporal[1,25].

A prescrição ótima de exercício ainda não está estabelecida[4,12], mas evidências sugerem consistentemente que o exercício de qualquer frequência, intensidade, tipo ou duração proporcionará benefícios para indivíduos com DRC[1,26]. Os exercícios mais eficazes utilizam grandes grupos musculares e são de natureza contínua (p.ex., caminhada, andar de cicicleta), mas o treinamento com pesos deve ser incorporado para melhorar a força e massa musculares, além da função física[1] (Tabelas 32.1 a 32.3).

Insuficiência Renal Crônica

Tabela 32.1 Recomendações práticas para a prescrição de exercícios físicos.

Variável	Aeróbico	Com pesos - Estático	Com pesos - Dinâmico	Flexibilidade	Ambiente aquático
Tipo	Exercício rítmico contínuo com os principais grupos musculares	NED	Principais grupos musculares com sobrecarga externa (p.ex., peso livre, equipamento, peso corporal ou banda elástica)	Estático ou dinâmico	Atividades aquáticas de endurance e força musculares, assim como aeróbicas
Intensidade	Moderada-vigorosa (50 a 70% VO_2pico)	NED	Moderada-vigorosa (60 a 75% 1RM)	Alongamento ao ponto de tensão muscular ou desconforto moderado	Intensidade leve
Volume[t]	20 a 60 min	NED	2-3 x 10-15	Estático: 30 a 60s por grupo muscular. Dinâmico: 60s com ciclos completes de amplitude articular de movimento	30 a 60 min
Frequência	3 a 5 dias·sem[-1]	NED	2 a 3 dias·sem[-1]	2 a 7 dias·sem[-1]	2 a 3 dias·sem[-1]
Progressão	Incremento gradual no volume, intensidade e frequência	NED	Incremento gradual no volume total e frequência	NED	Incremento gradual no volume e intensidade
Cuidados	Pode ser usado exercício intermitente para alcançar o volume-alvo se o indivíduo for incapaz de realizar exercício contínuo	NED	1RM é contraindicado. Portanto, deveria ser predito por meio de teste de múltiplas repetições máximas. Cuidado na realização de exercícios para braços em indivíduos com doença renal de estágio avançado em razão da presença de fístula arteriovenosa	Alongamento dinâmico pode proporcionar alívio nas cãibras associadas à diálise	Deveria consistir de aquecimento, exercício primário e volta à calma

1RM: teste de uma repetição máxima; dias·sem[-1]: dias por semana; NED: nenhuma evidência disponível; s: segundos; VO_2pico: consumo de oxigênio de pico.

Tabela 32.2 Efeitos colaterais e principais interferências farmacológicas na resposta ao exercício físico.[12]

Classe	Efeito colateral	Efeito na resposta ao exercício
Inibidores da enzima conversora de angiotensina e bloqueadores dos receptores de angiotensina	Risco se hipotensão após o exercício	↓ PA
Agentes antidiabéticos e insulina	Risco de hipoglicemia após o exercício que pode durar várias horas	Nenhum efeito
Bloqueadores dos canais de cálcio	Risco de hipotensão após o exercício	↓ FC e PA
Diuréticos	Possível hipotensão após o exercício	↓ PA
Estatinas	Alguns indivíduos podem ter mialgia	Nenhum efeito

↑: incremento; ↓: decréscimo; FC: frequência cardíaca; PA: pressão arterial.

Tabela 32.3 Considerações especiais para a prescrição de exercícios físicos.

Condição	Cuidados na prescrição
Resposta glicêmica	Indivíduos com DRC e diabetes devem ter sua glicemia cuidadosamente monitorada antes e durante o exercício. A glicemia também deveria ser monitorada no período de recuperação e mesmo após horas, em decorrência do risco de hipoglicemia ocorrer a noite. Indivíduos em terapia de insulina podem necessitar modificação da dosagem quando melhoram o nível de aptidão física
Neuropatia autonômica	Indivíduos com DRC e diabetes podem não ser capazes de sentir sintomas típicos associados com alterações isquêmicas e a resposta da frequência cardíaca pode não ser tão precisa. A PSE pode, nesse caso, ser de grande importância especialmente em indivíduos sob terapia de substituição renal. Teste de esforço limitado a sintoma com monitoramento eletrocardiográfico deveria ser realizado antes de iniciar o programa de exercício. Assim, zonas seguras de exercício baseadas na frequência cardíaca podem ser estabelecidas para cada indivíduo
Hipotensão	Indivíduos com DRC deveriam ser monitorados no período de recuperação após o exercício devido ao risco de hipotensão pós-exercício. Aqueles que não têm a pressão arterial sob controle poderiam potencialmente apresentar resposta hipertensiva durante o exercício. No entanto, nossa experiência sugere que esses eventos são raros, haja vista que os indivíduos se esforçam para controlar a pressão arterial. Existe risco de hipotensão durante o exercício quando os indivíduos estão realizando exercício intradialítico, mas isso pode ser minimizado ao se realizar o exercício no início ao invés de nos estágios finais de diálise
Anemia	Indivíduos com DRC podem ser anêmicos, dependendo do estágio da doença. Eles podem, subsequentemente, ter menor capacidade de exercício. Fadiga precoce deveria ser observada e a prescrição deveria ser consequentemente ajustada

DRC: doença renal crônica; PSE: percepção subjetiva de esforço.

Distúrbios da Tireoide

Kelb Bousquet Santos

Introdução

A tireoide (do grego *thyreos*, escudo, e *eidos*, forma) é uma glândula localizada no pescoço, anterior à traqueia, responsável pela produção dos hormônios tri-iodotironina (T3) e tiroxina (T4). A síntese de T3 e T4 ocorre a partir do aminoácido tirosina e do iodo, sendo estimulada pelo hormônio tireoestimulante ou tireotrofina (TSH). A regulação da produção ocorre por mecanismo de retroalimentação, dentro do eixo denominado hipotálamo-hipófise-tireoide[1].

Os efeitos do T3 e do T4 incluem aumento da taxa metabólica basal e da produção de calor, estímulo à mobilização de gorduras, além de promoção da síntese proteica. Dessa maneira, os hormônios tireoidianos atuam em praticamente todas as células do organismo e as alterações em seus níveis séricos provocam efeitos sistêmicos. Os distúrbios da tireoide resultam principalmente de processos autoimunes que estimulam a produção excessiva (hipertireoidismo) ou a destruição glandular com produção deficiente dos hormônios tireoidianos (hipotireoidismo)[1].

Prevalência

Estima-se que 4% da população mundial apresente distúrbios da tireoide. No Brasil, estudo recente demonstrou prevalência de 0,7% de hipertireoidismo e 5,7% de hipotireoidismo[2]. A deficiência de iodo é a causa mais comum de hipotireoidismo em todo o mundo. Em áreas nas quais não se observa essa deficiência, as doenças autoimunes (tireoidite de Hashimoto) e as causas iatrogênicas são as mais comuns[1]. A prevalência varia de 0,1 a 2%, sendo mais frequente em mulheres[3]. A principal causa de hipertireoidismo é a doença de Graves. Cerca de 2% das mulheres apresentam esse distúrbio autoimune, enquanto a frequência em homens é 10 vezes menor[4].

Fisiopatologia

No hipotireoidismo, o processo autoimune reduz, de modo gradual, a função da glândula, o que gera uma fase de compensação denominada hipotireoidismo subclínico (níveis normais de T3 e T4 e elevação do TSH). Em seguida, os níveis de T4 caem e o TSH aumenta ainda mais, caracterizando o hipotireoidismo clínico ou franco, no qual os sinais (pele seca e áspera,

---

Utilize o *QR code* localizado na página xxix para acessar as referências bibliográficas, que também estão disponíveis em www.atheneu.com.br sob o título do livro.

queda de pelos, mixedema [face, mãos e pés inchados], bradicardia, demora no relaxamento dos reflexos tendíneos e síndrome do túnel do carpo) e os sintomas (cansaço, fraqueza, sensação de frio, constipação, ganho ponderal acompanhado de inapetência, dispneia, menorragia [posteriormente, oligomenorreia ou amenorreia] e parestesias), em ordem descendente de frequência, tornam-se mais evidentes[1]. Há diminuição da taxa metabólica basal acompanhada de ganho de peso, que pode aparecer em razão de retenção hídrica e acúmulo de gordura. A diminuição do débito cardíaco ocorre por redução da contratilidade miocárdica e da frequência cardíaca[3].

O quadro clínico da doença de Graves depende da intensidade da tireotoxicose, da duração da doença, da susceptibilidade individual ao excesso de hormônio tireoidiano e da idade do indivíduo[1], de acordo com a presença de sinais (taquicardia, bócio [aumento da tireoide], pele quente e úmida, fraqueza muscular, miopatia proximal e exoftalmia) e sintomas (hiperatividade e irritabilidade, intolerância ao calor e sudorese, palpitações, fadiga e fraqueza, perda ponderal com aumento do apetite, diarreia e oligomenorreia) em ordem descendente de frequência. Embora o hipertireoidismo seja caracterizado por um estado de hipermetabolismo, os sintomas incluem fraqueza generalizada, em função dos efeitos cardiorrespiratórios da tireotoxicose, e fadiga decorrente de miopatia, que acomete principalmente os músculos proximais e provoca diminuição da força absoluta[4].

Terapia medicamentosa

Aspectos iatrogênicos

O principal objetivo do tratamento do hipotireoidismo é restabelecer os níveis de TSH e obter melhora dos sintomas. Nesse sentido, o tratamento clássico da doença é feito com tiroxina sintética (levotiroxina). Um efeito adverso do tratamento é o hipertireoidismo, causado pelo excesso na quantidade de hormônio administrada. Desse modo, os níveis de TSH devem ser monitorados a cada quatro a seis semanas após o início do tratamento[3]. A tireotoxicose da doença de Graves é tratada pela redução da síntese de hormônio tireoidiano por meio de fármacos antitireoidianos (propiltiouracil, carbimazol, metimazol) ou pela redução da quantidade de tecido tireoidiano (terapia com radioiodo ou tireoidectomia subtotal)[1]. O uso de betabloqueadores (propranolol, atenolol) é comum no controle dos sintomas adrenérgicos da doença, especialmente nos estágios iniciais, antes que os antitireoidianos exerçam seu efeito[4].

Interferência na prescrição de exercícios físicos

A levotiroxina, em geral, não causa efeitos colaterais em doses adequadas[1] e o tratamento medicamentoso pode melhorar o desempenho durante o exercício. Mainenti et al.[5] demonstraram que indivíduos com hipotireoidismo subclínico apresentam diminuição da reserva cardiopulmonar, a qual foi recuperada após o tratamento com levotiroxina. Os indivíduos com hipertireoidismo também apresentam menor desempenho durante o exercício físico e o efeito do tratamento com tionamidas na resposta ao esforço é controverso[6,7]. Os efeitos colaterais comuns dos antitireoidianos são exantema, urticária, febre e artralgia (1 a 5%), que podem remitir de modo espontâneo ou após substituição por antitireoidiano alternativo. Quanto aos betabloqueadores, a maioria dos efeitos adversos é de intensidade leve e transitória, e raramente exigem a interrupção do tratamento[1]. É importante ressaltar que a levotiroxina e as tionamidas não constam na lista de substâncias proibidas pela Agência Mundial Antidoping[8]. No entanto, o uso de betabloqueadores é proibido dentro de competições para algumas modalidades esportivas[8].

Prescrição de exercícios físicos

Avaliação pré-participação

As principais diretrizes enfocam a avaliação cardiovascular pré-participação, tendo como objetivo a prevenção de morte súbita. Nesse sentido, não são encontradas referências às doenças tireoidianas[9,10]. Os indivíduos sintomáticos e/ou com importantes fatores de risco para doenças cardiovasculares, metabólicas, pulmonares e do sistema locomotor, que poderiam ser agravadas pela atividade física, exigem avaliação médica especializada para definição objetiva de eventuais restrições e a prescrição correta de exercícios físicos[11]. A avaliação cardiovascular pré-participação de indivíduos com hipertireoidismo subclínico demonstrou que as alterações encontradas (frequência cardíaca aumentada e menor capacidade máxima de trabalho atingida) não representam contraindicação à realização de esportes[12]. Quanto à função muscular esquelética, indivíduos com hipertireoidismo apresentaram menor força e *endurance* musculares na avaliação pré-treinamento quando comparados ao grupo controle[13]. Esse achado deve ser considerado na prescrição de exercícios com pesos.

Exercício aeróbico

Os benefícios do exercício aeróbico regular em indivíduos com hipotireoidismo subclínico incluem aumento da dilatação mediada pelo fluxo (medida de reatividade vascular), aumento do VO_2máx e diminuição da proteína C-reativa[14]. No entanto, o exercício aeróbico parece não exercer efeito direto sobre os níveis de hormônios tireoidianos nesses indivíduos, diferentemente do observado em indivíduos saudáveis[15]. Além disso, programa de exercícios aeróbicos associado à dieta não foi capaz de promover melhora na sensibilidade à insulina nesses indivíduos[16]. Os indivíduos com hipertireoidismo apresentam menor desempenho durante o teste cardiopulmonar[6,7], o que difere dos resultados encontrados no hipertireoidismo subclínico, no qual parâmetros como o VO_2máx, a duração do teste e o limiar anaeróbico não foram diferentes do grupo controle[17].

Exercício com pesos

Os exercícios com pesos são eficazes na recuperação da função muscular esquelética de indivíduos com hipertireoidismo. Estudo de Bousquet-Santos et al.[13] investigou o efeito de 16 semanas de exercícios com pesos associados à terapia medicamentosa. Houve aumento de força, massa e *endurance* musculares superiores aos encontrados nos indivíduos submetidos exclusivamente à terapia medicamentosa. Esses efeitos, em conjunto, representam ganho de qualidade de vida para essas pessoas. Em indivíduos com hipotireoidismo subclínico, Reuters et al.[18] encontraram diminuição da força muscular associada a queixas neuromusculares. No entanto, em idosos, resultados de força máxima para extensão e flexão de joelho foram semelhantes entre o grupo eutireóideo e o com hipotireoidismo subclínico[19].

Exercício de flexibilidade

Existe pouca informação disponível envolvendo o uso de exercícios de flexibilidade em indivíduos com distúrbios da tireoide. Estudo de Jahreis et al.[20] demonstrou diminuição nos níveis de T3 e de fator de crescimento semelhante à insulina I (IGF-1) após três dias de treinamento intenso em ginastas. Essa síndrome de baixo T3, em conjunto com outras alterações metabólicas, seria responsável pela elevada incidência de osteopatias em ginastas que apresentam desenvolvimento tardio induzido por exercício físico.

Exercício em ambiente aquático

Até o momento, não existem evidências disponíveis de estudos envolvendo exercício em ambiente aquático. A administração de hormônio tireoidiano em mamíferos aumenta a taxa metabólica basal e o consumo de oxigênio em tecidos-alvo. O aumento da capacidade respiratória nessa condição está associado a estresse oxidativo[21]. Venditti et al.[22] demonstrou num estudo em camundongos com hipertireoidismo induzido por T3 que a natação de intensidade moderada foi capaz de aumentar a proteção antioxidante dos animais e diminuir o fluxo de espécies reativas de oxigênio da mitocôndria para o compartimento citoplasmático. Em outro estudo experimental em camundongos foi demonstrado que o aumento na atividade da miosina Ca^{2+}-ATPase cardíaca estimulada pela natação deve-se à redistribuição das isoformas da miosina. Essa redistribuição parece ser dependente de hormônio tireoidiano[23].

Considerações finais

Os distúrbios da tireoide provocam alteração no funcionamento de diferentes sistemas. Os comprometimentos cardiorrespiratórios e musculares, além de afetarem a qualidade de vida de indivíduos com hipo ou hipertireoidismo, também causam diminuição no desempenho durante o exercício físico.

Apesar de a atividade física regular ter resultado benéfico em diferentes doenças, o conhecimento acerca dos efeitos do exercício físico nos distúrbios da tireoide é raro. O tratamento medicamentoso é capaz de promover melhora dos sinais e dos sintomas. No entanto, os estudos que investigaram o efeito dos exercícios aeróbicos ou com pesos nessas doenças demonstraram que os indivíduos apresentaram melhora superior àquela das pessoas submetidas exclusivamente ao tratamento medicamentoso. Dessa forma, o exercício físico regular parece ser capaz de auxiliar na recuperação das funções cardiorrespiratórias e musculares de indivíduos com hipo ou hipertireoidismo. No entanto, são necessários estudos complementares envolvendo diferentes modalidades de exercício físico (Tabelas 33.1 a 33.3).

Tabela 33.1 Efeitos colaterais e principais interferências farmacológicas na resposta ao exercício físico.

Classe	Efeito colateral	Efeito na resposta ao exercício
Hormônio tireoidiano		
Levotiroxina sódica	Superdosagem: frequência cardíaca irregular, cãibras nas pernas, sudorese, alterações no apetite, febre, cefaleia, alterações do período menstrual, irritabilidade, insônia e perda de peso. Dose subterapêutica: inaptidão, cansaço, sonolência, cefaleia, fraqueza, ganho de peso, mialgias contínuas	NED
Tionamidas		
Metimazol	Bradicardia, hipotensão, bloqueio atrioventricular, broncoespasmo, desorientação, tonteira, náuseas, vômitos, agranulocitose, púrpura trombocitopênica e não trombocitopênica	NED
Propiltiouracil	Leucopenia, náusea, alopecia, vasculite cutânea, trombocitopenia, anemia aplástica, agranulocitose	NED

NED: nenhuma evidência disponível.

Distúrbios da Tireoide

Tabela 33.2 Recomendações práticas para a prescrição de exercícios físicos.

Variável	Aeróbico	Com pesos - Estático	Com pesos - Dinâmico[13]	Flexibilidade	Ambiente aquático
Tipo	Caminhada		Principais grupos musculares		
Intensidade	60% FCmáx		60 a 80% 1RM		
Volume	25 a 30 min		Três vezes por 8 a 10 min		
Frequência	3 a 4 dias·sem^{-1}		2 dias·sem^{-1}		
Progressão	40 a 45 min·dia^{-1} 4 a 6 dias·sem^{-1} 70 a 75% FCmáx		0,5 a 1,5 kg por movimento		
Cuidados					

1RM: teste de uma repetição máxima; dias·sem^{-1}: dias por semana; FC: frequência cardíaca; min·dia^{-1}: minuto por dia.

Tabela 33.3 Considerações especiais para a prescrição de exercícios físicos.	
Condição	Cuidados na prescrição
Principais sintomas dos distúrbios da tireoide	O protocolo de exercícios deverá ser iniciado juntamente com o tratamento medicamentoso da doença e dos sintomas apresentados, caso seja necessário

34

Caquexia

Daniela Caetano Gonçalves • Mireia Olivan Riera • Renata Silvério
• Felipe Donatto • Marília Seelaender

Introdução

A caquexia (do grego, *kakos*, que significa má; e *hexis*, condição) é uma complexa síndrome metabólica que acomete indivíduos em estágios terminais de algumas doenças crônicas, como câncer, insuficiência cardíaca e renal crônica e Aids[1]. As suas manifestações clínicas incluem intensa perda de peso involuntária (redução de massa muscular, com ou sem diminuição de massa gorda), anorexia, atrofia muscular, fadiga, apatia, além de grandes alterações no metabolismo de proteínas, carboidratos e lipídeos[2,3]. A caquexia caracteriza-se por quadro inflamatório crônico, apresentando aumento local e sistêmico de mediadores inflamatórios, como as citocinas pró-inflamatórias, fator de necrose tumoral alfa (TNF-α) e interleucinas (IL-1, IL-2, IL-6). Sendo assim, estratégias que atenuem o quadro inflamatório, como o exercício aeróbico, são de extrema importância. Os exercícios com pesos também possuem importante potencial terapêutico, uma vez que podem auxiliar na manutenção da massa muscular dos indivíduos caquéticos.

Prevalência

A caquexia afeta cerca de 6 a 12 milhões de pessoas no mundo[4], acometendo cerca de 35% dos indivíduos com doença pulmonar obstrutiva crônica (DPOC) e 50% daqueles com insuficiência renal[4]. No caso de indivíduos com câncer, está presente em mais de dois terços daqueles em estágio avançado[7], sendo responsável por aproximadamente 22% das mortes associadas à doença, embora a frequência e gravidade da caquexia varie de acordo com o tipo tumoral[8]. Em casos de tumores do trato gastrintestinal superior e de pulmão, já no momento do diagnóstico é condição presente em cerca de 80 e 60% dos indivíduos, respectivamente[9].

Fisiopatologia

A etiologia da caquexia é bastante complexa e multifatorial, e evidências sugerem que a resposta inflamatória, mediada em parte pela produção exacerbada de citocinas pró-inflamatórias, possui importante papel na origem dessa síndrome. Uma das alterações metabólicas mais

---

Utilize o QR code localizado na página xxix para acessar as referências bibliográficas, que também estão disponíveis em www.atheneu.com.br sob o título do livro.

evidentes na caquexia é a intensa perda de peso, a qual não pode ser relacionada apenas à anorexia observada nesses indivíduos. Diferentemente do que se observa no jejum, a perda de massa magra nos indivíduos caquéticos envolve a perda de proteínas não somente a partir da musculatura esquelética, mas também da cardíaca, resultando em alterações da função do coração[10]. Esses indivíduos apresentam ainda maior gasto energético em repouso[11].

A progressiva perda de proteína muscular resulta em fraqueza e redução de força e é mediada principalmente por citocinas e hormônios, como menor contribuição de compostos derivados do tumor (em casos de câncer) e neuropeptídeos. O metabolismo lipídico também sofre interferência de citocinas. O TNF-α, por exemplo, induz redução na expressão e atividade da lipase de lipoproteína (LPL) no tecido adiposo[12]. Essa alteração leva à prejuízo na captação dos ácidos graxos das lipoproteínas e à aumentada lipólise no tecido adiposo, com consequente acréscimo de glicerol e ácidos graxos no plasma. O fígado, importante órgão gerenciador do metabolismo, também é bastante afetado durante a caquexia. Apesar de ele apresentar maior capacidade de incorporação de ácidos graxos nessa situação, existe incapacidade na oxidação desse substrato, levando ao acúmulo de lipídeos e quadro de esteatose hepática[13].

Terapia medicamentosa

Aspectos iatrogênicos

Embora descrições de indivíduos caquéticos remontem há mais de 2 mil anos, não existe terapia conhecida que a reverta[14]. O tratamento é apenas paliativo e são utilizadas diferentes estratégias para combater os principais sintomas. Para combater a anorexia, são usados estimulantes de apetite. Os mais utilizados e os seus respectivos efeitos colaterais são: corticosteroides (imunossupressão, intolerância digestiva); canabinoides (sonolência, confusão mental); e derivados de progesterona (síndrome de Cushing)[15-18]. Para reduzir o gasto energético, podem ser administrados betabloqueadores, os quais talvez induzam diarreia, cólicas, dores de cabeça, náuseas e vômitos[19]. Esses mesmos efeitos, além de ansiedade, insônia e perda de apetite, podem aparecer em decorrência do uso de substâncias capazes de inibir a síntese de citocinas, como a pentoxifilina ou a talidomida[20,21]. Indivíduos com câncer submetidos à quimioterapia ou radioterapia podem apresentar ainda fadiga, queda de cabelo, diarreia, vômitos e náuseas. Alguns estudos apontam a utilização de trimetazidina na reversão das disfunções musculares ocorridas pela síndrome, mas os estudos foram conduzidos apenas com animais[36,37].

Interferência na prescrição de exercícios físicos

Ao realizar a prescrição de exercícios físicos para indivíduos caquéticos, é importante verificar que alguns medicamentos possuem efeitos adversos que podem influenciar a prática de atividade física, estando esta sujeita a alterações no tipo, intensidade e frequência. O uso prolongado de corticosteroides pode provocar fraqueza muscular, imunossupressão e osteoporose, além de intolerância digestiva[15]. Com relação aos canabinoides, o seu uso pode levar à sonolência e alterações da percepção. Em forma de dose-dependente, o tratamento com acetato de megestrol pode provocar hipercalcemia, edemas periféricos e hipertensão[15]. Já a pentoxifilina pode gerar mal-estar gástrico, vômitos e cefaleia; e a talidomida pode causar fraqueza muscular, sonolência e náuseas[20,21]. É importante ressaltar que indivíduos com câncer submetidos a tratamento quimioterápico ou radioterápico podem apresentar fraqueza, diarreia, vômitos e tontura, devendo receber atenção especial.

Prescrição de exercícios físicos
Avaliação pré-participação

Inicialmente a linfedemia (acúmulo de líquido no sistema linfático) é considerada fator de exclusão, sendo tratada com repouso, segundo a Sociedade Australiana de Ciências do Exercício[22]. Assim, para submeter o indivíduo a um programa de exercícios, devem ser avaliadas suas capacidades físicas (aeróbica, por meio do teste ergométrico, para a mensuração do VO_2máx[19]; força muscular, por meio do teste de uma repetição máxima [1RM]), utilizando cargas condizentes com a capacidade do indivíduo) e também avaliação da percepção subjetiva de esforço (PSE), utilizando a escala de Borg[23]. Nesse contexto, outros parâmetros devem ser agregados à avaliação, incluindo exames bioquímicos, avaliação antropométrica e nutricional, histórico medicamentoso e intercorrências.

Exercício aeróbico

Recentes dados do nosso grupo mostram que o treinamento aeróbico reduz a produção de citocinas envolvidas no início, manutenção e regulação da inflamação[24,25]. Em modelo experimental de caquexia, ratos submetidos a treinamento aeróbico de intensidade moderada apresentaram redução no tamanho tumoral[26], diminuição da inflamação no tecido adiposo[49] e hipotálamo[50], deste modo podendo prevenir a anorexia. Além disso, o exercício físico aeróbico pode atenuar a perda de massa magra por meio do aumento da expressão da PAX-7, uma inibidora de miogenina responsável pelo catabolismo muscular nesta condição[38,39]. Os estudos clínicos realizados com pacientes caquéticos por insuficiência congestiva crônica (ICC) demonstram benefícios com exercício físico na redução da perda de massa muscular[40,41], diminuição da inflamação[42] e efeito antioxidante[43].

Em caquéticos, são indicados exercícios físicos que mobilizem grandes grupos musculares, como a caminhada, corrida ou o ciclismo, esportes que requeiram equilíbrio e coordenação e que se enquadrem na capacidade do indvíduo[22]. A frequência deve ser de, no mínimo, duas vezes por semana, considerando indivíduos não condicionados; e a partir de sua adaptação, pode-se aumentar para cinco vezes por semana[22,23]. A intensidade pode ser controlada pela frequência cardíaca, utilizando a faixa de 60 a 70% FCM ou consumo máximo de oxigênio, na faixa de 50 a 75% VO_2máx. No caso da ausência dos protocolos citados, a escala de Borg (6 a 20) entre 11 e 14 pode ser usada como parâmetro de intensidade[22,23,27].

Exercício com pesos

Recentemente, nosso grupo demonstrou experimentalmente que os exercícios com pesos são capazes de produzir aumentos na massa muscular, bem como regulação negativa de citocinas pró-inflamatórias como TNF-α e aumento da razão IL-10/TNF-α[28,29,44].

Os exercícios com pesos também previnem a caquexia, por meio da redução da perda de peso corporal, além da manutenção na concentração hepática de glicogênio e menor tamanho tumoral nos animais treinados[26]. Em seres humanos, os exercícios com pesos representam estratégia segura e efetiva para restaurar a massa corporal magra e a capacidade funcional em indivíduos com caquexia e artrite reumatoide[30,31,45,46].

Não existe protocolo específico estabelecido para indivíduos com caquexia; assim, de forma geral, é preconizado que contenha de 6 a 10 exercícios com 1 a 4 séries por grupo muscular, utilizando intensidade entre 50 e 80% 1RM ou 6 a 12 repetições máximas[22,23,32], sendo executadas de maneira natural, sem mudanças bruscas na velocidade e na direção dos movimentos, utilizando a fase concêntrica e excêntrica, com pesos livres e barras. Pode-se usar as máquinas com os movimentos guiados, para maior segurança na execução. Na frequência, preconiza-se uma a três vezes por semana, com um dia de descanso entre os treinos[22,32]. Para acompanhar a adaptação e os ganhos de força, pode ser realizado o teste de repetições máximas, adequando as cargas conforme os relatos do próprio indivíduo sobre sua capacidade.

Exercício de flexibilidade

Não é recomendada a prática intensa e regular de exercícios de flexibilidade, uma vez que indivíduos com caquexia apresentam sarcopenia e força muscular reduzida associada ao maior risco de lesões em articulações e elementos elásticos. Entretanto, no início de cada sessão do treino aeróbico ou com pesos, podem ser realizados exercícios de alongamento, sem ênfase na flexibilidade. Em geral, o alongamento é utilizado como aquecimento no início e relaxamento no final dos protocolos de treinamento[22].

Exercício em ambiente aquático

Não existem estudos com modelos humanos que verifiquem os efeitos de exercícios em ambientes aquáticos. Porém, em um modelo experimental, ratos portadores do hepatoma de Morris[7] submetidos ao treinamento de natação apresentaram redução no peso do tumor. Esse resultado foi verificado tanto quando os animais iniciaram o treinamento antes da inoculação tumoral como quando o treinamento iniciou no mesmo dia da inoculação das células tumorais. Os animais treinados mostraram melhora no apetite[33], na composição corporal[47] e na massa muscular[48] após dois meses de treinamento aquático. Apesar desse resultado promissor, indivíduos com caquexia podem apresentar hipotermia e queda involuntária da temperatura corporal abaixo de 35 °C em razão da grande perda de massa corporal magra e gorda, fazendo com que exercícios em ambientes aquáticos não sejam recomendados[34]. Pacientes submetidos a quimioterapia podem ter menor função imunológica que os torna mais propensos a infecções cutâneas e respiratórias[35].

Considerações finais

O exercício físico é estratégia segura e de baixo custo, promotora de outras adaptações que levam à melhora da saúde e da qualidade de vida. Como foi descrito anteriormente, a caquexia está associada a um quadro inflamatório crônico; portanto, o exercício físico será benéfico tanto para reduzir os parâmetros inflamatórios como para a atenuação das alterações metabólicas decorrentes da presença do tumor. O maior desafio é a adequação do protocolo de exercício físico, seja aeróbico, com pesos ou ambos combinados, para as peculiaridades que acompanham os indivíduos com caquexia, focando a melhora gradativa do estado metabólico e da qualidade de vida (Tabelas 34.1 a 34.3).

Tabela 34.1 Recomendações práticas para a prescrição de exercícios físicos.

Variável	Aeróbico	Com pesos Estático	Com pesos Dinâmico	Flexibilidade	Ambiente aquático
Tipo	Caminhada, corrida, ciclismo	NED	Pesos livres e barras	Alongamento	Natação e hidroginástica
Intensidade	60 a 70% FCM ou 50 a 75% VO_2máx		50 a 80% 1RM ou 6 a 12 RM	Dependente da capacidade individual	60 a 70% FCM ou 50 a 75% VO_2máx
Volume	20 a 30 min		6 a 10 exercícios por grupo muscular 1 a 4 séries	Aquecimento e volta à calma (10 a 20s)	20 a 30 min
Frequência	2 a 5 dias·sem^{-1}		1 a 3 dias·sem^{-1}	Nos dias de treinamento	2 a 5 dias·sem^{-1}
Progressão	Avaliação cardiorrespiratória e percepção subjetiva de esforço		Avaliação da força e mudanças na intensidade, número de execuções e ordem dos exercícios		
Cuidados	Acompanhamento de profissional, respeitando os sintomas dos indivíduos		Acompanhamento de profissional na execução dos movimentos durante o treino	Dores e queixas nas articulações utilizadas	Sintomas de infecções do trato respiratório superior e hipotermia

1RM: teste de uma repetição máxima; dias·sem^{-1}: dias por semana; FCM: frequência cardíaca máxima; NED: nenhuma evidência disponível; RM: repetições máximas; s: segundos; VO_2máx: consumo máximo de oxigênio.

Tabela 34.2 Efeitos colaterais e principais interferências farmacológicas na resposta ao exercício físico.

Classe	Efeito colateral	Efeito na resposta ao exercício
Agentes orexígenos		
Corticosteroides	Imunossupressão, intolerância digestiva, fraqueza muscular, osteoporose, hiperglicemia, hipertensão	Reduz a fraqueza muscular
Canabinoides	Sonolência, confusão mental, alterações da percepção	NED
Derivados de progesterona*	Tromboflebite, hipercalcemia, sangramento vaginal, edemas periféricos, hiperglicemia, alopecia, hipertensão, síndrome de Cushing	NED
Neutralizadores dos distúrbios metabólicos		
Inibidores de citocinas**	Diarreia, cólicas, cefaleia, náuseas, vômitos, fraqueza muscular	Reduz a fraqueza muscular, sonolência, confusão, dor óssea, tremores
Betabloqueadores	Diarreia, cólicas, cefaleia, náuseas, vômitos, ansiedade, insônia, inapetência	Reduz a pressão arterial, aumenta o apetite

*Acetato de megestrol. **Pentoxifilina/talidomida. NED: nenhuma evidência disponível.

Tabela 34.3 Considerações especiais para a prescrição de exercícios físicos.

Condição	Cuidados na prescrição
Fraqueza muscular	Evitar exercícios prolongados e de intensidade vigorosa
Náusea	Evitar exercícios de intensidade vigorosa
Diarreia e vômitos	O indivíduo pode apresentar risco de desidratação e perda de minerais. Evitar exercícios de intensidade vigorosa e sessões prolongadas de treinamento
Infecções	É importante verificar a contagem de neutrófilos ($< 0,5 \times 10^9 \cdot mL^{-1}$) Evitar exercícios em ambientes aquáticos e atividades de intensidade vigorosa
Osteopenia	Evitar exercícios com impacto elevado pois há risco de fraturas
Anemia	Evitar exercícios vigorosos em casos de hemoglobina inferior a 8 $g \cdot dL^{-1}$
Dispneia	Adiar a sessão de treinamento em decorrência da dificuldade para respirar ou falta de ar

Obs.: como a caquexia é condição que pode estar associada a diferentes doenças, torna-se de extrema importância considerar o tipo de tratamento ao qual o indivíduo está sendo submetido antes da prescrição do exercício físico.

Dores Lombares

Sílvia Maria Amado João • Amélia Pasqual Marques
• Elizabeth Alves Gonçalves Ferreira

Introdução

A dor lombar, ou lombalgia, é uma afecção musculoesquelética comum e sua importância pode ser constatada pelas medidas de incidência e prevalência na população geral de adultos e em comunidades de trabalhadores[1]. Corresponde a mais de 50% das disfunções musculoesqueléticas que causam doenças crônicas em países industrializados, resultando em gastos com tratamento e absenteísmo no trabalho[2-5]. A lombalgia é mais referida no sexo feminino e os resultados mostram que a prevalência é maior entre indivíduos de 20 e 29 anos, diminuindo com o aumento da idade[5].

O exercício físico como recurso terapêutico para a prevenção e tratamento da dor lombar tem recebido grande atenção nos últimos anos, o que pode ser explicado pelos consistentes relatos de que a fraqueza e a baixa *endurance* isométrica dos músculos eretores da espinha lombar estão associadas com a etiologia da dor lombar[6,7].

Prevalência

As dores lombares atingem níveis epidêmicos na população em geral[8], sendo que, em países industrializados, a prevalência estimada é em torno de 70%[9]. Em alguma época da vida, de 70 a 85% das pessoas sofreram ou sofrerão dor nas costas[10], e cerca de 10 milhões de brasileiros ficam incapacitados por causa dessa morbidade[11,12]. Deve-se observar sua participação nas causas de absenteísmo ao trabalho, de incapacidade temporária ou permanente e mesmo de invalidez, bem como o seu custo econômico sobre os sistemas de seguridade social[13]. Cerca de 80% da população já teve algum episódio, cuja intensidade pode variar de leve desconforto até dores incapacitantes e de longa duração[14,15].

Fisiopatologia

Alguns autores reconhecem a etiologia da dor lombar como multifatorial, incluindo princípios congênitos, degenerativos, inflamatórios,

---

Utilize o *QR code* localizado na página xxix para acessar as referências bibliográficas, que também estão disponíveis em www.atheneu.com.br sob o título do livro.

infecciosos, tumorais, traumáticos e mecânico-posturais, além de fatores socioeconômicos e demográficos, estilo de vida urbano sedentário, obesidade, tabagismo, aumento da sobrevida média da população e outros[8,16]. Inúmeros estudos epidemiológicos buscam a relação de dor lombar com exigências físicas do trabalho e fatores ergonômicos, como levantamento de cargas, flexões e torções do tronco, vibrações e esforço repetitivo[17,18].

A dor lombar pode ser classificada em aguda, subaguda ou crônica, utilizando-se como parâmetros: aguda, quando a dor tem duração de duas a quatro semanas; subaguda com menos de 12 semanas; e crônica quando dura mais de 12 semanas[19,20]. Também pode ser classificada quanto à definição em dor lombar específica e inespecífica[19]. A dor lombar específica é causada por mecanismos patológicos específicos: hérnias discais, infecções, osteoporose, artrite reumatoide, fratura e tumor[19]; e a inespecífica é baseada na exclusão das patologias específicas[21].

A lombalgia mecânico-postural, também denominada lombalgia inespecífica, representa, grande parte das algias de coluna referidas pela população. Nela geralmente ocorre desequilíbrio entre a carga funcional, que seria o esforço requerido para atividades do trabalho e da vida diária, e a função física, que é o potencial de execução para essas atividades[16]. Em particular, enfatiza-se a relação da lombalgia com a fraqueza dos músculos paravertebrais e, sobretudo, abdominais, e nos baixos níveis de flexibilidade na região lombar e dos grupos musculares da parte posterior da coxa, bem como em atividades físicas de contato e impacto[22,23].

Em estudo longitudinal[24], foram estudados fatores ocupacionais relacionados à lombalgia. Os resultados apontaram que, em ambos os sexos, tanto o sedentarismo como o trabalho com grandes cargas representam indicadores de risco para a lombalgia. Também tem sido relatado que, em população de atletas, a incidência de dor lombar é maior naqueles considerados de elite[25]. Em termos biomecânicos, dependendo do tipo de esporte, atletas frequentemente tendem a absorver carga repetitiva de baixa magnitude ou impactos únicos de alta magnitude com maior frequência do que indivíduos ativos não atletas[26]. Contudo, a força e a *endurance* isométrica de músculos da coluna vertebral de atletas não diferem significativamente na comparação com não atletas[27]. Esses resultados demonstram que, possivelmente, o tipo de esporte, bem como a frequência e a intensidade com as quais é praticado, podem ser determinantes para o desenvolvimento da dor lombar.

Terapia medicamentosa

Aspectos iatrogênicos

No tratamento da dor lombálgica mecânica e da ciatalgia, várias modalidades terapêuticas têm sido empregadas, desde medidas físicas e medicamentosas até tratamentos cirúrgicos[28]. Um desafio na escolha da terapia farmacológica é que cada classe de medicamentos está associada a um equilíbrio único dos riscos e benefícios. O tratamento medicamentoso prescrito para dor nas costas mais indicado são os anti-inflamatórios não esteroides (AINE), relaxantes musculares e antidepressivos[28]. Em estudo longitudinal de indivíduos com dor lombar, foram prescritos 69% anti-inflamatórios, 35% de relaxantes musculares, 12% de antidepressivos, 4% de paracetamol e 20% não receberam medicação[29].

Segundo revisão sistemática de 2007[30], os medicamentos com boa evidência de eficácia em curto prazo para dor lombar são anti-inflamatórios não hormonais[31], paracetamol, relaxantes musculares (para dor lombar aguda) e antidepressivos tricíclicos (para lombalgia crônica)[32]. O uso de relaxantes musculares para alívio da dor deve ser realizado em curto prazo na lombalgia crônica (cautelosamente, em função dos efeitos colaterais: sonolência, tonturas, vício, alergias, redução reversível da função hepática e manifestações gastrintestinais).

Interferência na prescrição de exercícios físicos

Existem fortes evidências de que os AINE são eficazes para o alívio da dor lombar crônica[33]. O alívio da dor permite a adequada realização dos exercícios físicos para melhora do quadro álgico. Com relação aos benzodiazepínicos (relaxantes musculares), também existem fortes evidências no alívio da dor lombar e indicativos conflitantes que são eficazes para aliviar o espasmo muscular[33]. Nesse caso, a medicação tem o objetivo de diminuir a dor durante o processo de reabilitação. A prática de exercícios, em conjunto com a utilização de relaxantes musculares, deve ser devidamente supervisionada para evitar sobrecarga biomecânica no sistema musculoesquelético. Os antidepressivos noradrenérgicos e serotoninérgicos são eficazes no alívio de dor em indivíduos com dor lombar crônica, mas existe evidência moderada de que a incapacidade para realizar as atividades da vida diária não é melhorada por antidepressivos[33]. Os indivíduos com maior incapacidade são mais propensos a receber antidepressivos[29,33]. A inserção da atividade física regular na rotina dos indivíduos lombálgicos contribui para a melhora geral do indivíduo e facilita a retirada do antidepressivo futuramente.

Prescrição de exercícios físicos

Avaliação pré-participação

Por ser a lombalgia uma síndrome de característica multicausal, o tratamento ideal demonstra ser complexo, apresentando grande variedade de opiniões entre os profissionais da área de saúde[34-37]. Além do tratamento farmacológico, o programa de tratamento multidisciplinar pode incluir terapias com exercícios físicos, eletroterapia, acupuntura e tratamentos manipulativos[19,20]. Esses tratamentos têm como objetivos principais a diminuição da dor, a restauração da função, a atenuação da dependência de medicamentos e a melhora da distribuição de carga no sistema musculoesquelético, o que atua na fisiopatologia da lombalgia.

No tratamento da lombalgia aguda, existe consenso de que o repouso no leito não promove recuperação e deve ser desencorajado como tratamento para dor lombar[38-41]. Os efeitos adversos do repouso são rigidez nas articulações, perda de massa muscular, perda da densidade mineral óssea e tromboembolismo venoso. O repouso prolongado pode provocar incapacidade crônica e comprometer a recuperação. Algumas orientações indicam que, se o repouso é indicado (severidade da dor), não deve ser aconselhado por mais de dois dias[42-46]. As orientações nos EUA vão no sentido de que a maioria dos indivíduos com dor lombar não exige repouso no leito e o descanso prolongado no leito por mais de quatro dias pode provocar debilidade e não é recomendado[47]. Os tratamentos para lombalgia crônica nos EUA e na Grã-Bretanha são variados e, na maioria das vezes, não são avaliados cientificamente, sendo muitas vezes utilizado o relato isolado do indivíduo como único parâmetro de efetividade da terapia[48,49].

Exercício aeróbico

Com relação à efetividade dos exercícios aeróbicos, estudo de elevada qualidade metodológica mostrou evidência limitada de que não existem diferenças entre os exercícios aeróbicos e outros de condicionamento muscular ou exercícios de reabilitação[57,58]. Outro estudo de baixa qualidade forneceu evidências limitadas de que programa de exercícios aeróbicos combinados com educação em saúde é superior aos exercícios de flexão lombar e educação em saúde em termos de melhora da dor imediatamente após a intervenção[59]. Frost et al. estudaram a efetividade de dois planejamentos de tratamento em indivíduos com dores lombares: programa de exercícios aeróbicos progressivos (8 sessões de 1 hora durante quatro semanas) e grupo educativo (*backschool*). Esses autores observaram que os escores de disfunção diminuíram no programa de exercícios aeróbicos e obtiveram benefício de seis pontos no índice Oswestry[60].

Exercício com pesos

A grande dificuldade na prescrição de exercícios com pesos para a lombalgia é que o mecanismo de regulação muscular e fascial da região é complexo e requer a integração da musculatura da região lombar, abdominal e pélvica, sendo que músculos fortemente envolvidos na estabilização lombar, como os eretores da espinha, os multífidos e o transverso do abdome, se beneficiam mais com programa de exercícios para estabilização do que de programa de fortalecimento intenso. Os exercícios com pesos devem ser feitos secundariamente aos exercícios de estabilização[61], os quais têm como objetivo melhorar o recrutamento muscular e a estabilidade entre os segmentos vertebrais, facilitando o controle neuromuscular da coluna lombar[62]. Os exercícios de fortalecimento dos extensores lombares devem ser feitos com mais repetições do que carga[63]. Esses músculos parecem exibir efeito induzido pelo exercício com uma única sessão semanal de exercícios[64,65], sugerindo que a frequência semanal de estímulo deve ser menor que a comumente utilizada para outros grupos musculares[66]. A frequência, o número de repetições dos exercícios e o posicionamento para execução devem ser prescritos de acordo com o estado clínico atual de cada indivíduo[61], mas estudos referentes ao número de sessões demonstram que o programa de exercícios realizado duas ou mais vezes por semana tem efeito igual ao realizado uma vez por semana na melhora da força dos extensores lombares e nos índices de inabilidade, porém duas vezes por semana são necessárias para diminuir significativamente os escores de dor. Estudos incentivam o fortalecimento de grupos musculares como os abdominais e glúteos para alívio da dor lombar[68]. Exercícios em cadeira romana a 45º são contraindicados independente do posicionamento da pelve, pois é muito provável que isso estará associado ao inadequado arranjo biomecânico e à sobrecarga no disco intervertebral. Sobretudo em decorrência de a dor lombar poder estar relacionada com protrusão ou hérnia de disco ainda não diagnosticada, a realização desse tipo de exercício poderia agravar o quadro[69].

Exercício de flexibilidade

A melhora da amplitude articular de movimento tem sido associada com alívio dos sintomas nas lombalgias agudas e crônicas, podendo ser observada em muitos programas de tratamento e reabilitação. No entanto, o papel de níveis elevados de flexibilidade associados ao menor risco de fraturas e de queixas lombares não apresenta ainda sólida base científica[50]. Em revisão sistemática, baseada em estudos aleatorizados e controlados, foi apontado que programa individualizado e supervisionado, incluindo alongamento e fortalecimento para posteriormente ser feito pelo indivíduo fora do ambiente terapêutico, melhora a dor e a função na lombalgia crônica[51]. Com relação ao alongamento, Kuukkanen e Mälkiä[52] sugerem que uma das principais metas terapêuticas nas dores lombares é promover a flexibilidade normal dos músculos e tecidos conjuntivos da coluna. Existem estudos que associam dor lombar à diminuição na flexibilidade da região lombar. As recomendações com relação ao tempo de duração do alongamento em programas de flexibilidade variam de 5 a 60 segundos. Rosário et al.[53], por meio de ampla revisão de literatura, relataram ser em torno de 30 segundos o tempo ideal de alongamento para adultos saudáveis. Madding et al.[54] compararam os efeitos de 15, 45 e 120 segundos de alongamento nos abdutores do quadril e relataram que 15 segundos de manutenção da atividade foram tão eficazes quanto 120 segundos. Borms et al.[55] compararam os efeitos de 10, 20 e 30 segundos de alongamento estático na flexibilidade da articulação do quadril em programa com duração de 10 semanas, realizado duas vezes por semana, e verificaram que não houve diferença significativa entre os três grupos. Marques et al.[56] mostraram que exercícios de alongamento realizados três vezes por semana foram suficientes para melhorar a flexibilidade e a amplitude de movimento em comparação com indivíduos que exerceram a atividade uma vez por semana, mostrando resultados semelhantes com aqueles que se exercitaram cinco vezes por semana.

Exercício em ambiente aquático

Estudo de revisão sistemática com adultos lombálgicos concluiu que os exercícios terapêuticos aquáticos têm efeito benéfico imediato, mas não melhor, do que outras intervenções. Não foi feito seguimento em longo prazo para verificar se houve manutenção dos resultados obtidos. A qualidade metodológica foi considerada baixa em todos os estudos avaliados, sendo que a frequência variou de três semanas a 12 meses[70]. Outro estudo de revisão constatou que os exercícios aquáticos têm efeitos modestos, mas estatisticamente significativos, no alívio da dor e em outros resultados obtidos para disfunções do sistema locomotor, porém, os efeitos em longo prazo não são claros[71]. Estudo conduzido com exercícios de alongamento e fortalecimento realizados dentro e fora da água para indivíduos com dor lombar demonstrou que a terapia é eficiente. Os exercícios de fortalecimento e alongamento, repetidos três ou quatro vezes, eram direcionados aos músculos do abdome, glúteos e membros inferiores e foram realizados em piscina, com profundidade de 120 cm e temperatura de 29 °C, e no solo, a 31 °C. Os indivíduos que executaram a terapia de 90 minutos duas ou três vezes por semana tiveram melhores resultados físicos e psicológicos após seis meses do que os que fizeram uma vez por semana[68].

Considerações finais

Existe evidência moderada de que o exercício é mais eficaz na redução da dor e disfunção pelo menos em curto prazo[33]. Existem também fortes evidências de que o exercício é mais eficaz do que o cuidado médico para a redução da dor e da disfunção e retorno ao trabalho pelo menos em médio prazo (de três a seis meses)[33]. Com relação à terapia por exercícios físicos isolada, existem fortes evidências de que não é mais eficaz do que os métodos de atamento convencional para dor lombar crônica[71]. A terapia por exercícios físicos é definida como sessões de exercícios no qual os participantes realizam movimentos voluntários dinâmicos ou contrações musculares estáticas (localizadas ou gerais)[33]. Essas são séries de movimentos específicos com o objetivo de treinamento ou desenvolvimento corporal por meio de rotina de atividades ou programa de exercícios físicos para a promoção da saúde física[72]. Também existe evidência moderada de que os exercícios individuais supervisionados não são mais eficazes do que aqueles em grupos[33,57]. Os programas de reeducação postural para a coluna e, em seguida, os dos exercícios abdominais são a estratégia de prevenção mais utilizada contra a lombalgia no ambiente de trabalho, embora a existência de benefícios em longo prazo não tenha sido verificada[73]. Com relação ao número de sessões de exercícios, apenas um estudo de baixa qualidade metodológica forneceu evidência limitada que não existem diferenças significativas entre os efeitos na diminuição da dor entre quatro (duas semanas) e oito sessões (mais de quatro semanas)[74,75].

A prescrição de tratamento para a dor lombar deve englobar a manutenção da função normal das estruturas não lesadas, a restauração das relações anatômicas entre os tecidos lesados e não lesados e a prevenção de estresse excessivo para maximizar o potencial de saúde do corpo. O tratamento da lombalgia aborda a modulação ou analgesia da dor, educação do indivíduo com relação aos limites corporais e atenção ao modo como se executa as atividades. Inclui também a utilização de técnicas que promovam adequado arranjo biomecânico a partir da prescrição de exercícios físicos e de terapias manuais[61]. Além disso, a diversidade dos programas de exercícios físicos utilizados nos ensaios clínicos impede a avaliação por metanálise, dificultando as evidências científicas referentes à padronização ideal de intensidade, frequência, duração e número de sessões, além de outras modalidades de intervenções clínicas e a atuação de modalidades terapêuticas conjuntas.

No planejamento de novas pesquisas no campo da dor lombar crônica inespecífica, as seguintes questões requerem ainda atenção especial: 1) metodologia (os estudos de efetividade do tratamento devem ser de elevada qualidade, com ensaios clínicos aleatorizados e controlados), 2) seguimento do tratamento e 3) relação custo-benefício do tratamento (Tabelas 35.1 a 35.3).

Tabela 35.1 Efeitos colaterais e principais interferências farmacológicas na resposta ao exercício físico.

Classe	Efeito colateral	Efeito na resposta ao exercício
Anti-inflamatórios não hormonais	Gastrite, úlceras, piora da função renal em indivíduos com doença avançada, inibição da ação dos diuréticos, hepatite medicamentosa	↑ capacidade de realizar exercícios
Relaxantes musculares	Sonolência, tonturas, cansaço, alergias, redução reversível da função hepática e manifestações gastrointestinais	Relaxamento muscular
Antidepressivos	Hipertensão pulmonar, ↑ FC, convulsões, perda de peso, mania	NED

↑: incremento; FC: frequência cardíaca; NED: nenhuma evidência disponível.

Tabela 35.2 Recomendações práticas para a prescrição de exercícios físicos.

Variável	Aeróbico	Com pesos - Estático[‡]	Com pesos - Dinâmico	Flexibilidade	Ambiente aquático
Tipo	Caminhar, correr, pedalar	Principais grupos musculares	8 a 10 (principais grupos musculares)	Músculos da região lombar	Hidroginástica (alongamento e fortalecimento)
Intensidade[†]	40 a 70% FCreserva	30 a 75% CVM	40 a 80% 1RM	Desconforto muscular tolerável	40 a 70% FCreserva
Volume[‡]	45 a 60 min	1-10 x 6s	1 x 4-6 (evitar fadiga)	3-5 x 5-60s	90 min
Frequência	2 dias·sem^{-1}	2 dias·sem^{-1} (5 a 10 dias·sem^{-1})[§]	2 dias·sem^{-1} (máximo)	3 dias·sem^{-1}	2 a 3 dias·sem^{-1}
Progressão	Aumento isolado e gradativo de acordo com a sequência, frequência, duração e intensidade	Amplitude muscular tolerável (inicial); realizar contrações em diferentes amplitudes musculares e ângulos articulares quando a dor e a inflamação diminuírem; adicionar SC quando a força aumentar	5 a 10% por semana (sobrecarga)	Aumento isolado e gradativo de acordo com a sequência séries e duração	
Cuidados	Atividades que exerçam impacto sobre a coluna lombar	Contração > 10s pode aumentar a pressão arterial		Poupar as regiões dolorosas	A presença de comorbidades associadas (p.ex., hipertensão arterial sistêmica) pode alterar a resposta cárdio-hemodinâmica

[†]Os indivíduos deveriam ser inicialmente submetidos ao limite inferior e, gradualmente, quando tolerado, a intensidade poderia ser incrementada até o limite superior descrito. [‡]Estático: 1) iniciar com contração para 6 segundos e, gradualmente, incrementar para 8 a 10 contrações; 2) é sugerido intervalo intercontração de 20 segundos. Dinâmico: série de 4 a 6 repetições sem induzir fadiga muscular; [§]os indivíduos deveriam inicialmente realizar duas vezes por dia e, gradualmente, incrementar para 5 a 10 vezes por dia. 1RM: teste de uma repetição máxima; CVM: contração voluntária máxima; dias·sem^{-1}: dias por semana; FCreserva: frequência cardíaca de reserva; s: segundos; SC: sobrecarga.

Tabela 35.3 Considerações especiais para a prescrição de exercícios físicos.

Condição	Cuidados na prescrição
Idosos	Maior intervalo interséries e de recuperação Cuidado com cargas inadequadas e número excessivo de repetições
Gestantes	Evitar exercícios de alto impacto e de intensidade vigorosa Prescrição de intensidade moderada Cuidado na hipertermia e desidratação materna
Hérnia de disco	Evitar exercício em intensidade vigorosa e movimentos que potencializam a dor e exercícios com sobrecarga

36

Osteoporose

Philip David Chilibeck • Andrew Frank-Wilson • Julian de Ciutiis • Peter Thiel
• Jennifer Jochim • JoAnn Nilson

Introdução

Este capítulo é uma revisão sistemática sobre as intervenções ideais de exercício para indivíduos com osteoporose. A osteoporose é uma desordem esquelética sistêmica caracterizada por baixa massa óssea e erosão da microarquitetura do osso, resultando em aumento do risco de fraturas[1]. O osso responde à sobrecarga mecânica ao aumentar a formação óssea ou diminuir a reabsorção óssea. Portanto, exercícios adequados são importantes para a manutenção da massa óssea[2]. Revisões sistemáticas realizadas em mulheres pós-menopausadas independente do diagnóstico de osteoporose mostram que um treinamento com programa de exercícios com pesos melhora a densidade mineral óssea (DMO) do colo femoral em cerca de 1%, enquanto treinamento combinado de exercícios aeróbico e com pesos melhora a DMO da coluna lombar em cerca de 3%[3]. Exercício melhora os escores de dor, força muscular da coluna vertebral, velocidade de caminhada, mobilidade e qualidade de vida em pessoas com histórico de fratura vertebral osteoporótica[4]. Nosso objetivo foi conduzir uma revisão sistemática e metanálise para determinar a melhor prescrição de exercícios para prevenir fraturas e quedas e melhorar a DMO em pessoas com osteoporose. As recomendações de diferentes maneiras de exercícios descritas nas respectivas sessões de prescrição são, principalmente, baseadas em metanálise dos desfechos densidade mineral óssea, fraturas e quedas. A metodologia detalhada desta metanálise está disponível em publicação recente[5]. Nós utilizamos o risco de viés da Cochrane para avaliar a qualidade dos estudos[6].

Prevalência

As diretrizes para risco de fratura em 10 anos classificam as pessoas em categorias de baixo (< 10%), moderado (10 a 20% risco) e alto risco (> 20%) de acordo com idade, sexo e T-score da DMO do colo do fêmur; isto é, as unidades de desvio padrão que a DMO de uma pessoa difere da média do adulto jovem[7]. Fratura por fragilidade ou uso recente de corticosteroides sistêmicos aumenta a categoria de risco. Diretrizes mais antigas têm base em 2,5 desvios-padrão da DMO abaixo da média do adulto jovem ou na ocorrência de fraturas por fragilidade[8-10]. Uma em cada quatro mulheres e um em cada oito homens têm osteoporose[11]. Cerca de 2% dos orçamentos de saúde são anualmente gastos em osteoporose[12].

Fisiopatologia

O osso se transforma em um ciclo de formação e reabsorção. O objetivo deste ciclo de remodelagem é reparar o osso danificado e manter os níveis de cálcio no sangue, pois tecidos excitáveis, tais como o músculo e o sistema nervoso, dependem de níveis adequados de cálcio no sangue. A osteoporose ocorre quando existe desequilíbrio entre formação e reabsorção óssea[13]. Isso pode ser causado por falta de nutrição adequada, sobretudo inadequada ingestão de cálcio e vitamina D, falta de exercício ou alterações hormonais que ocorrem com o envelhecimento. Nas mulheres, o estrogênio protege o osso principalmente por abrandar a reabsorção. Com a diminuição do estrogênio após a menopausa, o ciclo de remodelação óssea ocorre em maior frequência e com desequilíbrio entre formação e reabsorção óssea, favorecendo a reabsorção. A osteoporose que se desenvolve como resultado de certos medicamentos ou outras condições médicas é denominada osteoporose secundária. Por exemplo, distúrbios inflamatórios e transplantes de órgãos são administrados com medicamentos imunossupressores como corticosteroides e inibidores de calcineurina que podem aumentar a reabsorção e diminuir a formação óssea, produção de hormônio gonadal, absorção intestinal de cálcio e níveis de vitamina D biologicamente ativos[13]; todos esses fatores podem induzir diminuição da massa óssea e osteoporose.

A osteoporose está associada ao processo de envelhecimento. No entanto, os antecedentes de baixa massa óssea encontrados em idosos podem ter começado a serem desenvolvidos na infância ou adolescência. Haja vista ser estimado que cerca de 26% da massa óssea do adulto é estabelecida em torno de dois anos do momento do pico de velocidade de crescimento (PVC) da massa óssea[14]. Por exemplo, homens e mulheres fisicamente ativos tem 9% e 17% mais de conteúdo mineral ósseo em comparação com seus pares inativos um ano após o PVC de massa óssea[14]. Mesmo crianças fisicamente ativas de quatro a 10 anos podem substancialmente adquirir mais massa óssea, que é cerca de 7% no colo femoral ao longo de quatro anos, como efeito induzido por exercício de alto impacto quando comparadas a crianças menos ativas[15].

Terapia medicamentosa
Aspectos iatrogênicos

As terapias medicamentosas são aqui resumidas de acordo com revisão recente[16]. Os bifosfonatos diminuem a atividade das células de reabsorção óssea conhecidas como osteoclastos. Os bifosfonatos orais mais comuns incluem alendronato e risedronato. Os principais efeitos colaterais são problemas gastrintestinais. Bifosfonatos injetáveis, como o ácido zoledrônico, são alternativa para aqueles suscetíveis a problemas gastrintestinais. O denosumabe é um anticorpo monoclonal humano que interfere na ativação dos osteoclastos pelos osteoblastos (p.ex., células envolvidas na formação óssea) durante o ciclo de remodelação. A terapia de reposição hormonal baseada em estrogênio e progestina diminui a reabsorção óssea, mas aumenta o risco de câncer de mama e endometrial, assim como de doença cardiovascular. Os moduladores seletivos do receptor de estrógeno, como o raloxifeno, têm ações semelhantes ao estrogênio, mas sem efeitos no tecido mamário e endometrial. A calcitonina é uma terapia de segunda linha que pode aumentar a atividade dos osteoblastos. A teriparatida, considerada o primeiro fármaco anabólico para os ossos, é um hormônio paratireóideo recombinante humano que ativa os osteoblastos.

Interferência na prescrição de exercícios físicos

O exercício pode ser combinado com essas terapias sem interferência na sua eficácia e, às vezes, promove efeitos aditivos para melhorar a saúde óssea[17]. A terapia estrogênica combinada com exercícios pode ter efeitos sinérgicos na melhora da DMO em mulheres na pós-menopausa[18] porque a reposição de estrogênio aumenta o alfaestrogênio receptor no osso, que está envolvido na transmissão da tensão da carga mecânica para ativar as células envolvidas na formação óssea[19]. Os fitoestrogênios, que são compostos à base de plantas (p.ex., isoflavonas de soja) simulando algumas ações dos estrogênios, podem regular betarreceptores de estrogênio que impedem a transmissão da tensão mecânica para induzir formação óssea[20]. Os fitoestrogênios podem, portanto, interferir nos efeitos benéficos do exercício sobre os ossos[21]. Deve-se ter cautela ao usar anti-inflamatórios não esteroides para tratar dor pois eles podem igualmente interferir nos efeitos benéficos do exercício sobre os ossos[22]. AINEs bloqueiam a produção de prostaglandinas, que estão envolvidas na inflamação; entretanto, a liberação de prostaglandinas pelos osteoblastos também pode ser importante no processo de formação óssea[23].

Prescrição de exercícios físicos
Avaliação pré-participação

O *Get Active Questionnaire*, que pode ser acessado em http://csep.ca/CMFiles/GAQ_CSEPPATHReadinessForm_2pages.pdf, fornece adequada orientação com devidas precauções sobre a inclusão de pessoas com diferentes condições de saúde em programas de exercícios. As recomendações incluem evitar exercícios que envolvam flexão anterior ou movimentos vigorosos de torção do tronco[24]. A adesão ao programa de exercício físico deve estar inicialmente condicionada à avaliação clínica e ao eletrocardiograma de repouso e, subsequentemente, de esforço concomitante à determinação da potência aeróbica (VO_2máx); esta, por sua vez, deve ser preferencialmente analisada por meio de teste cardiopulmonar de exercício[25,26]. É também importante identificar indivíduos susceptíveis ou com distúrbios musculoesqueléticos relacionados. O teste de uma repetição máxima (1RM) pode ser empregado como critério padrão de referência para a prescrição dos exercícios com pesos ou como norma padrão de referência para a identificação de indivíduos sob risco de fragilidade[27]. No entanto, a percepção subjetiva de esforço (PSE) deveria ser priorizada para o monitoramento das sessões de exercícios nos indivíduos frágeis ou com distúrbios musculoesqueléticos relacionados. A flexibilidade pode ser determinada por meio do teste de sentar e alcançar[26]. Não existem protocolos específicos com relação à avaliação da composição corporal e, portanto, é sugerido que a escolha seja baseada em parâmetros como doença, etnia, idade, nível de atividade física, sexo etc.

Exercício aeróbico

Vários diferentes tipos de exercícios aeróbicos foram incluídos em nossa metanálise. Foi verificado o efeito na DMO em homens idosos ou mulheres com osteoporose[28-44] e pacientes em recuperação de transplante cardíaco ou pulmonar[45-48] ou com câncer de mama[49] (com osteoporose secundária). Houve aumento significativo na densidade mineral óssea do colo femoral (diferença média de 0,01 [IC 95%: 0,00 – 0,01 g/cm^2] p = 0,02), coluna lombar anteroposterior (diferença média de 0,02 [IC 95%: 0,01 – 0,03 g/cm^2] p = 0,0003) e coluna lombar lateral (diferença média de 0,08 [IC 95%: 0,05 – 0,12 g/cm^2] p < 0,0001) após programa de exercício em comparação com indivíduos que não realizaram exercício. Esses aumentos foram estatisticamente significativos, mas relativamente pequenos; portanto, sua relevância clínica para proteção contra fratura não é clara. O treinamento aeróbico incluiu caminhada, remo e corrida de 15 a 30 minutos por sessão com 65 a 75% da frequência cardíaca máxima, ou treinamento intervalado (4x5 minutos a 85 a 95% da frequência cardíaca máxima)[41,49]. As evidências foram classificadas como "nível I", mas a certeza foi "moderada" porque foram incluídos estudos com baixo e alto risco de viés. Alguns tipos de exercício aeróbico também foram eficazes para reduzir o risco de queda, como por exemplo, exercícios de caminhada através de cursos de obstáculo, exercícios de correção de marcha e andar sobre superfícies desniveladas[29]. A prescrição de exercícios aeróbicos deveria ser baseada em atividades de transporte do peso corporal (ou seja, caminhada ou *jogging* são preferidos a andar de bicicleta ou esportes aquáticos)[17] por até 30 minutos por dia, podendo progredir para quatro vezes por semana e com intensidade de 65 a 90% da frequência cardíaca de pico.

Exercício com pesos

Estudos de treinamento com pesos para melhorar a DMO foram incluídos. O treinamento foi caracterizado por duas a quatro vezes por semana com inúmeros exercícios para membros superiores e inferiores[33,41] e extensores lombares[45-48] feitos em intensidades de 50 a 85% 1RM. Também foram incluídos exercícios de alto impacto, como aterrissagens a partir de saltos após flexão de braço na barra[33] e exercícios com coletes.

O treinamento com pesos ou de equilíbrio foi eficaz para reduzir fraturas ou quedas em idosos com osteoporose[28-33,50-62], mulheres que tiveram osteoporose como efeito colateral da quimioterapia para câncer de mama[63] e em crianças com osteoporose por causa de osteogênese imperfeita[64]. Houve 26% de redução do risco de fraturas (razão de risco de 0,74 [IC 95%: 0,57 a 0,97] p = 0,03) em 1.218 participantes de grupos de exercícios. O risco de quedas não pode ser analisado devido à inconsistência no relato de quedas entre os estudos. Foram encontradas taxas de queda mais baixas e estatisticamente significativas nos grupos exercício versus controle em seis estudos[29,53,57,59-61]. Nossas recomendações são portanto derivadas desses estudos. Todos, exceto quatro estudos[50,52,56,63] para fraturas e dois estudos para quedas[57,59] tiveram boa pontuação no risco de avaliação de viés. Os programas mais eficazes incluíram treinamento de equilíbrio e exercícios com pesos, principalmente para membros inferiores[28,53]. Esses exercícios incluíram abdução e adução do quadril, extensão e flexão do joelho, dorsiflexão e flexão plantar do tornozelo, salto, meio agachamento, dança, step e subir escadas. Os exercícios de equilíbrio incluíam equilíbrio sob uma das pernas, posição de tandem (um pé a frente do outro), andar em tandem, andar de lado e para trás, andar sobre os calcanhares e sobre os dedos. Os exercícios foram realizados por 20 a 45 minutos diários. Programas de treinamento incluindo exercícios com pesos para membros inferiores e de equilíbrio são eficazes para prevenir quedas e fraturas em pessoas com osteoporose. A evidência é "nível I" e a certeza é "alta" porque provêm de estudos bem conduzidos em população representativa de atenção primária (isto é, idosos com osteoporose). Exercícios com pesos devem ser realizados para todo o corpo, mas com ênfase em membros inferiores. São 10 a 20 repetições para os músculos do tronco (isto é, regiões anterior e póstero-inferior). Os demais exercícios devem ser realizados com cinco séries de cinco a 10 repetições (menor número de repetições para intensidades mais vigorosas) entre 50 e 80% 1RM por 2 a 4 dias·sem^{-1}. Os exercícios estáticos podem incluir equilíbrio em uma das pernas, três vezes por perna por 30 segundos para progressão diária. Exercícios que envolvam flexão anterior do tronco devem ser evitados.

Exercício de flexibilidade

O treinamento de flexibilidade em mulheres com osteoporose, realizado duas vezes por semana como parte de um programa de equilíbrio ou de exercícios gerais (incluindo aeróbico e com pesos) melhora o controle postural, equilíbrio e qualidade de vida[65,66]. Yoga duas vezes por semana a uma hora melhora o equilíbrio e as habilidades funcionais e reduz a dor em mulheres com osteoporose[67]. O treinamento de flexibilidade, no entanto, é menos eficaz do que outras modalidades de treinamento na melhora da DMO e na redução do risco de quedas[40,58]. A prescrição de exercício de flexibilidade é baseada no alongamento dos principais grupos musculares. Deve-se progredir de uma para duas séries de 30 segundos, pelo menos duas vezes por semana. Exercícios que envolvam a flexão anterior do tronco devem ser evitados.

Exercício em ambiente aquático

O exercício aquático não é tão eficaz como o treinamento em terra para melhorar a DMO ou reduzir a dor em mulheres com osteoporose[43]. Existem evidências limitadas de que o treinamento aquático pode melhorar o equilíbrio dinâmico em mulheres com osteoporose[68]; o programa foi caracterizado por treinamento de 50 minutos, três vezes por semana, incluindo exercícios usando pranchas, pesos leves e dispositivos de flutuação. A maioria das atividades foi feita na posição vertical. Foram também usados espaguete de piscina para melhorar a estabilização do tronco. A prescrição recomendada é 50 minutos, três vezes por semana, entre 65 e 95% da frequência cardíaca de pico. A sobrecarga pode ser aumentada através de recursos como pranchas.

Considerações finais

As evidências e recomendações apresentadas foram baseadas numa metanálise dedicada a resultados relacionados a densidade mineral óssea, fraturas e quedas. Exercícios com pesos para membros inferiores e superiores, e tronco, exercícios com deslocamento do peso corporal e aqueles com sobrecarga de alto impacto (p.ex., salto em profundidade, exercícios com coletes de peso) são eficazes para a melhora da densidade mineral óssea. O risco de quedas e fraturas em pessoas com osteoporose pode ser reduzido com exercícios com pesos para membros inferiores e de equilíbrio realizados por 2 a 7 dias·sem^{-1}.

As evidências que suportam exercícios para a prevenção de quedas e fraturas são excelentes, considerando que não está claro se a densidade mineral óssea pode ser aumentada em quantidades clinicamente significativas. A maioria dos estudos envolve mulheres. Estudos futuros devem se concentrar igualmente em homens com osteoporose, pois eles têm maior risco de mortalidade quando sofrem fratura[69]. Indivíduos com osteoporose podem ter diferentes maneiras de apresentação, por exemplo, ausência ou presença de fratura por fragilidade ou cifose. Portanto, uma abordagem individualizada para a prescrição de exercícios de acordo com o estado clínico do indivíduo é extremamente importante[24] (Tabelas 36.1 a 36.3).

Tabela 36.1 Efeitos colaterais e principais interferências farmacológicas na resposta ao exercício físico.

Classe	Efeito colateral	Efeito na resposta ao exercício
Bisfosfonatos	Distúrbios gastrintestinais	Nenhum efeito ou aditivo
Denosumab	Infecções	NED
Terapia de reposição hormonal ou com estrógeno	↑ risco de doença cardiovascular, câncer de mama e de endometrial	Efeito aditivo ou sinergístico
Moduladores seletivos do receptor de estrógeno	Coágulo sanguíneo nas pernas, pulmões e cerebral	NED
Calcitonina	Rigidez muscular	Efeito aditivo com o exercício
Teriparatida	↑ FC, desmaio	NED
Fitoestrógenos	Distúrbios gastrintestinais	Possível interferência
Ibuprofeno	Distúrbios gastrintestinais	Possível interferência

↑: incremento; FC: frequência cardíaca; NED: nenhuma evidência disponível.

Osteoporose

Tabela 35.2 Recomendações práticas para a prescrição de exercícios físicos.

Variável	Aeróbico	Com pesos - Estático	Com pesos - Dinâmico	Flexibilidade	Ambiente aquático
Tipo	–	Exercícios de equilíbrio sob uma das pernas	–	–	–
Intensidade	65-90% FCpico		50-80% 1RM	Amplitude total de movimento (i.e., desconforto moderado, mas não intenso)	Resistência fornecida por halteres de água ou pranchas. Similar ao exercício aeróbico (65-95% FCpico)
Volume	15 a 30 min	3 x 30s cada perna	De 1 x 10-20 repetições (i.e., extensão lombar) com baixa sobrecarga a 5 x 5 repetições com maior sobrecarga	1 a 2 por 30s cada	50 min (40 min na posição vertical e 10 min na horizontal)
Frequência	2 a 4 dias·sem⁻¹	Diária	2 a 4 dias·sem⁻¹	2 dias·sem⁻¹	3 dias·sem⁻¹
Progressão	65-90% FCpico	Começar com menor duração e progredir para maior duração	Progredir de menor sobrecarga com elevado número de repetições para maior sobrecarga com baixo número de repetições	Um exercício para cada região corporal (progredir para dois)	Incrementar progressivamente a intensidade com halteres de água e pranchas
Cuidados	Exercícios de impacto como caminhada e *jogging* são mais eficazes que exercícios sem impacto (exercícios na água e andar de bicicleta)	Cuidado com quedas	Evitar exercícios de flexão anterior do tronco	Evitar exercícios de flexão anterior do tronco	A temperature da água deve ser confortável (30 °C)

1RM: teste de uma repetição máxima; dias·sem⁻¹: dias por semana; FCpico: frequência cardíaca de pico.

Tabela 36.3 Considerações especiais para a prescrição de exercícios físicos.

Condição	Cuidados na prescrição
Fratura recente	Evitar flexão anterior do tronco em exercícios com pesos ou de flexibilidade
Fragilidade	Os exercícios de extensão e flexão de coluna devem ser evitados ou realizados com atenção especial, sobretudo em indivíduos com perda de massa óssea decorrente de outras comorbidades (p.ex., fibrose cística, insuficiência renal crônica)
Distúrbios musculoesqueléticos relacionados	A existência paralela de outros distúrbios musculoesqueléticos deve ser adotada como critério para a modulação da duração, intervalo de recuperação, característica do esforço (p.ex., submáximo ou máximo), assim como de outros parâmetros relacionados ao volume e à intensidade dos exercícios
Distúrbios cardiovasculares	A pressão arterial de repouso, assim como a magnitude de alteração da pressão arterial induzida pelo exercício e outros parâmetros (p.ex., limiar de isquemia) devem ser utilizados como importantes indicadores de ajuste das variáveis de controle ou interrupção da sessão do exercício ou do treinamento, sobretudo em indivíduos frágeis e com outras comorbidades

Sarcopenia

Stella Lucia Volpe • Kianna Ly

Introdução

As pessoas experimentam declínio da função física devido ao início da síndrome da fragilidade, um conjunto de condições que surgem como resultado do envelhecimento, à medida que envelhecem[1-3]. A sarcopenia é uma das características mais comuns. Ela tem sido definida como a perda de massa muscular esquelética que limita o uso dos músculos e a produção de força[4-8]. Embora a definição básica seja baseada na perda de massa muscular, o *European Working Group on Sarcopenia* (EWGSOP) desenvolveu uma definição operacional que a caracteriza por "perda progressiva e generalizada de massa e força muscular esquelética com risco de desfechos adversos, como, por exemplo, incapacidade física, má qualidade de vida e risco de mortalidade"[9]. O EWGSOP ainda caracteriza a sarcopenia por meio da análise de impedância bioelétrica (BIA) e da força de preensão manual[9-11]. As alterações corporais que afetam as concentrações hormonais e o *turnover* de proteínas musculares causam sarcopenia. Alimentação inadequada e inatividade física podem também resultar em perda de massa e força musculares[4-8]. A sarcopenia está diretamente associada a maior risco de quedas e de acidentes. A atividade física e o exercício físico podem, por outro lado, ajudar a preveni-la[4,8], pois mantém a massa muscular, reduzindo a gravidade da sarcopenia e, consequentemente, prevenindo os efeitos adversos associados.

Prevalência

A força, potência e massa musculares declinam levemente entre 30 e 50 anos, com subsequente decréscimo de cerca de 1% ao ano a partir dos 50 anos de idade[12,13]. O declínio é posteriormente acelerado por volta dos 60 anos, mas existe intervariabilidade na taxa de diminuição[4,8]. Mais de 50 milhões de pessoas são afetadas pela sarcopenia, sendo projetado que outros milhões irão a desenvolver nos próximos anos em virtude da taxa de incremento do número de indivíduos que envelhecem a cada ano[8]. É possível que a sarcopenia atinja até 29% daqueles vivendo em comunidade e 33% daqueles sob cuidados de longa duração[9]. A condição tem forte

---

Utilize o *QR code* localizado na página xxix para acessar as referências bibliográficas, que também estão disponíveis em www.atheneu.com.br sob o título do livro.

associação com hospitalizações mais graves. O tempo médio de internação de indivíduos diagnosticados com sarcopenia é de cerca de cinco dias, enquanto aqueles sem diagnóstico de sarcopenia tem média de três dias[14].

Fisiopatologia

O desenvolvimento da sarcopenia ocorre devido a inúmeras alterações fisiológicas inevitáveis decorrentes do processo de envelhecimento[8-11]. A redução da massa muscular esquelética é resultado da atrofia das fibras musculares relacionada à idade, especificamente das fibras de contração rápida do tipo II, comumente associadas à força e potência musculares[15-18]. A perda contínua de fibras musculares em função do envelhecimento aumenta substancialmente após os 60 anos de idade[4,8]. As unidades motoras (neurônios motores que controlam um conjunto de fibras musculares) também sofrem perdas significativas por volta do mesmo período[15-18]. A degeneração e morte dos neurônios motores causa denervação das suas fibras musculares e, portanto, perda da função[15-18]. Os neurônios motores de contração rápida podem ser substituídos por aqueles de contração lenta, resultando em movimentos mais lentos e mais fracos[15,17]. Está bem estabelecido que as mitocôndrias desempenham papel importante na função muscular, em função de também produzirem trifosfato de adenosina. O decréscimo em cerca de 50% da atividade mitocondrial com o aumento da idade resulta em menor função muscular[15,19]. O envelhecimento está ainda relacionado ao aumento de marcadores musculares de apoptose produzidos pela mitocôndria, que contribuem para a degeneração neuronal e de fibras musculares[18,19]. A alteração das concentrações hormonais é outra importante alteração comum associada a idade. Os hormônios anabólicos, como insulina, fator de crescimento humano e testosterona, sofrem decréscimo nas respectivas concentrações e ainda se tornam menos sensíveis à sinalização anabólica[6,8,15,17,19]. O consumo inadequado de proteínas e deficiência de vitamina D (diminuição das concentrações de calcidiol) são características nutricionais comuns associadas à sarcopenia[20]. O aumento da idade está relacionado à menor conversão de vitamina D devido à baixa exposição à luz solar, assim como decréscimo na 1-alfa-hidroxilase, que reduz a quantidade de vitamina D ativa (calcitriol) sintetizada no organismo. Tanto proteína como vitamina D são essenciais para a manutenção da massa muscular e da densidade mineral óssea[6-8,15,17,19]. O músculo e o osso se comunicam entre si[21], tornando-os igualmente importantes na fisiopatologia (ou prevenção) da sarcopenia. A falta de atividade física e exercício físico também contribuem significativamente para a sarcopenia. Eles, portanto, podem ser utilizados como medida preventiva no retardo da sua progressão. É importante ter em mente que mesmo atletas mais ativos experimentam diminuição da potência muscular em função do envelhecimento[6-8,16,19].

Terapia medicamentosa
Aspectos iatrogênicos

A sarcopenia ainda carece de um mercado forte para tratamentos farmacológicos. No entanto, houve alguns avanços com diferentes soluções[22]. Os métodos atuais e populares têm como objetivo principal aumentar a massa muscular, seja ao inibir a miostatina através do uso de moduladores seletivos de receptores de androgênio (SARM) para estimular o crescimento anabólico muscular[23,24] ou aumentar certas concentrações hormonais (p.ex., hormônio do crescimento humano, estrogênio e testosterona) por meio de terapia de reposição hormonal (TRH)[24]. Os resultados parecem ser positivos para o aumento da massa muscular, mas é necessária avaliação mais detalhada em virtude do fato de que existe pouca ou nenhuma evidência de melhora na força ou função musculares[22,25-28]. Além disso, concentrações suprafisiológicas de androgênios e hormônios podem aumentar o risco de doenças cardiovasculares em longo prazo e criam, portanto, um obstáculo para a continuidade de pesquisas clínicas. Tanto SARM como testosterona estão associados ao aumento do risco de doenças cardiovasculares e coágulos sanguíneos. Este último é também observado com o uso de TRH, que pode causar queixa de dores nas articulações e fadiga. O hormônio do crescimento humano pode provocar dor nas articulações e nos músculos, aumentar a retenção de líquidos, assim como o risco de hipertensão e hipotensão ortostática. O estrogênio pode aumentar o risco de câncer de mama[26-29].

Interferência na prescrição de exercícios físicos

O risco de doenças cardiovasculares pode aumentar com SARM e testosterona. Portanto, é possível que tais terapias possam influenciar a resposta da pressão arterial ao exercício. A magnitude do aumento da pressão arterial diastólica e sistólica, assim como o duplo produto devem ser cuidadosamente monitorados[30]. O hormônio do crescimento humano pode aumentar a retenção líquida que pode, por sua vez, aumentar a pressão arterial; pode igualmente estar associado com dores nas articulações e nos músculos, limitando a tolerância ao esforço. A fadiga muscular pode resultar de efeito cumulativo relacionado à sarcopenia ou à terapia farmacológica. Os indivíduos devem interromper a sessão ou o programa de exercício físico caso esses sintomas influenciem negativamente as atividades da vida diária. A capacidade de se exercitar em intensidades mais elevadas pode ser limitada devido ao risco aumentado de coágulos sanguíneos relacionados a alguns medicamentos.

Prescrição de exercícios físicos

Avaliação pré-participação

A tomografia computadorizada, ressonância magnética e a absorciometria de raios X de dupla energia são os métodos mais precisos para a medida da composição corporal em indivíduos com sarcopenia. A análise de impedância bioelétrica e as medidas antropométricas são ferramentas mais acessíveis, mas têm precisão limitada[31,32]. Massa muscular ou massa apendicular magra corrigida pelo quadrado da estatura a dois desvios-padrão abaixo da média são alguns dos pontos de corte para o diagnóstico de sarcopenia[30,31]. Os indivíduos devem não apenas ser avaliados com relação à massa e força musculares, mas também à fadiga muscular. O teste de uma repetição máxima (1RM) ou a força de preensão manual podem ser utilizados[31,33,34]. No entanto, o 1RM pode ser mais sensível às adaptações do treinamento, enquanto a força de preensão manual responderia melhor a medidas de rastreamento epidemiológico[33]. O 1RM pode também ser usado para a prescrição de exercícios para potência muscular. Os diferentes métodos para avaliar fadiga muscular (p.ex., potência crítica, medidas isocinéticas, interpolação de estímulos) sugerem que essa medida seja dependente da viabilidade e desfecho (p.ex., limiar de fadiga, contração voluntária máxima, atividade contrátil)[35]. A função física pode ser avaliada usando a *short physical performance battery*[35]. Não existe recomendação específica para a análise da capacidade funcional em indivíduos com sarcopenia. É sugerido que o protocolo permita ao indivíduo atingir a potência aeróbica máxima sem fadiga muscular precoce,[37] assim como a identificação do limiar isquêmico e de angina[38].

Exercício aeróbico

O exercício aeróbico é reconhecidamente usado na prevenção de doenças crônicas[39]. Essa modalidade também parece ser benéfica na prevenção da sarcopenia, especialmente quando a pessoa se exercita ao longo da vida, pois ocorrerá menor perda de função e estrutura musculares[40,41]. Dados do *Korean National Health and Nutrition Examination Survey* (KNHANES) IV em homens coreanos com 60 anos ou mais demonstram que a sarcopenia está negativamente associada com a velocidade de caminhada[42]. Indivíduos com sarcopenia podem se exercitar em intensidades mais elevadas caso não existam contraindicações. No entanto, exercícios entre 50 e 75% do consumo máximo de oxigênio, por 15 a 60 minutos, durante 3 a 5 dias·sem^{-1}, são boas diretrizes gerais a serem seguidas.

Exercício com pesos

Está bem estabelecido que exercícios com pesos melhoram a massa muscular e previnem sarcopenia em idosos[11,43,44]. Essa modalidade aumenta a síntese proteica muscular, assim como a força, massa e potência musculares, que promovem melhora da função física[45]. Existe evidência de incremento na força e massa musculares e na função física de mulheres e homens saudáveis acima de 70 anos de idade após seis meses de programa de exercícios com pesos[45]. O índice de qualidade muscular, velocidade de caminhada e capacidade para sentar e levantar são igualmente sensíveis à intervenção com programa de exercícios com pesos[46]. Existem diferentes protocolos de exercícios com pesos disponíveis na literatura para indivíduos com sarcopenia. No entanto, prescrição baseada em exercícios entre 60 e 80% 1RM realizados pelo menos duas vezes na semana parece segura.

Exercício de flexibilidade

O papel da flexibilidade na sarcopenia não está bem estudado, embora essa modalidade seja importante na manutenção das atividades da vida diária, sobretudo em pessoas idosas. A maioria dos dados disponíveis com relação a treinamento de flexibilidade em idosos está relacionada à prevenção de quedas. Atividades de flexibilidade estática e dinâmica que são seguros e podem ser realizados em casa são os que parecem resultar em maiores benefícios[13]. Isso inclui exercícios estáticos, em vez de balísticos, para os principais grupos musculares. Cada exercício deve ser repetido duas vezes e mantido por 15 a 30 segundos. O exercício deveria ser de intensidade moderada com escores entre 5 e 6 em escala de 0 a 10[38].

Exercício em ambiente aquático

Similar aos exercícios de flexibilidade, existe escassez de pesquisas com relação à sarcopenia em exercícios aquáticos. Uma intervenção usando natação combinada com quatro semanas de exercícios com pesos e suplementação de leucina resultou em aumento da síntese de proteínas musculares e atenuou a perda de força muscular durante o processo de envelhecimento em camundongos[47]. Mais estudos são necessários para se determinar se a natação *per se* pode auxiliar na prevenção da perda muscular em humanos com sarcopenia. Essa escassez de estudos em exercícios aquáticos e sarcopenia não nos permite fornecer recomendações para uma prescrição precisa de exercícios físicos. No entanto, indivíduos com sarcopenia podem ter mais dificuldade em preservar a temperatura corporal devido ao menor conteúdo de massa magra, que pode subsequentemente aumentar o risco de hipotermia.

Considerações finais

A sarcopenia é parte inevitável do processo de envelhecimento. Embora exista escassez de terapias farmacológicas disponíveis para indivíduos com sarcopenia, as evidências disponíveis demonstram fortemente que o treinamento físico aeróbico e com pesos são ideais para a prevenção da sarcopenia. Atividade física ao longo da vida também parece diminuir os efeitos da sarcopenia. Um programa de exercícios com pesos combinado com ingestão proteica levemente aumentada demonstra ser a prescrição mais eficaz para a prevenção da sarcopenia em idosos. Tem sido predominantemente relatado que a combinação de aumento do consumo de proteínas com a prática de exercícios, seja com pesos ou aeróbico, produz maior incremento na massa muscular em idosos quando comparado com exercício isoladamente[48-51]. A suplementação de creatina combinada a exercícios com pesos tem se mostrado igualmente promissora na prevenção da sarcopenia[52]. Programas personalizados de dieta e exercício são importantes para a adesão e, subsequentemente, o sucesso na prevenção da sarcopenia em idosos[53]. A mensagem mais importante, no entanto, é que todos os indivíduos deveriam participar de pelo menos 150 min·sem^{-1} de atividade física moderadamente intensa e aderir à programa de exercícios com pesos pelo menos duas vezes por semana[53].

Existem muitas abordagens para a prescrição de exercícios com relação à sarcopenia. O treinamento com pesos demonstra os maiores efeitos na prevenção da sarcopenia, mas o treinamento aeróbico também é eficaz. A menos que os indivíduos sofram de outras doenças crônicas, como diabetes melito, doença cardiovascular ou extrema perda e fraqueza muscular, não existem contraindicações específicas para a prescrição de exercícios em indivíduos com sarcopenia. O exercício é o melhor remédio para indivíduos com sarcopenia. Dois aspectos que podem ser preocupantes são tanto a baixa densidade mineral óssea como os distúrbios de equilíbrio. Portanto, os exercícios com pesos e várias formas de atividades de equilíbrio devem ser priorizadas para evitar quedas. É imperativo que a segurança do exercício seja sempre mantida devido ao maior risco de quedas em indivíduos com sarcopenia.

Recente revisão sistemática[44] incluiu indivíduos diagnosticados com sarcopenia baseada nas definições do EWGSOP[9] e do *Asian Working Group for Sarcopenia*[54]. Embora tenham sido excluídos indivíduos com *status* funcional diminuído devido a outras doenças crônicas (p.ex., câncer, diabetes melito, insuficiência cardíaca crônica, doença pulmonar obstrutiva crônica, insuficiência renal, cirrose hepática, artrite reumatoide ou distúrbios neurológicos ou cognitivos graves), essas condições não deveriam impedir alguém de participar de programa de exercícios supervisionados para prevenir a sarcopenia, assim como diminuir o impacto das outras comorbidades. As diretrizes do *American College of Sports Medicine*[55] devem ser seguidas para garantir a segurança dos indivíduos com sarcopenia e com ou sem outras condições crônicas (Tabelas 37.1 a 37.3).

Tabela 37.1 Recomendações práticas para a prescrição de exercícios físicos.

Variável	Aeróbico	Com pesos - Estático	Com pesos - Dinâmico	Flexibilidade	Ambiente aquático
Tipo	Exercício contínuo com os principais grupos musculares (caminhada, corrida, ciclismo)	Principais grupos musculares (ênfase em membros inferiores)	Principais grupos musculares (ênfase em membros inferiores; pode usar pesos livres, equipamentos ou bandas elásticas)	Principais grupos musculares (ênfase em membros inferiores, especialmente quadril e tornozelo)	Caminhada, corrida e variedade de exercícios na água
Intensidade	50 a 75% VO_2máx	60 a 80% CVM	60 a 80% 1RM	Limitada a desconforto	50 a 75% FCM
Volume	15 a 60 min	1-6 x 8-10s*	2 x 10-12 reps	2 x 15-30s	30 a 40 min
Frequência	3 a 5 dias·sem^{-1}	2 dias·sem^{-1}	2 a 3 dias·sem^{-1}	2 a 3 dias·sem^{-1}	2 a 3 dias·sem^{-1}
Progressão	Incremento gradual no volume e frequência, quando possível	Incremento gradual no volume e frequência, quando possível	Incremento gradual no volume e frequência, quando possível	Incremento gradual no volume e frequência, quando possível	Incremento gradual no volume e frequência, quando possível
Cuidados	Monitorar fadiga, dor e integridade articular, especialmente em caminhada e corrida	Monitorar DP durante e imediatamente após a sessão	Monitorar DP durante e imediatamente após sessão, além de fadiga	Monitorar DMT e integridade articular	Monitorar nível e temperatura da água

*Intervalo intercontração entre 20 e 30 s. 1RM: teste de uma repetição máxima; CVM: contração voluntária máxima; dias·sem^{-1}: dias por semana; DMT: dor muscular tardia; DP: duplo produto; FCM: frequência cardíaca máxima; s: segundos; reps: repetições; VO_2máx: consumo máximo de oxigênio.

Tabela 37.2 Efeitos colaterais e principais efeitos farmacológicos sobre a resposta ao exercício físico.

Classe	Efeito colateral	Efeito na resposta ao exercício
SARM	↑ risco de doenças cardiovasculares e coágulo sanguíneo	↓ tolerância ao exercício
Hormônio do crescimento humano	Dor muscular e articular, retenção líquida e hipotensão ortostática	↓ tolerância ao exercício e limiar de fadiga
Estrogênio	↑ risco de câncer de mama	Possivelmente ↓ tolerância ao exercício
Testosterona	↑ risco de doenças cardiovasculares e coágulo sanguíneo	↓ tolerância ao exercício
Terapia de reposição hormonal	Dor articular, fadiga e coágulo sanguíneo	↓ tolerância ao exercício

↑: aumento; ↓: decréscimo; SARM: moduladores seletivos de receptores de androgênio.

Tabela 37.3 Considerações especiais para a prescrição de exercícios físicos.

Condição	Cuidados na prescrição
Comorbidades	É provável que esses indivíduos tenham insuficiência renal crônica, insuficiência cardíaca, osteoporose e artrite reumatoide. Portanto, as considerações especiais descritas nos capítulos para essas condições devem também ser monitoradas caso presentes. Má nutrição e inflamação sistêmica estão associadas com sarcopenia e devem ser monitoradas
Distúrbios de marcha	A gravidade da sarcopenia tem implicações na amplitude de movimento e mobilidade. Ambos fatores, combinados com decréscimo da força muscular, estão associados com distúrbios de marcha. É importante realizar exercícios que aumentem a amplitude de movimento e mobilidade articular do tornozelo e quadril, assim como exercícios com pesos para os respectivos grupos musculares
Quedas	Alterações fisiológicas, e possivelmente psicológicas, associadas à sarcopenia podem também aumentar o risco de quedas. Isso significa que indivíduos com sarcopenia pode ter maior dificuldade para superar obstáculos como superfícies escorregadias, devido à falta de resposta motora apropriada e autoconfiança
Fadiga muscular	Os indivíduos podem precisar aumentar o esforço relativo e absoluto para desempenhar adequadamente as atividades da vida diária e exercícios. O uso de escalas de percepção subjetiva de esforço pode ser um importante adjuvante na prescrição de exercícios físicos. É essencial avaliar a magnitude de esforço físico nas rotinas diárias para ajustar a prescrição do exercício físico, devido ao fato de que a reserva fisiológica pode ser limitada
Instabilidade postural	Pode existir dificuldade em manter postura adequada nas atividades básicas e instrumentais da vida diária. Isso pode correr principalmente em atividades de transição, por exemplo, da posição sentada para em pé. O risco de hipotensão ortostática deve, portanto, ser considerado

38

Osteoartrite

Suely Roizenblatt

Introdução

A osteoartrite (OA) representa a prevalência de mecanismos de destruição da cartilagem sobre mecanismos de reparação. O envolvimento transcende a perda e a remodelação anormal da cartilagem, observando-se exposição do tecido subcondral, proliferação óssea, frouxidão ligamentar, fraqueza muscular e sinovite intermitente[1].

Apesar de acometer diversas articulações, a OA de joelhos e quadris é a que apresenta maior impacto socioeconômico, sendo a responsável pelo maior contingente de cirurgias de colocação de próteses. O comprometimento de um dos lados também favorece manifestações na articulação contralateral[2]. Além disso, a inatividade física pode contribuir para a morbidade associada a uma variedade de doenças crônicas, como diabetes melito, doença cerebrovascular, doença arterial coronariana, insuficiência cardíaca congestiva, osteoporose e depressão. A sobreposição desses acometimentos agrava os efeitos negativos da OA sobre a capacidade funcional para realizar as atividades da vida diária[38].

Prevalência

Rara antes dos 40 anos de idade, a OA acomete em torno de 50% da população dos EUA acima de 65 anos e 85% aos 75 anos[3]. Assim como a idade, são fatores de risco: o gênero (tendência de manifestações mais precoces em mulheres) e o sobrepeso e a obesidade (em um ciclo vicioso, por um lado contribuem para a piora articular e, por outro, acarretam limitação funcional que exacerbam a condição)[4-7].

De acordo com estudos epidemiológicos, a incidência da OA por 100 mil habitantes é de 47,3 a 88 para o acometimento de quadril[8,9], de 163,8 a 250 para o joelhos[8,10] e de 163,8 para as mãos[11].

Fisiopatologia

A interação entre fatores sistêmicos e locais está relacionada tanto ao desenvolvimento quanto à progressão da OA[12]. As alterações da cartilagem hialina incluem disfunção dos condrócitos, modificação nas propriedades de seus constituintes estruturais e na resposta a citocinas e a fatores

---

Utilize o QR code localizado na página xxix para acessar as referências bibliográficas, que também estão disponíveis em www.atheneu.com.br sob o título do livro.

de crescimento. A falência de mecanismos neurais e musculares que protegem a articulação induz comprometimento da percepção consciente e inconsciente da posição[13], a fraqueza muscular e a frouxidão ligamentar[14], em especial em idosos sedentários[15].

As diferenças étnicas na manifestação da OA podem ser influenciadas não apenas por aspectos socioeconômicos e estilo de vida, mas também por fatores biológicos e genéticos[16]. Apesar da influência do estrógeno sobre ossos e articulações ser controversa, foi observado que o volume da cartilagem é maior em usuárias de estrógeno do que em não usuárias[17]. Diversos estudos têm constatado relação direta, ao longo de oito anos, entre o risco de OA e o nível de densidade mineral óssea no que se refere ao desenvolvimento de osteófitos. Algumas manifestações precoces da OA, como espessamento do osso subcondral e esclerose óssea, são menos evidentes em casos de osteoporose[18-22]. Com relação à carência de vitaminas, a falta de vitamina D constitui fator de risco para a progressão da OA de joelhos. No entanto, não se constatou que a administração de vitamina D pudesse impedir o surgimento de novas lesões articulares no joelho ou quadril[23-25]. A associação de fatores genéticos à OA tem sido confirmada por diversos estudos, tanto para formas comuns como para formas raras da doença. A genética responde por pelo menos 50% dos casos de OA de mãos, quadris e, em menor porcentagem, de joelhos[26,27].

Terapia medicamentosa
Aspectos iatrogênicos

Recomenda-se a terapêutica medicamentosa como adjuvante ou quando houver falha de intervenções não farmacológicas[28,29]. As evidências da eficácia do uso de acetaminofeno no alívio das manifestações de dor na OA são incontestáveis. Nos quadros mais acentuados, a prescrição de anti-inflamatórios se justifica pela superioridade de seus efeitos analgésicos[29,30]. Têm sido destacados, entre os principais efeitos adversos, a toxicidade gastrintestinal[31] e os riscos cardiovasculares associados aos inibidores da ciclo-oxigenase-2[32]. O efeito condroprotetor do sulfato de condroitina isoladamente[33] ou em associação à glucosamina[34] apresenta benefícios controversos, assim como o uso de óleos insaponificáveis de abacate e soja na razão 1:2[35]. Tendo em vista os efeitos adversos, em especial em indivíduos idosos, o uso de analgésicos opioides fica reservado para casos extremos, considerando o potencial efeito depressor desses fármacos no sistema respiratório, além de quadros de confusão mental[36]. O tratamento cirúrgico, apesar da falta de evidências, é recomendado para casos de OA de joelho ou quadril que apresentem dor e limitação funcional na vigência de tratamento clínico[28,29,31-32,35-37].

Interferência na prescrição de exercícios físicos

O uso de anti-inflamatórios não hormonais pode interferir direta ou indiretamente na aderência, assim como na responsividade ao exercício físico. O incremento da pressão arterial e o aumento das queixas de tonturas são dois importantes fatores que influenciam significativamente a prescrição dos exercícios, sobretudo em indivíduos idosos. Os corticosteroides podem causar, além do aumento da pressão arterial, insuficiência adrenal e sudorese excessiva, que demandam maior atenção aos exercícios aeróbicos tanto em ambiente aquático como terrestre, especialmente em temperaturas extremas. Do mesmo modo, o efeito exercido na fraqueza muscular – suscetibilidade a lesões ósseas, tendíneas e musculares – deve ser adotado como importante referência no monitoramento de exercícios vigorosos, com pesos, e naqueles realizados com impacto. A fraqueza muscular pode decorrer do uso de cloroquina e a instabilidade articular é associada a repetidas infiltrações articulares. Todos esses efeitos devem ser cuidadosamente adotados como critérios-padrão de referência para o gerenciamento e monitoramento do exercício físico, sobretudo nos períodos de remissão e exacerbação da OA.

Prescrição de exercícios físicos
Avaliação pré-participação

A avaliação do indivíduo com OA que ingressa em um programa de exercícios físicos pode ser dividida em duas grandes categorias: fatores relacionados à artrite (medicação, presença de dor, inflamação, grau de estabilidade e amplitude de movimento articular) e prejuízos associados à inatividade (alterações na composição corporal, fraqueza muscular e condicionamento cardiopulmonar). Em decorrência da faixa etária e da alta prevalência de doenças cardiovasculares, anamnese e exame físico completos são essenciais para a detecção de condições subclínicas que possam ser agravadas pelo exercício físico ou pelo aumento da atividade física. Tem ainda que se considerar as expectativas e os recursos financeiros e sociais do indivíduo[46,47].

Exercício aeróbico

É empregado o princípio da sobrecarga para se desenvolver condicionamento aeróbico, em que se preconiza que a intensidade, a frequência e o volume de exercício físico sejam maiores que as atividades diárias normais[48]. Por outro lado, a intensidade do exercício físico para idosos deve progredir de acordo com a tolerância e as preferências individuais para manter a adesão adequada e, portanto, é sugerido que as sessões não sejam superiores a 60 minutos de duração. Os sinais de excesso de treinamento podem ser sistêmicos (p.ex., a elevação exacerbada da frequência cardíaca) ou locais (p.ex., rubor nas articulações, edema e dor)[45].

São recomendados movimentos repetitivos de grandes grupos musculares e evitar o uso excessivo das articulações acometidas. Os exemplos de exercícios aeróbicos são: bicicleta, caminhada, dança e exercícios em aparelhos de academia, de acordo com o interesse do indivíduo[49]. Devem ser evitadas atividades como escalada, corrida, exercícios de impacto como saltar, pular ou subir e descer escadas, além de cargas acima de 10% do peso corporal em indivíduos com OA em membros inferiores. As atividades do cotidiano também podem ser incluídas, como passear com o cão, cortar a grama ou varrer folhas. Os exercícios devem ser praticados de 3 a 5 dias·sem^{-1}, com intensidade entre 60 e 80% da frequência cardíaca máxima ou que atinja a frequência submáxima estimada[50,51]. A progressão dos exercícios deve priorizar a duração das sessões mais do que a intensidade, de modo que sessões de cinco minutos progridam para 30 minutos[39,52-55].

Exercício com pesos

Os exercícios com pesos têm como objetivo aumentar a força dos músculos que suportam as articulações afetadas[56] e obedecem aos princípios do exercício estático e dinâmico. O exercício estático é indicado quando as articulações estão agudamente inflamadas ou instáveis. Esses exercícios preparam a articulação para outros mais dinâmicos e representam tipicamente o ponto de partida para diversos programas de reabilitação. As contrações isométricas devem ser realizadas em intensidade leve, ou seja, 30% da contração voluntária máxima (CVM), com aumento gradual de até 75% CVM. A contração deve ser mantida por até seis segundos – inicialmente, contração por grupo muscular – e o número de repetições deve ser gradualmente aumentado para oito a 10, conforme tolerado pelo indivíduo. As contrações acima de 10 segundos devem ser evitadas devido ao risco de aumento da pressão arterial. O indivíduo deve ser orientado a respirar durante cada contração. São sugeridos 20 segundos de intervalo de recuperação entre as contrações. Os exercícios devem ser realizados duas vezes por dia durante os períodos inflamatórios agudos. O número de exercícios físicos deve ser gradualmente aumentado para cinco a 10 vezes por dia, conforme tolerado pelo indivíduo[57-59].

O exercício dinâmico é realizado na ausência de inflamação e instabilidade articular. Essa modalidade de exercício físico, realizada 2 dias·sem^{-1}, é bem tolerada. No sentido de se evitar a fadiga muscular, são propostos oito a 10 exercícios envolvendo os principais grupos musculares, com intensidade de 40% de repetição máxima (1RM), podendo progredir para até 80% 1RM. São padronizadas quatro a seis repetições e a progressão deve ser gradual para permitir tempo adequado de adaptação. É apropriado aumentar a quantidade de carga utilizada de 5 a 10% por semana[39,60].

Exercício de flexibilidade

O alongamento estático envolvendo os principais grupos musculares e tendões é recomendado para melhorar a amplitude articular de movimento. Deve ser considerada especial atenção à coluna lombar, aos tendões, às panturrilhas e aos ombros. Por meio de movimentos toleráveis e que produzam alguma resistência adicional ao movimento, busca-se diminuir a rigidez, aumentar o comprimento e a elasticidade dos músculos e tecidos periarticulares, assim como prevenir as contraturas dos tecidos moles[61,62]. As articulações dolorosas devem ser poupadas e a aplicação de calor antes do alongamento pode ajudar a reduzir a dor e a aumentar o movimento. Um programa de flexibilidade pode começar com exercícios de alongamento para cada grupo muscular e deve ser realizado pelo menos três vezes por semana. É preconizado que se mantenha o alongamento estático por 10 a 30 segundos, mas o número de repetições por grupo muscular pode ser gradualmente aumentado para quatro a 10 repetições de acordo com a responsividade do indivíduo. No entanto, deve-se evitar o alongamento excessivo[39,63]. O *tai chi chuan* tem se mostrado uma modalidade de alongamento potencialmente efetiva na OA de joelhos[64].

Exercício em ambiente aquático

Os exercícios realizados em ambiente aquático proporcionam analgesia para músculos e articulações dolorosas e devem ser inseridos precocemente nos programas de exercícios físicos, por apresentarem efeitos benéficos em curto período tanto na OA de quadril como de joelhos[65,66].

O dinamismo do ambiente aquático reduz a carga articular, aumenta o movimento livre de dor e oferece resistência para fortalecer os grupos musculares periarticulares[66-71]. A atividade em ambiente aquático e em grupo ajuda ainda a reduzir a depressão e o sentimento de isolamento dos indivíduos[4,72,73]. Para minimizar a monotonia, podem ser utilizadas estratégias como música ambiente e movimentos com bolas e espaguetes de natação como dispositivos de resistência. A percepção subjetiva de esforço (PSE) pode atingir 12 a 13 na escala de Borg[74]. Em piscina com profundidade de 1,2 m e com temperatura mantida a 28 °C são realizados movimentos básicos de hidroginástica, como saltos, chutes, torções, rotações, tesoura, polichinelos e escorregamento.

Considerações finais

A prática de exercícios é recomendada com o intuito de reduzir a dor e melhorar a função física e a qualidade de vida de indivíduos com OA. No entanto, apesar da melhora na força muscular e na propriocepção adquirida, não se pode afirmar que tais exercícios físicos modifiquem o curso da doença[75].

A tendência atual é a prescrição conjunta de diferentes modalidades de exercícios, tais como aeróbicos, aquáticos, de flexibilidade e com pesos[76-102]. Os exercícios com pesos atuam na recuperação da função física em curto prazo[103], ao passo que os aeróbicos, aquáticos e de flexibilidade atuam na melhora da capacidade cardiorespiratória e são mais eficazes em longo prazo[104]. As sessões de exercícios em ambiente terrestre e aquático devem incluir aquecimento (10 minutos), parte principal (20 a 60 minutos) e volta à calma (cinco a 10 minutos), com frequência de duas a três vezes por semana[42-45].

No entanto, é importante observar as contraindicações absolutas (arritmias não controladas, bloqueio atrioventricular de terceiro grau, angina instável, infarto agudo do miocárdio recente e insuficiência cardíaca congestiva) e relativas (doença cardíaca valvar, miocardiopatia, hipertensão arterial ou condição metabólica não controlada) à aderência a um programa de exercícios físicos em indivíduos com OA[39]. A estabilidade da articulação, a amplitude articular de movimento e a presença de sinovite devem ser consideradas para se evitar sobrecarga articular e progressão da doença. A tendência da reabilitação da OA é enfatizar exercícios físicos que mais se assemelham às atividades da vida diária[40]. As atividades funcionais, além de reduzirem a carga, aumentam a propriocepção e a coordenação dos membros inferiores, que favorece o retorno mais rápido às atividades diárias e exercícios físicos[41].

Na prática clínica, geralmente é programada mais de uma modalidade de tratamento, de modo que o exercício físico, quando combinado a outros tratamentos eficazes, maximiza a resposta clínica. A recomendação de exercícios físicos é um aspecto essencial na abordagem da OA em associação à mudança de estilo de vida e tanto o exercício aeróbico quanto os com pesos são eficazes e apresentam poucas contraindicações. A terapia por exercício físico deve ser individualizada e centrada no indivíduo ao se considerar idade, comorbidades e mobilidade global. Os exercícios em grupo ou em casa são igualmente eficazes. São necessárias também estratégias para melhorar e manter a adesão dos indivíduos em longo prazo (Tabelas 38.1 a 38.3).

Agradecimentos

A autora expressa os mais sinceros agradecimentos pela valiosa colaboração do Dr. Nilton Salles Rosa Neto.

Tabela 38.1 Considerações especiais para a prescrição de exercícios físicos.

Condição	Cuidados na prescrição
Inflamação ou instabilidade articular	Evitar exercícios dinâmicos com pesos e exercícios de flexibilidade nas articulações acometidas
Indivíduo idoso	Evitar exercícios em intensidade vigorosa que possam aumentar a PA de 20 a 30 mmHg acima dos valores de repouso
Obesidade	Evitar exercícios com impacto e preferir o meio aquático
Cardiopatia	Evitar exercício em intensidade vigorosa, em que ocorra a manobra de Valsalva ou que possa aumentar o trabalho cardíaco

PA: pressão arterial.

Tabela 38.2 Efeitos colaterais e principais interferências farmacológicas na resposta ao exercício físico.

Classe	Efeito colateral	Efeito na resposta ao exercício
Anti-inflamatórios não hormonais	Epigastralgia, náusea, vômito, diarreia, cólicas abdominais, dispepsia, flatulência, anorexia, sangramento gastrintestinal, úlcera gástrica ou intestinal, com ou sem sangramento ou perfuração, exacerbação de colite ulcerativa ou doença de Crohn, cefaleia, tontura ou vertigem, meningite asséptica, distúrbios da visão (visão borrada, diplopia), deficiência auditiva, *tinnitus*, distúrbios do paladar, *rash* cutâneo, urticária, eritrodermia (dermatite esfoliativa), perda de cabelo, reação de fotossensibilidade, insuficiência renal aguda, distúrbios urinários tais como hematúria, proteinúria, nefrite intersticial, síndrome nefrótica, necrose papilar, elevação dos níveis séricos das enzimas aminotransferases, hepatite, trombocitopenia, leucopenia, anemia (hemolítica e aplástica), agranulocitose, hipertensão, insuficiência cardíaca congestiva, reações de hipersensibilidade – tais como asma –, reações sistêmicas anafiláticas, incluindo hipotensão	Hipertensão arterial, tontura
Corticosteroides	Retenção de sódio e água, insuficiência cardíaca congestiva em indivíduos suscetíveis, perda de potássio, hipertensão, fraqueza muscular, miopatia, perda de massa muscular, osteoporose, necrose asséptica da cabeça do fêmur e do úmero, fratura patológica de ossos longos e vértebras, ruptura do tendão, úlcera péptica, pancreatite, distensão abdominal, esofagite ulcerativa, petéquias e equimoses, eritema facial, retardo na cicatrização, atrofia cutânea, sudorese excessiva, aumento da pressão intracraniana com papiledema (pseudotumor cerebral) geralmente após tratamento, vertigem, cefaleia, irregularidades menstruais, desenvolvimento de estado *cushingoide*, insuficiência adrenal ou hipofisária secundária, principalmente em casos de estresse (cirurgias, trauma ou doença), manifestação de diabetes melito latente, aumento da necessidade de insulina ou hipoglicemiantes	Hipertensão arterial, fraqueza muscular, sudorese excessiva, insuficiência adrenal, suscetibilidade a lesões ósseas, tendíneas e musculares

(continua)

(continuação)

Tabela 38.2 Efeitos colaterais e principais interferências farmacológicas na resposta ao exercício físico.

Classe	Efeito colateral	Efeito na resposta ao exercício
	orais em indivíduos diabéticos, supressão do crescimento fetal ou infantil, catarata, aumento da pressão intraocular, glaucoma, balanço nitrogenado negativo em decorrência de catabolismo proteico, euforia, depressão grave com manifestações psicóticas, alterações da personalidade, hiperirritabilidade, insônia, alterações do humor	
Difosfato de cloroquina Sulfato de hidroxicloroquina	Retinopatia com alterações na pigmentação e do campo visual, visão borrada devido a distúrbios de acomodação (dose-dependente), prurido, alterações pigmentares na pele e nas membranas mucosas, descoloração do cabelo e alopecia também foram comunicadas, fotossensibilidade, precipitar crises de psoríase, náusea, diarreia, anorexia, dor abdominal e vômito, tontura, fraqueza muscular, vertigem, zumbido, hipoacusia neural, cefaleia, nervosismo, labilidade emocional, psicose e convulsões, miopatia dos músculos esqueléticos ou neuromiopatia acarretando fraqueza progressiva e atrofia dos músculos proximais, diminuição dos reflexos tendinosos e anormalidade na condução nervosa, exacerbação do quadro de porfiria, urticária, angioedema e broncoespasmo	Fraqueza muscular
Extrato de óleo insaponificável de abacate e soja	Eructações	NED
Extrato seco de *Harpagophytum procumbens*	Diarreia, dores abdominais, vômito, flatulência, perda do paladar, dor de cabeça frontal, dispepsia e zumbidos	NED
Diacereína	Diarreia, dor abdominal	NED
Sulfato de glicosamina Sulfato de condroitina	Desconforto gástrico, diarreia, náusea, prurido, flatulência, cefaleia, erupções eritematosas do tipo alérgicas	NED
Infiltração articular	Despigmentação da pele, atrofia da pele e de tecido subcutâneo, infecção intra-articular, osteocondrite dissecante, lesão ou ruptura de ligamentos, hemartrose, artrite relacionada aos cristais de corticosteroides, efeitos sistêmicos do corticosteroide, síncope	Instabilidade articular

NED: nenhuma evidência disponível.

Tabela 38.3 Recomendações práticas para a prescrição de exercícios físicos.

Variável	Aeróbico	Com pesos Estático**	Com pesos Dinâmico	Flexibilidade	Ambiente aquático
Tipo	Bicicleta, caminhada, dança, exercícios em aparelhos, atividades do cotidiano	Principais grupos musculares	Principais grupos musculares	Principais grupos musculares e de tendões	Principais grupos musculares
Intensidade*	60 a 80% FCreserva	30 a 75% CVM	40 a 80% 1RM	3 a 6 (numa escala de 0 a 10)	3 a 6 (numa escala de 0 a 10)
Volume**	1 a 10 (evitar fadiga)	1-6 × 8-10s	4-6 × 1	Alongamento estático por 10 a 30 segundos	1 a 10 (evitar fadiga)
Frequência	3 a 5 dias·sem^{-1}	2 vezes por dia (períodos agudos inflamatórios) para 5 a 10 vezes por dia*	2 dias·sem^{-1} (máximo)	3 dias·sem^{-1} (mínimo)	2 a 3 dias·sem^{-1}
Progressão	Gradualmente aumentar a duração das sessões (5 a 30 min)*	Realizar contrações em diferentes amplitudes musculares e ângulos articulares quando a dor e inflamação diminuírem	5 a 10% a cada semana (sobrecarga)	Gradualmente aumentar o número de repetições por grupo muscular para 4 a 10 repetições.	Amplitude muscular tolerável* Realizar movimentos em diferentes amplitudes musculares e ângulos articulares
Cuidados	Evitar o uso excessivo das articulações acometidas (escalada e corrida para indivíduos com OA em membros inferiores)	Contração > 10s pode aumentar a pressão arterial	Ausência de inflamação e de instabilidade articular	Poupar as articulações dolorosas; aplicação de calor antes de alongamento pode ajudar a reduzir a dor	Piscina com profundidade de 1,2 m mantida à temperatura de 28 a 30 °C

*Os indivíduos deveriam ser inicialmente submetidos ao limite inferior e gradualmente, quando tolerado, a intensidade poderia ser incrementada até o limite superior descrito.
**Estático: 1) iniciar com contração para 6s e, gradualmente, incrementar para 8 a 10 contrações; 2) sugere-se intervalo intercontração de 20 s; Dinâmico: série de 4 a 6 repetições sem induzir fadiga muscular. Os indivíduos deveriam inicialmente realizar duas vezes por dia, e gradualmente incrementar para 5 a 10 vezes por dia. CVM: contração voluntária máxima; 1RM: teste de uma repetição máxima; dias·sem^{-1}: dias por semana; FCreserva: frequência cardíaca de reserva; OA: osteoartrite; s: segundos; SC: sobrecarga.

Fibromialgia

Amélia Pasqual Marques • Ana Assumpção

Introdução

Segundo os novos critérios (2010), um indivíduo é classificado como fibromiálgico quando o *Widespread Pain Index* (WPI) for maior ou igual a sete e o *Symptom Severity Score* (SS) for maior ou igual a cinco. E se o WPI estiver entre três e seis e o SS for maior ou igual a nove, com sintomas presentes por pelo menos três meses, além de não apresentar outra doença associada que possa justificar a dor.

A fibromialgia (FM) é uma síndrome dolorosa não articular, de patogênese indeterminada, que acomete preferencialmente mulheres, sendo caracterizada por dor musculoesquelética generalizada e crônica, sítios dolorosos específicos à palpação (*tender points*) associados frequentemente a distúrbios do sono, fadiga, cefaleia crônica e distúrbios psíquicos e intestinais funcionais, sem alterações laboratoriais sugestivas da síndrome[1]. Embora seja entidade clínica discreta com relação à morbidade e mortalidade, a FM gera grande incapacidade tanto em aspectos físicos como emocionais[2]. Ao provocar perda de função, incapacidade para o trabalho[3], impacto em atividades da vida diária e de lazer[4], a síndrome culmina por gerar grande impacto na qualidade de vida[2,5,6] e agravar aspectos psicológicos como depressão e ansiedade[7,8].

Prevalência

A FM tem sido descrita como uma das desordens reumatológicas mais frequentes na população mundial, estando em quarto lugar na Espanha[9], Bangladesh[10], Brasil[11-13] e México[14]. Na assistência médica geral, pode representar cerca de 7% de todas as queixas em saúde[15]. Dependendo da região do estudo e metodologia utilizada, a prevalência está entre 0,66 e 10,5%[16], sendo que os valores mais aceitos estão por volta de 2% na população adulta geral, aumentando para 3,4% nas mulheres[17], e ainda mais na população de meia-idade, com algo em torno de 5%[9,11]. No Brasil, são descritos valores em torno de 2,5% na população adulta, 3,4% na população de meia-idade e 5,5% na população idosa[11-13].

Utilize o *QR code* localizado na página xxix para acessar as referências bibliográficas, que também estão disponíveis em www.atheneu.com.br sob o título do livro.

Fisiopatologia

Pesquisas recentes apontam a FM como distúrbio no processamento dos estímulos sensoriais pelo sistema nervoso[18,19], provocando hipersensibilidade, especialmente dolorosa, mas também auditiva, olfativa etc. Os achados mais consistentes referem-se a neurotransmissores relacionados à dor, tanto inibitórios quanto excitatórios. As aminas biogênicas, serotonina e norepinefrina (inibidoras da dor), estão reduzidas em indivíduos com FM enquanto a substância P (um neurotransmissor excitatório à dor) parece estar em maior concentração no fluido cerebroespinal[20,21]. Essas alterações poderiam justificar também outros sintomas da síndrome, como os distúrbios do sono e de humor[22,23]. No intuito de compreender a origem dessas associações, alguns autores investigaram alterações em genes responsáveis pela síntese e pela degradação dessas substâncias, encontrando resultados significantes, porém não conclusivos[24].

Outra alteração que vem de encontro à sintomatologia da FM é do eixo hipotálamo-hipófise-adrenal, evidenciado nos indivíduos acometidos pela síndrome por níveis basais elevados de hormônio adrenocorticotrófico e folículo estimulante, associado à diminuição de fator de crescimento semelhante à insulina (IGF-1), hormônio do crescimento (GH), estrógeno, cortisol urinário, entre outros. Tais achados justificam a associação entre FM e sintomas de estresse crônico, além de interferir na qualidade de sono e ansiedade[25]. A presença de alterações no eixo evidencia resposta aumentada ao estresse, que gera diversas reações em cadeia e, consequentemente, sintomas variados. Por outro lado, os próprios eventos estressantes também são descritos como fatores predisponentes e desencadeantes da FM. Dentre os agentes que aumentam a incidência de FM estão traumas (p.ex., lesão em chicote), infecções (p.ex., hepatite C e B, HIV e doença de Lyme), estresse emocional, eventos catastróficos (p.ex., guerras), cirurgia, doenças autoimunes e outros (p.ex., artrite reumatoide, lúpus eritematoso sistêmico e síndrome de Sjögren)[24,25].

Terapia medicamentosa

Aspectos iatrogênicos

Dentre as medidas frequentemente estudadas estão os medicamentos que, impulsionados pelos achados da fisiopatologia, como a presença de déficit na neuromodulação da dor, os antidepressivos tricíclicos e seus derivados, os inibidores de recaptação de serotonina e da norepinefrina, constituem os fármacos mais comumente utilizados no tratamento da FM[26]. Revisão sistemática destaca os antidepressivos tricíclicos (p.ex., amitriptilina) e os inibidores seletivos da recaptação da serotonina (fluoxetina e paroxetina) com melhora da dor, fadiga, sono, estado depressivo e qualidade de vida[27]. Entre os analgésicos, estudos consistentes mostram efeito positivo dos opioides, em especial do tramadol, com a ressalva de que seu uso seja restrito aos períodos de exacerbação da dor em virtude de suas contraindicações e efeitos colaterais, como tolerância e dependência[28-30]. Entre os relaxantes musculares, a ciclobenzaprina apresenta especial destaque, pois sua estrutura e ação são semelhantes à dos antidepressivos tricíclicos, associada à ação miorrelaxante em nível da medula espinhal. Além disso, quando utilizada em doses baixas, corrobora com melhora do padrão de sono na fibromialgia[31]. Entre outros fármacos frequentemente utilizados na clínica, vale destacar que os benefícios dos anti-inflamatórios não foram comprovados cientificamente e, atualmente, não são recomendados para a grande maioria dos indivíduos[28,29].

Influência na prescrição de exercícios físicos

Os antidepressivos tricíclicos representam a classe de medicamentos mais utilizada no tratamento da fibromialgia por atuarem sobre a dor, o sono e o humor dos indivíduos. Seu efeito analgésico parece ser potencializado pela ação sobre os receptores do tipo NMDA, entretanto, a interação com receptores muscarínicos, histamínicos e adrenérgicos lhes confere efeitos colaterais por vezes responsáveis pela baixa adesão à terapia[33]. O benefício de um programa multidisciplinar, entre eles a reabilitação física e a adoção de medidas que consideram as peculiaridades de cada indivíduo, é que determinará a eficácia do tratamento[30].

Prescrição de exercícios físicos

Avaliação pré-participação

O uso de instrumentos padronizados para se obter o histórico dos indivíduos é prática entre os profissionais da saúde que atendem fibromiálgicos, pois fornece informações e base de dados uniformizada. Esses instrumentos permitem comparar efeitos de tratamento com outras doenças e a evolução do tratamento. A dor é o principal sintoma da FM e vários são os instrumentos utilizados para avaliá-la[34]: escalas e mapas de dor[34], questionário de dor McGill[35] e dolorimetria medida pelo algômetro[36]. A qualidade de vida também está comprometida e os questionários que a avaliam podem ser específicos ou genéricos. Os específicos avaliam determinados aspectos da qualidade de vida próprios de uma população com determinada doença e o *Fibromyalgia Impact Questionnaire* (FIQ), desenvolvido por Burckhardt et al.[37], tem sido muito utilizado. A ansiedade e a depressão são consideradas sintomas secundários frequentemente severos nos casos de FM[38,39]. Para avaliar a ansiedade, um dos instrumentos mais utilizados é o Inventário de Ansiedade Traço-Estado (IDATE)[40], proposto para medir o traço (propensão à ansiedade) e o estado (tensão, nervosismo, preocupação e apreensão). A depressão pode ser avaliada pelo Inventário de Depressão de Beck[41]. O estudo de Gowans et al.[39] conclui que o exercício físico pode melhorar o humor e a função física em indivíduos com FM. Outro sintoma frequente é o sono não restaurador, que ocorre em 76 a 90% dos fibromiálgicos, comparados com 10 a 30% em indivíduos normais. Estudos mostram que os distúrbios do sono *per se* produzem aumento na dor e na rigidez, particularmente em condições musculoesqueléticas dolorosas. Os instrumentos mais utilizados para avaliar o sono são o *Post-Sleep Inventory* (PSI) sugerido por Webb[42] e o Índice da Qualidade de Sono de Pittsburgh, desenvolvido por Buysse[43].

Exercício aeróbico

Segundo o *American College of Sports Medicine*[44], os exercícios aeróbicos para indivíduos acometidos por essa síndrome são caracterizados por três a cinco vezes por semana, com intensidade entre 55 e 65 a 90% da frequência cardíaca máxima, ou 40 e 50 a 90% do consumo de oxigênio de reserva (VO$_2$) e duração de 20 a 60 minutos. Os exercícios aeróbicos parecem ter as melhores evidências científicas na melhora da dor[45], bem-estar geral[46,47], função física[46], sensibilidade nos *tender points*[46,48] e sintomas[46,47]. Os programas de exercícios aeróbicos no tratamento de indivíduos com FM têm sido conduzidos de diversas maneiras, incluindo caminhada[48-51], bicicleta[49] e jogos em grupo[52]. A duração desses programas varia de oito[48] a 24 semanas[50]. Nas evidências de efeitos positivos dos exercícios supervisionados, estão também incluídos alguns programas combinados, que englobam exercícios aeróbicos, alongamento e fortalecimento muscular[53,54]. Por vezes, esses programas são realizados em piscina aquecida[55,56] ou em associação a outras condutas terapêuticas como programas educacionais[57], relaxamento[53,58] e *biofeedback*[59].

Exercício com pesos

Segundo o *American College of Sports Medicine*[44], recomenda-se que os exercícios com pesos sejam estabelecidos em, pelo menos, séries de oito a 10 repetições, duas a três vezes por semana. Apesar de vários estudos apontarem diminuição em torno de 20 a 40% de força[60-62] e *endurance* musculares[61,63], revisões sistemáticas recentes relatam pobre literatura sobre os efeitos desses exercícios na FM[46,64,65]. Existe emergente evidência de melhora da força muscular, qualidade de vida e depressão[65], além de resposta autonômica diferenciada que parece refletir melhora na força muscular e na percepção da dor[66,67]. Treinamento aeróbico e com pesos combinados melhora a força e a *endurance* musculares e os sintomas de fadiga, além de os ganhos de força excêntrica e concêntrica dos joelhos serem fatores preditivos para a melhora de problemas físicos, emocionais e de saúde mental[68].

Exercício de flexibilidade

Segundo o *American College of Sports Medicine*[44], os exercícios de alongamento têm o objetivo de aumentar a amplitude de movimento, sustentando posição de médio desconforto por 30 segundos e frequência entre duas e três vezes por semana. As revisões sistemáticas apontam não existir dados conclusivos sobre os efeitos desses exercícios em decorrência do número reduzido de trabalhos sobre flexibilidade[46,47,64], sendo ausente a comparação com grupo-controle. De modo geral, os exercícios de alongamento permitem que o músculo recupere seu comprimento funcional, possibilitando melhora na amplitude e na liberdade de movimento, melhor alinhamento postural e a integridade das funções fisiológicas[69,70]. Em contrapartida, Bressan et al.[71] relatam melhora do sono e rigidez no grupo de alongamento muscular, enquanto o grupo condicionamento não referiu melhora em nenhum dos sintomas após o tratamento. Em estudos isolados, comparando pré e pós-tratamento, Marques et al.[69,70] apontam efeitos positivos na melhora da dor, da flexibilidade, dos sintomas e da qualidade de vida após o treino de flexibilidade. O mesmo grupo de pesquisa relatou que a associação de laserterapia e alongamento não proporcionavam resultados adicionais àqueles obtidos com os exercícios de alongamento isoladamente, sugerindo que essa modalidade isoladamente seja eficaz no controle da síndrome[72]. Apesar da pouca evidência científica, estudos recentes sugerem efeitos positivos do treino de flexibilidade. Valencia et al.[73] compararam o efeito de um programa de cinesioterapia com exercícios gerais de mobilidade e alongamento com a técnica de alongamento global de Mézières. Os autores observaram efeitos positivos na dor, na flexibilidade e nos sintomas da FM em ambos os grupos após o tratamento, que, no entanto, perde-se no decorrer do seguimento.

Exercício em ambiente aquático

A literatura não especifica a frequência, duração e intensidade dos exercícios realizados em ambiente aquático. Jentoft et al.[55] examinaram os efeitos de um programa de condicionamento físico com a associação de exercícios de alongamento muscular, exercícios aeróbicos e de fortalecimento muscular, realizado em duas condições diferentes: em piscina com água aquecida a 34 °C e em solo. Em revisões recentes, os exercícios em ambiente aquático parecem ser muito importantes e efetivos no tratamento de indivíduos com fibromialgia. Em geral, as sessões têm duração de 60 minutos, três sessões por semana, em intensidade de 60 a 80% da frequência cardíaca máxima[74]. Existem moderadas evidências dos benefícios da hidroterapia na dor e na qualidade de vida de indivíduos com fibromialgia, mas se deve salientar a fraca metodologia e as amostras pequenas nos estudos[75].

Considerações finais

Até o momento, a fibromialgia tem causa desconhecida e se manifesta por dor e grande comprometimento da qualidade de vida. Tem grande prevalência e, por acometer a população na faixa etária produtiva, gera grande impacto social e econômico. A reabilitação tem importante papel no manejo e no controle dos sintomas. No entanto, as evidências científicas ainda não estão totalmente esclarecidas, necessitando de mais estudos com maior rigor metodológico, para que se possam indicar as terapias que produzam o maior efeito terapêutico. Os exercícios terapêuticos têm sido descritos como um dos principais recursos para o manejo da FM, com fortes evidências científicas de melhora na dor, sintomas e qualidade de vida[46,65,76,77] (Tabelas 39.1 e 39.2).

Tabela 39.1 Considerações especiais para a prescrição de exercícios físicos.	
Condição	Cuidados na prescrição
Osteoartrose	Realizar exercícios com pouca sobrecarga articular, priorizando o alinhamento postural e a melhora da condição muscular do segmento comprometido com exercícios de fortalecimento e flexibilidade
Tendinites e bursites	Cuidados como se fossem as patologias primárias. Medidas específicas de reabilitação dos segmentos acometidos devem ser inseridas. Orientações ergonômicas são importantes
Depressão severa	Exercícios devem ser prescritos como habitualmente, no entanto, inserir estratégias de estímulo e incentivo
Dor	Exercício devem ser feitos lentamente e sem sobrecarga especialmente no local da dor

Tabela 39.2 Recomendações práticas para a prescrição de exercícios físicos.

Variável	Aeróbico	Com pesos Estático	Com pesos Dinâmico	Flexibilidade	Ambiente aquático
Tipo	Baixo impacto	NED	Principais grupos musculares, sempre com baixo impacto	Alongamento muscular segmentar, alongamento muscular global, ioga, pilates	Combinação de atividades aeróbicas, com pesos e de flexibilidade
Intensidade	60 a 70% FCM ou 50 a 55% FCreserva ou de acordo com a PSE	NED	30 a 75% CVM, 40 a 80% 1RM ou de acordo com a PSE	Amplitude articular suficiente para sensação de moderado desconforto	De acordo com a PSE e tipo de atividade realizada
Volume	30 a 60 min	NED	1 a 3 séries de 10 repetições	Séries de 5 repetições	30 a 60 min
Frequência	3 a 7 dias·sem^{-1}	NED	2 a 3 dias·sem^{-1}	Pelo menos 2 dias·sem^{-1}	2 a 3 dias·sem^{-1}
Progressão	Aumento de frequência ou duração da atividade	NED	Treino escalonado, aumento de peso ou de repetições de acordo com tolerância do indivíduo	Aumento da amplitude articular	Aumento de frequência ou duração da atividade
Cuidados	Menor PSE do que indivíduos saudáveis. Realizar os exercícios na tolerância do indivíduo	NED	Posicionamento dos segmentos corporais em alinhamento postural	Posicionamento dos segmentos corporais em alinhamento postural	Contraindicações gerais de exercícios na água: infecções de pele, hidrofobia etc.

1RM: teste de uma repetição máxima; CVM: contração voluntária máxima; dias·sem^{-1}: dias por semana; FCM: frequência cardíaca máxima; FCreserva: frequência cardíaca de reserva; NED: nenhuma evidência disponível; PSE: percepção subjetiva de esforço.

40

Epilepsia

Rodrigo Luiz Vancini • Ricardo Mario Arida • Viviane Louise Andrée Nouailhetas • Claudio Andre Barbosa de Lira

Introdução

A epilepsia é uma das doenças neurológicas mais comuns. Como consequência, gera importante impacto socioeconômico e na capacidade de realização das atividades da vida diária. Por este motivo, é putativo o aprofundamento teórico, clínico e prático sobre esta condição.

Periodicamente, conceitos e definições associados com a epilepsia são revistos, particularmente, pela *International League Against Epilepsy*. A epilepsia é atualmente definida como condição de permanente predisposição do cérebro em gerar crises epilépticas e consequências neurobiológicas, cognitivas, psicológicas e sociais[1,2]; enquanto a crise epiléptica é um distúrbio clínico ou subclínico da função cortical gerado por descarga elétrica súbita, anormal, excessiva e desordenada de células neuronais. As manifestações clínicas da crise incluem fenômenos motores, sensoriais e psíquicos. É preciso destacar que não necessariamente uma pessoa acometida por única crise tem epilepsia. O diagnóstico clínico tem base em pelo menos duas crises (sem causa conhecida) ou ainda quando, na presença de apenas uma crise, o risco de ocorrer outras for comprovadamente elevado[3].

Há múltiplos fatores desencadeadores de crises, sendo importante destacar o estresse psicológico; despertar; fortes emoções; quadros de doenças em geral; ciclo menstrual; hiperventilação voluntária, falta ou má adesão a tratamento farmacológico; privação de sono; fadiga física e/ou mental; uso excessivo de álcool; estados febris; estímulos visuais, auditivos e táteis; quadros de dor; alterações alimentares e dietéticas; uso de drogas ilícitas ou não; e relação sexual[4,5].

O diagnóstico deve ser realizado por médico neurologista (epileptologista), que determinará o substrato fundamental da doença e a possibilidade da ocorrência de crises futuras. O diagnóstico exige cuidadosa investigação de histórico clínico e exame físico com avaliação neurológica e clínica detalhada, eletroencefalograma (EEG), vídeo-EEG e exames de imagem cerebral[6].

Utilize o *QR code* localizado na página xxix para acessar as referências bibliográficas, que também estão disponíveis em www.atheneu.com.br sob o título do livro.

A epilepsia está associada a importante estigmatização do indivíduo, fruto da falta de conhecimento sobre a doença não apenas entre a população em geral mas também entre profissionais da área de saúde, especialmente os não médicos[12,13]. Tal estigmatização atua como barreira ao tratamento médico e à integração do indivíduo na sociedade.

Com relação ao tratamento, as crises podem ser controladas por fármacos de baixo custo graças à presença dos medicamentos genéricos em diversos países, incluindo o Brasil, mas a oferta e a qualidade desses podem não ser adequadas em áreas mais pobres[14]. Alguns indivíduos são refratários ao tratamento medicamentoso e, para estes, a terapêutica complementar (p.ex., dieta, sono adequado e prática de exercício físico) ou mesmo cirurgia são particularmente úteis e necessários. Neste cenário, alguns estudos em modelos experimentais e em humanos[15] mostraram que o exercício físico e a participação esportiva podem afetar favoravelmente o controle de crises, além de produzir benefícios na aptidão física e psicossociais[15,35].

É importante destacar que as pessoas com epilepsia são muitas vezes desaconselhadas a participar de esportes e exercícios, principalmente por medo, superproteção e falta de conhecimento sobre os benefícios e riscos associados.

Foi recentemente elaborado um documento pela força-tarefa de esportes e epilepsia da *International League Against Epilepsy* que oferece orientação geral sobre a participação de indivíduos com epilepsia em atividades físicas e esportivas. Os fatores a serem considerados no aconselhamento para a prática de atividades esportivas incluem o tipo de esporte, probabilidade de ocorrer crise, tipo e gravidade das crises, fatores precipitantes, tempo usual de ocorrência de crises e a atitude da pessoa ao aceitar a existência de algum nível de risco[35]. Nesse sentido, os esportes foram divididos em três categorias, baseadas no risco potencial de lesão ou morte na vigência de crise:

- Grupo 1 (sem risco significativo): inclui esportes em que a ocorrência de crises não apresenta risco adicional de lesão para o indivíduo com epilepsia ou espectadores. Por exemplo, atletismo, boliche, rúgbi, judô, basquetebol, futebol, voleibol e esportes de raquete (tênis e squash);
- Grupo 2 (risco moderado): inclui esportes que envolvem risco moderado de lesão física para indivíduos com epilepsia, mas nenhum risco para os espectadores. Por exemplo, esqui alpino, tiro com arco, biatlo, triatlo, canoagem, boxe, ciclismo, esgrima, ginástica artística, equitação, hóquei no gelo, tiro, patinação, natação e halterofilismo;
- Grupo 3 (risco maior): inclui esportes que implicam em elevado risco de lesão ou morte para indivíduos com epilepsia e espectadores. Por exemplo, aviação, escalada, mergulho (plataforma e trampolim), rodeio, salto com esqui, surfe, windsurfe, corrida de cavalo (competitiva), automobilismo, motociclismo e esportes náuticos.

Prevalência

Aproximadamente 70 milhões de pessoas têm algum tipo de epilepsia ao redor do mundo. Cerca de 63 milhões encontram-se em países em desenvolvimento[2] e, anualmente, são diagnosticados 2,4 milhões de casos.

De fato, a prevalência da epilepsia é maior em áreas pobres e em países em desenvolvimento, com baixa renda *per capita*. O número de casos de epilepsia nos países desenvolvidos é estimado em 5 a 10 casos/1.000 pessoas e naqueles em desenvolvimento em 14 a 57/1.000 pessoas. Adicionalmente, o número de novos casos de epilepsia a cada ano também é maior em países em desenvolvimento. Em países desenvolvidos, a incidência é de 30 a 50/100 mil habitantes e em países desenvolvimento este número pode ser o dobro[7-11]. Dentre os tipos, a epilepsia do lobo temporal (ELT) representa a mais comum, correspondendo aproximadamente a 40% de todos os casos. Em muitos pacientes com ELT, acredita-se que as crises espontâneas surjam após um período de latência de cinco a 10 anos depois de lesões e alterações funcionais secundárias causadas por crise prolongada, convulsões febris na infância, algum trauma mecânico que provoque lesão, acidente vascular cerebral, isquemia, hipóxia e/ou infecções[20].

A maior incidência e prevalência da epilepsia em países em desenvolvimento e com baixa renda *per capita*, como o Brasil, pode ser explicada pelas más condições de higiene, responsáveis pela elevada incidência de neurocisticercose, que é uma condição de infecção do sistema nervoso central por parasita[7-11]. Neste contexto, intervenções de baixo custo, como saneamento básico e educação ambiental, poderiam minimizar o risco.

É digno de nota que a maioria das mortes está relacionada à epilepsia não tratada, sendo o resultado de quedas associadas às crises ou ao *status epilepticus*.

Fisiopatologia

As causas mais comuns para a epilepsia são lesão cerebral, processos infecciosos do sistema nervoso central, traumatismos cranioencefálicos, acidente vascular cerebral, encefalopatias metabólicas e tóxicas, anoxia cerebral e tumores[16].

As crises são a principal manifestação da epilepsia e são classificadas em crises focais, generalizadas, combinadas (generalizadas e focais) e de início desconhecido e as epilepsias de causa genética, estrutural-metabólica e as que não possuem etiologia conhecida. Destaca-se que os médicos neurologistas, atualmente, são encorajados a classificar os fatores etiológicos da epilepsia e das crises em seis subgrupos (podendo haver combinação deles) para fechar o diagnóstico: estruturais, genéticos, infecciosos, metabólicos, imunes e desconhecidos[17,18].

Nas crises focais, o local de origem do foco epileptiforme pode ser identificado por meio de EEG e limita-se a um dos hemisférios cerebrais. As crises epilépticas generalizadas são conceituadas como descargas elétricas originadas em várias regiões do cérebro e que se espalham rapidamente por circuitos neuronais nos dois hemisférios cerebrais. Já as combinadas envolvem as crises focais e generalizadas, simultaneamente. Por fim, as crises de localização desconhecida são aquelas onde as descargas elétricas iniciais não podem ser determinadas ou em que o médico neurologista não consegue reunir informações clínicas suficientes para ter certeza da classificação[17-19].

Com relação aos tipos de epilepsia, os termos idiopático, sintomático e criptogênico foram substituídos por epilepsias de causa genética, estrutural-metabólica e de causa desconhecida, respectivamente. As epilepsias de causa genética são síndromes, fruto do resultado direto de alterações genéticas conhecidas ou presumidas, nas quais as crises epilépticas são o sintoma central da doença. Na classificação das epilepsias de causa estrutural-metabólica estão as associadas às lesões estruturais, como acidente vascular cerebral, trauma e infecções. As epilepsias de causa desconhecida são as que, assim como as crises epilépticas de causa desconhecida, não se enquadram nas classificações genética ou estrutural-metabólica[19].

Resumidamente, sejam as crises focais ou generalizadas, a epileptogênese é explicada pelo aumento da excitabilidade neuronal causada pela redução das sinapses inibitórias mediada pelo ácido gama-aminobutírico, aumento das sinapses excitatórias mediada pelo glutamato e abertura e/ou a ativação excessiva dos canais de cálcio[21-23].

Terapia medicamentosa

Aspectos iatrogênicos

As drogas antiepilépticas (DAE) mais frequentemente utilizadas no tratamento da epilepsia são a carbamazepina, clobazam, clonazepam, divalproato, etossuximida, fenitoína, fenobarbital, gabapentina, lamotrigina, nitrazepam, oxcarbazepina, topiramato e ácido valproico. Cerca de 70% das pessoas que fazem o uso correto das DAE não apresentam crise. Por esse motivo, a terapia medicamentosa é fundamental no tratamento[24-27].

A maioria dos efeitos adversos da utilização de DAE aparece precocemente no curso do tratamento da epilepsia, sendo rápidos e transitórios. As reações mais preocupantes são a sedação, ataxia (dificuldade na capacidade em desempenhar movimentos voluntários), dificuldade de concentração e atenção e a redução da velocidade motora que, associadas, prejudicam as funções cognitivas. No entanto, a maior parte dos efeitos adversos que poderiam expor os sujeitos em situações de perigo é leve e, geralmente, desenvolve-se tolerância. Portanto, a utilização de DAE não deve ser fator de exclusão da prática regular de atividades físicas ou esportivas[28].

Interferência na prescrição de exercícios físicos

A utilização das DAE pode prejudicar o desempenho físico e o estado de consciência necessários para a prática de certas atividades, especialmente aquelas que causam efeitos sedativos (p.ex., o fenobarbital). Além disso, um efeito colateral comum é o ganho de massa corporal, como é o caso do ácido valproico[29,30], que pode prejudicar o desempenho físico e aumentar a predisposição para quadros de sobrepeso e obesidade.

As DAE parecem ser fortes agentes de indução enzimática hepática e a ativação enzimática pelo exercício pode ser bastante limitada[31]. Assim, a dosagem não deve ser alterada antes do início do programa de exercícios físicos e os níveis séricos devem ser monitorados com frequência. Da mesma forma, a absorção não é afetada pela prática de exercício físico[32]. Adicionalmente, é recomendável que indivíduos com epilepsia façam o uso do medicamento uma a duas horas antes do exercício físico, pois ele retarda o esvaziamento gástrico, o que pode prejudicar a absorção das DAE.

Não menos importante, indivíduos com epilepsia devem ser informados de que a redução ou interrupção das DAE envolve risco de recorrência de crises, que varia com relação ao tipo de epilepsia e período silencioso das crises. De modo geral, indivíduos livres de crises não devem participar dos esportes dos grupos dois e três logo após o início da retirada das DAE e posteriormente por período de seis meses após a cessação do tratamento. Adicionalmente, indivíduos que tiveram recorrência de crises durante a mudança de tratamento farmacológico (diminuição e/ou retirada de DAE) não devem se envolver nos esportes dos grupos dois e três por período de três meses após o reinicio do tratamento, mesmo que não haja crises nesse período[35].

Indivíduos com epilepsia, engajados em esportes competitivos devem ser informados sobre quais fármacos são permitidos pelos diferentes órgãos que regulamentam o esporte. Atualmente, o Comitê Olímpico Internacional, a *National Basketball Association* e a *National Football League*, por exemplo, não proíbem a utilização de DAE[26,33,34].

Prescrição de exercícios físicos

Avaliação pré-participação

A identificação de fatores de risco e sintomas de outras doenças crônicas não transmissíveis é importante para a participação segura do paciente em programas de exercício físico, bem como para elaborar a prescrição mais apropriada e efetiva[37]. Em geral, indivíduos com epilepsia podem realizar a mesma rotina de avaliação pré-participação que indivíduos saudáveis com relação à aptidão cardiorrespiratória (eletrocardiograma de repouso e esforço e teste de exercício cardiorrespiratório), força muscular (testes de repetições máximas e dinamometria isocinética), flexibilidade (teste de sentar e alcançar e goniometria), composição corporal (mensuração de dobras cutâneas e por absortometria radiológica de dupla energia) e equilíbrio postural (estático e dinâmico), desde que as crises estejam controladas. Esses indivíduos devem ser acompanhados principalmente depois dos testes de esforço físico, para o monitoramento de possíveis crises. O conhecimento sobre os fármacos utilizados, horários de uso, possíveis efeitos colaterais e o quadro clínico também são importantes. Os indivíduos com epilepsia nunca devem ser avaliados imediatamente após crise.

Em geral, a aptidão cardiorrespiratória desses indivíduos é menor do que a de indivíduos saudáveis de mesmo sexo e idade. Destaca-se que a baixa aptidão física e cardiorrespiratória, que pode afetar a função autonômica, é fator de risco para morte súbita na população em geral e, particularmente, em indivíduos com epilepsia[38]. A probabilidade de morte súbita é maior que a de indivíduos saudáveis e a presença de disfunção autonômica pode explicar este fato. A incompetência cronotrópica, idade do início da doença, número de crises e a ingestão de múltiplos fármacos estão associados à menor aptidão cardiorrespiratória, o que pode aumentar a predisposição e risco de morte súbita[38]. Este cenário aumenta ainda mais a importância da realização da avaliação pré-participação, principalmente da saúde e aptidão cardiorrespiratória.

Exercício aeróbico

Considerando que a maioria dos indivíduos com epilepsia é sedentário, presume-se que a aptidão cardiorrespiratória deva estar prejudicada. Já foi demonstrado que esses indivíduos apresentam valores de consumo máximo de oxigênio (VO$_2$máx) inferiores aos da população geral[39,40]. No entanto, eles apresentam os mesmos benefícios que indivíduos saudáveis na aptidão aeróbica[30,31,41,42]. Além disso, devem ser utilizadas a mesmas diretrizes adotadas para indivíduos saudáveis para a prescrição de exercícios aeróbicos, desde que as crises estejam farmacologicamente controladas[36]. De maneira geral, eles devem engajar em treinamento cardiorrespiratório de intensidade moderada ($\geq$ 30 min·dia^{-1} em $\geq$ 5 dias·sem^{-1} e total de $\geq$ 150 min·sem^{-1}) ou de intensidade vigorosa ($\geq$ 20 min·dia^{-1} em $\geq$ 3 dias·sem^{-1} e total de $\geq$ 75 min·sem^{-1}).

É importante mencionar que o aumento do VO$_2$máx é importante benefício, haja vista que a maior aptidão aeróbica proporciona menor ativação simpática do que em indivíduos menos aptos para desempenhar a mesma carga absoluta de trabalho. Isso contribui na diminuição da frequência e aumenta o limiar para desencadeamento das crises[43].

Exercício com pesos

Existem poucas evidências disponíveis na literatura. Steinhoff et al.[44] demonstraram que indivíduos com epilepsia possuem baixos níveis de força muscular quando comparados àqueles saudáveis. Jalava e Sillanpää[45] observaram que indivíduos com epilepsia acompanhados por 35 anos, desde a infância, apresentaram níveis mais baixos de aptidão física muscular quando comparados a controles saudáveis. Com relação aos exercícios com pesos em modelos animais, Almeida et al.[46] investigaram o efeito de quatro semanas de exercícios com pesos sobre a ocorrência de crises e memória de ratos com epilepsia. O exercício foi capaz de reduzir o número de crises e atenuar o déficit de memória.

É preciso destacar que indivíduos com epilepsia podem ter os mesmos benefícios da prática de exercícios com pesos que pessoas saudáveis no que se refere ao aumento de força, massa e potências musculares[30,42] e a prescrição segue diretrizes similares. Devem ser realizados exercícios para os principais grupos musculares em intensidade de 50 a 70% 1RM com frequência de duas a três vezes por semana[36,37]. A manobra de Valsalva deve ser evitada, pois pode ser fator provocador de crises.

Exercício de flexibilidade

A manutenção da flexibilidade de todas as articulações facilita os movimentos e auxilia na prevenção de lesões teciduais[36,37]. Steinhoff et al.[44] demonstraram que indivíduos com epilepsia possuem baixos níveis de flexibilidade quando comparados aos saudáveis. Provavelmente, os baixos níveis de flexibilidade têm relação com a falta da prática desse tipo de modalidade de atividade física. A prescrição dos exercícios de flexibilidade, sejam estáticos ou dinâmicos, segue as mesmas diretrizes daquelas de indivíduos saudáveis: para os principais grupos musculares de 2 a 3 dias·sem^{-1}, em posição que cause ligeiro desconforto, mantendo o movimento de 10 a 30 segundos e o repetindo três a quatro vezes[36,37].

Exercício em ambiente aquático

Infelizmente, ainda não existem evidências disponíveis. Entretanto, desde que as crises estejam controladas, indivíduos com epilepsia podem seguir as mesmas diretrizes de prescrição adotadas para pessoas saudáveis. É importante salientar que qualquer tipo de atividade aquática deve ser acompanhada cuidadosamente por pessoal treinado e com experiência em resgate aquático e suporte básico de vida, em razão de maior risco de afogamento no caso de crise[28]. Dependendo da gravidade da epilepsia, as atividades em ambiente aquático são contraindicadas.

Considerações finais

Indivíduos com epilepsia apresentam menor propensão a ter crises quando estão física ou mentalmente ativos. Outros fatores que reduziriam a frequência e/ou indução e aumentariam o limiar para desencadeamento das crises seriam o aumento do estado de alerta e limiar de vigilância presentes durante a execução do exercício físico. Controlando-se as crises, o indivíduo pode participar de programas de atividade física, desde que tomadas algumas precauções. Atualmente, o treinamento físico é considerado complementar ao tratamento farmacológico e pesquisas em modelos experimentais e humanos têm demonstrado que o exercício físico pode atenuar a frequência e aumentar o limiar para as crises. De fato, o exercício físico pode ser considerado terapia alternativa e complementar no tratamento da epilepsia. Sendo assim, indivíduos com epilepsia podem usufruir dos mesmos efeitos benéficos (alteração da composição corporal e aumento da força muscular, da aptidão aeróbica e dos níveis de flexibilidade) que sujeitos saudáveis[35].

Portanto, o consenso é que não deve haver restrições à prática do exercício físico para indivíduos com epilepsia em razão de benefícios similares já evidenciados para as pessoas saudáveis, tais como melhora da aptidão cardiorrespiratória e muscular. O exercício físico também confere proteção contra o desencadeamento de crises, tendo em vista que a frequência de descargas epileptiformes é menor após exercício físico agudo ou crônico, e que poucos são os casos relatados pela literatura especializada nos quais o desencadeamento da crise foi atribuído ao exercício físico.

Evidentemente, a prática de algumas modalidades requer alguns cuidados especiais, sobretudo esportes e atividades com risco de trauma (automobilismo), queda (alpinismo, paraquedismo e ginástica artística) e afogamento (mergulho) e algumas restrições são impostas para pessoas com epilepsia não controlada farmacologicamente ou de difícil controle. É ainda preciso realizar avaliações individuais quanto ao tipo, a frequência e os fatores desencadeantes de crises.

Finalmente, a prática regular de exercício físico deve fazer parte da estratégia terapêutica de indivíduos com epilepsia, haja vista que eles não estão livres das doenças relacionadas ao sedentarismo e ao processo normal de envelhecimento (Tabelas 40.1 a 40.3).

Tabela 40.1 Efeitos colaterais e principais interferências farmacológicas na resposta ao exercício físico.

Classe	Efeito colateral	Efeito na resposta ao exercício
Carbama-zepina	Exantema eritematoso, urticária, sonolência, vertigem, diplopia e ataxia	Retarda o esvaziamento gástrico, o que pode diminuir a absorção
Fenitoína	Erupção cutânea e hipertrofia gengival Concentração > 20 mg·dL^{-1} – nistagmo, ataxia e letargia	Retarda o esvaziamento gástrico, o que pode diminuir a absorção
Ácido valproico	Náusea, vômito, sedação, sonolência e ganho de massa corporal	Retarda o esvaziamento gástrico, o que pode diminuir a absorção
Clonazepam	Sonolência e ataxia	NED, entretanto, tem efeito sedativo, o que pode prejudicar o desempenho físico
Fenobarbital	Sonolência, alteração de memória e prejuízo do desempenho motor	Tem efeito sedativo, o que pode prejudicar o desempenho físico
Lamotrigina	Diplopia, sonolência, ataxia e dor de cabeça	NED, entretanto, tem efeito sedativo, o que pode prejudicar o desempenho físico
Topiramato	Sonolência, vertigem, ataxia, lentidão psicomotora e anorexia	NED, entretanto, tem efeito sedativo, o que pode prejudicar o desempenho físico
Tiagabina	Sonolência, vertigem e dificuldade de coordenação	NED, entretanto, tem efeito sedativo, o que pode prejudicar o desempenho físico
Etossuximida	Náusea e vômito	NED, entretanto, tem efeito sedativo, o que pode prejudicar o desempenho físico
Levetiracetam	Sonolência, fadiga e dificuldade de coordenação	NED, entretanto, tem efeito sedativo, o que pode prejudicar o desempenho físico
Gabapentina	Fadiga, vertigem e ganho de massa corporal	NED, entretanto, tem efeito sedativo, o que pode prejudicar o desempenho físico

NED: nenhuma evidência disponível.

Tabela 40.2 Recomendações práticas para a prescrição de exercícios físicos.

Variável	Aeróbico	Com pesos – Estático	Com pesos – Dinâmico	Flexibilidade	Ambiente aquático
Tipo	Atividades para grandes grupos musculares: caminhada, ciclismo estacionário, remo e corrida livre e em esteira. De preferência aquela que o sujeito sentir maior prazer	Contrações estáticas em várias posições e ângulos dos principais grupos musculares	Exercícios para os principais grupos musculares	Exercícios para os principais grupos musculares	Atividades para grandes grupos musculares: natação e hidroginástica
Intensidade	50 a 75% FCM PSE 9 a 13	50 a 70% CVM	50 a 70% 1RM	Sustentar o alongamento abaixo do ponto de desconforto	50 a 75% FCM PSE 9 a 13
Volume	20 min por sessão	6 a 12s (60 a 90s de contração por grupo muscular em cada sessão de treino)	1 a 2 séries de até 10 repetições para cada grupo muscular (8 a 15 exercícios)	20 a 30s para cada membro alongado	20 min por sessão
Frequência	3 a 5 dias·sem^{-1}	3 dias·sem^{-1}	3 dias·sem^{-1}	3 dias·sem^{-1}	3 a 5 dias·sem^{-1}
Progressão	Aumentar para 40 min e 75 a 90% FCM depois de 12 semanas	Aumentar para 70 a 100% CVM depois de 12 semanas	Aumentar para 3 séries de 10 a 12 repetições para cada grupo muscular depois de 12 semanas	Ponto de desconforto deve ocorrer em maior amplitude articular de movimento	Aumentar para 40 minutos e 75 a 90% FCM depois de 12 semanas
Cuidados		Evitar a manobra de Valsalva	Evitar a manobra de Valsalva	Evitar a manobra de Valsalva	Atividades aquáticas requerem supervisão, pois em caso de crise existe o risco de afogamento

1RM: teste de uma repetição máxima; CVM: contração voluntária máxima; dias·sem^{-1}: dias por semana; FCM: frequência cardíaca máxima; PSE: percepção subjetiva de esforço.

POLLOCK – FISIOLOGIA CLÍNICA DO EXERCÍCIO

Tabela 40.3 Considerações especiais para a prescrição de exercícios físicos.

Condição	Cuidados na prescrição
Estresse emocional	Verificar se a pessoa está ou não em estado de estresse emocional, pois pode ser indutor de crises. Se sim, adiar um pouco o início da sessão ou até mesmo suspendê-la
Privação de sono	Adiar a sessão ou ficar mais atento. A privação de sono é conhecido fator indutor de crises
Manobra de Valsalva	Evitar, pois é fator indutor de crises
Recuperação após o exercício	Após o término da sessão de exercício, manter a pessoa pelo menos 30 minutos em observação, pois a probabilidade de crise é maior na recuperação após do que durante a sessão
Aquecimento e volta à calma	Realizar de 10 a 15 minutos de aquecimento e volta à calma para diminuir a probabilidade de crise
Problemas cardíacos	Realizar boa anamnese e exames médicos (ECG de repouso e esforço), pois pessoas com epilepsia têm maior chance de morte súbita que a população geral
Crise	Conhecimento sobre suporte básico de vida para poder prestar auxílio durante crise
Hipoglicemia	O cérebro em estado de hipoglicemia não produz energia suficiente para manter a função neuronal estável e a instabilidade resultante pode desencadear crise epiléptica
Hipóxia	A exposição a grandes altitudes estimula os quimioceptores periféricos, causando hiperventilação, o que produz alcalose respiratória e pode conduzir a crises. Assim, é recomendado que pessoas com epilepsia evitem exposição à rápida diminuição na pressão barométrica
Hiperventilação voluntária	Comumente usada para provocar anormalidades no EEG, pois produz marcante lentidão dele em muitos sujeitos, sendo técnica conhecida como fator precipitante de crises
Medicamentos	Saber os utilizados e quando devem ser ingeridos
Esportes com risco de queda	Devem ser contraindicados especialmente naqueles pacientes cuja doença não esteja controlada
Atividades aquáticas	Requerem supervisão por pessoal treinado e acompanhamento devido ao risco de afogamento

Paralisia Cerebral

José Angelo Barela • Ana Maria Forti Barela

Introdução

A paralisia cerebral (PC) se refere a um grupo de distúrbios de desenvolvimento permanentes no encéfalo que surge durante o período fetal ou infantil e afeta a realização de movimentos e postura, causando limitação nas atividades da vida diária[1]. A PC pode ser classificada de acordo com os membros do corpo acometidos e tipo de tônus muscular predominante ou anormalidade do movimento[1]. A classificação mais comum referente aos membros acometidos compreende hemiplegia, diplegia e quadriplegia. No que se refere ao tipo de tônus muscular predominante ou anormalidade do movimento, compreende a espasticidade, atetose ou distonia, ataxia e o tipo misto[2]. A PC pode também ser classificada de acordo com as capacidades motoras funcionais que correspondem ao grau de acometimento motor, sendo que o sistema de classificação da função motora grossa (GMFCS) é o instrumento que vem sendo cada vez mais utilizado internacionalmente[1].

Prevalência

A incidência está ao redor de 1,5 a 2 casos por 1.000 nascimentos[3]. No Brasil, não existem informações oficiais disponíveis. Pressupõe-se que seja maior que na média internacional[4] em decorrência, principalmente, da baixa qualidade ou até da falta do acompanhamento pré-natal das gestantes. Apesar dos avanços tecnológicos na área médica e do acompanhamento pré-natal mais frequente e mais completo, a taxa de incidência tem se mantido ao longo das últimas décadas, pois muitas gestantes não seguem as recomendações médicas e muitas vezes não comparecem às consultas programadas.

Fisiopatologia

A PC é causada por insulto no encéfalo ainda em desenvolvimento. Esses insultos são provenientes de eventos ocorridos durante a gestação, parto, período neonatal ou nos primeiros anos de vida, que atingem o sistema nervoso central[5]. Apesar da dificuldade de determinar de maneira

---

Utilize o QR code localizado na página xxix para acessar as referências bibliográficas, que também estão disponíveis em www.atheneu.com.br sob o título do livro.

acurada as suas causas, as que ocorrem antes do nascimento podem ser decorrentes de infecções congênitas, consumo de álcool, tabaco e/ou outras drogas, exposição à radiação e fator Rh da gestante. As causas durante o nascimento podem ser decorrentes de anoxia, prematuridade e lesões por complicações durante o parto, enquanto os fatores que ocorrem logo após o nascimento podem ser decorrentes de infecções, febre alta e prolongada, icterícia, baixo peso ao nascimento e traumatismo cranioencefálico até os três anos de idade[6].

O insulto encefálico pode alterar o tônus muscular, os reflexos primitivos e os de estiramento muscular e as reações posturais[5]. Além disso, também produz outros sintomas associados, relacionados com o uso de informação sensorial, atraso cognitivo e a possibilidade de ocorrência de epilepsia. As consequências dessas alterações dependem da localização e da extensão do insulto encefálico e todas elas provocam dificuldades marcantes para a realização de ações motoras voluntárias.

Terapia medicamentosa

Aspectos iatrogênicos

O diazepam, o baclofeno, o dantrolene e o botox são os tipos de relaxantes musculares mais comumente utilizados, uma vez que aliviam os sintomas em termos de espasmos e contraturas musculares. Os três primeiros tipos são administrados oralmente, sendo que o diazepam atua no sistema nervoso central, o baclofeno, principalmente, na medula espinhal e o dantrolene, no músculo esquelético. O botox é injetado diretamente no músculo espástico ou rígido em pequenas doses. O uso desses medicamentos pode prevenir complicações decorrentes dos sintomas vivenciados com relação à excitação muscular exacerbada e inconveniente, que é característica nesses indivíduos. No entanto, vale ressaltar que os medicamentos têm o objetivo de aliviar sintomas, e não prevenir ou curá-los. Existem outros medicamentos que podem ser utilizados, como os anticonvulsivos, para indivíduos que são também epiléticos.

Os relaxantes musculares são utilizados para inibir o sistema nervoso vegetativo (divisão parassimpática), pois atuam centralmente suprimindo a condução de estímulos nervosos nos tratos vestíbulo-espinhais. O uso desses relaxantes é importante para permitir o controle independente e mais refinado de diferentes grupos musculares, minimizando os efeitos indesejáveis de cocontração muscular comumente observada. Outra abordagem para evitar os efeitos de cocontração muscular é o uso de agentes bloqueadores neuromusculares, evitando a liberação de acetilcolina nas terminações nervosas. Como efeito, ocorre fraqueza no músculo em que a toxina botulínica, por exemplo, é injetada. Existe também o uso de agente agonista adrenérgico-alfa-2 (noradrenalina). Os efeitos da redução da espasticidade são provavelmente decorrentes de inibição do reflexo-H. Finalmente, o fármaco tizanidina facilita as ações inibitórias de glicemia.

Interferência na prescrição de exercícios físicos

À medida que os relaxantes musculares são administrados, os movimentos podem ser realizados mais facilmente. O uso de botox, por exemplo, facilita o alongamento durante os exercícios físicos, e tem sido demonstrado que está associado a melhora da função motora[7]. Alguns medicamentos antiepiléticos têm efeito inibidor no sistema nervoso central e, portanto, abranda as respostas fisiológicas ao exercício. O uso de carbamazepina é recomendado por causar menos efeitos colaterais tais como confusão mental, irritabilidade, tontura, náusea, perda de peso e sensibilidade à insolação[8].

Prescrição de exercícios físicos

Avaliação pré-participação

As pesquisas acerca de protocolos, princípios e técnicas são ainda muito limitadas. Normalmente, as avaliações iniciais envolvem o uso de bicicletas ou cadeiras de rodas ergométricas e esteiras motorizadas, dependendo do acometimento motor. A seleção dos métodos de avaliação depende das capacidades e tolerância do indivíduo, sendo que o princípio da especificidade é importante para definir o melhor método de avaliação[8]. Em função das consequências motoras, esses indivíduos geralmente apresentam potência aeróbica e força muscular abaixo dos níveis esperados. Sendo assim, é necessário assegurar que a finalização da avaliação seja em decorrência de limitações cardiorrespiratórias e musculares e não das consequências motoras da PC[8].

Os exercícios físicos devem ser prescritos como parte da rotina diária, de modo que sejam incorporados em atividades tais como alimentação e vestimenta. Um programa de exercícios físicos apropriado deve considerar as limitações individuais, além de não agravar as condições preexistentes. O conhecimento sobre os medicamentos utilizados é de suma importância na prescrição e no monitoramento do programa de exercícios físicos[8].

Exercício aeróbico

Alguns estudos têm investigado a contribuição de exercícios aeróbicos[12-15]. Exercícios praticados fora da água são mais indicados para aqueles que apresentam acometimentos motores mais leves e capazes de deambular. Eles podem melhorar a capacidade aeróbica que é considerada subnormal com relação a indivíduos neurologicamente normais[9]. Esses exercícios podem envolver o uso de esteira e cicloergômetros e devem ser realizados de 30 a 60 minutos por sessão e na maioria dos dias da semana para que exerçam efeito significativo[10]. Normalmente, a frequência cardíaca é utilizada para monitorar a intensidade e deve ser de 70 a 80% da frequência cardíaca máxima[11] ou com intensidade entre 40 e 85% do consumo máximo de oxigênio[8].

Exercício com pesos

Uma característica marcante de indivíduos com PC é a redução na capacidade de produção de força muscular[16] que também contribui decisivamente para o baixo nível de atividade física espontânea. Os exercícios com pesos são recomendados para melhorar os níveis de força muscular e, consequentemente, contribuir para aumentar a velocidade de locomoção[17,18]. Os exercícios podem ser isométricos, isocinéticos ou com pesos livres. As evidências atuais sobre a prática de exercícios com pesos sugerem que protocolos que aumentam progressivamente a intensidade representam meios efetivos para aumentar a força muscular[17,19,20]. Para tanto, são recomendados exercícios para os principais grupos musculares. O aumento da força dos músculos extensores do joelho, por exemplo, ajudaria a melhorar o padrão de andar agrupado (*crouching*) e aumentar o comprimento da passada. A intensidade deve ser inicialmente baseada na capacidade do indivíduo e deve ser aumentada progressivamente, sendo sugerido três séries de oito a 12 repetições, duas vezes por semana. Esse tipo de exercício físico tem sido amplamente investigado[21-28].

Exercício de flexibilidade

Os exercícios de flexibilidade podem retardar ou até mesmo evitar as contraturas musculares[29] e propiciam manutenção e aumento da amplitude articular de movimento. Tais atividades deveriam ser o ponto de partida para qualquer outro tipo de exercício físico e serem realizadas por volta de 10 a 15 minutos pelo menos duas vezes ao dia, de tal modo que isso se tornasse hábito. Todavia, cabe ressaltar que existe maior facilidade para realizar exercícios de flexibilidade com o corpo aquecido. Sendo assim, eles devem ser executados durante ou logo após o banho ou em piscina aquecida, pois isso facilita a amplitude máxima de movimento permitida em cada articulação. As principais articulações devem ser alongadas de acordo com a capacidade do indivíduo em sessões de 10 a 15 minutos, diariamente, antes e após os exercícios aeróbicos.

Exercício em ambiente aquático

O ambiente aquático pode favorecer melhores condições para a prática de exercícios físicos, principalmente em indivíduos mais acometidos, em função das forças de empuxo, arrasto e propulsão. Consequentemente, as forças de compressão nas articulações diminuem[30] e os movimentos podem ser realizados mais livremente[31]. Apesar da força de arrasto, que proporciona resistência aos movimentos, dificultar a realização dos movimentos e diminuir a velocidade de execução, essa resistência pode contribuir para o fortalecimento muscular e propiciar tempo maior para a execução. O equilíbrio pode melhorar, uma vez que o ambiente aquático é alterado constantemente à medida que se movimenta contra a resistência da água. Os exercícios no ambiente aquático ajudam a relaxar os músculos e a diminuir os espasmos musculares, podendo aumentar a amplitude de movimento articular[32], além de poder contribuir para a função respiratória[33], sendo, portanto, muito indicado. A combinação de exercícios aeróbicos, com peso e de flexibilidade pode ser feita no ambiente aquático e a intensidade deve ser, inicialmente, de acordo com a capacidade aeróbica do indivíduo e aumentar progressivamente. O ambiente aquático pode ser utilizado duas vezes por semana e em sessões de 30 a 60 minutos, preferencialmente com água aquecida em aproximadamente 37 °C e com o indivíduo imerso na altura do processo xifoide do esterno ou da crista ilíaca, que proporcionam redução do peso aparente entre 50 a 75% e 0 a 25%, respectivamente[34].

Considerações finais

Atualmente, estudos específicos relacionados à prescrição e aos efeitos de exercícios físicos em indivíduos com PC são bem limitados. No entanto, algumas considerações devem ser observadas ao se propor protocolos de exercícios físicos. Por exemplo, é importante que o profissional tenha conhecimento de que a maioria desses indivíduos apresenta acometimentos associados, tais como distúrbios cognitivos, visuais, auditivos, dificuldades para se comunicar e de deglutição. Cabe ao profissional avaliar e prescrever o protocolo de exercícios para cada indivíduo baseado nas necessidades específicas e considerar que a progressão dos exercícios físicos deve ser gradual, principalmente no início do programa.

Alguns cuidados devem ser tomados para a realização dos exercícios físicos, tais como uso de luvas para exercícios com pesos e faixas para prender os pés aos pedais de cicloergômetros. Além disso, o profissional deve estar presente durante a realização dos exercícios, principalmente naqueles em esteiras motorizadas, em função de problemas de equilíbrio associados à PC.

Portanto, a possibilidade de realizar intervenção direcionada para melhorar as capacidades físicas e o desenvolvimento das habilidades motoras utilizando exercícios específicos é imprescindível. Certamente, a prescrição de exercícios físicos para indivíduos com PC pode lhes proporcionar maior autonomia, envolvimento em atividades comunitárias e diminuição da ansiedade, além de melhorar ou manter a eficiência cardíaca, pulmonar, força, flexibilidade, mobilidade, entre outros aspectos (Tabelas 41.1 a 41.3).

Tabela 41.1 Efeitos colaterais e principais interferências farmacológicas na resposta ao exercício físico.

Classe	Efeito colateral	Efeito na resposta ao exercício
Diazepam	Sonolência, déficit cognitivo, taquicardia reflexa, perda de equilíbrio, vertigem e tremores	↑ controle muscular seletivo
Baclofeno	Sonolência, náuseas e vômitos, confusão mental, vertigem, hipotonia, cefaleias e tremores	↑ controle muscular seletivo
Dantrolene	Sonolência, tontura, fadiga, fraqueza muscular e diarreia	NED
Botox	Cefaleias, alergia e perda de força muscular	↑ amplitude de movimento, ↑ controle muscular seletivo, força e ↑ coordenação muscular

↑: incremento; ↓: decréscimo; NED: nenhuma evidência disponível.

Tabela 41.2 Considerações especiais para a prescrição de exercícios físicos.

Condição	Cuidados na prescrição
Espasticidade	Evitar movimentos rápidos e mudanças bruscas de direção e sessões de exercícios extenuantes
Andar agrupado	Evitar fortalecimento da musculatura flexora do joelho
Lesão central	Exercícios de resistência devem ser evitados para reduzir reações tônicas anormais
Hemiplegia	Reforçar movimentos com hemicorpo mais acometido
Epilepsia	Evitar situações com risco de traumas

Tabela 41.3 Recomendações práticas para a prescrição de exercícios físicos.

Variável	Aeróbico	Com pesos - Estático	Com pesos - Dinâmico	Flexibilidade	Ambiente aquático
Tipo	Deambuladores: ergômetros para membros superiores e inferiores (p.ex., esteira, cicloergômetros) Cadeirantes: cicloergômetros para membros superiores	NED	Grupos musculares envolvidos na locomoção	Alongamento das principais articulações acometidas e não acometidas	Combinação de exercícios aeróbicos, com pesos, flexibilidade
Intensidade	40 a 85% VO_2máx ou 70 a 80% FCM	NED	Aumento progressivo, de acordo com a resistência	Aumento progressivo, de acordo com a resistência	Aumento progressivo, de acordo com a resistência
Volume	30 a 60 min por sessão	NED	3 séries de 8 a 12 repetições	10 a 15 min por sessão	30 a 60 min por sessão
Frequência	3 a 5 dias·sem^{-1}	NED	2 dias·sem^{-1}	Diariamente, antes e após exercícios aeróbicos	2 dias·sem^{-1}
Progressão	Variável	NED	Variável	Variável	Variável
Cuidados	Disritmia, limiar isquêmico, fadiga voluntária, PAS > 250 mmHg ou PAD > 115 mmHg	NED	Fadiga voluntária, aumento da espasticidade	Dor, aumento da espasticidade	Segurança

dias·sem^{-1}: dias por semana; FCM: frequência cardíaca máxima; PAD: pressão arterial diastólica; PAS: pressão arterial sistólica; VO_2máx: consumo máximo de oxigênio.

Asma

Audrey Borghi Silva • Luciana Maria Malosá Sampaio

Introdução

O conceito mais recente sobre asma tem identificado esta como doença heterogênea, geralmente caracterizada por inflamação crônica de vias aéreas. É definida pela história de sintomas respiratórios, como sibilância, falta de ar, sensação de aperto no peito e tosse, que variam ao longo do tempo e na intensidade, juntamente com alterações do fluxo de ar expiratório[1].

O princípio do novo relatório *Global Initiative for Asthma* (GINA) tem descrito sobre a importância de individualizar o gerenciamento destes indivíduos não somente por meio de contextualização genômica ou proteômica, mas também humanômica[2], considerando o comportamento social e os fatores culturais que moldam cada indivíduo.

Enquanto não existe consenso claro e definição para o que seja a exacerbação da asma, os ensaios clínicos geralmente definem grave exacerbação como a necessidade de tratamento com corticosteroides sistêmicos, internação ou tratamento emergencial para piora da asma ou queda na função pulmonar pela manhã maior que 25% por dois dias consecutivos[3,4]. O número de indivíduos com asma crônica tem crescido nas últimas décadas e as exacerbações agudas de asma são um problema particular e custosamente importante[2].

Prevalência

A asma é um problema mundial, com estimativa de 300 milhões de indivíduos afetados[3-6]. Apesar de centenas de relatos sobre a sua predominância em populações largamente diferenciadas, a falta de precisão e definição universalmente aceita de asma torna problemática a comparação confiável da prevalência relatada em diferentes partes do mundo. Sabe-se atualmente que ela afeta todas as idades, com prevalência global variando de 1 a 21% em adultos[7] e com até 20% de crianças com idade entre seis e sete anos com episódios de sibilância grave dentro de um ano[1]. Embora

---

Utilize o QR code localizado na página xxix para acessar as referências bibliográficas, que também estão disponíveis em www.atheneu.com.br sob o título do livro.

exista pequena mudança na prevalência global da falta de ar, o percentual de crianças com diagnóstico tem tido crescimento significativo, que possivelmente reflete a maior consciência dessa condição e/ou mudanças na prática diagnóstica.

O aumento da prevalência dos sintomas de asma na África, América Latina e partes da Ásia indica contínuo crescimento, mas as diferenças globais da prevalência são decrescentes[8-10]. Muito embora alguns países tenham registado declínio nas internações relacionadas a asma e mortes, a carga global de exacerbações e sintomas no dia a dia aumentou em 30% nos últimos 20 anos.[11]

Mais recentemente, tem sido descrito que em torno de 15 a 20% dos pacientes com doença pulmonar obstrutiva crônica (DPOC) também apresentam características de asma. Em maio de 2014, a síndrome de sobreposição de asma e DPOC foi abordada nos documentos da estratégia GINA e também na *Global Initiative for Chronic Obstructive Lung Disease* (GOLD)[12].

Fisiopatologia

A asma é uma desordem inflamatória das vias aéreas que envolve severa inflamação celular e múltiplos mediadores que resultam em mudanças fisiopatológicas características[13,14]. Entretanto, ainda não existe um perfeito entendimento sobre os processos relacionados à inflamação e sua associação com a hiper-responsividade das vias aéreas e os sintomas da asma. A inflamação afeta as vias aéreas como um todo, incluindo pacientes com problemas de rinite e trato respiratório superior, mas esses efeitos são mais pronunciados no brônquio médio. O estreitamento das vias respiratórias é o caminho comum final dos sintomas e das mudanças fisiológicas na asma[14,15]. Diversos fatores contribuem para o desenvolvimento do estreitamento das vias aéreas: a musculatura lisa, o edema e hipersecreção mucosa. Além disso, para a resposta inflamatória, existem mudanças estruturais características, geralmente descritas como remodelamento das vias aéreas[15,16]. Algumas dessas mudanças (hipertrofia da musculatura lisa, vasos sanguíneos e hipersecreção da mucosa) estão relacionadas à gravidade da doença e podem resultar em estreitamento das vias aéreas de modo relativamente irreversível. A hiper-responsividade brônquica resulta no estreitamento da via aérea em resposta a um estímulo que poderia ser inócuo em pessoa saudável. Por sua vez, esse estreitamento leva à limitação variável do fluxo de ar e sintomas intermitentes. A hiper-responsividade está relacionada à inflamação e ao reparo das vias aéreas, sendo parcialmente reversível com terapia. As exacerbações agudas ocorrem com a piora transitória da asma, podendo ocorrer como resultado da exposição aos fatores de risco para os sintomas, tais como exercícios, poluição do ar[17] e até certas condições climáticas[18]. Uma piora prolongada geralmente deve-se à exposição viral ou alérgica, as quais aumentam a inflamação nas vias aéreas distais que podem persistir por vários dias ou semanas.

Terapia medicamentosa

Aspectos iatrogênicos

O controle da asma é primariamente farmacológico. As metas da terapia farmacológica são aliviar os sintomas, prevenir e controlar as exacerbações com mínimo ou nenhum efeito adverso[19,20]. Além disso, apesar da broncoconstrição induzida pelo exercício (BIE) ser frequente em quase todos os asmáticos, o exercício é um auxiliar importante no tratamento. Assim, com adequado controle da hiper-responsividade das vias aéreas com farmacoterapia adequada, todos indivíduos com asma podem se beneficiar de programa de exercício físico [19,21-23].

No entanto, a asma ainda permanece subdiagnosticada e muitos indivíduos não aderem de forma adequada ao regime de tratamento prescrito[24-28]. As medicações para controlar e aliviar os sintomas, em geral, incluem: glicocorticoides inalados (GI) e sistêmicos (GS), beta 2-agonista inalados de curta (BAC) e longa duração (BAL), teofilina e antagonistas de receptor de leucotrienos. Os beta 2-agonistas inalados, os anticolinérgicos, teofilina de curta-duração e beta 2-agonista orais produzem alívio rápido dos sintomas porque atuam rapidamente para reverter a broncoconstrição[28-36]. Em contrapartida, os efeitos ergogênicos potenciais da medicação para asma em atletas têm sido discutidos por décadas devido à potente broncodilatação e melhora da tolerância aos exercícios.[37-38]

Os GI são considerados essenciais para o tratamento, os quais controlam a asma pela redução da inflamação dos pulmões e, consequentemente, as exacerbações em adultos e crianças[39-41]. Os efeitos colaterais dos GI incluem candidíase orofaríngea, irritação das vias aéreas e disfonia[14]. Os efeitos sistêmicos são mínimos e, quando ocorrem, estão associados a doses elevadas e tempo de tratamento prolongado. Nesses casos, tem sido observado supressão adrenal e decréscimo da densidade mineral óssea[19]. Os beta-2-agonistas de longa duração inalados causam poucos efeitos adversos, enquanto os de curta duração estão associados a efeitos sistêmicos, como taquicardia, fasciculações e ansiedade. Além disso, elevadas doses de teofilina estão associadas a maiores eventos como sintomas gastrintestinais, arritmias cardíacas e morte[19]. Por fim, os GS usados por longo período podem causar maior risco de osteoporose, fraqueza muscular, maior incidência de obesidade, hipertensão arterial e diabetes, os quais contribuem para aumentar o risco cardiovascular[19-36].

Interferência na prescrição de exercícios físicos

Os BAL usados em combinação com GI podem prevenir a BIE e prolongar a proteção de BAC[28-31]. A frequência cardíaca de repouso pode estar aumentada em indivíduos em uso de BAC inalados (salbutamol, fenoterol e terbutalina), assim como os BAL orais (salbutamol de liberação lenta, terbutalina e bambuterol). Os GS usados por longos períodos podem induzir fadiga muscular precoce durante o exercício e deve-se ter cautela para prevenir quedas devido à maior incidência de osteoporose nesses indivíduos[18,20].

Prescrição de exercícios físicos
Avaliação pré-participação

A anamnese, história clínica, medicamentos e estilo de vida devem ser investigados antes da participação em programas de treinamento físico[18,41,42]. Os testes de função pulmonar e de exercício físico são importantes para diagnosticar a limitação ventilatória desses indivíduos[18,41-45]. O teste cardiopulmonar de exercício (TCPE) ou os testes de campo são importantes ferramentas para a avaliação da BIE, na prescrição do exercício e na reavaliação das respostas frente a determinada intervenção física[42-45]. O TCPE pode mensurar mais acuradamente a limitação ventilatória devido às suas inúmeras possibilidades de medidas ventilatórias e metabólicas[43]. Este método pode ser adicionado a medidas simultâneas das alças de fluxo-volume e seus volumes operantes durante o exercício estimando assim a limitação ventilatória. A redução ≥ 10% do volume expiratório forçado no primeiro segundo (VEF_1), assim como a porcentagem de queda do VEF_1 da curva de tempo até os 30 minutos após o exercício, fornece medida de referência para a discriminação entre indivíduos asmáticos e não asmáticos[45].

Contudo, os testes de exercício submáximos têm se mostrado excelentes para induzir BIE em asmáticos[46]. Recentemente, estudo com crianças asmáticas mostrou que o teste de exercício submáximo a 80% da FC máxima induziu queda >15% do VEF1[47]. O teste *shuttle* mostrou ser um teste de exercício confiável para avaliar com precisão a capacidade funcional em pacientes com asma[48], asma de difícil controle [49] e asma grave[50].

Exercício aeróbico

Os exercícios aeróbicos têm sido os mais recomendados, pois apresentam maiores evidências científicas, mas ainda não existe consenso sobre o tipo, frequência, duração e intensidade. Como recomendação minimamente importante, tem sido sugerido que sejam realizados por no mínimo três vezes por semana, durante 30 minutos em intensidade de 60 a 80% da frequência cardíaca máxima. Os exercícios aeróbicos têm sido recomendados para asmáticos com o objetivo de melhorar a condição física, coordenação neuromuscular e autoconfiança. A atividade física habitual aumenta a condição física e a ventilação mais baixa durante os exercícios de intensidade leve ou moderados, reduzindo, assim, a probabilidade de broncoespasmo induzido por exercício. O exercício físico deve também reduzir a percepção de dispneia por meio de inúmeros mecanismos, incluindo fortalecimento dos músculos respiratórios[41-51]. Subjetivamente, muitos indivíduos com asma relatam que estão sintomaticamente melhores quando praticam exercício, mas os resultados de ensaios clínicos têm variado e dificultado a comparação por causa de diferentes modelos e protocolos[52-58] de exercício. Os protocolos de treinamento físico recentemente têm demonstrado redução no processo inflamatório após o programa[59] e perda de peso em pacientes também obesos[60,61]. No entanto, os efeitos fisiológicos do exercício aeróbico nos indivíduos com asma continuam por ser claramente delineados[62].

Exercício com pesos

A força e *endurance* muscular periférica estão diminuídas em indivíduos com doenças pulmonares crônicas e parecem contribuir para a intolerância ao exercício[63,64]. Particularmente na asma, ainda existe escassez de estudos que avaliam os efeitos de um programa de exercícios de *endurance* muscular localizada. Foi recentemente verificado que a *endurance* parece estar mais prejudicada do que a força muscular em crianças com asma[63]. Na população idosa acometida por doença pulmonar crônica, é recomendada frequência entre duas e três vezes por semana com cargas de 40 a 60% de uma repetição máxima, sempre combinados aos exercícios aeróbicos[65]. O treinamento muscular inspiratório (IMT) é técnica destinada a aumentar a força e a *endurance* do diafragma e dos músculos acessórios da respiração. O IMT tipicamente consiste em aplicar treinamento dos músculos inspiratórios por meio de inspirações voluntárias contra uma carga resistiva enquanto o indivíduo se exercita em condição de repouso. Em indivíduos saudáveis, os benefícios mais notáveis das IMT são de aumento na espessura e força do diafragma, diminuição da dispneia de esforço e diminuição no custo de oxigênio da respiração[66]. Neste contexto, considerando que indivíduos com asma têm capacidade reduzida desses músculos para gerar tensão em qualquer nível de ventilação, o trabalho de respiração aumenta com relação aos não asmáticos. O IMT mostrou também diminuir a dispneia[67], aumentar a força muscular inspiratória e melhorar a capacidade de exercício[68] em indivíduos asmáticos. Por outro lado, recente revisão mostra que o IMT não é ainda conclusivo, devido a dados limitados e dada a ampla variação nas metodologias de estudo. A fim de desenvolver recomendações mais concretas com relação ao IMT como complemento efetivo de baixo custo em comparação a tratamentos não farmacológicos tradicionalmente aceitos na asma[69], recomenda-se que um protocolo de tratamento padrão seja desenvolvido e testado em ensaio clínico controlado com placebo com amostra representativa[70].

Exercício de flexibilidade

Exercícios de alongamento, principalmente da musculatura respiratória e músculos acessórios da respiração tem sido sugeridos[41,42,56,63], assim como dos músculos estáticos posturais (paravertebrais e tronco). As recomendações incluem técnicas de relaxamento e exercícios respiratorios, como maneira de autocontrole das crises e no período intercrise, no mínimo duas vezes por semana em sessões que podem durar até 60 minutos.

Exercício em ambiente aquático

A literatura indica maior prevalência de sintomas de asma relacionada à natação em ambientes fechados[71-75]. É provável que essa situação seja resultante dos agentes químicos utilizados na desinfecção das piscinas e a baixa circulação de ar nesses ambientes, frequentemente relacionados ao cloro. Quando o cloro é adicionado à água, ocorre a liberação de ácido hipocloroso, que interage com os compostos do nitrogênio dos nadadores (p.ex., aqueles encontrados no suor, urina e saliva) para formar cloramina. A ideia profundamente enraizada de que a natação em piscinas em ambientes fechados somente pode ser benéfica para indivíduos com asma é, no entanto, altamente questionável pelos relatos de problemas respiratórios entre pessoas que realizam a manutenção das piscinas[76], competidores[77] ou recreacionistas[78-79]. No caso dos nadadores de competição, o estresse mecânico imposto às vias respiratórias pelo exercício vigoroso provavelmente desempenha papel negativo importante nesses problemas. O treinamento intenso, no entanto, não pode ser a explicação para os efeitos respiratórios observados em salva-vidas ou nadadores infantis, que não treinam em piscina. Portanto, pesquisas em campo cada vez mais relatam a precariedade da saúde respiratória dos nadadores aos efeitos irritantes do cloro ou produtos derivados, os quais, dependendo do tipo de natação, são inalados como gases, microaerossóis ou mesmo como pequenos volumes de água (p.ex., para nadadores infantis). A hipótese atual é a de que essas substâncias químicas irritam as vias aéreas dos nadadores e, assim, torna-os mais sensíveis aos estressores do meio ambiente, tais como alergias ou agentes infecciosos[80]. Desta maneira, não é possível recomendar a natação em piscina clorada a indivíduos com asma. Por outro lado, a natação pode ser alternativa como exercício aeróbico, mantendo as recomendações com relação à frequência e intensidade. Existe ainda necessidade de trabalhos controlados e aleatorizados para garantir a eficácia do treino aquático[81].

Considerações finais

O retreinamento respiratório[82-83], técnicas de alongamento[84] ou ioga[85-87] que incluem exercícios respiratórios têm sido investigados em indivíduos com asma como auxiliar terapêutico durante as exacerbações ou para controlar o número de crises de asma. No entanto, as evidências clínicas da respiração com os lábios semicerrados e técnicas de respiração nasal carecem de evidências[79,88-89].

Os resultados preliminares de estudos com ioga sugerem que as terapias de relaxamento para o tratamento de indivíduos com asma podem ter importância clínica, mas estudos adicionais devem ser realizados para documentar a eficácia das diferentes técnicas mais apropriadas[87]. Por exemplo, o treinamento muscular respiratório (TMR) parece resultar em melhora dos sintomas[90-94], reduzir as hospitalizações por asma e o absenteísmo no trabalho e na escola em indivíduos com asma[95]. No entanto, não existem evidências suficientes para sugerir que o TMR pode beneficiar esses indivíduos e, portanto, futuros ensaios clínicos ainda são necessários[96].

Finalmente, a asma reduz consideravelmente o nível de atividade física, que contribui para o aumento da gravidade da doença. Embora a prescrição para o exercício tenha sido aprovada na maioria dos consensos, existe ainda necessidade de mais estudos avaliando de maneira objetiva as respostas fisiológicas de cada modalidade, de sua intensidade, duração e frequência. Neste contexto, a comparação entre exercícios de intensidade leve e vigorosa, a combinação de exercícios aeróbicos e com pesos, entre outras modalidades, aliada ao tratamento farmacológico devem ser enfatizados em ensaios clínicos controlados e aleatorizados no futuro (Tabelas 42.1 a 42.3).

Tabela 42.1 Efeitos colaterais e principais interferências farmacológicas nas respostas ao exercício físico.

Classe	Efeito colateral	Efeitos na resposta ao exercício
Glucocorticosteroides		
Inalado	Candidíase orofaríngea, irritação na via aérea superior e disfonia, entretanto, supressão adrenal e ↓ na densidade mineral óssea em altas doses	↓ broncoconstrição induzida pelo exercício
Sistêmico	Osteoporose, fraqueza muscular e aumento da incidência de obesidade, hipertensão arterial e diabetes	↑ pressão sanguínea, ↓ força muscular
Beta-2-agonista inalado		
Curta duração	Taquicardia, fibrilação muscular e ansiedade	↑ FC ao repouso e durante o exercício
Longa duração	Baixas doses não apresentam efeitos sistêmicos	↓ broncoconstrição induzida pelo exercício
Beta-2-agonista inalado		
Longa duração	Taquicardia, fibrilação muscular e ansiedade	↑ FC ao repouso e durante o exercício
Teofilina		
Liberação prolongada	Doses mais baixas não apresentam efeitos colaterais	↓ asma induzida pelo exercício, ↑ FC
Curta duração	Náuseas e vômitos, sintomas gastrintestinais, arritmia cardíaca	↓ asma induzida pelo exercício, ↑ FC
Anticolinérgicos	Boca seca e gosto amargo	↓ asma induzida pelo exercício sem efeitos cardiovasculares
Modificadores de leucotrienos	Toxicidade hepática em alguns tipos de leucotrienos	NED
Imunoterapia	Podem ocorrer reações anafiláticas localizadas	NED
Antialérgicos de composição oral	Sedação	NED

↑: aumento; ↓: decréscimo; FC: frequência cardíaca; NED: nenhuma evidência disponível.

Tabela 42.2 Recomendações práticas para a prescrição de exercícios físicos.

Variável	Aeróbico	Com pesos – Estático	Com pesos – Dinâmico	Flexibilidade	Ambiente aquático
Tipo	Esteira ou cicloergômetro	Dispositivos lineares e não lineares (TMI)	Principais grupos musculares	Técnicas respiratórias + alongamento	Natação e exercícios aquáticos em piscina não clorada
Intensidade[T]	60 a 75% FCM	40% da PImáx	60 a 80% 1RM	–	–
Volume[I]	20 a 30 min	30 respirações duas vezes ao dia durante 15 a 30 min	40 a 60 min	20 min a 4 h	30 a 60 min
Frequência	2 a 5 dias·sem[-1]	2 a 3 dias·sem[-1]	2 a 3 dias·sem[-1]	2 a 5 dias·sem[-1]	2 a 3 dias·sem[-1]
Progressão	Aumentar a intensidade para manter a FC de treinamento quando estiver adaptado		5 a 10% por semana (sobrecarga)	–	–
Cuidados	Broncoespasmo	–	–	–	Piscina com cloro

1RM: teste de uma repetição máxima; dias·sem[-1]: dias por semana; FC: frequência cardíaca; FCM: frequência cardíaca máxima; PImáx: pressão inspiratória máxima; TMI: treinamento muscular inspiratório.

Tabela 42.3 Considerações especiais para a prescrição de exercícios físicos.

Condição	Cuidados na prescrição
BIE	Verifique ausculta antes de iniciar exercícios físicos, por questão do uso de medicamentos regulares
Natação: queda de temperatura	< 10 °C, cuidado com o resfriamento rápido, cloro
Agentes desencadeadores (cloro)	Verificar a presença de alergias antes de realizar exercícios em ambiente aquático
Peak flow	Verificar as medidas do peak flow diariamente

BIE: broncoespasmo induzido por exercício.

Doença Pulmonar Obstrutiva Crônica

Gaspar Rogério da Silva Chiappa • Danilo Cortozi Berton
• Paulo de Tarso Muller

Introdução

A doença pulmonar obstrutiva crônica (DPOC) é caracterizada como importante doença que acomete a população mundial com elevada morbidade e mortalidade[1,2]. A limitação ao fluxo tem sido a grande responsável pela fisiopatologia da doença, a qual requer abordagem complexa e multidisciplinar. Os sintomas são dependentes do grau de complexidade das interações cardiopulmonares. O principal sintoma é a dispneia[3], que causa fadiga e redução na capacidade de realizar exercício e provoca progressiva deterioração do condicionamento físico[4]. Além disso, essa inatividade promove o descondicionamento da musculatura periférica, problemas cardíacos, deficiência nutricional e disfunção psicossocial, incluindo ansiedade, depressão e isolamento[4,5]. Por outro lado, todos esses mecanismos promovem alteração na captação e utilização do oxigênio (O_2), o que implica maior lentidão na sua oferta, reduzindo a capacidade de realizar exercício físico[6] e, consequentemente, deficiência na tolerância ao exercício.

Prevalência

Em recente revisão sistemática, incluindo estudos que informaram a estratégia de amostragem e os critérios de abordagem diagnóstica, a prevalência da DPOC foi estimada entre 9 e 10% da população com mais de 40 anos[7]. Recentemente, o estudo Projeto Latino-Americano para Investigação da Doença Pulmonar Obstrutiva Crônica (Platino) determinou prevalência de limitação ao fluxo expiratório em indivíduos com mais de 40 anos de 7,8% para a Cidade do México, 19,7% para Montevidéu e, surpreendentemente, 15,8% para a cidade de São Paulo[8].

Fisiopatologia

A literatura tem se centrado na perda de recolhimento elástico[9], obstrução das vias aéreas periféricas[10] e limitação ao fluxo expiratório[11]. Esse conceito está diretamente associado à interação desses fatores, o que provoca trabalho ventilatório excessivo e sintomas de dispneia grave,

---

Utilize o *QR code* localizado na página xxix para acessar as referências bibliográficas, que também estão disponíveis em www.atheneu.com.br sob o título do livro.

repercutindo em baixa tolerância ao exercício físico[12-14]. A ação desses mecanismos, em especial a perda de recolhimento, pode levar à obstrução das vias aéreas manifestadas por meio do aumento do volume residual (VR) antes que haja significativa mudança do volume expiratório final no primeiro segundo (VEF$_1$)[15,16]. Atualmente, procura-se dar maior valor não somente à história natural da DPOC com aceleração progressiva da queda do VEF$_1$, mas também à resposta da tolerância ao exercício físico. Nesse contexto, a literatura tem dado atenção à (i) inadequada oferta de energia para os músculos respiratórios e locomotores, (ii) disfunção muscular dos membros inferiores e (iii) hiperinsuflação dinâmica.

De modo geral, a limitação ao exercício físico é multifatorial. Alguns estudos têm centrado seus achados nessa resposta ao prejuízo na oferta de O_2, que se reflete em maior desacoplamento fisiológico entre a oferta e a utilização de O_2 pela musculatura em atividade[6]. Em condições normais, os músculos respiratórios têm elevada demanda de O_2[17-19]. Por outro lado, em indivíduos com DPOC, essa demanda atinge valores anormais[20]. Isso pode estar relacionado ao aumento da resistência das vias aéreas, desperdício de energia gasta em respiração rápida e superficial, hiperinsuflação dinâmica, que eleva consideravelmente a limitação do fluxo expiratório, e custo da respiração.

Terapia medicamentosa

Aspectos iatrogênicos

As intervenções farmacológicas atualmente disponíveis e recomendadas para o tratamento da DPOC estável são da classe dos broncodilatadores e dos anti-inflamatórios (do tipo corticoide e inibidores da fosfodiesterase 4). A primeira classe é especialmente indicada para alívio dos sintomas, melhora da tolerância ao esforço e prevenção de exacerbações da doença. Os anti-inflamatórios são recomendados para prevenir exacerbações em indivíduos com histórico de exacerbações de repetição (mais que uma a duas por ano). Os broncodilatadores são medicações essenciais para o tratamento sintomático. Devem ser utilizados preferencialmente pela via inalatória, pois assim têm menos efeitos colaterais. Conforme o mecanismo de ação, os principais broncodilatadores podem ser classificados em beta-2-agonistas ou anticolinérgicos. São subdivididos como de curta ação (quatro a oito horas de duração), usados quando necessário como medicação de resgate para aliviar sintomas intermitentes ou que se agravam; e de longa ação (12 a 24 horas de duração), usados regularmente para prevenir ou reduzir os sintomas persistentes.

Os sintomas cardinais são a dispneia e intolerância ao esforço. As medicações comumente empregadas na doença visam melhorar esses aspectos. Desse modo, não apresentam efeito adverso no sentido de comprometer a capacidade de exercício físico.

Interferência na prescrição de exercícios físicos

Os beta-2-agonistas de longa ação (formoterol e salmeterol), além da melhor conveniência posológica, promovem broncodilatação mais sustentada, aumento na tolerância ao exercício físico e melhora na qualidade de vida[21,22]. Do mesmo modo, o uso do broncodilatador anticolinérgico de longa ação (tiotrópio) uma vez ao dia resulta em melhora da dispneia, tolerância ao esforço, redução de exacerbações e melhora na qualidade de vida[23-25]. Quando utilizado concomitantemente ao programa de reabilitação pulmonar, possibilita efetuar maior intensidade de exercício físico com aumento adicional da tolerância ao esforço[26]. Utilizados de maneira combinada, as duas classes de broncodilatadores causam maior nível de broncodilatação[27] e aumento da capacidade de realizar exercício físico[28].

De modo geral, a estimulação dos receptores beta-2-adrenérgicos pode causar taquicardia mesmo em repouso, que pode se intensificar durante o exercício físico, além de ter o potencial de precipitar alterações do ritmo cardíaco em indivíduos suscetíveis, embora isso pareça ser evento raro com terapia inalatória. Tremor exagerado em extremidades pode ser perturbador em alguns pacientes idosos tratados com altas doses desse tipo de medicação, constituindo fator que pode limitar a dose empregada. Embora a hipocalemia possa ocorrer, especialmente quando administrado com diuréticos tiazídicos, esse efeito metabólico mostra taquifilaxia, o que não ocorre com o efeito broncodilatador.

O uso de anticolinérgicos em amplas faixas de doses e situações clínicas tem demonstrado ser muito seguro. O principal efeito adverso é secura na boca. Embora sintomas prostáticos tenham sido relatados, não existem dados que comprovem relação causal. Gosto amargo e metálico foi relatado por alguns indivíduos que usaram o anticolinérgico de curta ação (ipratrópio). O uso de anticolinérgicos em soluções de nebulização com máscara facial foi descrito como precipitando glaucoma agudo, provavelmente por causa do contato direto da medicação com os olhos.

Prescrição de exercícios físicos

Avaliação pré-participação

A avaliação clínica é extremamente útil, haja vista que esse tipo de avaliação tem por objetivo (i) detectar precocemente condições ou doenças que ofereçam risco durante a prática de exercícios físicos e (ii) fornecer informações que sirvam para determinar o grau adequado de atividade ao nível de condicionamento físico.

Baseado nesses objetivos, valoriza-se a avaliação cardiorrespiratória na tentativa de avaliar o comportamento cardiorrespiratório em condições de estresse (teste incremental ou de rampa, o qual pode ser realizado em esteira ou bicicleta) na avaliação clínica[29]. É também sugerido avaliar a força muscular (teste de uma repetição máxima [1RM]) e flexibilidade (teste de sentar e alcançar).

Exercício aeróbico

Esse tipo de treinamento induz aumento da proporção de fibras dos tipos I e IIa, elevando a capacidade oxidativa e reduzindo o acúmulo de lactato. A redução de lactato está diretamente relacionada à redução de dispneia, por reduzir o estímulo do centro respiratório a partir de menores concentrações de íons H^+. Os exercícios de leve intensidade (50 a 60% VO_2máx ou da frequência cardíaca máxima) parecem ser fundamentais para minimizar sintomas, melhorar a qualidade de vida e manter a adequada adesão ao programa. Em intensidade vigorosa, pode gerar maior adaptação, mas é dependente de maior capacidade funcional[30,31]. No entanto, indivíduos com dispneia grave durante exercício não são frequentemente capazes de realizar exercícios em intensidade vigorosa (70 a 80% $VO_2máx$)[32,33].

Exercício com pesos

Esse tipo de treinamento também tem fornecido importantes benefícios para a força muscular[34-38], além de melhora significativa na qualidade de vida, sem diferenças do exercício aeróbico com relação à percepção de incapacidade[31] e melhora na capacidade funcional em indivíduos com DPOC grave[39]. Os protocolos de exercícios com pesos incluem 2 a 4 séries de 6 a 12 repetições, com intensidade de 50 a 85% 1 RM[40]. A frequência semanal de exercício pode ser variável, iniciando-se com frequência de três vezes por semana, progredindo gradualmente. Recentemente, tem sido enfatizada a combinação de programas de exercício aeróbico com protocolos de exercícios com pesos, chamados de concorrentes. Esse tipo de treinamento tem resultado em potencialização dos benefícios, em especial da força muscular[41,42]. No entanto, ainda não existem estudos que demonstrem diferenças na qualidade de vida ou capacidade de exercício semanal após o uso de programas de exercícios combinados[43].

Exercício de flexibilidade

Não existe nenhuma evidência clínica de programas de exercícios de flexibilidade isolados como estratégia adicional para o tratamento de indivíduos com DPOC. No entanto, programas de flexibilidade realizados cinco vezes por semana, durante quatro semanas, têm resultado em melhora da extensibilidade dos membros inferiores (isquiotibiais, quadríceps, glúteos), com redução da rigidez muscular sem efeito na tolerabilidade do alongamento avaliado pela sensação dolorosa[44]. Por outro lado, estudo recente demonstrou que programa de flexibilidade realizado três vezes por semana, durante oito semanas, após exercício excêntrico, reduziu o dano muscular[45].

Exercício em ambiente aquático

Exercícios realizados em meio líquido, como hidroginástica adaptada ou natação (12 sessões, duas vezes por semana, durante seis semanas)[46] têm gerado importantes benefícios cardiovasculares e, principalmente, com relação à qualidade de vida de indivíduos com DPOC[47-49]. Tem sido sugerido que programa de exercícios realizados na água em intensidade vigorosa (80 a 90% da frequência cardíaca de pico), três vezes por semana, com 45 minutos de sessão, durante 12 semanas, resultou em significativa redução da resposta da frequência cardíaca quando comparado com programas de exercício realizados no solo usando a mesma intensidade[50].

Considerações finais

A melhora de evidência quanto à reabilitação pulmonar tem crescido na literatura, aperfeiçoando o tratamento do indivíduo, principalmente daqueles com doença moderada a grave. Apesar da crescente evidência, a disfunção muscular periférica é característica comum nesses indivíduos, fator que contribui para a morbidade e a mortalidade. No entanto, essa revisão apresentou possíveis intervenções que estão associadas a importantes benefícios, sobretudo exercícios aeróbicos ou com pesos, isoladamente ou associados. Recentemente, programas de eletroestimulação[51-53] têm se destacado. A principal vantagem desse tipo de intervenção é evitar a perda da massa muscular, com importante benefício na fadiga muscular[52]. Por outro lado, ainda não há grande ensaio clínico aleatorizado e controlado de reabilitação pulmonar com desfechos de mortalidade (p.ex., na insuficiência cardíaca). Adicionalmente, ainda pode-se destacar outras terapias, como o uso de novos anti-inflamatórios não esteroides e substâncias antioxidantes e ergogênicas, que poderão ter papel fundamental na melhora da tolerância ao esforço (Tabelas 43.1 a 43.3).

Tabela 43.1 Efeitos colaterais e principais interferências farmacológicas na resposta ao exercício físico.

Classe	Efeito colateral	Efeito na resposta ao exercício
Broncodilatadores		
Beta-2-agonistas de longa ação (formoterol e salmeterol)[21,22]	Tremor, palpitações, cefaleia (efeitos transitórios). Arritmias cardíacas (indivíduos suscetíveis)	↑ broncodilatação mais sustentada, ↑ tolerância ao exercício, ↑ qualidade de vida
Anticolinérgicos de longa ação (tiotrópio)[23-25]	Boca seca, vertigem (comuns). Tosse, estomatite, insônia, taquicardia, sinusite e distúrbios gastrintestinais (raras)	↓ dispneia, ↑ tolerância ao exercício, ↓ exacerbações, ↑ qualidade de vida
Anticolinérgicos de longa ação (tiotrópio + reabilitação pulmonar)[26]	Idem	Realização de exercício com maiores níveis de intensidade, ↑↑ tolerância ao exercício mais significativo
Associação formoterol + tiotrópio[27,28]	Mesmo de quando usados em separado	↑↑ broncodilatação, ↑↑ tolerância ao exercício

↑: incremento; ↑↑: maior incremento; ↓: decréscimo.

Tabela 43.2 Considerações especiais para a prescrição de exercícios físicos.

Condição	Cuidados na prescrição
Exacerbação*	PaO_2 < 8 kPa (60 mmHg) e/ou SaO_2 < 90% com ou sem $PaCO_2$ > 6,7 kPa (50 mmHg) quando respirando ar ambiente indica insuficiência respiratória
Cardiovascular	Infarto agudo do miocárdio recente, angina instável, taquicardia ventricular e outras arritmias, aneurisma dissecante da aorta, insuficiência cardíaca congestiva, estenose aórtica grave, pericardite, tromboflebite ou trombo intracardíaco, recentes embolias sistêmica ou pulmonar, história de hipertensão não controlada
Ortopédica	Lesões ou fraturas

*Exacerbação da DPOC é definida como um evento no curso natural da doença caracterizado por mudança na linha de base do indivíduo, em que dispneia, tosse e/ou expectoração estão além das variações normais do dia a dia – ela é aguda no início e pode justificar alteração na medicação regular de um indivíduo com DPOC básico. $PaCO_2$: pressão parcial de dióxido de carbono; PaO_2: pressão parcial de oxigênio; SaO_2: saturação de oxigênio.

Tabela 43.3 Recomendações práticas para a prescrição de exercícios físicos.

Variável	Aeróbico	Com pesos — Estático*	Com pesos — Dinâmico	Flexibilidade	Ambiente aquático
Tipo	Membros inferiores	Membros inferiores	8 a 10 (principais grupos musculares)	Principais articulações	Natação
Intensidade	60 a 75% Wmáx	50 a 85% CVM	40 a 80% 1RM		
Volume	30 min	1 x 4 a 6 (evitar fadiga)	2 a 4 séries / 6 a 12 repetições		
Frequência	3 a 6 dias·sem^{-1}	3 dias·sem^{-1}	2 dias·sem^{-1}	Antes e ao final de cada sessão	2 dias·sem^{-1} durante 6 semanas
Progressão		Amplitude muscular tolerável (inicial); realizar contrações em diferentes amplitudes musculares e ângulos articulares quando a dor e a inflamação diminuírem; adicionar SC quando a força aumentar	5 a 10% por semana (sobrecarga)		
Cuidados	Monitorar FC e PA	Contração > 10s pode aumentar a pressão arterial			

*Estático: 1) iniciar com contração de 6s e, gradualmente, incrementar para 8 a 10 contrações; 2) é sugerido intervalo intercontração de 20 s. Dinâmico: série de 4 a 6 repetições sem induzir fadiga muscular. Os indivíduos deveriam ser inicialmente submetidos ao limite inferior e, gradualmente, quando tolerado, a intensidade poderia ser incrementada até o limite superior descrito. Os indivíduos deveriam inicialmente realizar duas vezes por dia e, gradualmente, incrementar para 5 a 10 vezes por dia. 1RM: teste de uma repetição máxima; CVM: contração voluntária máxima; dias·sem^{-1}: dias por semana; FC: frequência cardíaca; PA: pressão arterial; s: segundos; SC: sobrecarga; Wmáx: trabalho máximo.

Fibrose Pulmonar Idiopática

Yannick Molgat-Seon • Michele R. Schaeffer • Christopher J. Ryerson
• Jordan A. Guenette

Introdução

A fibrose pulmonar idiopática (FPI) é uma pneumonia interticial crônica, progressiva, de causa desconhecida e limitada aos pulmões[1]. Os fatores de risco para seu desenvolvimento incluem exposição a poluentes ambientais, como tabagismo, aspiração ácida resultante de refluxo gastresofágico, infecções virais, assim como fatores genéticos[2]. A FPI tem curso clínico heterogêneo, mas é tipicamente caracterizada por declínio progressivo da função pulmonar e, eventualmente, morte por insuficiência respiratória[3]. Intolerância ao exercício está presente em praticamente todos os indivíduos com FPI[4], que geralmente apresentam níveis mais baixos de atividade física comparados a sujeitos saudáveis[5]. A manutenção de um estilo de vida fisicamente ativo é extremamente importante devido ao fato de que indivíduos com FPI com menores níveis de atividade física têm menor qualidade de vida[6] e maior risco de mortalidade[7,8]. A FPI tem mau prognóstico, caracterizado por sobrevida mediana de apenas três anos no momento do diagnóstico[9].

Prevalência

A FPI afeta principalmente idosos (a idade mediana no momento do diagnóstico é de 66 anos), sendo duas vezes mais comum em homens do que em mulheres[10,11]. A prevalência estimada varia de 1,25 a 63 casos por 100 mil indivíduos, e a taxa de incidência varia de 0,22 a 18,7 casos por 100 mil indivíduos por ano[12-14]. A variabilidade na prevalência e incidência é sobretudo devida aos critérios usados para a definição de FPI, assim como às complexidades associadas ao diagnóstico[15]. Evidências recentes sugerem que a incidência está aumentando[16]. O ônus do tratamento é substancial, com taxas de internações hospitalares e custos diretos de tratamento aproximadamente duas vezes maiores que os de controle pareados por idade e sexo[17].

Fisiopatologia

A fisiopatologia não é totalmente compreendida, mas acredita-se que microlesões crônicas do epitélio alveolar sejam importantes fatores

---

Utilize o QR code localizado na página xxix para acessar as referências bibliográficas, que também estão disponíveis em www.atheneu.com.br sob o título do livro.

determinantes na formação de tecido fibrótico dentro dos pulmões[18]. A fibrose reduz a complacência pulmonar, causando comprometimento ventilatório restritivo, evidenciado pela redução dos volumes pulmonares[19,20]. A fibrose pulmonar também aumenta a espessura da membrana alveolocapilar[21] e resulta em remodelação vascular pulmonar[22]. A combinação de volumes pulmonares reduzidos e o espessamento da membrana alveolocapilar, assim como o remodelamento vascular pulmonar, diminuem a capacidade de difusão pulmonar e induzem hipoxemia arterial crônica[23]. O remodelamento vascular pulmonar e a presença de hipoxemia arterial causam ainda hipertensão pulmonar em muitos indivíduos com FPI[24].

A capacidade de exercício sofre significativo prejuízo[25]. As causas de intolerância ao exercício são complexas e multifatoriais, incluindo: i) comprometimento das trocas gasosas pulmonares, ii) alterações na mecânica respiratória, iii) comprometimento ventilatório restritivo e iv) redução da função cardiovascular[26]. Durante o exercício, a ventilação por minuto e o débito cardíaco devem aumentar para atender às demandas metabólicas e homeostáticas. Indivíduos com FPI têm limitada capacidade de aumentar a ventilação por minuto devido ao comprometimento ventilatório restritivo ou de expandir o volume corrente e, portanto, tendem a adotar um padrão respiratório rápido e superficial[27]. Além disso, o decréscimo na eficiência das trocas gasosas pulmonares frente ao aumento do consumo de oxigênio durante o exercício resulta em diminuição da saturação arterial de oxigênio abaixo dos níveis observados em repouso[28]. Indivíduos com FPI também apresentam limitada capacidade de aumentar o débito cardíaco em decorrência do aumento da pós-carga ventricular direita causada por vasoconstrição pulmonar hipóxica, microvasculopatia pulmonar e, em alguns casos, hipertensão pulmonar[29]. Evidências recentes sugerem que disfunção musculoesquelética é um distúrbio comum em pacientes com FPI e que provavelmente contribua para a intolerância ao exercício[30].

Terapia medicamentosa

Aspectos iatrogênicos

As opções de tratamento farmacológico disponíveis são limitadas. Dois agentes antifibróticos foram atualmente aprovados para o tratamento da FPI, pirfenidona e nintedanibe[39]. Embora os mecanismos de ação não sejam claros, a pirfenidona parece possuir propriedades antifibróticas, anti-inflamatórias e antioxidantes em modelos animais de fibrose pulmonar[39]. Em humanos, a pirfenidona reduziu o declínio da capacidade vital forçada e da capacidade de exercício, além de parecer reduzir o risco de mortalidade[40]. O nintedanibe é um inibidor intracelular que atinge várias tirosinas quinases envolvidas na formação de tecido fibrótico[39]. O nintedanibe também reduziu o declínio da capacidade vital forçada em ensaios clínicos de fase III[41]. Tanto a pirfenidona como o nintedanibe são recomendados em diretrizes recentes de prática clínica para o manejo da FPI de severidade leve a moderada[1].

Os efeitos adversos mais comuns da pirfenidona estão relacionados ao trato gastrintestinal e à pele, frequentemente incluindo náusea (36%), erupção cutânea (32%), dispepsia (19%), tontura (18%) e vômitos (14%)[42]. Nintedanibe também apresenta efeitos gastrintestinais adversos frequentes. Dados combinados de dois estudos aleatorizados e controlados indicam que indivíduos com FPI tratados com nintedanibe frequentemente relatam diarreia (62,4%), náusea (24,5%) e vômito (11,6%)[41].

Interferência na prescrição de exercícios físicos

Não existem informações específicas relacionadas aos efeitos da pirfenidona ou do nintedanibe na resposta fisiológica ao exercício, tampouco sobre suas influências na prescrição do exercício. Os pacientes podem se exercitar com segurança enquanto estiverem tomando qualquer um dos medicamentos, desde que os efeitos colaterais sejam adequadamente monitorados. Estudo de intervenção com treinamento físico para indivíduos com FPI tratados com nintedanibe está sendo atualmente realizado[43].

Prescrição de exercícios físicos

Avaliação pré-participação

Indivíduos com FPI devem ter seu histórico médico cuidadosamente analisado, seguido por avaliação da tolerância ao esforço com teste cardiopulmonar de exercício (TCPE), teste de caminhada de seis minutos (TC6M) ou teste *shuttle* com avaliação simultânea de sintomas, como dispneia, através do uso de escalas apropriadas (p.ex., escala de Borg de 0 a 10[48])[49,50]. Também deve ser realizada avaliação da força muscular por meio de teste de uma repetição máxima (1RM)[49,50].

Exercício aeróbico

Exercício aeróbico de intensidade moderada é o componente principal de programas de treinamento físico[51]. Os principais tipos são caminhada e cicloergômetro. A intensidade deve ser baseada em: i) porcentagem da potência pico atingida no TCPE, ii) porcentagem da velocidade pico de caminhada no TC6M ou iii) certa percepção subjetiva de esforço (PSE) e/ou dispneia através da escala de Borg[37,45,47,50]. A intensidade deve ainda ser inicialmente ajustada em cerca de 50 a 60% da potência pico ou 70 a 80% da velocidade pico de caminhada[37,47]. A intensidade pode ser alternativamente ajustada de acordo com a PSE 3 a 5 ou dispneia percebida de 3 a 4 na escala de Borg[37,47]. Essas recomendações de intensidade são apenas diretrizes gerais e devem ser ajustadas de acordo com necessidades individuais. A duração mínima deve ser de 15 minutos por sessão, com frequência de duas a três sessões por semana[37,47]. A intensidade deve ser progressivamente aumentada para atingir 85% da capacidade de pico de trabalho ou 100% da velocidade máxima de caminhada no TC6M. A duração deve ser aumentada para cerca de 50 minutos[37,52]. Alguns indivíduos atingem dispneia intolerável, dessaturação significativa ou são incapazes de tolerar exercício contínuo. Nessas situações, o treinamento intervalado pode ser apropriado para garantir que os indivíduos sejam capazes de adquirir os benefícios do exercício aeróbico, como observado em indivíduos com DPOC[53]. No entanto, existe limitada evidência sobre a eficácia do treinamento intervalado em indivíduos com FPI.

Exercício com pesos

Os exercícios com pesos devem ser tipicamente direcionados aos membros superiores e inferiores, enfatizando melhora da força e *endurance* musculares, assim como da capacidade para realizar as atividades da vida diária[54]. Existe grande variedade de exercícios considerados apropriados, incluindo flexões de braço no solo, *leg press*, exercícios em *steps*, exercícios para ombro, remada unilateral, flexão de cotovelo e abdominais[46,52,54]. Recomendações gerais incluem 2 a 4 séries de 8 a 12 repetições com cerca de 60 a 80% 1RM para melhorar a força muscular e ≤ 2 séries de 15 a 20 repetições com < 50% 1RM para desenvolver *endurance* muscular, de acordo com as recomendações para indivíduos com asma e DPOC[51]. A sobrecarga também pode ser baseada na PSE de cerca de 3 a 5 na escala de Borg. Tem sido recomendado que pacientes com doença respiratória crônica comecem com uma série para cada exercício e eventualmente progridam para duas séries em três a quatro semanas[46]. O 1RM deve ser reavaliado após seis a oito semanas, e a sobrecarga aumentada em cerca de 5 a 10% para membros inferiores e 5 a 7% para superiores[46]. O treinamento muscular respiratório também pode ser incorporado, particularmente para indivíduos com fraqueza muscular respiratória[30]. No entanto, não existem evidências para apoiar esta recomendação.

Exercício de flexibilidade

O alongamento estático e dinâmico pode ser usado para melhorar a amplitude articular de movimento de grupos musculares tendíneos-específicos[55]. Exercícios respiratórios que envolvem expansão torácica também podem ser benéficos devido ao fato de que alguns indivíduos com FPI desenvolvem estruturas rígidas da caixa torácica[54]. Cada sessão deve incluir exercícios de flexibilidade com 1 a 2 repetições de 15 a 30 segundos de alongamento para os principais grupos musculares[52].

Exercício em ambiente aquático

Não existem informações disponíveis sobre exercícios aquáticos, embora essa modalidade tenha sido usada para indivíduos com DPOC[56]. Eles podem ser teoricamente benéficos para alguns indivíduos com FPI estável. No entanto, devido a questões de segurança, o exercício aquático deve ser evitado em pacientes propensos à dessaturação significativa durante exercício em virtude de dificuldades associadas ao fornecimento de oxigênio suplementar e monitoramento da saturação de oxi-hemoglobina no exercício em ambiente aquático. Essa modalidade pode também não ser apropriada para indivíduos com FPI que tem hipertensão pulmonar devido aos efeitos hemodinâmicos da imersão em água, fato que poderia exacerbar a predisposição para síncope. Mais pesquisas são necessárias antes que recomendações definitivas possam ser feitas.

Considerações finais

Não existem diretrizes específicas para a prescrição de exercícios para indivíduos com FPI. As abordagens atuais são baseadas nas recomendações de exercício para idosos[44], diretrizes para reabilitação pulmonar em indivíduos com condições respiratórias crônicas[45,46] e em estudos de treinamento físico naqueles com FPI[31-38,47].

Esses indivíduos, independente da etiologia e gravidade da condição, podem se exercitar com segurança desde que respeitados alguns princípios[57-59] e considerações de segurança. Duas considerações primárias incluem dessaturação severa de oxi-hemoglobina e potencial para eventos cardiovasculares adversos. Muitos indivíduos com FPI são hipoxêmicos em repouso e invariavelmente dessaturam ainda mais durante exercício[28]. Eles devem sempre ser monitorados com oxímetro de pulso, e oxigênio suplementar deve ser administrado para a manutenção da saturação da oxi-hemoglobina acima de 85 a 88%[11,33,37]. O risco de eventos cardiovasculares adversos durante exercício depende substancialmente da presença de doença cardiovascular. Indivíduos com FPI e hipertensão pulmonar podem notavelmente apresentar risco aumentado de complicações como síncope durante o exercício e, portanto, devem ser cuidadosamente monitorados. A manobra de Valsalva deve ser evitada durante exercícios com pesos, sobretudo naqueles com hipertensão pulmonar, devido ao aumento do risco de síncope[60].

A FPI é uma doença pulmonar intersticial progressiva, potencialmente fatal, com mau prognóstico. Está cada vez mais evidente que o treinamento físico é uma intervenção segura e eficaz na melhora da capacidade funcional, qualidade de vida relacionada à saúde e dispneia nesses indivíduos. Essa intervenção para indivíduos com FPI é tipicamente prescrita por meio de reabilitação pulmonar. No entanto, as evidências sugerem melhora modesta da capacidade de exercício, dispneia e da qualidade de vida relacionada à saúde após reabilitação pulmonar[31-38]. Por esse motivo, as diretrizes atuais para o manejo de indivíduos com doença pulmonar intersticial sugerem recomendação "fraca positiva" para reabilitação pulmonar[11]. Uma das principais limitações dos atuais programas de reabilitação pulmonar para indivíduos com FPI é o uso de estratégias destinadas àqueles com formas mais prevalentes de doença pulmonar, como a DPOC[61]. Portanto, existe urgente necessidade de estudos para explorar o tipo, intensidade e volume ideais de exercício para indivíduos com FPI, assim como os mecanismos precisos que fundamentam a adaptação ao treinamento (Tabelas 44.1 a 44.3).

Tabela 44.1 Efeitos colaterais e principais efeitos farmacológicos sobre a resposta ao exercício físico.

Classe	Efeito colateral	Efeito na resposta ao exercício
Pirfenidona	Náusea, erupção cutânea, dispepsia, tontura e vômito	NED
Nintedanibe	Diarreia, náusea e vômito	NED

NED: nenhuma evidência disponível.

Tabela 44.2 Considerações especiais para a prescrição de exercícios físicos.

Condição	Cuidados na prescrição
Hipertensão pulmonar	Monitorar sintomas como palpitação, dor no peito e tontura em indivíduos que também têm hipertensão pulmonar associada com IPF. A sessão de exercício deve ser interrompida na presença desses sintomas, e sessões futuras devem ser realizadas após ajuste da intensidade e duração. A manobra de Valsalva dever ser evitada em exercícios com pesos devido ao fato de potencialmente causar síncope em indivíduos com IPF e hipertensão pulmonar.
Hipoxemia	Monitoramento rigoroso da oxi-hemoglobina por meio de oxímetro de pulso entre 85 e 88%. Usar oxigênio suplementar quando necessário para evitar dessaturação. Intervalos de repouso intersessões devem permitir a normalização da saturação da oxi-hemoglobina e atenuar hipoxemia.
Sintomas	Monitoramento rigoroso de sintomas como dispneia, palpitação, dor no peito e tontura. Educar os indivíduos no reconhecimento desses sintomas e como evitá-los durante as sessões de exercício.

Tabela 44.3 Recomendações práticas para a prescrição de exercícios físicos.

Variável	Aeróbico	Com pesos – Estático	Com pesos – Dinâmico	Flexibilidade	Ambiente aquático
Tipo	Caminhada ou cicloergômetro	NED	Exercícios para membros inferiores e superiores, que deveriam melhorar o desempenho das atividades da vida diária	Amplitude de movimento dos principais grupos musculares de membros inferiores e superiores	NED
Intensidade	50 a 60% da capacidade de trabalho 70 a 80% da velocidade pico de caminhada no TC6M 3 a 5 PSE (Borg) 3 a 4 dispneia (Borg)		60 a 80% 1RM (força muscular) < 50% 1RM (endurance muscular) 3 a 5 PSE (Borg)	2 x 15-30s de alongamento estático ou dinâmico com leve desconforto, mas sem dor muscular aguda	
Volume	15 a 40 min		1 a 4 séries de 8 a 12 reps (força muscular) < 2 séries de 15 a 20 reps (endurance muscular)	10 a 15 min	
Frequência	2 a 3 dias·sem⁻¹		2 a 3 dias·sem⁻¹	2 a 3 dias·sem⁻¹	
Progressão	Aumento gradual da duração até 50 min e da intensidade até 85% da capacidade pico de trabalho ou até 100% da velocidade pico de caminhada no TC6M		Aumentar para duas séries nas primeiras quatro semanas. Após semanas 6 a 8, incrementar o número de séries, reavaliar o 1RM e aumentar a sobrecarga em 5 a 10% para membros inferiores, e 5 a 7% para superiores		
Cuidados	Exercício intervalado para aqueles que não são capazes de manter esforço contínuo devido à dispneia intolerável ou significante hipoxemia		Evitar manobra de Valsalva, sobretudo naqueles com hipertensão pulmonar. Deve ser permitido período adequado de repouso interséries		

1RM: teste de uma repetição máxima; dias·sem⁻¹: dias por semana; NED: nenhuma evidência disponível; PSE: percepção subjetiva de esforço; reps: repetições; TC6M: teste de caminhada de seis minutos.

Câncer de Mama

Sara Mijwel

Introdução

Além da influência genética, os principais fatores de risco associados ao câncer de mama estão relacionados ao estilo de vida, como excesso de peso, dieta inadequada, consumo de álcool, tabagismo e inatividade física[1]. Os avanços na terapia do câncer contribuíram para a melhora na sobrevida do indivíduo com câncer de mama com taxa de sobrevivência se aproximando de 90% em muitos países[2]. No entanto, as terapias apresentam efeitos adversos significativos. O sintoma mais comumente relatado durante e após o tratamento é a fadiga relacionada ao câncer[3,4]. Existe igualmente deterioração significativa da capacidade física, como declínio na força muscular e da aptidão cardiorrespiratória após o diagnóstico. Intervenções com exercício, consistindo principalmente de treinamento com pesos supervisionado e aeróbico durante[5,6] e após a terapia padrão, são bem toleradas e mostram efeitos positivos na função física, fadiga relacionada ao câncer e qualidade de vida de indivíduos com câncer de mama primário[3,6-16]. Um número limitado de estudos examinou os efeitos do exercício em pacientes com câncer de mama avançado[17].

Prevalência

O câncer de mama é o tipo de câncer mais comumente diagnosticado entre mulheres; seu risco de desenvolvimento antes dos 75 anos de idade é de 10,3%. As taxas de incidência são maiores nos países mais desenvolvidos, mas a mortalidade é relativamente mais alta nos países menos desenvolvidos, principalmente devido à falta de detecção precoce e acesso ao tratamento. Por exemplo, mais de 90 novos casos de câncer de mama por 100 mil mulheres são diagnosticados anualmente na Europa Ocidental comparados com 30 por 100 mil na África Oriental. No entanto, as taxas de mortalidade nessas duas regiões são quase idênticas[18].

Fisiopatologia

Um complexo e heterogêneo conjunto de alterações genéticas está envolvido na etiologia do câncer de mama. Essas alterações resultam em

---

Utilize o QR code localizado na página xxix para acessar as referências bibliográficas, que também estão disponíveis em www.atheneu.com.br sob o título do livro.

características imortais e crescimento descontrolado das células epiteliais da mama[19]. O câncer parece ter origem numa célula que, por meio de vários eventos diferentes, se torna maligna. Eventos adicionais causam o desenvolvimento de diferentes clones com diferentes características. A forma predominante de câncer de mama é de natureza esporádica, na qual os oncogenes mutantes induzem à proliferação celular descontrolada. As mutações genéticas subsequentes em genes supressores de tumores parecem provocar malignidade[20]. O câncer de mama hereditário representa apenas 5 a 10% dos casos de câncer de mama e é controlado por mutações hereditárias em genes suscetíveis, além de outros genes[20].

Microambientes tumorais, como as influências estromais ou macrófagos, desempenham papel vital no início e progressão do câncer de mama[1]. Os subtipos da doença geralmente se alinham com a presença ou ausência de receptor de estrogênio (ER), receptor de progesterona (PR) e receptor do fator de crescimento epidérmico humano 2 (HER2). Cerca de 80% dos cânceres de mama são positivos para estrogênio (ER+) e progesterona (PR+), enquanto 15% são positivos para o receptor do fator de crescimento epidérmico humano 2 (HER2+). O câncer de mama triplo negativo para ER, PR e HER2 tem maior taxa de recorrência, crescimento mais rápido e pior prognóstico[2]. Existe suficiente conhecimento para o desenvolvimento de terapias que têm como alvo as alterações moleculares que ocorrem durante a carcinogênese mamária. No entanto, a progressão de tecido mamário normal para maligno não é completamente compreendida[20].

Terapia medicamentosa

Aspectos iatrogênicos

A maioria das mulheres com câncer de mama recebe terapia medicamentosa como parte do tratamento. Isso pode incluir quimioterapia, terapia hormonal, terapia com medicamentos direcionados ao HER2 ou uma combinação dessas. Os agentes quimioterápicos mais utilizados para inibir a proliferação de células cancerígenas incluem antraciclinas e taxanos[21]. A principal ação citotóxica das antraciclinas envolve a inibição da síntese de DNA, RNA e proteínas, causando morte celular[22,23]. Os taxanos inibem o crescimento do tumor através da função dos microtúbulos e, portanto, promovem apoptose que resulta na síntese de microtúbulos não funcionais[24]. Herceptin é uma terapia direcionada que inibe a proliferação e sobrevivência de tumores HER2-dependentes[2]. Os inibidores de aromatase ou tamoxifeno são utilizados após o tratamento quimioterápico para casos de câncer de mama positivo para receptores hormonais. O tamoxifeno age como um antagonista competitivo do receptor de estrogênio, enquanto os inibidores da aromatase suprimem os níveis plasmáticos de estrogênio em mulheres na pós-menopausa ao inibir ou inativar a aromatase, enzima responsável pela síntese de estrogênio[25].

Interferência na prescrição de exercícios físicos

É conhecido que as antraciclinas e os grupos de agentes-alvos do HER2 causam cardiotoxicidade, incluindo lesão cardíaca, taquicardia e fibrilação atrial[26]. Eles podem também causar declínio na aptidão cardiorrespiratória[27]. Seus efeitos agudos na resposta ao exercício incluem aumento da frequência cardíaca e pressão arterial[28-30], assim como redução da fração de ejeção ventricular esquerda[29,31]. Os agentes quimioterápicos antraciclinas e taxanos induzem fraqueza muscular independente do estágio de desenvolvimento do câncer ou estado nutricional[32]. A força isocinética e isométrica parecem ser prejudicadas ao longo do *continuum* do câncer de mama, com efeitos mais prejudiciais para indivíduos que recebem quimioterapia[33]. As concentrações de hemoglobina são afetadas negativamente pela quimioterapia como resultado de danos à medula óssea. Isso causa decréscimo na produção de eritrócitos com consequência negativa na resposta ao exercício em termos de oferta de oxigênio[31]. Mialgia e artralgia são os principais efeitos colaterais dos taxanos, assim como do tratamento hormonal[34], que podem limitar a tolerância ao exercício.

Prescrição de exercícios físicos

Avaliação pré-participação

A avaliação pré-participação deve analisar a presença de neuropatias periféricas e morbidades musculoesqueléticas de acordo com as diretrizes de exercícios para sobreviventes de câncer do *American College of Sports Medicine*[35]. É recomendada a avaliação detalhada dos braços e dos ombros para a detecção de possíveis morbidades nessas regiões antes da prescrição de exercícios para membros superiores. O risco de fratura também dever ser identificado, no caso de terapia hormonal. Indivíduos com metástases ósseas irão necessitar de avaliação para se determinar, por exemplo, o nível de impacto, intensidade, volume e tipo de exercício que são mais seguros. Condições cardíacas conhecidas precisam de avaliação médica antes que o exercício possa ser iniciado. Teste cardiopulmonar de exercício deveria ser realizado para que se determine o nível de tolerância ao esforço antes da aderência a treinamento de intensidade moderada a vigorosa. O teste de uma repetição máxima (1RM) tem sido demonstrado ser seguro para sobreviventes de câncer de mama. Nenhum teste é exigido antes de exercícios de caminhada ou de flexibilidade.

Exercício aeróbico

As recomendações de exercício aeróbico para indivíduos com câncer de mama seguem as mesmas orientações para a prescrição de exercícios a indivíduos saudáveis. Os indivíduos devem realizar exercício moderado ou vigoroso. O exercício de intensidade moderada deve ser realizado por pelo menos 150 minutos, 5 dias·sem^{-1} (50 a 70% da frequência cardíaca máxima [FCM] ou entre 13 e 15 da percepção subjetiva de esforço [PSE] na escala de Borg). Enquanto o exercício vigoroso deve ser realizado por 75 minutos, 3 dias·sem^{-1} (70 a 80% FCM ou 16 a 18 PSE). A progressão gradual do volume do exercício pode ser obtida por meio do ajuste na duração, frequência e/ou intensidade. Indivíduos com metástase óssea irão necessitar de modificações na prescrição para evitar fraturas (p.ex., andar de bicicleta ao invés de correr, para diminuir o efeito do impacto). O cicloergômetro é preferível à esteira para indivíduos com problemas de equilíbrio e/ou ataxia[35].

Exercício com pesos

Exercícios com pesos devem ser iniciados sob supervisão por 16 sessões. Iniciantes ou sedentários devem começar com 3 a 4 séries de 10 a 15 repetições entre 40 e 50% 1RM. Isso deve envolver os principais grupos musculares por 2 ou 3 dias·sem^{-1} através de 8 a 10 exercícios[35]. Indivíduos experientes ou treinados devem seguir as mesmas recomendações anteriores, com 2 a 3 séries de 8 a 12 repetições a 70 a 80% 1RM para melhorar a força muscular. É recomendada progressão gradual com maior sobrecarga e/ou número de repetições e/ou frequência semanal ao longo das 16 sessoes[36]. Ajustes na prescrição são necessários para indivíduos com metástase óssea, de modo que se evite fraturas (p.ex., deve-se evitar exercícios que usam sobrecarga do peso corporal ou de segmentos corporais nos locais de metástase)[35].

Exercício de flexibilidade

As diretrizes seguem as mesmas recomendações sugeridas a indivíduos saudáveis. Isso inclui alongamento dinâmico e estático para a melhora da amplitude de movimento. O alongamento deve ser feito ao ponto de tensão ou desconforto leve[35]. Os exercícios de flexibilidade dinâmica devem ser realizados com 10 repetições por exercício, enquanto, para o alongamento estático, são recomendados 20 a 30 segundos para cada unidade musculotendínea por 2 a 3 dias·sem^{-1}. O alongamento dinâmico pode ser usado antes e depois do exercício, enquanto o estático, após a sessão de exercício. Evidências sugerem que o alongamento dinâmico é mais efetivo para o aumento da amplitude de movimento sem induzir comprometimento no desempenho muscular[37].

Exercício em ambiente aquático

Não existem atualmente recomendações específicas sobre exercício aquático. Os resultados de um estudo controlado e aleatorizado após quimioterapia mostram que exercícios aquáticos consistindo de 60 minutos de exercícios com pesos por três vezes na semana foram eficazes para combater a fadiga relacionada ao câncer e melhorar a *endurance* muscular[38]. No entanto, exercício aquático não é apropriado para indivíduos que recebem quimioterapia através de cateter central de inserção periférica, devido ao aumento do risco de infecção relacionado à imersão em agua[39].

Considerações finais

Existe crescente evidência para os benefícios do exercício em mulheres diagnosticadas com câncer de mama. Benefícios com tamanho de efeito pequeno a moderado referente às intervenções com exercícios são encontradas para fadiga relacionada ao câncer, qualidade de vida, aptidão cardiorrespiratória, composição corporal e força muscular durante e após terapia adjuvante. A magnitude de efeito é maior nos estudos com treinamento físico supervisionado[40]. As intervenções com exercício descrevem apenas eventos adversos não significativos sem nenhum efeito negativo ou prejudicial[3,6-16].

Exercício aeróbico isolado ou aeróbico combinado com pesos são eficazes na melhora da qualidade de vida e da aptidão cardiorrespiratória.

Exercícios com pesos são mais eficazes para melhorar a força de membros inferiores e superiores, enquanto exercício aeróbico e com pesos combinado diminuem a fadiga relacionada ao câncer[9]. O conhecimento do tipo mais adequado ou a combinação de diferentes tipos de exercício físico ainda é necessário. Estudos futuros devem se concentrar na incorporação de princípios-chave do treinamento físico e descrever todos os componentes da prescrição do exercício, assim como a aderência à intervenção. Ainda existe limitada evidência sobre a eficácia do exercício em pacientes com câncer avançado[17]. Desse modo, estudos aleatórios e controlados são necessários no cenário paliativo (Tabelas 45.1 a 45.3).

Tabela 45.1 Efeitos colaterais e principais interferências farmacológicas nas respostas ao exercício físico.

Classe	Efeito colateral	Efeitos na resposta ao exercício
Agente quimioterápico		
Antraciclinas	Cardiotoxicidade, fadiga, náusea, neuropatia periférica, alopecia, neutropenia	↑/↓ FC, ↓ Hb, ↓ FEVE, ↔ PA
Taxanos	Neuropatia periférica, dor, fadiga, fraqueza muscular, edema, alopecia, neutropenia	↑ FC, ↓ Hb, ↓ PA
Terapia dirigida		
Herceptin (HER2)	Cardiotoxicidade, dor muscular, dor na coluna, náusea, erupção cutânea, dor no estômago, insônia, perda de apetite	↑ FC, ↓ Hb, ↓ FEVE, ↑ PA
Tratamento hormonal		
Inibidor de aromatase	Cardiotoxicidade, dor articular, dor muscular, metabolismo alterado (ganho de peso, osteoporose, ondas de calor)	↑ FC, ↓ FCpico, ↓ FEVE, ↑ PA
Tamoxifeno	Dor articular, dor muscular, metabolismo alterado (ganho de peso, ondas de calor)	↔ FC, ↔ PA

↑: incremento; ↓: decréscimo; ↔ inalterado; FC: frequência cardíaca; FCpico: frequência cardíaca de pico; FEVE: fração de ejeção ventricular esquerda; Hb: concentração de hemoglobina; PA: pressão arterial.

Tabela 45.2 Considerações especiais para prescrição de exercícios físicos.

Condição	Cuidados na prescrição
Metástase óssea	Modificações na prescrição de exercício para evitar fraturas
Osteoporose	Modificações na prescrição de exercício para evitar fraturas
Neuropatia periférica	Cicloergômetro deve ser usado, ao invés de esteira rolante. Certos exercícios com pesos podem necessitar ser modificados. Treinamento de equilíbrio pode ser eficaz para o alívio dos sintomas de neuropatia periférica
Elevado risco de infecção	Exercícios de intensidade vigorosa devem ser evitados durante períodos em que o risco de infecção é elevado (p.ex., quantos indivíduos têm neutropenia como efeito induzido pela quimioterapia)

Tabela 45.3 Recomendações práticas para a prescrição de exercícios físicos.

Variável	Aeróbico	Com pesos - Estático	Com pesos - Dinâmico	Flexibilidade	Ambiente aquático
Tipo	Cicloergômetro ou esteira rolante	NED	8 a 12 exercícios para os principais grupos musculares de membros inferiores e superiores	Alongamento dinâmico antes e após cada sessão de exercícios, enquanto estático somente após	NED
Intensidade	Intensidade moderada (50 a 70% FCM ou 13 a 15 PSE) e/ou vigorosa (70 a 80% FCM ou 16 a 18 PSE)	NED	Iniciante/sedentário: 40 a 50% 1RM. Indivíduos treinados: 70 a 80% 1RM	Alongamento ao ponto de tensão ou ligeiro desconforto	NED
Volume	30 a 60 min por dia (150 min·sem^{-1}) de intensidade moderada) ou 20 a 60 min por dia (75 min·sem^{-1} de intensidade vigorosa)	NED	3 a 4 séries de 10 a 15 repetições ou 2 a 3 séries de 8 a 12 repetições com 2 a 3 min de intervalo de repouso interséries	10 repetições de alongamento dinâmico. 20 a 30s de alongamento estático para cada principal unidade musculotendínea	NED
Frequência	3 (intensidade vigorosa) ou 5 dias·sem^{-1} (intensidade moderada)	NED	2 a 3 dias·sem^{-1} em dias não consecutivos	2 a 3 dias·sem^{-1}	NED
Progressão	Progressão gradual baseada na duração, frequência e/ou intensidade	NED	Progressão gradual a 60 a 80% 1RM a partir do momento em que mais do que 12 repetições podem ser realizadas tanto para iniciantes/sedentários como para indivíduos treinados	NED	NED
Cuidados	Preferir cicloergômetro à esteira rolante para indivíduos com distúrbios de equilíbrio e/ou ataxia. O exercício aeróbico necessita ser modificado para indivíduos com metástase óssea, de modo que se evite fraturas. Cardiotoxicidade induzida por tratamento pode limitar a tolerância ao esforço	NED	Indivíduos com metástase óssea necessitam de ajustes nos exercícios para evitar fraturas	Adaptações podem ser necessárias imediatamente após cirurgia de câncer de mama	A imersão em água deve ser evitada naqueles indivíduos com PICC devido ao elevado risco de infecção

1RM: teste de uma repetição máxima; dias·sem^{-1}: dias por semana; FCM: frequência cardíaca máxima; min·sem^{-1}: minuto por semana; NED: nenhuma evidência disponível; PICC: cateter central de inserção periférica; PSE: percepção subjetiva de esforço.

46

Câncer de Próstata

Moritz Schumann

Introdução

O câncer de próstata (CaP) é conhecido como doença multifatorial, induzida pela combinação de fatores genéticos e ambientais[12]. Seu manejo é múltiplo e inclui tratamento local radical, com ou sem terapia de privação androgênica (ADT), ADT isolada ou quimioterapia[13,14] e/ou agentes hormonais de segunda linha[15,16]. Devido às melhores opções de tratamento nas últimas décadas, o CaP é considerado a principal causa de anos vividos com incapacidade por câncer em continentes desenvolvidos[17]. Isso destaca a necessidade de terapias de apoio em virtude do fato de que os pacientes não estão apenas diretamente sofrendo da carga do câncer, mas também enfrentando efeitos colaterais graves do respectivo tratamento. Embora a evidência dos efeitos diretos do treinamento físico sobre a mortalidade seja escassa[18], o exercício pode contrabalançar a doença e/ou efeitos colaterais induzidos pelo tratamento, como perda da função física, qualidade de vida e fadiga[19].

Prevalência

O CaP é atualmente a segunda neoplasia maligna mais frequente nos homens[20]. Em 2018, 1.276.106 novos casos foram registrados em todo o mundo, totalizando 358.989 óbitos[20]. Em 2040, um total de 2.293.818 novos casos são esperados, impondo grande carga socioeconômica[21]. Atualmente, os únicos fatores de risco bem estabelecidos são a etnia negra e a história familiar da doença. Além disso, a incidência e a mortalidade por CaP se associam fortemente com o aumento da idade. A idade média é de 66 anos no momento do diagnóstico[22].

Fisiopatologia

A fisiopatologia é complexa e ainda não totalmente compreendida. A transformação maligna da próstata tipicamente segue um modelo de múltiplos passos, onde inicialmente, uma neoplasia intraepitelial prostática é formada, seguida por formação localizada de tumor, antes de desenvolver um adenocarcinoma avançado com invasão local[23]. Apesar dos avanços na compreensão da patogênese tumoral, grande proporção de pacientes alcançará um estágio avançado de doença metastática. Esse estágio final é caracterizado por metástases em órgãos distantes, como fígado, pulmões

---

Utilize o *QR code* localizado na página xxix para acessar as referências bibliográficas, que também estão disponíveis em www.atheneu.com.br sob o título do livro.

e cérebro. No entanto, ao contrário de outros tumores sólidos comuns, o CaP tem propensão anormalmente elevada de metastizar o osso[24].

Outra característica proeminente da doença é a responsividade hormonal. Isso significa que a remoção cirúrgica dos testículos por orquiectomia ou ADT pode, pelo menos nos estágios iniciais da doença, atenuar a progressão adicional[25]. No entanto, pode se desenvolver resistência à remoção testicular com o tempo, induzindo ao câncer de próstata resistente à castração primária (CRPC) ou CRPC metastático (mCRPC)[25]. Além disso, alguns indivíduos também desenvolvem variante agressiva de CaP ou variante com baixa concentração de receptores androgênicos com características neuroendócrinas ou celulares que não respondem ao tratamento com ADT[26,27].

Um marcador comum para a detecção precoce do CaP é o aumento significativo do antígeno prostático específico (PSA)[28-30]. O PSA é produzido por células saudáveis e malignas da próstata, controlando principalmente a liquefação do sêmen[28]. A concentração aumentada de PSA no CaP pode ser atribuída a vazamento da membrana entre o lúmen da próstata e o leito capilar quando células malignas estão presentes[30]. Assim, PSA elevado está comumente associado à progressão da doença e aumenta a probabilidade de formação de metástases ósseas, especialmente quando observadas após tratamento inicial[31]. Alterações no PSA podem também predizer tanto sobrevida livre de progressão como sobrevida global em indivíduos com mCRPC[32].

Terapia medicamentosa

Aspectos iatrogênicos

Em pacientes de baixo risco, a vigilância ativa visa evitar tratamento excessivo[33]. O tratamento localizado pode incluir prostatectomia radical e radioterapia por feixe externo, motivo pelo qual pouco é atualmente conhecido sobre terapias minimamente invasivas, como terapia focal, crioterapia ou ultrassom focalizado de intensidade vigorosa[34]. Um dos principais impulsionadores da progressão tumoral são os hormônios sexuais. O CaP avançado é comumente tratado pela ADT como primeira linha[13]. A terapia hormonal como segunda linha (isto é, acetato de abiraterona ou enzalutamida) é usada no CRPC[34]. O tratamento com quimioterapia citotóxica pode ser necessário em pacientes com mCRPC para melhorar a sobrevida global com redução da dor e melhora da qualidade de vida[35,36]. A radioterapia pode ser a primeira escolha para metástases dolorosas[37]. Terapias direcionadas ao osso podem ser necessárias para reduzir o risco de eventos adversos ao esqueleto, devido à perda óssea induzida pela ADT e à ocorrência de metástases ósseas[34]. Atualmente, existem poucas evidências para imunoterapias, incluindo vacinas contra o câncer e terapias de pontos de verificação imunológico[38]. Em pacientes idosos frágeis com CaP avançado, muitas vezes a única escolha é a espera vigilante, que inclui tratamento sintomático em caso de progressão clínica em cenário paliativo[33].

Interferência na prescrição de exercícios físicos

Apesar do ônus direto do CaP avançado ou metastático (p.ex., dor, hipercalcemia e fraturas)[39,40], o tratamento do CaP pode afetar a função cardiovascular, musculoesquelética e metabólica, bem como o bem-estar físico, mental e sexual[41,42,39,40]. A terapia local radical com prostatectomia pode acarretar incontinência urinária, exigindo atenção especial no exercício[43]. Indivíduos tratados com ADT frequentemente enfrentam sintomas de hipogonadismo, como perda de massa magra, com aumento concomitante da massa gorda, redução da densidade mineral óssea e reduções significativas da função física[44,41,42], que podem apenas parcialmente ser abordados com exercício atualmente [45].

Prescrição de exercícios físicos

Avaliação pré-participação

Considerando a idade avançada em que o CaP é comumente diagnosticado, a maioria dos indivíduos apresentará grau variado de história de tratamento e comorbidades relacionadas, tornando a prescrição de exercícios complexa. O *status* de desempenho da escala do *Eastern Cooperative Oncology Group* é geralmente usado para classificar os indivíduos em "totalmente ativos" (0) a "mortos" (5)[46]. A literatura tem focado tipicamente em protocolos combinados de treinamento aeróbico e com pesos[19], mas a avaliação das necessidades individuais é recomendada para determinar o tipo ideal de treinamento, carga e progressão. Embora o exercício pareça ser seguro para a maioria dos indivíduos[47], deve-se considerar a localização de metástases, especialmente aquelas colonizadas nos ossos[48]. Mudanças transitórias e flutuações no bem-estar durante o curso do tratamento devem ser monitoradas e a regulação do treinamento dever ser fundamentada no ritmo individual de progressão, baseadas na variação diária das capacidades de desempenho[47].

Exercício aeróbico

É necessário observar que a maioria dos estudos utilizou abordagens multimodais nas quais o treinamento aeróbico e com pesos combinados foram suplementados por intervenções nutricionais e/ou psicológicas. Isso dificulta o estabelecimento de recomendações de treinamento para qualquer modalidade. O exercício aeróbico vigoroso após o diagnóstico de CaP foi previamente associado a risco 60% menor de migrar para o estágio avançado da doença e a risco 50% menor de mortalidade por todas as causas[18], enquanto seis meses de treinamento aeróbico (sessões de caminhada supervisionada cinco vezes por semana, 30 a 45 minutos por sessão, 55 a 100% VO_2pico) podem melhorar marcadores de função física sem efeitos na disfunção erétil[1]. Um programa de treinamento aeróbico bastante similar, realizado três vezes por semana por apenas quatro a oito semanas, pode ser suficiente para melhorar a aptidão cardiovascular, flexibilidade, força muscular e qualidade de vida e, ao mesmo tempo, prevenir o desenvolvimento de fadiga induzida pelo tratamento[2,49].

Exercício com pesos

Em pacientes com CaP recebendo ADT, 12 a 16 semanas de treinamento com pesos de intensidade moderada a vigorosa (60 a 75% de uma repetição máxima [1RM]) realizado três vezes por semana pode reduzir a fadiga e melhorar a força muscular e a qualidade de vida geral[5-7,10]. No entanto, ainda está para ser estabelecido se exercícios com pesos combinado com treinamento de impacto mantém a densidade mineral óssea, haja vista que existem estudos demonstrando tanto ausência de alteração[3] como mudanças positivas[4]. Também existe evidência de doença localizada com terapia cirúrgica, em que o exercício do assoalho pélvico é tipicamente recomendado para reduzir incontinência urinária[9,43,11]. Este treinamento pode certamente ser iniciado logo após remoção do cateter e ser realizado em casa (p.ex., três vezes ao dia, 20 repetições com sobrecarga leve proporcionada por banda elástica). Também existe evidência de melhora nos efeitos secundários induzidos pelo tratamento quando o exercício é iniciado antes da cirurgia. Isso inclui exercício do assoalho pélvico (duas vezes por semana por 30 minutos cada)[43] ou exercícios com pesos (duas vezes por semana, 2 a 4 repetições, 6 a 12 RM) combinado com treinamento aeróbico (duas vezes por semana, 20 minutos, 60 a 80% da frequência cardíaca máxima)[8]. Atualmente, não existem evidências de mudanças na massa magra em indivíduos com CaP que recebem ADT[45].

Exercício de flexibilidade

O treinamento de flexibilidade é frequentemente usado como condição de controle em intervenções de exercício. Isso significa que a flexibilidade não é geralmente avaliada como medida de desfecho. Em indivíduos saudáveis, o alongamento estático é tipicamente preferível ao treinamento de flexibilidade balística ou facilitação neuromuscular proprioceptiva[50]. O tempo em alongamento por semana parece fundamental para melhorar a amplitude de movimento (5 minutos, 5 dias·sem^{-1}). Por outro lado, não existem evidências diretas de efeitos favoráveis do treinamento de flexibilidade para desfechos específicos de doenças. Estudos em idosos saudáveis frequentemente utilizam intervenções de exercício multimodal em que efeitos únicos do treinamento de flexibilidade não podem ser extraídos. Pesquisas com idosos frágeis sugerem que o treinamento regular de flexibilidade (p.ex., ioga) pode diminuir o medo de queda e a fraqueza muscular[51,52]. Deve-se ter cautela quanto à localização das metástases ósseas e as forças de cisalhamento devem ser evitadas. Nossa experiência permite sugerir que apenas alongamento estático de intensidade moderada por 5 a 10 segundos de tensão deva ser recomendado como parte do aquecimento ou resfriamento.

Exercício em ambiente aquático

Não existem evidências de efeitos benéficos ou prejudiciais do exercício aquático em desfechos específicos de doenças em indivíduos com CaP. Efeitos pequenos a moderados do exercício aquático têm sido tipicamente demonstrados em indivíduos com doenças ortopédicas (p.ex., osteoartrite)[53], mas a melhora da função física é bastante pequena quando comparada ao exercício em terra[54,55]. A falta de impacto na água pode atenuar alguns dos benefícios do exercício relacionados às adaptações musculoesqueléticas. Nossa experiência permite sugerir que especial atenção deveria ser dada a indivíduos com caquexia devido ao fato de que a menor massa magra pode aumentar o risco de hipotermia durante o exercício em ambiente aquático.

Considerações finais

O tratamento do CaP normalmente segue um processo de várias etapas, incluindo principalmente terapias invasivas. Indivíduos com CaP avançado geralmente sofrem com os efeitos adversos das baixas concentrações de hormônios sexuais induzidas por orquiectomia radical ou ADT[48].

Evidências crescentes sugerem que o treinamento aeróbico e/ou com pesos pode ser importante terapia adjuvante. No entanto, as conclusões atuais limitam recomendações individuais em virtude de as abordagens de intervenção serem multimodais na maioria dos estudos. Isso impõe algumas barreiras com relação às características peculiares de prescrição para cada modalidade isolada. A maioria dos estudos ainda relata apenas componentes básicos do treinamento físico, sem informação detalhada referente a características intrínsecas e extrínsecas da prescrição para uso adequado dos achados[56]. Além do inadequado delineamento experimental e/ou relato dos achados, os estudos geralmente são direcionados para desfechos específicos do câncer (p.ex., biologia tumoral) em contextos pré-clínicos[47].

A prescrição de exercício poderia ser melhorada no futuro se os resultados relacionados, por exemplo, qualidade de vida, fadiga e aptidão física fossem combinados com abordagens mecanicistas. Isso permitiria melhor compreensão de como o exercício físico afeta a doença (Tabelas 46.1 a 46.3).

Tabela 46.1 Efeitos colaterais e principais interferências farmacológicas na resposta ao exercício físico.

Classe	Efeito colateral	Efeito na resposta ao exercício
Radioterapia	Erupcao cutanea, fadiga, incontinencia urinaria, disfuncao eretil e dor	Alguns indivíduos podem relatar dor na região prostática. Isso necessita ser considerado na escolha do tipo de exercício. Por exemplo, cicloergômetro pode não ser possível por determinado período de tempo.
Prostatectomia	Incontinência urinária, disfunção erétil e dor	A disfunção erétil pode diminuir qualidade de vida e motivação ao exercício. O treinamento do assoalho pélvico pode ser essencial no manejo dos efeitos colaterais causados pela prostatectomia.
Terapia de privação androgênica (ADT) e agentes hormonais de segunda linha	↓ massa magra, ↑ massa gorda, ↑ fadiga, ↓ densidade mineral óssea, ↓ função física, disfunção erétil e ↓ bem-estar sexual	Incrementos na massa magra são difíceis de se alcançar em virtude do decréscimo nas concentrações de hormônios sexuais. Portanto, o treinamento físico deveria ser iniciado concomitantemente ou antes de ser iniciada a ADT para a manutenção da massa magra. A suplementação proteica pode ser necessária.
Quimioterapia	Diarreia, náusea, vômito, polineuropatia e anemia	A quimioterapia pode limitar a função física. O treinamento pode necessitar ser ajustado de acordo com o horário da terapia.

↑: incremento; ↓: decréscimo.

Tabela 46.2 Considerações especiais para a prescrição de exercícios físicos.

Condição*	Cuidados na prescrição
Pelve	Aeróbico (cuidado com exercícios que transportam o peso corporal); pesos (não realizar exercícios de extensão e flexão de quadril) e flexibilidade (nenhuma restrição)
Coluna	Aeróbico (cuidado com exercícios que transportam o peso corporal); pesos (não realizar exercícios de tronco); flexibilidade (não realizar exercícios de extensão, flexão ou rotação da coluna)
Coluna torácica e costelas	Aeróbico (cuidado com exercícios que tanto transportam como não transportam o peso corporal); pesos (não realizar exercícios de tronco e de adução, abdução, extensão e flexão de ombros); flexibilidade (não realizar exercícios de extensão, flexão ou rotação da coluna)
Fêmur proximal	Aeróbico (cuidado com exercícios que transportam o peso corporal; pesos (não realizar exercícios de extensão e flexão de quadril); flexibilidade (nenhuma restrição)

*Localização da metástase óssea.

Tabela 46.3 Recomendações práticas para a prescrição de exercícios físicos.

Variável	Aeróbico	Com pesos - Estático	Com pesos - Dinâmico	Flexibilidade	Ambiente aquático
Tipo	ECIM e/ou HIIT	Contrações isométricas com equipamentos, no solo com o próprio peso corporal ou resistência fornecida por outra pessoa	Exercícios para o corpo todo em equipamentos ou pesos livres para indivíduos experientes. Treinamento de impacto	NED	NED
Intensidade	ECIM: 60 a 70% FCM, PSE 5 a 6 HIIT: 80 a 90% FCM, PSE 8 a 10	Inicialmente PSE 5 a 6, progredindo para 8 a 10	Treinamento com pesos: 6 a 12 RM (isto é, 60 a 80% 1RM) Treinamento de impacto: 10 a 15 repetições de saltos sem sobrecarga	NED	NED
Volume	ECIM: 20 a 40 min HIIT: 0,5 a 3 min série, 1,5 a 3 min recuperação	2 a 4 séries, 20 a 30s	Treinamento com pesos: 2 a 4 séries, 1,5 a 2 min de intervalo interséries, 6 a 8 exercícios envolvendo grandes grupos musculares Treinamento de impacto: 2 a 3 séries, 1,5 a 2 min de intervalo interséries, 2 a 4 exercícios para membros inferiores e superiores	NED	NED
Frequência	2 a 3 dias·sem^{-1}	2 a 3 dias·sem^{-1}	2 a 3 dias·sem^{-1}	NED	NED
Progressão	Determinada pelo próprio indivíduo	Determinada pelo próprio indivíduo	Determinada pelo próprio indivíduo	NED	NED
Cuidados	Atividades que não transportam o peso corporal são preferidas dependendo da localização das metástases. Exercício em bicicleta pode não ser possível imediatamente após prostatectomia ou durante radioterapia	Treinamento estático pode ser o preferido na presença de metástase óssea severa, sobretudo nas articulações. No entanto, exercício dinâmico deveria ser implementado quando possível	Regiões com metástase óssea devem ser evitadas. Isso também significa que a amplitude de movimento pode estar restrita	Alongamento estático pode ser implementado no aquecimento e/ou volta a calma (5 a 10s). Atenção especial à localização da metástase óssea. Movimentos balísticos devem ser evitados	NED

1RM: teste de uma repetição máxima; dias·sem^{-1}: dias por semana; ECIM: Exercício contínuo de intensidade moderada; FCM: frequência cardíaca máxima; HIIT: treinamento intervalado de intensidade vigorosa; NED: nenhuma evidência disponível; PSE: percepção subjetiva de esforço; RM: repetições máximas; s: segundos.

Câncer de Cólon e Reto

Renata Silvério • Mireia Olivan • Gabriela Salim de Castro
• Marília Seelaender

Introdução

O termo câncer de cólon e reto (CCR) compreende os tumores malignos localizados no intestino grosso, formado por cólon, reto e ânus. É uma doença tratável e frequentemente curável quando não apresenta extensão para outros órgãos[1,2].

A etiologia do câncer é complexa. Vários fatores estão envolvidos na gênese da maioria das neoplasias malignas. Diversos estudos têm evidenciado estreita relação entre a predisposição genética, os fatores ambientais e de estilo de vida e a carcinogênese do câncer de cólon. A manutenção do peso corporal, a prevenção da obesidade e o incremento da atividade física têm sido mencionados como fatores de proteção. O sedentarismo, idade avançada, fumo, álcool, tipo de trabalho em alguns ramos industriais, ao lado do perfil de consumo alimentar constituído de dieta pobre em fibra e com alto consumo de carnes vermelhas e carnes processadas e rica em gordura têm sido apontados como fatores de risco[1,3-5].

Prevalência

A incidência e mortalidade por CCR têm apresentado aumento mundial. No entanto, alguns países desenvolvidos apresentaram incidência estável ou diminuída devido ao diagnóstico precoce e retirada de lesões pré-cancerosas[1]. Em 2013, Austrália e Nova Zelândia apresentaram a maior incidência mundial de CCR, enquanto a África Ocidental apresentou a menor[6]. A sobrevida do CCR é considerada boa se diagnosticada precocemente, sendo fortemente dependente do estágio da doença[1].

No Brasil, o cólon e o reto estão entre as seis localizações mais frequentes de neoplasia[7]. De acordo com o Instituto Nacional de Câncer (Inca), a incidência de CCR no ano de 2010 foi de aproximadamente 28.110 casos, sendo 13.310 homens e 14.800 mulheres[8], e a estimativa para o ano de 2016 foi de 34.280 novos casos, 16.660 para homens e

---

Utilize o QR code localizado na página xxix para acessar as referências bibliográficas, que também estão disponíveis em www.atheneu.com.br sob o título do livro.

17.620 para mulheres, sendo o terceiro tipo de câncer com maior estimativa para homens e o segundo para mulheres[1].

Fisiopatologia

A maioria dos tumores colorretais consiste em adenocarcinomas, originados a partir de pólipos adenomatosos, os quais, por sua vez, se desenvolvem a partir da mucosa do cólon. Essa sequência adenoma-carcinoma se deriva por meio de série de acontecimentos clínicos e histopatológicos bem caracterizados, aos quais se associam distintas alterações moleculares[9].

Os fatores de risco para o CCR são tanto ambientais como hereditários[6]. O CCR pode se apresentar das seguintes formas: esporádico, hereditário e familiar. O termo "esporádico" é usado para os cânceres que acontecem em pessoas com mutação genética que os torna suscetíveis ao desenvolvimento tumoral. Menos de 10% dos indivíduos possuem predisposição hereditária ao CCR, e esses casos se dividem em duas categorias, com a presença ou não de polipose[10]. O terceiro e menos conhecido é o CCR familiar, o qual explica até 25% dos casos. Mutações genéticas específicas são responsáveis por esses casos[11], enquanto o acúmulo gradual de mutações somáticas explica os casos esporádicos. Do contrário, as anormalidades genéticas que são a base do CCR familiar não são bem conhecidas. A mutação específica no gene da polipose adenomatosa de cólon (gene APC) tem sido relacionada com o CCR familiar[12]. Outros autores postulam que essas famílias representam variante do CCR hereditário não polipoide e, de fato, eles têm encontrado alterações em genes que reparam o DNA em parte desses indivíduos[13]. Sem dúvida, estudos de associação genômica sugerem a existência de grande número de *loci* suscetíveis, que exercem, cada um, pequena influência no risco.

Existem quatro modalidades de tratamento para indivíduos com CCR: cirurgia para a remoção do tumor (colostomia), radioterapia, quimioterapia e imunoterapia. A utilização de determinado tratamento depende do estágio da doença e do estado geral de saúde do indivíduo[6].

Terapia medicamentosa
Aspectos iatrogênicos

Todos os tratamentos para o CCR apresentam efeitos secundários, que podem ser mais ou menos graves, de acordo com o indivíduo. A cirurgia pode provocar dor e sensibilidade na área afetada e diarreia temporária. Se houver a necessidade de realização de colostomia, pode-se produzir irritação na pele ao redor da abertura realizada. A quimioterapia, por sua vez, afeta tanto as células tumorais quanto as células normais e pode provocar náuseas, vômitos, queda de cabelo, diarreia e fadiga. A imunoterapia pode provocar sintomas semelhantes aos da gripe, como febre, calafrios, fraqueza e náuseas[6,14].

Interferência na prescrição de exercícios físicos

O tratamento quimioterápico é frequentemente associado com redução na capacidade física geral e da tolerância ao exercício físico e força muscular, além de aumento na fadiga[15,16], problema comum descrito pelos indivíduos submetidos à quimioterapia, com taxas de prevalência de 80 a 100%[17-19]. Embora evidências sugiram que a prática de atividade física durante a quimioterapia possa contribuir para a manutenção da capacidade cardiorrespiratória e força muscular, os resultados dos estudos conduzidos até o momento não são consistentes[20].

Prescrição de exercícios físicos

A prática de exercícios físicos parece ter influência positiva em todos os estágios do tratamento de câncer, com papel importante também na prevenção. Modelos animais têm demonstrado que, de forma aguda, o exercício físico pode diminuir o desenvolvimento tumoral através de vários mecanismos, incluindo a liberação de diversos fatores sistêmicos, como catecolaminas, miocinas e citocinas; através da ativação simpática; aumento do fluxo sanguíneo; estresse de cisalhamento no leito vascular e aumento da temperatura corporal. Ademais, o treinamento físico prolongado gera maior perfusão sanguínea, acarretando adaptações intratumorais, adaptações metabólicas e aumento da reposta imune contra células tumorais[21].

Avaliação pré-participação

É importante que o indivíduo realize testes e exames para verificar a sua aptidão e poder estipular as cargas de trabalho. Para determinação da capacidade cardiovascular, deve ser utilizado teste de esforço submáximo (75% da frequência cardíaca máxima [FCM])[22]. Para análise da *endurance* muscular, pode ser utilizado o protocolo *dynamic muscular endurance test* adaptado[22,23], que considera a carga de trabalho de acordo com a massa corporal do indivíduo. A adaptação faz-se necessária em razão da falta de força nos indivíduos com câncer para executar as cargas estipuladas no protocolo original. Por esse motivo, os percentuais das cargas com relação à massa corporal devem ser diminuídos. A flexibilidade deve ser avaliada por meio do teste de sentar e alcançar. Ainda de grande importância nessa avaliação inicial é a análise da composição corporal por meio das medidas das dobras cutâneas (a equação para predizer o percentual de gordura corporal deve ser escolhida de acordo com sexo e idade). Por último, devem ser solicitados exames de glicemia, hemograma e lipidograma.

Exercício aeróbico

Para algumas pessoas com câncer, o diagnóstico e o tratamento são sinônimos de vida inativa, resultando em significativa perda de massa muscular e força[24]. Estudos mostram aumento na capacidade física e aeróbica e melhora da qualidade de vida em indivíduos que fizeram treinamento aeróbico durante seis semanas, de duas a três vezes por semana[24]. Estudos com mulheres[25] e homens[26] com CCR mostraram que indivíduos que realizavam diariamente algum tipo de exercício aeróbico (caminhada, corrida, ciclismo ou natação), depois do seu diagnóstico, apresentaram redução significativa no índice de mortalidade em decorrência do câncer. Também foi demonstrado que a realização de programa de exercícios aeróbicos e com pesos por indivíduos submetidos à quimioterapia levou à melhora na capacidade aeróbica, força muscular, nível de atividade física e bem-estar geral[24]. A duração do programa de exercícios físicos foi de seis meses, sendo realizado três vezes por semana. Meyerhardt et al. verificaram ainda que os indivíduos com câncer de cólon, tratados com cirurgia e quimioterapia, que tiveram gasto energético em atividade física equivalente a caminhar seis ou mais horas por semana apresentaram importante redução na recidiva tumoral[27].

Os efeitos do exercício físico antes da cirurgia para retirada do tumor foram avaliados em diversos estudos. Carli et al.[28] compararam um grupo que realizou exercícios em ciclo ergômetro e exercícios com pesos com outro que realizou caminhadas e exercícios de respiração. O grupo que realizou caminhadas e respiração apresentou melhora na capacidade de caminhada antes e depois da cirurgia[28]. Outro trabalho que avaliou os efeitos de 2,5 semanas de exercícios aeróbicos, exercícios com pesos, exercícios de respiração e treinamento de músculos respiratórios verificou melhora na capacidade respiratória de indivíduos com CCR que seriam submetidos à cirurgia abdominal[29]. O exercício em ciclo ergômetro realizado por 30 minutos, três vezes por semana durante seis semanas demonstrou ser efetivo em melhorar a qualidade de vida de indivíduos com CCR que aguardavam a cirurgia para retirada do tumor[30]. O exercício físico aeróbico e com pesos realizado por quatro semanas antes e oito semanas após a retirada de tumor mostrou maiores benefícios quando comparado ao mesmo protocolo de exercícios realizados somente oito semanas após a cirugia[31].

O exercício aeróbico de intensidade leve parece gerar menos dano ao DNA em indivíduos em tratamento para CCR submetidos à cirurgia seguida ou não por quimioterapia ou radioteraia[32,33]. Foram testados dois protocolos de exercício físico aeróbico, sendo um de intensidade moderada (0,3 a 0,4 da potência aeróbica máxima) e um de intensidade vigorosa (0,55 a 0,65 da potência aeróbica máxima) por 30 a 40 minutos diários por duas semanas. O exercício de intensidade vigorosa mostrou-se mais pró-inflamatório nesses indivíduos, com aumento das interleucinas (IL) 1 beta e IL-6[32]. Também foi avaliado o dano oxidativo ao DNA através da quantificação de 8-hidroxi-2-deoxiguanosina (8-oxo--dG) urinária, que mostrou-se aumentada nos indivíduos submetidos ao exercício de intensidade vigorosa[33]. Outro estudo avaliou a implementação de intervenções de estilo de vida em indivíduos tratados para CCR[34]. As intervenções incluíram exercícios aeróbicos de 30 minutos diários por seis semanas, com sessões de exercício com pesos e fornecimento de informações e aconselhamento nutricional. Foi observado impacto significativo nos hábitos alimentares, diminuição da fadiga, aumento da capacidade aeróbica, da capacidade funcional e diminuição da relação cintura/quadril, demonstrando que intervenções de estilo de vida são factíveis em indivíduos tratados por CCR[34]. Outro trabalho encontrou que o exercício físico aeróbico por oito semanas resultou em aumento dos níveis de grelina e redução da porcentagem de gordura corporal; embora os níveis de insulina e leptina não tenham sido alterados, a diminuição da massa gorda corporal pode diminuir a chance de recorrência da doença e as chances de metástases[35].

Também a prática diária de exercícios aeróbicos de intensidade moderada em casa, por 20 a 30 minutos, três a cinco vezes por semana, por

16 semanas proporcionou melhora na qualidade de vida[36]. A realização de 12 semanas de exercícios aeróbicos e com pesos (usando o próprio peso corporal) em casa diminuiu os níveis de insulina circulante e gerou aumento de atividade física diária expontânea[37]. Contudo, os efeitos na melhora da fadiga ainda são inconclusivos[38]

Exercício com pesos

Um estudo analisou o efeito de programa de exercícios com pesos em indivíduos com câncer submetidos à quimioterapia[24]. O protocolo de treinamento foi seguido por seis semanas e foram realizados os exercícios *leg press*, supino e remada. Essa seleção de exercícios foi realizada de maneira a trabalhar vários grupos musculares no menor número de exercícios possível, permitindo que o treino fosse realizado em pouco tempo. Os indivíduos faziam 3 séries de 5 a 8 repetições (85 a 95% 1RM), duas a três vezes por semana. Após o período de treinamento, houve aumento na força muscular, nível de atividade física e bem-estar geral[24].

Exercício de flexibilidade

Existe consenso atual de que a boa aptidão física depende não somente de níveis satisfatórios de potência aeróbica máxima, mas também de padrões apropriados de potência muscular, de flexibilidade e de estabilidade postural[39]. Essas variáveis parecem ser importantes para o bem-estar e para a autonomia do indivíduo. Coelho e Araújo[40] preconizam rotina de oito a 10 exercícios de alongamento dinâmicos, seguida por alongamentos passivos, priorizando os movimentos articulares que possuem maiores limitações. O *American College of Sports Medicine* recomenda, para a manutenção e/ou desenvolvimento da flexibilidade, que os exercícios sejam realizados duas a três vezes por semana e que os indivíduos alonguem a maioria dos grupos musculares (dorsal, peitoral, região anterior e posterior da coxa)[39]. No caso de exercícios estáticos, devem ser realizadas três séries de 30 segundos, com 30 segundos de intervalo entre elas. Recomenda-se que os exercícios dinâmicos sejam executados 10 vezes. É importante ter cautela com indivíduos caquéticos com CCR, os quais apresentam maior risco de lesões em articulações ou em elementos elásticos. Nesse caso, podem ser realizados exercícios de alongamento, sem ênfase na flexibilidade.

Exercício em ambiente aquático

Não existem evidências disponíveis. Além disso, não se recomenda a prática de exercícios em ambiente aquático por indivíduos submetidos à quimioterapia, uma vez que eles apresentam redução na resistência imunológica[41]. Por outro lado, os indivíduos que não estejam fazendo tratamento quimioterápico podem realizar treinamento aeróbico por meio de natação ou hidroginástica, duas a três vezes por semana, com intensidade de 60 a 70% FCM, e a água deve estar aquecida (28 a 30 °C).

Considerações finais

Já foi estabelecido que a prática de exercícios físicos regulares está diretamente relacionada com a redução na incidência de câncer em 40%, e um dos tipos de câncer no qual esse efeito é mais pronunciado é o CCR[42].

Quando realizado anteriormente à cirurgia, o exercício físico é capaz de aumentar a qualidade de vida e parece ter impacto positivo no período pós-operatório. O programa de exercícios físicos, quando iniciado após o diagnóstico, também apresenta efeitos benéficos com relação a cirurgia, quimioterapia, radioterapia, bem como melhora na composição corporal. Vale ainda ressaltar que existe elevada incidência de caquexia em indivíduos com esse tipo de tumor e, nesse caso, a prática de exercícios físicos tem ainda potencial efeito benéfico no controle da inflamação associada a essa síndrome. Para indivíduos submetidos à quimioterapia, o exercício físico pode ser empregado como estratégia complementar, prevenindo e minimizando a inatividade física, fadiga e enfraquecimento muscular[24,43]. É importante notar que a maioria dos estudos é caracterizada por baixas taxas de participação, o que pode limitar a generalização dos resultados, particularmente se os indivíduos incluídos na pesquisa forem habitualmente mais ativos, mais motivados e/ou possuírem maior escolaridade que a população-alvo[44,45] (Tabelas 47.1 a 47.3).

Tabela 47.1 Efeitos colaterais e principais interferências farmacológicas na resposta ao exercício físico.

Classe	Efeito colateral	Efeito na resposta ao exercício
Cirurgia (colostomia)	Dor, sensibilidade local, irritação na pele, diarreia	NED
Quimioterapia*	Náuseas, vômitos, queda de cabelo, diarreia, fadiga, fraqueza muscular	O exercício reduz fadiga
Radioterapia*	Diarreia, fadiga, náuseas, vômitos, ressecamento da pele, prurido, fadiga	O exercício reduz fadiga e melhora a qualidade de vida
Imunoterapia	Sintomas de gripe, febre, calafrios, fraqueza, náuseas	O exercício reduz fraqueza muscular e melhora a qualidade de vida

*Os efeitos secundários podem ser mais ou menos graves, de acordo com o indivíduo.
NED: nenhuma evidência disponível.

Tabela 47.2 Considerações especiais para a prescrição de exercícios físicos.

Condição	Cuidados na prescrição
Fraqueza	Evitar exercícios prolongados e de intensidade vigorosa
Náusea	Evitar exercícios de intensidade vigorosa
Diarreia	Evitar exercícios de intensidade vigorosa e sessões prolongadas de treinamento
Infecções	Evitar exercícios em ambientes aquáticos e atividades de intensidade vigorosa
Febre	Não praticar exercícios
Anemia	Evitar exercícios de intensidade vigorosa

Tabela 47.3 Recomendações práticas para a prescrição de exercícios físicos.

Variável	Aeróbico	Com pesos Estático	Com pesos Dinâmico	Flexibilidade	Ambiente aquático
Tipo	Caminhada, corrida, ciclismo	NEC	Principais grupos musculares	Alongamento dinâmico e passivo	Natação, hidroginástica
Intensidade	60 a 75% FCM	NED	85 a 95% 1RM	Abaixo do ponto de desconforto	60 a 75% FCM
Volume	15 a 30 min	NED	3 séries	8 a 10 exercícios	15 a 30 min
Frequência	2 a 3 dias·sem^{-1}	NED	4 dias·sem^{-1}	2 a 3 dias·sem^{-1}	2 a 3 dias·sem^{-1}
Progressão	Aumentar 5 minutos a cada 3 semanas de treino	NED			Aumentar 5 minutos a cada 3 semanas de treino
Cuidados	Acompanhamento profissional, respeitando os sintomas dos indivíduos	NED	Acompanhamento profissional	Evitar alongamento passivo para indivíduos caquéticos	Evitar, no caso de indivíduos submetidos a quimioterapia ou radioterapia

1RM: teste de uma repetição máxima; dias·sem^{-1}: dias por semana; FCM: frequência cardíaca máxima; NED: nenhuma evidência disponível.

HIV/Aids

Emiko Kamitani • Nazrul Islam

Introdução

O advento da terapia antirretroviral combinada (TARV) diminuiu drasticamente a mortalidade relacionada ao vírus da imunodeficiência humana (HIV). Isso contribuiu para que a síndrome da imunodeficiência adquirida (Aids) se tornasse doença crônica gerenciável. A expectativa de vida das pessoas vivendo com HIV/Aids (PVHA) aumentou substancialmente, de modo que atualmente é quase normal[1]. À medida que vivem mais, as PVHA experimentam problemas de saúde relacionados à idade e condições não associadas à Aids (isto é, que não definem a Aids), como doenças cardiovasculares (DCV) ou câncer, e múltiplas comorbidades complexas[2,3]. Atualmente, até 71% das PVHA morrem de condições não definidoras de Aids, e uma das principais causas de morte não relacionada ao HIV é a DCV[3,4]. O exercício físico é uma das estratégias mais eficazes para diminuir a morbidade associada a muitas das condições não definidoras de Aids.

Prevalência

O último relatório da Organização Mundial da Saúde mostrou que aproximadamente 36,7 milhões de pessoas vive com HIV/Aids, com um milhão de mortes relacionadas ao HIV em todo o mundo[5]. As PVHA têm risco substancialmente mais elevado de não apenas condições clínicas definidoras de Aids, mas também de condições que não a definem. Por exemplo, eles têm risco 50% maior de infarto agudo do miocárdio em comparação com pessoas que vivem sem HIV[6]. Além disso, mais da metade das PVHA pode sofrer de lipodistrofia associada ao HIV (p.ex., adiposidade e perda de gordura periférica), que é a principal preocupação da imagem corporal entre PVHA[7,8]. No entanto, a introdução dos inibidores de integrase felizmente diminui esse risco. O distúrbio psicológico mais comum que não está relacionado ao uso de substâncias entre PVHA é a depressão, da qual a maioria sofre[9,10].

Utilize o QR code localizado na página xxix para acessar as referências bibliográficas, que também estão disponíveis em www.atheneu.com.br sob o título do livro.

Fisiopatologia

O HIV possui uma glicoproteína não covalente de superfície, denominada gp120, que se liga às moléculas CD4$^+$ e expõe um novo sítio de reconhecimento sobre si mesma para os correceptores de quimiocinas CCR2, CCR5 ou CXCR4. Isso resulta na fusão do envelope do vírus à membrana celular da célula-alvo por meio da gp41, permitindo a passagem do genoma viral ao citoplasma celular do hospedeiro. Logo após a entrada no citoplasma, o RNA viral é transcrito em cDNA (por ação da enzima transcriptase reversa) e, sob ação da enzima integrase, é incorporado ao genoma humano no núcleo da célula hospedeira, podendo manter-se quiescente ou replicar partículas virais. O pró-vírus produz mRNA viral que transloca-se ao citoplasma onde antígenos peptídicos virais são fragmentados por proteases, que permanecerão na corrente sanguínea ou infectarão novas células[30]. A transmissão pelo HIV ocorre em circunstâncias em que exista contato sanguíneo direto ou com fluidos corporais que contenham o vírus ou com células infectadas pelo vírus por meio de três vias de transmissão: contato sexual, inoculação parenteral e passagem do vírus da mãe ao filho recém-nascido. Os principais fatores de risco de infecção são relações sexuais desprotegidas, sobretudo entre homens, porém as mulheres representam o grupo de maior vulnerabilidade nos últimos anos[14]. De acordo com os aspectos clínicos, a infecção pelo HIV pode ser dividida em quatro fases: 1) infecção aguda, 2) fase assintomática ou latência clínica, 3) fase sintomática inicial ou precoce e 4) Aids[31,32]. A elevação da carga viral plasmática e o decréscimo da contagem de CD4$^+$ representam importantes indicadores de diagnóstico e progressão do quadro clínico da infecção pelo HIV, assim como de sobrevivência[6,8,31]. Indivíduos que possuem menores valores de CD4$^+$ atuais e durante todo o histórico de infecção pelo HIV (isto é, CD4$^+$ nadir) possuem maior risco para progressão da doença[33], sobretudo quando localizados em CD4$^+$ nadir < 200 cels·mm^{-3}.[34]

O mecanismo de condições clínicas que não definem a Aids (p.ex., risco de DCV) ainda não está claro. Isso pode ser devido à combinação de múltiplos fatores, incluindo o vírus HIV, efeitos adversos da TARV, fatores de risco tradicionais para várias condições clínicas e outros fatores de risco não tradicionais. No caso das DCV, a resposta inflamatória crônica à infecção pelo HIV causa inflamação crônica das artérias e veias resultando em lesões que aumentam o risco de DCV[11,12]. Os efeitos adversos metabólicos da TARV também aumentam o risco de síndrome coronariana aguda, alterando os níveis lipídicos, induzindo resistência à insulina ou diabetes melito e prejudicando a fibrinólise[11,12]. As PVHA têm maior probabilidade de apresentar pelo menos um dos fatores de risco tradicionais para DCV, que incluem tabagismo, idade avançada, hipertensão, diabetes e dislipidemia[12]. Finalmente, a comorbidade da hepatite C ou o uso de substâncias podem também aumentar o risco de DCV.

Terapia medicamentosa
Aspectos iatrogênicos

Apesar dos eventos adversos relatados, deve ser enfatizado que os benefícios gerais em termos de supressão viral e melhora da função imunológica devido à terapia antirretroviral de alta eficácia (HAART) superam de longe os riscos potenciais associados aos efeitos adversos[13,14].

Sangramento espontâneo, incluindo hemorragia intracraniana (TPV) e hematúria na hemofilia foram relatados com o uso de inibidores de protease (IP), enquanto anemia e neutropenia com zidovudina (ZDV). Outros eventos adversos incluem perda de densidade mineral óssea com o uso de tenofovir (TDF) e tenofovir alafenamida (TAF) (embora menor que o TDF); efeitos de condução cardíaca com IP (SQV/r, ATV/r, LPV/r) e NNRTI (RPV, EFV); eventos cardiovasculares, incluindo infarto do miocárdio com NRTI (ABC e ddI) e IP (DRV, FPV, IDV e LPV/r); diabetes melito e resistência à insulina com NRTI (ZDV, d4T e ddI) e IP (IDV, LPV/r); dislipidemia com NRTI (d4T, ZDV, ABC), NNRTI (EFV) e IP (LPV/r, FPV/r, DRV/r, ATV/r) 13. No entanto, novas INSTI demonstraram perfil de segurança favorável[15-19].

Interferência na prescrição de exercícios físicos

Os antirretrovirais estão associados a inúmeras respostas iatrogênicas que podem interferir significativamente na aderência e na tolerância, assim como na magnitude, velocidade e responsividade ao exercício físico. Os NRTI e IP podem incrementar o risco de acidente vascular cerebral, infarto do miocárdio e de prolongamento do intervalo QT, sobretudo em indivíduos com fatores de risco tradicionais para doenças cardiovasculares. Essas mesmas classes de medicamentos alteram a sensibilidade à insulina em nível mitocondrial[20]. Esse efeito, associado à toxicidade mitocondrial (NRTI e INSTI), além de significativo incremento na concentração de lactato (NRTI), pode limitar a tolerância ao exercício físico prolongado ou com intensidade vigorosa. Os NRTI podem ainda causar dores, parestesia e enfraquecimento muscular, que prejudicam a adesão a programas de exercícios com pesos, assim como aqueles caracterizados por impacto[21]

Prescrição de exercícios físicos

Avaliação pré-participação

Os indivíduos devem ser pré-avaliados para quaisquer sinais e sintomas existentes ou fatores de risco para condições cardiometabólicas, pulmonares ou musculoesqueléticas[22]. Muitos medicamentos da HAART podem ter eventos adversos cardiovasculares (infarto do miocárdio, prolongamento do intervalo QT), cardiometabólicos (dislipidemia, resistência à insulina), hematológicos (anemia, sangramento espontâneo) e musculoesqueléticos (perda de densidade mineral óssea). Portanto, testes laboratoriais devem ser regularmente realizados para monitorar o estado geral de saúde, além dos testes de rotina para HIV/Aids[13,14,27,29,30].

É também importante obter um histórico médico abrangente e realizar exames físicos relevantes. A triagem pré-participação deve incluir informações detalhadas relacionadas ao HIV, como histórico de sintomas anteriores e doenças recentes, estágio da doença, contagem de células T CD4⁺ e informações sobre HAART e outros medicamentos. A prontidão para o exercício pode ser avaliada pelo questionário de prontidão para atividade física do *American College of Sports Medicine*[23]. A qualidade de vida relacionada à saúde pode ser avaliada pelo questionário multidimensional de qualidade de vida para pessoas com HIV[24]. Este instrumento não deve ser usado para a análise de alterações na saúde ao longo do tempo, mas para melhorar a comunicação entre o paciente e o profissional de saúde, sobretudo para monitoramento do indivíduo e sua aderência ao tratamento. Uma avaliação padrão para a aptidão física das PVHA deve incluir composição corporal (índice de massa corporal [IMC], dobras cutâneas e perímetros para o cálculo da massa magra e gorda, relação cintura/quadril e alterações autorreferidas na forma corporal)[23,25-27], capacidade física (protocolo de Bruce modificado, testes submáximos do YMCA, seis ou 10 [para indivíduos não treinados] repetições máximas[23]) e função neuromuscular (a neuropatia periférica pode ser avaliada por análise de marcha e teste de equilíbrio). Muitas PVHA apresentam hiperlactatemia em jejum, podendo resultar em neuropatia periférica[28].

Exercício aeróbico

O exercício aeróbico reduz a adiposidade corporal total, assim como a distribuição de gordura corporal de indivíduos sob TARV com excesso de peso[27,31-39]. Também melhora a capacidade aeróbica, incluindo o VO_2máx[31,34,35,38,40-44]. O exercício aeróbico pode igualmente melhorar a qualidade de vida, a esperança, o desejo de continuar vivendo e diminuir a depressão (especialmente o desânimo)[31,34,43,45-47]. A eficácia do exercício físico na contagem de $CD4^+$ parece diminuir com mais de 50 minutos de exercício aeróbico; 41 a 50 minutos de exercícios aeróbicos intervalados três vezes por semana mostram melhora na contagem de $CD4^+$. A melhora pode ser clinicamente significativa para PVHA, mas depende da contagem de $CD4^+$ no início do estudo[31,33-36,38,42,43,46,48-50].

Exercício com pesos

Exercícios com pesos aumentam a massa e a força musculares, além da função física em PVHA com perda acentuada de massa muscular[27,31,32,36,37,41,51]. Esta modalidade, associada ou não a exercícios aeróbicos, aumenta significativamente a área muscular do braço e da coxa[41,52]. Os exercícios com pesos podem também ter impacto na frequência cardíaca submáxima e no tempo de exercício[52]. No entanto, exercícios com pesos parecem não alterar a contagem de $CD4^+$, ao contrário do exercício aeróbico[31,32,34,36,38,41-43,53]. A combinação de exercícios com pesos e aeróbico aumenta a massa muscular e melhora a capacidade aeróbica (p.ex., VO_2máx[31,39,45,54,55]). A combinação dessas modalidades pode também ter impacto positivo na saúde psicológica e melhorar a qualidade de vida relacionada à saúde[44].

Exercício de flexibilidade

Ainda não está claro o impacto do exercício de flexibilidade *per se*. Não existem estudos de intervenção com exercícios de flexibilidade isolados em PVHA. No entanto, existe ensaio clínico aleatorizado com a combinação de exercícios aeróbicos e com pesos, seguidos de exercícios de flexibilidade. O estudo constatou melhora da força de extensão de joelho[32]. De modo geral, nenhum tipo de exercício (aeróbico, com pesos ou flexibilidade) reduz significativamente a carga viral[31,52]. Na população geral, outros tipos de exercício, como o treinamento intervalado de intensidade vigorosa (exercício em intensidade vigorosa por 30 segundos a vários minutos seguido de intensidade leve ou nenhum exercício por um a cinco minutos) podem ter benefícios metabólicos e melhorar a aderência ao exercicio[56]. No entanto, seus benefícios ainda não são completamente conhecidos e não existem estudos em PVHA.

Exercício em ambiente aquático

Nenhum estudo de intervenção ou ensaio clínico com exercícios aquáticos está disponível. No entanto, Raso et al.[57] sugerem evitar exercício aquático para PVHA na fase aguda da infecção pelo HIV ou naqueles com diagnóstico de Aids. Esses indivíduos podem estar sob elevado risco de infecções cutâneas devido à imunossupressão induzida pelo HIV. PVHA que sofrem perda significativa de peso corporal e massa muscular causada seja pelo HIV *per se* ou pela TARV devem evitar exercício aquático pelo fato de terem maior dificuldade em preservar a temperatura corporal e, consequentemente, elevado risco de hipotermia[57].

Considerações finais

O exercício físico parece exercer efeito importante em indicadores psicofisiológicos ao mesmo tempo que não causa quaisquer efeitos prejudiciais nos parâmetros virológicos ou imunológicos. Mais pesquisas são necessárias para se estabelecer um caminho clínico que integre a prática baseada em evidências no processo de tomada de decisão para o cuidado das PVHA[31]. É igualmente importante avaliar a saúde física, bem como o número e tipo de antirretrovirais usados. As diferentes combinações de TARV podem alterar o impacto do exercício físico. Por exemplo, Smith[34] encontrou aumento no número de CD4$^+$ no grupo controle sem exercícios comparado ao grupo de exercícios quando os indivíduos estavam em um esquema simples de TARV. Outros estudos encontraram melhora significativa nas contagens de CD4$^+$ no grupo exercícios que estavam em HAART ou em um regime mais complexo[32,48]. PVHA em HAART podem experimentar maior impacto nas contagens de CD4$^+$ com exercício físico adequado em comparação com aqueles que não estão sob HAART. Finalmente, o exercício físico parece ser ótima estratégia para prevenir condições não definidoras de Aids, mas é essencial seguir as diretrizes da prática clínica. As pessoas com condições crônicas devem ser regularmente monitoradas[58] (Tabelas 48.1 a 48.3).

Tabela 48.1 Considerações especiais para a prescrição de exercícios físicos

Condição	Cuidados na prescrição
Iatrogenia	Adequar a sessão e o programa de exercícios físicos de acordo com as respostas iatrogênicas agudas (p.ex., ineficácia da translocação de GLUT4 e fosforilação da glicose induzida por nelfinavir) ou crônicas (p.ex., toxicidade mitocondrial induzida pelos inibidores da transcriptase reversa)
Infecção	Identificar indivíduos com histórico de tempo de infecção elevado, sobretudo aqueles expostos a maior estado de gravidade clínica por período de tempo prolongado (p.ex., acompanhamento de CD4$^+$ nadir)
Coinfecções	A presença de outras infecções e a respectiva terapia farmacológica modulam completamente a sessão e o programa de exercícios físicos
Aids	Evitar exercício físico contínuo por período de tempo prolongado (p.ex., maior que 10 a 15 min) e intensidade vigorosa (e limite superior da intensidade moderada)

Tabela 48.2 Recomendações práticas para a prescrição de exercícios físicos.

Variável	Aeróbico	Com pesos — Estático*	Com pesos — Dinâmico	Flexibilidade	Ambiente aquático
Tipo	Contínuo e, sobretudo, intervalado	Sobretudo nas fases sintomática e Aids para os principais grupos musculares	4 a 9 para os principais grupos musculares	Alongamento estático e por FNP para os principais grupos musculares	NED
Intensidade**	50 a 85% FCM, 45 a 85% $VO_2máx$	30 a 75% CVM	50 a 85% 1RM	6 a 8 (escala de 0 a 10)	
Volume*	20 a 60 min	1 a 10 × 6s	3 a 4 × 4 a 15 (evitar fadiga)	2 a 4 séries de 10 a 30s	
Frequência	3 a 5 dias·sem[-1]	Duas vezes por dia (5 a 10 vezes ao dia)***	3 a 5 dias·sem[-1]	2 a 3 dias·sem[-1]	
Progressão	Progredir de acordo com a seguinte ordem: 1) aumento da duração até o limite superior sugerido; 2) aumento da frequência semanal; e 3) aumento da intensidade	Amplitude muscular tolerável (inicial); realizar contrações em diferentes amplitudes musculares e ângulos articulares quando a dor e inflamação diminuírem; adicionar SC quando a força aumentar	Aumentar periodicamente a carga, de modo que permaneça entre 6 a 8 (escala de 0 a 10)	Amplitude articular ligeiramente acima do limiar de dor	
Cuidados	Exercícios vigorosos com período de tempo prolongado nas fases sintomática e Aids	Contração > 10s pode aumentar a pressão arterial, sobretudo em indivíduos nas fases sintomática e Aids	Evitar mais que 15 repetições, especialmente até a fadiga voluntária nas fases sintomática e Aids	Amplitudes articulares acima do nível mínimo de tolerância individual nas fases sintomática e Aids	

*Estático: 1) iniciar com contração para 6s e gradualmente incrementar para 8 a 10 contrações; 2) é sugerido intervalo intercontração de 20s; Dinâmico: repetições que não induzam fadiga muscular. **Os indivíduos deveriam ser inicialmente submetidos ao limite inferior e gradualmente quando tolerado, a intensidade poderia ser incrementada até o limite superior descrito. ***Os indivíduos deveriam inicialmente realizar duas vezes·dia e gradualmente incrementar para 5 a 10 vezes ao dia. 1RM: teste de uma repetição máxima; CVM: contração voluntária máxima; dias·sem[-1]: dias por semana; FCM: frequência cardíaca máxima; FNP: facilitação neuromuscular proprioceptiva; NED: nenhuma evidência disponível; s: segundos; SC: sobrecarga; $VO_2máx$: consumo máximo de oxigênio.

Tabela 48.3 Efeitos colaterais e principais interferências farmacológicas na resposta ao exercício físico.

Classe	Efeito colateral		Efeito na resposta ao exercício
NRTI	Supressão da medula óssea (SMO)	ZDV: anemia, neutropenia	↓ tolerância ao esforço
	Doença cardiovascular (DCV)	ABC e ddI: risco de infarto do miocárdio (MI); elevado risco naqueles com fatores de risco tradicional para DCV	↓ potencial da capacidade de exercício
	Sistema nervoso central (SNC)	d4T: risco de fraqueza neuromuscular progressiva similar à síndrome de Guillain-Barré (rara)	↓ tolerância ao exercício
	Diabetes melito e resistência à insulina (DM/IR)	ZDV, d4T e ddI	↓ translocação de GLUT-4 e oxidação de ácidos graxos
	Dislipidemia	d4T > ZDV > ABC no ↑ LDL e TG	↓ oxidação de ácidos graxos
	Gastrintestinal (GI)	ddI e ZDV > outros NRTI (náusea e vômito); ddI: pancreatite	NED
	Hepático	ddI: exposição prolongada associada com hipertensão portal não cirrótica, alguns casos com varicosidade esofágica; ZDV, d4T ou ddI: esteatose A retirada de TDF, 3TC e FTC pode causar dilatação hepática grave em indivíduos coinfectados com HBV ou quando desenvolvem resistência ao HBV	NED
	Reação de hipersensibilidade (HSR) (excluindo erupção ou SJS)	ABC: Avaliação de HLA-B*5701 antes de iniciar ABC. Não deve ser iniciado se HLA-B*5701 for positivo	NED
		Os sintomas de HSR incluem (em frequência descendente): febre, erupção cutânea, mal-estar, náusea, cefaleia, mialgia, calafrio, diarreia, vômito, dor abdominal, dispneia, artralgia e sintomas respiratórios Piora com a continuidade de ABC Início mediano em 9 dias; cerca de 90% das reações nas primeiras 6 semanas Início de nova reação dentro de poucas horas de nova dosagem	

(continua)

(continuação)

Tabela 48.3 Efeitos colaterais e principais interferências farmacológicas na resposta ao exercício físico.

Classe	Efeito colateral		Efeito na resposta ao exercício
	Lipodistrofia (LIPO)	Lipoatrofia: análogos de timidina (d4T > ZDV). Pode ser mais provável quando combinado com EFV, impulsionado pelos PI	↓ oxidação de ácidos graxos e tolerância ao esforço
	Miopatia/elevação de CPK	ZDV: miopatia	↓ tolerância ao esforço
	Nefrotoxicidade/ urolitíase	TDF: ↑ creatinina sérica, proteinúria, hipofosfatemia, perda urinária de fosfato, glicosúria, hipocalemia e acidose metabólica não hiato aniônico; o uso concorrente de PI pode elevar o risco.	↓ tolerância ao esforço em ambientes quentes
	Osteopenia/ osteoporose	TDF: associado com grande perda de densidade mineral óssea (DMO) comparado com ZDV, d4T e ABC.	Fraqueza muscular e ↓ tolerância ao esforço
	Neuropatia periférica	Neuropatia periférica (dor e/ou parestesia, sobretudo nas extremidades inferiores): d4T > ddI e ddC (pode ser irreversível) d4T: Associado com fraqueza neuromuscular progressiva rápida similar à síndrome de Guillain-Barré (raro)	Fraqueza muscular, ↓ tolerância ao esforço e menor sensibilidade a estímulos de compressão mecânica
	SJS/TEN	ddI, ZDV: casos registrados	NED
NNRTI	Sistema nervoso central (SNC)	EFV: sonolência, insônia, pesadelos, tontura, falta de concentração, depressão, psicose e tendência ao suicídio. Muitos sintomas retrocedem ou diminuem após 2 a 4 semanas. O repouso em cama pode diminuir os sintomas. Os riscos incluem histórico de enfermidades psiquiátricas, uso concomitante de agentes com efeitos neuropsiquiátricos e ↑ das concentrações plasmáticas de EFV em decorrência de fatores genéticos ou de absorção (p.ex., com alimento).	Vertigem, déficit de atenção e ↑ risco de acidentes
	Dislipidemia	EFV: ↑ TG, ↑ LDL, ↑ HDL	↓ oxidação de ácidos graxos

(continua)

(continuação)

Tabela 48.3 Efeitos colaterais e principais interferências farmacológicas na resposta ao exercício físico.

Classe	Efeito colateral		Efeito na resposta ao exercício
	Reação de hipersensibilidade (HSR) (excluindo erupção ou SJS)	NVP: A síndrome de hipersensibilidade de toxicidade hepática e erupção podem ser acompanhados de febre, mal-estar geral, fadiga, mialgias, artralgias, lesões orais, conjuntivite, edema facial, eosinofilia, granulocitopenia, linfadenopatia ou disfunção renal. Para indivíduos naïve à ARV, o risco é maior para mulheres com CD4 > 250 cels·mm^{-3} pré-NVP e para homens com CD4+ > 400 cels·mm^{-3} pré-NVP. O risco é maior para mulheres. Dose escalonada de 2 semanas diminui o risco de NVP	NED
	Lipodistrofia	Lipo-hipertrofia: acúmulo de gordura no tronco com regimes contendo EFV, PI e RAL; no entanto, não têm sido estabelecidas relações causais	↓ oxidação de ácidos graxos e tolerância ao esforço
	Osteopenia/osteoporose	Decréscimo na DMO observada em estudos de regimes contendo diferentes NRTI combinados seja com NNRTI ou PI	Fraqueza muscular e ↓ tolerância ao esforço
	Erupção	Todos NNRTI	NED
	SJS/TEN	NVP > DLV, EFV, ETR. Para NVP, os riscos incluem: Sexo feminino; Etnia/raça negra, asiática, hispânica	NED
IP	Hemorragia	Todos PI: ↑ sangramento espontâneo, hematúria em hemofilia. TPV: registros de hemorragia intracraniana. Os riscos incluem lesões de SNC, trauma, cirurgia, hipertensão, abuso de álcool, coagulopatia e agentes anticoagulantes ou antiplaquetários, incluindo vitamina E	↑ risco de infecção de terceiros

(continua)

(continuação)

Tabela 48.3 Efeitos colaterais e principais interferências farmacológicas na resposta ao exercício físico.

Classe	Efeito colateral	Efeito na resposta ao exercício
		SQV/r: prolongamento do intervalo QT em um estudo de voluntários saudáveis. Os riscos incluem condições cardíacas de base, prolongamento preexistente de QT ou arritmia ou uso com outros fármacos de prolongamento do segmento QT. ECG antes da introdução de SQV é recomendado e deveria ser considerado durante a terapia	
	Diabetes melito (DM)/resistência à insulina	Registrado para alguns PI (IDV, LPV/r), mas não para todos os PI estudados ATV +/- RTV parece não alterar a sensibilidade à insulina	↓ translocação de GLUT-4 e oxidação de ácidos graxos
	Dislipidemia	↑ LDL, ↑ TG, ↑ HDL ↑ TG: LPV/r = FPV/r e LPV/r > DRV/r e ATV/r	↓ oxidação de ácidos graxos
	Gastrintestinal (GI)	Intolerância GI (diarreia, náusea, vômito) Diarreia: comum com NFV. LPV/r > DRV/r e ATV/r	NED
	Hepático	Todos PI: hepatite e descompensação hepática induzida pelo medicamento (e casos raros de fatalidades) têm sido registrados com todos PI em diversos graus. TPV/r provoca maior frequência de eventos hepáticos do que outros PI	NED
		IDV, ATV: icterícia em virtude da hiperbilirrubinemia indireta TPV/r: contraindicado em indivíduos com insuficiência hepática moderada a grave (classificação de Child-Pugh B ou C)	
	Lipodistrofia	Lipo-hipertrofia: acúmulo de gordura no tronco com regimes contendo EFV, PI e RAL; no entanto, não têm sido estabelecidas relações causais	↓ oxidação de ácidos graxos e tolerância ao esforço

(continua)

(continuação)

Tabela 48.3 Efeitos colaterais e principais interferências farmacológicas na resposta ao exercício físico.

Classe		Efeito colateral	Efeito na resposta ao exercício
	Osteopenia/ osteoporose	Decréscimo na DMO observado em estudos de regimes contendo diferentes NRTI combinados seja com NNRTI ou PI	Fraqueza muscular e ↓ tolerância ao esforço
	Erupção cutânea	ATV, DRV, FPV	NED
	SJS/TEN	FPV, DRV, IDV, LPV/r, ATV: casos registrados	NED
INSTI	Lipodistrofia	Lipo-hipertrofia: acúmulo de gordura no tronco com regimes contendo EFV, PI e RAL; no entanto, não têm sido estabelecidas relações causais	↓ oxidação de ácidos graxos e tolerância ao esforço
	Miopatia/elevação de CPK	RAL: ↑ CPK. Fraqueza muscular e rabdomiólise	Fraqueza muscular e ↓ tolerância ao esforço
EI	SJS/TEN	MVC	NED

3TC: lamivudina; ABC: abacavir; ALT: alanina aminotransferase; ARV: antirretroviral; AST: aspartato aminotransferase; ATV: atazanavir; ATV/r: atazanavir + ritonavir; BMD: densidade mineral óssea; CPK: creatina fosfoquinase; CVD: doenças cardiovasculares; d4T: estavudina; ddC: zalcitabina; ddI: didanosina; DLV: delavirdina; DM: diabetes melito; DRV/r: darunavir + ritonavir; DRV: darunavir; ECG: eletrocardiograma; EFV: efavirenz; EI: inibidores de entrada; ETR: etravirina; FPV/r: fosamprenavir + ritonavir; FPV: fosamprenavir; FTC: emtricitabina; GI: gastrintestinal; HBV: vírus da hepatite B; HDL: lipoproteína de alta densidade; HSR: reação de hipersensibilidade; IDV: indinavir; INSTI: inibidor de integrase; LDL: lipoproteína de baixa densidade; LPV/r: lopinavir + ritonavir; MI: infarto do miocárdio; MVC: maraviroque; NED: nenhuma evidência disponível; NFV: nelfinavir; NNRTI: inibidor de transcriptase reversa não análogo de nucleosídeo; NRTI: inibidor de transcriptase reversa análogo de nucleosídeo; NVP: nevirapina; PI: inibidor de protease; PT: tempo de protrombina; RAL: raltegravir; RTV: ritonavir; SJS: síndrome Stevens-Johnson; SNC: sistema nervoso central; SQV/r: saquinavir + ritonavir; TDF: tenofovir; TEN: necrose epidérmica tóxica; TG: triglicerídeos; TPV: tipranavir; ZDV: zidovudina.
Fonte: adaptada de U.S. Department of Health and Human Services[13].

49

Lúpus Eritematoso Sistêmico

Bruno Gualano • Clovis Artur Almeida da Silva

Introdução

Ao longo das últimas décadas, o interesse nos efeitos terapêuticos do treinamento físico tem crescido vertiginosamente, sobretudo em doenças de etiologia cardiovascular, tais como hipertensão, diabetes melito tipo 2 e cardiopatias. Em menor escala, evidências também apontam para os benefícios da prática de atividade física para as doenças reumatológicas, entre as quais se destacam osteoporose, osteoartrite e artrite reumatoide, cujos tratamentos de primeira escolha já incluem treinamento físico regular.

No entanto, raras são as investigações envolvendo o potencial papel terapêutico do exercício físico no lúpus eritematoso sistêmico (LES). Tal fato pode ser visto com grande surpresa, uma vez que o indivíduo lúpico apresenta vasto espectro de comorbidades classicamente prevenidas ou atenuadas pelo exercício físico. Entre os distúrbios cardiovasculares se destacam a disfunção autonômica, dislipidemia, doença cardíaca coronariana e doença cardíaca isquêmica, sendo a última a maior causa de mortalidade nessa população[5]. A obesidade é uma séria manifestação clínica e acredita-se que o acúmulo excessivo de gordura esteja fortemente ligado ao quadro inflamatório sistêmico. Corroborando tal possibilidade, achados têm indicado que a perda de peso está associada à melhora de marcadores inflamatórios em indivíduos obesos[6]. A perda de massa óssea tem igualmente alta prevalência e predispõem os indivíduos com LES a elevado risco de fratura[7]. A etiologia do decréscimo da massa óssea está relacionada à doença *per se*. Isso induz desequilíbrio nas citocinas inflamatórias, sobretudo interleucina 6, que está envolvida na patogênese do remodelamento ósseo exacerbado. Indivíduos com LES frequentemente relatam distúrbios do sono. Anormalidades respiratórias, dor e fadiga são fatores citados como possíveis causas[8]. A exemplo do que ocorre em populações saudáveis, a inatividade física é significantemente associada à qualidade do sono em indivíduos lúpicos[9]. Esses indivíduos também apresentam elevados níveis de ansiedade, provavelmente em função do imprevisível curso da doença, do elevado risco de desenvolvimento de diversas comorbidades e da menor expectativa de vida[10]. A fadiga é um dos sintomas mais comumente reportados. Embora sua causa não seja totalmente compreendida, distúrbios do sono, depressão, baixa capacidade física e sedentarismo são considerados

---

Utilize o *QR code* localizado na página xxix para acessar as referências bibliográficas, que também estão disponíveis em www.atheneu.com.br sob o título do livro.

os principais fatores associados à doença[11]. Especula-se que o impacto negativo da fadiga física seja mais importante do que da mental nesses indivíduos[11]. Finalmente, indivíduos com LES apresentam baixa capacidade física quando comparados a seus pares saudáveis[12]. Estudos têm observado reduzido consumo máximo de oxigênio (VO$_2$máx), função pulmonar e limiares ventilatórios[12,13]. Interessantemente, ambas as variáveis têm sido consideradas forte preditoras de mortalidade por doenças cardiovasculares e por todas as causas em coortes de indivíduos saudáveis e em outras doenças. Algumas manifestações da doença, como a artralgia e a mialgia, provocam um estilo de vida mais sedentário, que é incentivado por conduta inapropriada de superproteção adotada por pais e médicos[14].

Prevalência

Estima-se que a prevalência de LES seja de 1 a 5 indivíduos para cada 10 mil habitantes. A doença acomete mais frequentemente mulheres do que homens (9:1), especialmente entre as idades de 15 e 45 anos. No entanto, nenhuma faixa etária está isenta do acometimento dessa doença, que pode incidir tanto na infância quanto em idade mais avançada[4].

Fisiopatologia

O LES é o protótipo de doença autoimune sistêmica de herança poligênica caracterizada por perda da tolerância imunológica a vários autoantígenos e formação de autoanticorpos e complexos imunes que se depositam nos tecidos com consequente inflamação em diferentes órgãos e sistemas[1]. A disfunção imune do lúpus envolve apoptose dos linfócitos B e linfócitos T do sistema imune adaptativo[2]; elementos do sistema imune inato, como células dendríticas; deficiências de proteínas do sistema complemento; e, ainda, polimorfismos das interleucinas, dos receptores Fc das imunoglobulinas e alterações no processo de apoptose celular[1,2]. Uma das características dessa doença é a formação de múltiplos autoanticorpos gerais e específicos, alguns destes com papel patogênico na nefrite (p.ex., anticorpos antinucleossomo e anti-C1q) e nas tromboses (p.ex., anticorpos antifosfolípides)[3].

Terapia medicamentosa

Aspectos iatrogênicos

Apesar da melhora de sobrevida observada nos últimos 10 anos (80 a 95%), o LES continua sendo uma doença incurável com potencial de morbidade e mortalidade decorrente da própria doença ou de complicações terapêuticas. O tratamento conservador inclui antimaláricos, corticosteroides e imunossupressores, tais como azatioprina, ciclosporina, mofetil micofenolato e pulsoterapia com ciclofosfamida[4].

Interferência na prescrição de exercícios físicos

Não existem evidências disponíveis.

Prescrição de exercícios físicos

Avaliação pré-participação

Um exame clínico minucioso pré-participação é altamente recomendado. As contraindicações absolutas para a prática de atividade física incluem febre, citopenia, insuficiência renal aguda, cardite, serosites, arritmias e hipertensão não controladas e desnutrição grave, com perda maior que 35% do peso corporal.

Exercício aeróbico

Três estudos-piloto reportaram melhoras nos níveis de fadiga e bem-estar em indivíduos com LES[15-17]. Infelizmente, sérias limitações metodológicas – como pequena amostra e ausência de grupo-controle – não permitem que maiores conclusões sejam traçadas. Pelo que se sabe, apenas dois estudos clínicos controlados foram publicados sobre o tema. Tench et al.[13] investigaram os efeitos de três meses de exercício físico não supervisionado sobre a fadiga em 93 indivíduos com LES (16 a 55 anos), divididos aleatoriamente em três grupos: i) exercícios aeróbicos (três a cinco vezes por semana a 60% $VO_2máx$), ii) exercícios de relaxamento mental e iii) não exercitado (controle). Os autores demonstraram que os indivíduos engajados no primeiro grupo apresentaram maior redução na fadiga quando comparado aos demais. Esses achados sugerem que a prática regular de atividade física, ainda que não supervisionada, deve ser considerada no tratamento do indivíduo com LES. No único trabalho publicado com treinamento físico supervisionado, Carvalho et al.[16] submeteram 41 indivíduos lúpicos (18 a 55 anos) a um programa de exercício aeróbico por três meses. As sessões de treino ocorreram três vezes por semana e tiveram duração de 60 minutos cada. Um grupo de indivíduos (n = 19) não treinados serviu de controle. Foram avaliadas qualidade de vida, depressão, dor, fadiga e condicionamento aeróbico. Os autores observaram que o treinamento físico promoveu melhora na tolerância a esforço, capacidade aeróbica, qualidade de vida e nos sintomas de depressão. A limitação do estudo se refere à ausência de um grupo-controle aleatorizado. Certamente o exercício aeróbico deve ser empregado com o intuito de melhorar não somente o baixo condicionamento aeróbico e a fadiga, mas igualmente a pressão arterial, a sensibilidade à insulina, o perfil lipídico e a composição corporal. Estudos preliminares têm indicado que exercícios aeróbicos, como caminhada ou natação, três vezes por semana, de intensidade moderada (70 a 80% da frequência cardíaca máxima) e duração progressiva (25 a 40 minutos por sessão) são seguros e eficazes em reduzir fadiga e melhorar a capacidade física.

Nosso grupo realizou estudo de caso com paciente pediátrico com LES juvenil associado à síndrome antifosfolípide (SAF) realizando treinamento físico[18]. O programa de treinamento aeróbico consistia em duas sessões semanais, de 30 a 50 minutos, na intensidade correspondente à frequência cardíaca do limiar anaeróbico, durante três meses. Houve melhora significativa no condicionamento aeróbico, com aumento do consumo máximo de oxigênio, maior tolerância ao esforço e melhor economia de corrida. Além disso, houve melhora na qualidade de vida, na capacidade funcional e autoestima, e nenhum efeito adverso foi documentado. Subsequentemente, em ensaio clínico randomizado e aleatorizado, confirmamos os efeitos terapêuticos de três meses de treinamento aeróbico em pacientes com LES juvenil, que apresentaram melhora de capacidade aeróbica e função autonômica após a intervenção[19].

Exercício com pesos

Embora não existam estudos envolvendo exercícios com pesos, acredita-se que essa modalidade possa ser fundamental ao indivíduo com LES, tendo em vista que existe redução de força[13] e atrofia acentuada das fibras tipo II[19]. Os programas envolvendo exercícios para os grandes grupos musculares, duas a três vezes por semana, com intensidade moderadas (oito a 15 repetições máximas), incremento gradual de carga e volume (uma a três séries por exercício) e intervalos de recuperação de 90 a 120 segundos por série podem ser efetivos em melhorar a composição corporal e a força com segurança. Sempre que possível, o treinamento com pesos deve preceder o aeróbico, já que é sabido que o desempenho de força pode ser negativamente afetado quando o exercício aeróbico o antecede.

Exercício de flexibilidade

Exercícios de flexibilidade estáticos são empiricamente recomendados para os principais grupos musculares (uma a três séries, 15 a 20 segundos por exercício), já que encurtamentos musculares são comuns em indivíduos sedentários, que sofrem de artralgia e mialgia.

Exercício em ambiente aquático

Embora exercícios aquáticos sejam amplamente recomendados para indivíduos com acometimentos articulares, não existe qualquer evidência científica de que essa modalidade produza resultados superiores ao exercício terrestre. Contudo, a prática clínica sugere que, para indivíduos em atividade da doença, a prática de exercícios em meio aquático possa reduzir o impacto sobre as articulações afetadas, permitindo manter-se ativo a despeito da exacerbação da doença. A segurança e a eficácia dessa estratégia necessitam ser cientificamente avaliadas.

Considerações finais

Ao contrário do que ocorre em doenças de etiologia cardiovascular, o estudo do exercício físico como agente terapêutico em doenças autoimunes caminha a passos lentos. Entretanto, baseado nos achados obtidos em indivíduos lúpicos submetidos a programas de exercício físico e, principalmente, nos benefícios bem consolidados da prática regular de atividade física em outras doenças que cursam com sintomas semelhantes aos observados em LES, é possível planejar um programa de exercício físico seguro e eficaz. Não existem recomendações específicas diferenciadas para pacientes juvenis e adultos, afora aquela de se atentar para características maturacionais gerais, como ensina a pediatria do exercício[20] (Tabelas 49.1 a 49.3).

Tabela 49.1 Efeitos colaterais e principais interferências farmacológicas na resposta ao exercício físico.		
Classe	Efeito colateral	Efeito na resposta ao exercício
Corticoides	Redução de massa óssea, atrofia muscular, resistência à insulina e dislipidemia	NED
Imunossupressores	Hipertensão, disfunção renal, alopecia e infecções	NED
Antimaláricos	Distúrbios visuais (raramente)	NED

NED: nenhuma evidência disponível.

Tabela 49.2 Recomendações práticas para a prescrição de exercícios físicos.

Variável	Aeróbico	Com pesos - Estático	Com pesos - Dinâmico	Flexibilidade	Ambiente aquático
Tipo	Contínuo		Grandes grupos musculares	Grandes grupos musculares	NED
Intensidade	Moderada (70 a 80 da FCM)		Moderada (8 a 15 RM)	Moderada (alongamento passivo)	NED
Volume	25 a 40 min		1 a 3 séries	1 a 3 séries, 30s por série	NED
Frequência	3 a 5 dias·sem^{-1}		2 a 3 dias·sem^{-1}	3 a 5 dias·sem^{-1}	NED
Progressão	Aumentos graduais de 25 a 40 por sessão; 3 a 5 dias·sem^{-1}		Aumentos de carga graduais de 15 a 8 RM		NED
Cuidados	Observar limiar de isquemia, se aplicado		Evitar exercícios de flexão de coluna em caso de osteoporose na coluna	Restringir exercícios de alongamento em indivíduos com hipermobilidade. Evitar exercícios de alongamento intensos após sessão de treinamento de intensidade vigorosa	NED

dias·sem^{-1}: dias por semana; FCM: frequência cardíaca máxima; NED: nenhuma evidência disponível; RM: repetições máximas; s: segundos.

Tabela 49.3 Considerações especiais para a prescrição de exercícios físicos.

Condição	Cuidados na prescrição
Deformidades articulares	Prescrever exercícios adaptados às deformações
Artrite aguda	Evitar sobrecarga na articulação afetada
Miosite aguda	Evitar sobrecarga sobre o grupo muscular afetado
Isquemia miocárdica	Prescrever intensidades inferiores a 10% do limiar isquêmico

Anexo 1

Nível de evidência para exercícios aeróbicos (A), com pesos (B), de flexibilidade (C) e aquáticos (D), de acordo com condição/doença. Os quadros contêm somente as condições/doenças com evidência disponível. Portanto, não seguem exatamente a mesma quantidade de condições/doenças abordadas.

A. Exercício aeróbico	Evidência				
	I	II1	II2	II3	III
Hipertensão arterial sistêmica	7	–	–	–	–
Doença isquêmica do coração	24, 25, 27, 28	29, 30	–	–	–
Infarto agudo do miocárdio	38, 3, 5, 7	–	–	–	–
Insuficiência cardíaca	1, 2, 3, 4, 5	–	–	–	36
Transplante de coração	–	–	10	–	–
Doença arterial periférica	47, 55, 57, 58, 78, 79	–	–	–	–
Acidente vascular cerebral	–	–	3	40	–
Cefaleia	–	20, 21, 34, 37	–	18, 19	–
Depressão	6, 7, 11, 14, 42, 44, 45, 56, 61	23-41	–	–	–
Diabetes melito tipo 1	22, 23, 31, 32	–	26, 27	–	20, 21
Dislipidemias	4, 28	39	–	–	2
Obesidade na infância e na adolescência	26-9, 30-2	–	–	–	–
Obesidade no adulto	21-23	14, 25	–	–	–
Síndrome metabólica	12	–	–	–	–
Doenças hepáticas	17-20, 36	–	24, 30	23, 30, 31	–
Insuficiência renal crônica	1, 2, 4, 6, 11, 12, 14-16, 18, 24, 25	17	–	–	–
Distúrbios da tireoide	–	14	16	–	–
Caquexia	24-26, 40-43, 49, 50	–	–	–	–
Dores lombares	–	–	–	57, 58, 60	–
Sarcopenia	40-42, 44	–	–	–	–
Osteoporose	38, 46	–	–	–	–
Osteoartrite	2, 49, 51, 53, 55, 83, 85, 96, 97, 101, 104	6, 52, 78	–	–	–
Fibromialgia	50, 52, 53, 55, 57, 59	49	48	–	–
Epilepsia	30, 31, 41, 42	–	–	–	–
Paralisia cerebral	13	–	14	–	12, 15
Asma	–	–	51-6	–	–
Doença pulmonar obstrutiva crônica	4, 42	–	–	–	–
Fibrose pulmonar idiopática	33, 35-8	34	31, 32	–	–
Câncer de mama	3, 5-9, 11, 12, 14-17, 35	–	–	–	–
Câncer de próstata	1, 2	–	–	–	–
Câncer de cólon	22, 24, 27-37, 40	–	–	–	–
HIV/Aids	31	27, 39, 45	23, 32, 33, 35-8, 40-4, 46-50	–	–
Lúpus eritematoso sistêmico	13	15, 18	–	–	–

B. Exercício com pesos	Evidência				
	I	II1	II2	II3	III
Hipertensão arterial sistêmica	7	–	–	–	–
Doença isquêmica do coração	21	22, 23, 31	–	–	–
Infarto agudo do miocárdio	3, 6, 7	–	–	–	–
Insuficiência cardíaca	6, 7	–	8	–	36
Transplante de coração	–	–	–	4	–
Doença arterial periférica	60-63	–	–	–	–
Acidente vascular cerebral	45	–	–	–	–
Cefaleia	–	–	–	23, 24	22
Depressão	–	47-50	–	–	–
Diabetes melito tipo 1	24	–	26, 27	–	20, 21
Dislipidemias	11	52, 56, 57	–	–	–
Obesidade na infância e na adolescência	28, 31, 35, 36, 38	–	–	–	–
Obesidade no adulto	17	–	–	–	–
Síndrome metabólica	5	–	–	–	–
Doenças hepáticas	37-9	–	–	23	–
Doença renal crônica	1, 2, 4, 6, 7, 9, 10, 12, 18	–	–	–	–
Distúrbios da tireoide	–	13	–	–	–
Caquexia	22, 23, 32, 40, 41, 42, 43, 49, 50	–	–	–	–
Dores lombares	–	–	–	63-5	–
Sarcopenia	45-47, 49, 50, 52, 55	–	–	–	–
Osteoporose	25, 26, 50, 54, 56-58	–	–	–	–
Osteoartrite	50, 59, 60, 84, 91, 103	79	–	93	–
Fibromialgia	66-58	–	–	–	–
Epilepsia	30, 42, 45	–	–	–	–
Paralisia cerebral	22, 23, 25, 28	21, 24	26, 27	–	–
Asma	–	–	–	–	60, 61
Doença pulmonar obstrutiva crônica	38	37, 39	–	–	–
Fibrose pulmonar idiopática	33, 35-38	34	31, 32	–	–
Câncer de mama	3, 5-17, 35, 36	–	–	–	–
Câncer de próstata	3, 7	–	–	8-11	–
Câncer de cólon	23, 40	–	–	–	–
HIV/Aids	31	27, 39, 45, 52	23, 32, 36-38, 41-44, 51, 53-55	–	–
Lúpus eritematoso sistêmico	–	–	–	–	–

Anexo 1

C. Exercício de flexibilidade	Evidência				
	I	II1	II2	II3	III
Doença isquêmica do coração	—	17, 32	—	—	—
Infarto agudo do miocárdio	3, 5	—	—	—	—
Insuficiência cardíaca	—	—	—	—	36
Doença arterial periférica	—	—	—	—	64
Acidente vascular cerebral	47	—	—	—	—
Cefaleia	—	—	—	—	26, 27, 29, 31
Depressão	—	51, 52	—	—	—
Diabetes melito tipo 1	—	—	—	—	20
Dislipidemias	—	12	—	—	—
Obesidade na infância e na adolescência	—	40	—	39	—
Síndrome metabólica	4	2	—	—	—
Doenças hepáticas	—	—	—	—	41, 42
Insuficiência renal crônica	4, 12	19-21	—	—	—
Caquexia	22	—	—	—	—
Dores lombares	—	—	—	48, 56	—
Sarcopenia	—	—	—	—	13
Osteoporose	62-64	—	—	—	—
Osteoartrite	4	74	63, 70	—	—
Fibromialgia	71, 73, 74	—	69, 70, 72	—	—
Epilepsia	44	—	—	—	—
Fibrose pulmonar idiopática	35-37	—	—	—	—
Câncer de mama	35	—	—	—	—
HIV/Aids	31	52	32, 56	—	—

D. Exercício aquático	Evidência				
	I	II1	II2	II3	III
Hipertensão arterial sistêmica	–	17-19	–	–	–
Doença isquêmica do coração	–	34, 35, 36	–	–	–
Insuficiência cardíaca	40	–	–	–	–
Transplante de coração	–	–	–	–	1
Doença arterial periférica	–	–	–	66	–
Acidente vascular cerebral	50	–	–	–	–
Cefaleia	–	–	–	–	32, 33
Diabetes melito tipo 1	–	–	–	–	38
Dislipidemias	74	–	–	–	–
Obesidade na infância e na adolescência	–	43-45	–	–	–
Obesidade no adulto	–	20	–	–	–
Síndrome metabólica	9	–	–	–	–
Doenças hepáticas	–	–	–	43, 44	45
Insuficiência renal crônica	–	23	22	–	–
Caquexia	33	–	–	–	–
Dores lombares	–	–	–	68, 69	–
Sarcopenia	–	–	–	–	47
Osteoporose	65	–	–	–	–
Osteoartrite	5, 65-69, 71, 73, 80, 89, 100	–	70	72	–
Fibromialgia	55	–	–	–	–
Paralisia cerebral	–	33	32	–	–
Asma	–	–	62-64	–	–
Doença pulmonar obstrutiva crônica	–	–	44	45	–
HIV/Aids	–	–	57	–	–

Anexo 2

Nível de certeza para exercícios aeróbicos (A), com pesos (B), de flexibilidade (C) e aquáticos (D), de acordo com condição/doença. Os quadros contêm somente as condições/doenças com certeza disponível. Portanto, não seguem exatamente a mesma quantidade de condições/doenças abordadas.

A. Exercício aeróbico	Certeza Alta	Certeza Moderada	Certeza Baixa
Hipertensão arterial sistêmica	7, 14	–	–
Doença isquêmica do coração	24, 25, 27, 28	–	–
Infarto agudo do miocárdio	7, 38	3, 5	–
Insuficiência cardíaca	1-5, 36	–	–
Transplante de coração	–	10	–
Doença arterial periférica	47	55, 57, 58, 78, 79	–
Acidente vascular cerebral	43	40	–
Cefaleia	20, 21, 34, 37	18, 19, 35	–
Depressão	6, 14	23-41	–
Diabetes melito tipo 1	–	22, 23, 31, 32	–
Dislipidemias	2, 28	4, 39	–
Obesidade na infância e na adolescência	26-32	–	–
Obesidade no adulto	22, 23	14, 21, 25	–
Síndrome metabólica	12	–	–
Doenças hepáticas	17-20, 36	23, 24, 30, 31	–
Insuficiência renal crônica	1, 2, 4, 6, 12, 14-16, 18, 24, 25	11, 17	–
Distúrbios da tireoide	–	14, 16	–
Caquexia	–	24, 25, 26, 40, 41, 42, 43, 49, 50	–
Dores lombares	–	–	57, 58, 60
Sarcopenia	10, 11, 12, 14	–	–
Osteoporose	–	38, 46	–
Osteoartrite	51, 53, 55, 83, 85, 96, 97, 101, 104	2, 6, 49, 78	52
Fibromialgia	49, 50, 52, 54	48, 55, 57-59	–
Epilepsia	30, 31, 41, 42	–	–
Paralisia cerebral	13, 14	15	–
Asma	–	51-56	–
Doença pulmonar obstrutiva crônica	42	–	–
Fibrose pulmonar idiopática	–	31-38	–
Câncer de mama	–	3, 5-9, 11, 12, 14-16, 35	17
Câncer de próstata	–	1, 2	–
Câncer de cólon	22, 27, 29-33, 36, 37	24, 28, 34, 35, 40	–
HIV/Aids	27, 31, 39, 45	23, 32, 33, 35-38, 40-44, 46-50	–
Lúpus eritematoso sistêmico	13	15, 18	–

B. Exercício com pesos	Certeza		
	Alta	Moderada	Baixa
Hipertensão arterial sistêmica	–	7, 14	–
Doença isquêmica do coração	24	22, 23, 31	–
Infarto agudo do miocárdio	3, 6, 7	–	–
Insuficiência cardíaca	–	6, 7	–
Transplante de coração	–	4	–
Doença arterial periférica	–	60-63	–
Acidente vascular cerebral	–	45	–
Cefaleia	–	22-24, 35	–
Depressão	–	47-50	–
Diabetes melito tipo 1	–	24	–
Dislipidemias	–	11, 52, 56, 57	–
Obesidade na infância e na adolescência	28, 36	31, 35, 38	–
Obesidade no adulto	–	–	26
Síndrome metabólica	5	–	–
Doenças hepáticas	37-9	23	–
Insuficiência renal crônica	1, 2, 4, 6, 7, 9, 10, 12, 18	–	–
Distúrbios da tireoide	–	13	–
Caquexia	–	22, 23, 32, 40, 41, 42, 43, 49, 50	–
Dores lombares	–	–	63-65
Sarcopenia	45-47, 49, 50, 52, 55	–	–
Osteoporose	25, 26, 50, 54, 56-58	–	–
Osteoartrite	50, 59, 84, 91, 103	60, 79, 93	–
Fibromialgia	–	66-68	–
Epilepsia	–	30, 42, 45	–
Paralisia cerebral	22, 23, 25-28	21, 24	–
Asma	–	60-61	–
Doença pulmonar obstrutiva crônica	37-39	–	–
Fibrose pulmonar idiopática	–	31-8	–
Câncer de mama	–	3, 5-16, 35, 36	17
Câncer de próstata	4-7	3	8-11
Câncer de cólon	27	40	–
HIV/Aids	27, 31, 39, 45, 52	23, 32, 36-38, 41-44, 51, 53-55	–
Lúpus eritematoso sistêmico	–	–	–

C. Exercício de flexibilidade	Certeza		
	Alta	Moderada	Baixa
Doença isquêmica do coração	–	17	–
Infarto agudo do miocárdio	3, 5	–	–
Insuficiência cardíaca	–	–	36
Doença arterial periférica	–	–	64
Acidente vascular cerebral	–	47	–
Cefaleia	–	26, 27, 29, 31	–
Depressão	–	–	51, 52
Dislipidemias	12	–	–
Obesidade na infância e na adolescência	–	–	39, 40
Síndrome metabólica	–	6	–
Doenças hepáticas	–	–	41, 42
Insuficiência renal crônica	4, 12	19-21	–
Caquexia	–	22	–
Dores lombares	–	–	48, 56
Sarcopenia	–	–	13
Osteoporose	–	62-64	–
Osteoartrite	61	62, 64	63
Fibromialgia	–	69, 70, 72, 74	–
Epilepsia	–	–	44
Câncer de mama	–	35	–
HIV/Aids	31, 52	32, 56	–

D. Exercício aquático	Certeza		
	Alta	Moderada	Baixa
Hipertensão arterial sistêmica	—	—	17-19
Doença isquêmica do coração	—	34, 35, 36	—
Insuficiência cardíaca	—	—	40
Transplante de coração	—	—	1
Doença arterial periférica	—	—	66
Acidente vascular cerebral	—	—	50
Cefaleia	—	32, 33	—
Diabetes melito tipo 1	—	—	38
Dislipidemias	74	—	—
Obesidade na infância e na adolescência	—	43, 45	44
Obesidade no adulto	—	20	—
Síndrome metabólica	—	—	9
Doenças hepáticas	—	43, 44	45
Insuficiência renal crônica	—	22, 23	—
Caquexia	—	—	33
Dores lombares	—	—	68, 69
Sarcopenia	—	—	47
Osteoporose	—	—	65
Osteoartrite	65, 67, 89	4, 5, 68, 69, 73, 74	66, 70-72, 100
Fibromialgia	—	55	—
Paralisia cerebral	—	32	33
Doença pulmonar obstrutiva crônica	—	—	44, 45
HIV/Aids	—	—	57

Anexo 3

Nível de recomendação para exercícios aeróbicos (A), com pesos (B), de flexibilidade (C) e aquáticos (D), de acordo com condição/doença. Os quadros contêm somente as condições/doenças com recomendação disponível. Portanto, não seguem exatamente a mesma quantidade de condições/doenças abordadas.

A. Exercício aeróbico	Recomendação				
	A	B	C	D	I
Hipertensão arterial sistêmica	6, 14	–	–	–	–
Doença isquêmica do coração	25, 28, 29	–	–	–	–
Infarto agudo do miocárdio	3, 5, 7, 38	–	–	–	–
Insuficiência cardíaca	1-5, 36	–	–	–	–
Transplante de coração	–	10	–	–	–
Doença arterial periférica	47	55, 57, 58, 78, 79	–	–	–
Acidente vascular cerebral	40	–	–	–	–
Cefaleia	–	18, 34, 35, 37	–	–	–
Depressão	6, 14	23-41	–	–	–
Diabetes melito tipo 1	20, 21	–	–	–	–
Dislipidemias	2	39	4	–	–
Obesidade na infância e na adolescência	26-32	–	–	–	–
Obesidade no adulto	25	14, 21-23	–	–	–
Síndrome metabólica	12	–	–	–	–
Doenças hepáticas	17-20, 36	23, 24, 30, 31	–	–	–
Insuficiência renal crônica	1, 2, 4, 6, 11, 12, 14-18	–	–	–	–
Distúrbios da tireoide	–	14	16	–	–
Caquexia	24, 25, 26, 40, 41, 42, 43, 49, 50	–	–	–	–
Dores lombares	–	–	–	57, 58, 60	–
Sarcopenia	40-42, 44	–	–	–	–
Osteoporose	–	–	38, 46	–	–
Osteoartrite	51, 53, 55, 83, 85, 96, 97, 101, 104	2, 6, 49, 78	–	–	–
Fibromialgia	50, 55	50, 52, 57-59, 66	–	–	–
Epilepsia	30, 31, 41, 42	–	–	–	–
Paralisia cerebral	13, 14	–	12, 15	–	–
Asma	–	51-56	–	–	–
Doença pulmonar obstrutiva crônica	42	–	–	–	–
Fibrose pulmonar idiopática	–	31-38	–	–	–
Câncer de mama	–	3, 5-9, 11, 12, 14-16, 35	17	–	–
Câncer de próstata	2	–	1	–	–
Câncer de cólon	22, 27, 29-33, 36, 37	24, 28, 34, 35, 40	–	–	–
HIV/Aids	–	23, 27, 31-33, 35-50	–	–	–
Lúpus eritematoso sistêmico	13	15, 18	–	–	–

B. Exercício com pesos	Recomendação				
	A	B	C	D	I
Hipertensão arterial sistêmica	—	6, 14, 15	—	—	—
Doença isquêmica do coração	24	22, 23, 31	—	—	—
Infarto agudo do miocárdio	3, 6	7	—	—	—
Insuficiência cardíaca	—	7, 36	6, 8	—	—
Transplante de coração	—	4	—	—	—
Doença arterial periférica	—	60-63	—	—	—
Acidente vascular cerebral	—	42, 47	—	—	—
Cefaleia	22	—	35	—	—
Depressão	—	47-50	—	—	—
Diabetes melito tipo 1	20, 21	—	—	—	—
Dislipidemias	28	—	11, 52, 56, 57	—	—
Obesidade na infância e na adolescência	28, 36	31, 35, 36	—	—	—
Obesidade no adulto	—	17	26	—	—
Síndrome metabólica	5	—	—	—	—
Doenças hepáticas	37-39	23	—	—	—
Insuficiência renal crônica	—	1, 2, 4, 6, 7, 9, 10, 12, 18	—	—	—
Distúrbios da tireoide	—	13	—	—	—
Caquexia	24, 25, 26, 40, 41, 42, 43, 49, 50	—	—	—	—
Dores lombares	—	—	—	63-65	—
Sarcopenia	45-47, 49, 50, 52, 55	—	—	—	—
Osteoporose	25, 26, 50, 54, 56-58	—	—	—	—
Osteoartrite	50, 59, 84, 91, 103	60, 79, 93	—	—	—
Fibromialgia	—	67, 68, 74	—	—	—
Epilepsia	—	30, 42, 45	—	—	—
Paralisia cerebral	23, 26, 28	21, 25, 27	24	—	—
Asma	—	—	60, 61	—	—
Doença pulmonar obstrutiva crônica	38	37, 39	—	—	—
Fibrose pulmonar idiopática	—	31-38	—	—	—
Câncer de mama	—	3, 5-16, 35, 36	17	—	—
Câncer de próstata	4-7	9-11	3, 8	—	—
Câncer de cólon	27	40	—	—	—
HIV/Aids	—	23, 27, 31, 32, 36-39, 41-45, 51-55	—	—	—

C. Exercício de flexibilidade	Recomendação				
	A	B	C	D	I
Hipertensão arterial sistêmica	—	—	—	—	6
Doença isquêmica do coração	—	17, 32	—	—	—
Infarto agudo do miocárdio	3, 5	—	—	—	—
Insuficiência cardíaca	—	36	—	—	—
Doença arterial periférica	—	—	—	—	64
Acidente vascular cerebral	—	47	—	—	—
Cefaleia	—	—	—	26	—
Depressão	—	—	51, 52	—	—
Diabetes melito tipo 1	20	—	—	—	—
Dislipidemias	12	—	—	—	—
Obesidade na infância e na adolescência	—	—	—	39, 40	—
Síndrome metabólica	—	6	—	—	—
Doenças hepáticas	—	—	41, 42	—	—
Insuficiência renal crônica	4, 12	19-21	—	—	—
Caquexia	—	22	—	—	—
Dores lombares	—	—	—	48, 56	—
Sarcopenia	—	—	13	—	—
Osteoporose	—	—	62-65	—	—
Osteoartrite	61	62, 64	63	—	—
Fibromialgia	—	69, 70, 72	—	—	—
Epilepsia	—	44	—	—	—
Fibrose pulmonar idiopática	—	—	—	—	35-7
Câncer de mama	—	35	—	—	—
HIV/Aids	—	—	31, 32, 52, 56	—	—

D. Exercício aquático	\multicolumn{5}{c}{Recomendação}
	A	B	C	D	I
Hipertensão arterial sistêmica	—	—	—	—	6, 17-9
Doença isquêmica do coração	34	35, 36	—	—	—
Insuficiência cardíaca	—	—	—	—	40
Transplante de coração	—	—	1	—	—
Doença arterial periférica	—	—	66	—	—
Cefaleia	—	—	—	32	—
Diabetes melito tipo 1	—	—	—	—	38
Dislipidemias	74	—	—	—	—
Obesidade na infância e na adolescência	—	43-45	—	—	44
Obesidade no adulto	—	20	—	—	—
Síndrome metabólica	—	9	—	—	—
Doenças hepáticas	—	43, 44	45	—	—
Insuficiência renal crônica	—	22, 23	—	—	—
Caquexia	—	—	—	—	33
Dores lombares	—	—	—	68, 69	—
Sarcopenia	—	—	47	—	—
Osteoartrite	66, 67, 89	4, 5, 65, 69, 71, 73, 74	68	72	70, 100
Fibromialgia	55	—	—	—	—
Paralisia cerebral	33	32	—	—	—
Asma	—	62	—	—	—
Doença pulmonar obstrutiva crônica	—	—	44, 45	—	—
HIV/Aids	—	—	57	—	—

Índice remissivo

Obs.: números em *itálico* indicam figuras; números em **negrito** indicam quadros e tabelas.

A

Abreviações, XXIII
Acidente vascular cerebral, 243
 considerações especiais para prescrição de, **249**
 fisiopatologia, 244
 prescrição de exercícios físicos, 245
 recomendações para, **248**
 prevalência, 244
 resposta ao exercício físico, efeitos colaterais e interferências farmacológicas na, **247**
 terapia medicamentosa, 244
Ácido(s)
 desoxirribonucleico, 111
 graxo(s)
  oxidação de, 44
  transporte de, 47
 ribonucleico, 114
Acidose
 lática, 306
 metabólica, 168
Acoplamento eletromecânico reduzido, 57
Actina, 79
Adaptabilidade do organismo, 6
Adaptação(ões)
 cardiorrespiratórias e metabólicas induzidas pelo treinamento físico, **28**
 no músculo esquelético, mecanismos de, 43
Adolescente, 149
Agentes
 anabolizantes, 110
 antiproliferativos, 231
 inotrópicos, 107
Ai Chi, 191
Aids, 427
Albuminúria, 167

Alongamento, 316
 alterações induzidas pelo, 58
 dinâmico, 55
 estático, 55
 mecanismos de perda de força induzidos por, 56
 para relaxamento, 62
 pré-*versus* pós-sessão de exercício, 62
 prescrição de, 60
  duração, 60
  frequência, 60
  intensidade, 61
 tipos, 55
Alterações associadas à idade, manifestações clínicas das, 163
Altitude, condições adversas de, cuidados na prescrição de exercício, **201**
Ambiente
 aquático
  alterações biomecânicas de exercícios realizados no, 70
  alterações fisiológicas de exercícios realizados no, 68
  exercícios em, 65, 68
  propriedades do, 65
 de atividade física, 139
 obesogênico, 289
Amplitude de movimento, 57
 articular, 55
 envelhecimento, 59
 juventude, 59
 medida de, 58
 membro dominante, 60
 musculotendínea, 55
Análise de impedância bioelétrica (BIA), 347
Andar agrupado, cuidados na prescrição de exercícios físicos, **383**

Anemia
  cuidados de prescrição de exercícios físicos, **318, 330**
  megaloblástica, 306
Anfepramonax, 291
Angina, cuidados na prescrição de exercício físico, **209**
Angiogênese, 49
Ansiedade, 144
Antígeno prostático específico, 414
Antioxidantes, 307
Antirretrovirais, 429
Aptidão
  cardiorrespiratória, 153
  física, impacto do crescimento e da maturação sobre componentes da, 153
Aquabike, 293
Aquecimento, 4, 5
  e volta à calma, cuidados na prescrição de exercícios físicos, **378**
Arritmia, cuidados na prescrição de exercício físico, **209**
Artralgia, 409
Artrite aguda, prescrição de exercícios físicos, considerações, **444**
Asma, 385
  cuidados na prescrição de exercícios físicos, **287**
  fisiopatologia, 386
  interferência na prescrição de exercícios físicos, 387
  prescrição de exercícios físicos, 387
    considerações para, **393**
  prevalência, 385
  resposta ao exercício físico, efeitos colaterais e interferências farmacológicas nas, **391**
  terapia medicamentosa, 386
Aspirina, 268
Aterosclerose, 203, 274
  cuidados na prescrição de exercícios físicos, **279**
Atividade(s)
  aquáticas, cuidados na prescrição de exercícios físicos, **378**
  avançadas da vida diária, 161
  básicas da vida diária, 161
  física
    benefícios, 133
    mudança de comportamento para, 133
    planejamento para barreiras à, **136**
    prática na infância, 158
    prevenção de riscos na prática de, 157
    recomendações de, 155
    segurança na prática de, 157
  instrumentais da vida diária, 161
Autoconsciência, 153
Autocuidado, 150
Autoeficácia, 137
Automonitoramento, 137
Autonomia, 160
Azatioprina, 231

B

Baclofeno, 83, 380
Balanço energético, 290
Betabloqueador, 110
Bifosfonatos, 340
Biodisponibilidade, 106
Biogênese mitocondrial, 45
Biologia tumoral, 416
Biomecânica, 73
  aplicação clínica da, 82
    dados cinemáticos, 82
    dados cinéticos, 83
Bloqueio
  atrioventricular
    de primeiro grau, 87, *87*
    de segundo grau do tipo Mobitz I, *100*
    de terceiro grau, *100*
    completo de ramo esquerdo ou direito, 95
    de ramo direito intermitente, *95*
    de ramo esquerdo fixo, *96*
    intra-atrial, *101*
Botox, 380
Bradicardia sinusal, 86, *86*, 91
Broncodilatador(es), 108
  efeitos adversos, 108
  mecanismo de ação, 108
Buprenorfina, 109
Bursite, cuidados na prescrição de exercícios físicos, **367**

C

Cãibra muscular, 316
Caixa torácica, enrijecimento e alterações anatômicas da, 168
Calcitonina, 341
Calcitriol, 348
Caminhada, 75
  em piscina rasa, 68
Canabinoides, 326
Câncer
  de cólon e reto, 419

fisiopatologia, 420
mortalidade por, 419
prescrição de exercícios
    físicos, 421
    considerações, **424**
    recomendações, **425**
prevalência, 419
resposta ao exercício
    físico, efeitos colaterais
    e interferências
    farmacológicas na, **424**
terapia medicamentosa, 420
de mama, 407
    exercício físico, efeitos
        colaterais e interferências
        farmacológicas nas, **411**
    fisiopatologia, 407
    prescrição de exercícios
        físicos, 409
        considerações para, **411**
    prevalência, 407
    terapia medicamentosa, 408
de próstata
    fisiopatologia, 413
    interferência na prescrição
        de exercícios físicos, 414
    prescrição de exercícios
        físicos, 415
        considerações, **417**
        recomendações, **418**
    prevalência, 413
    resposta ao exercício
        físico, efeitos colaterais
        e interferências
        farmacológicas, **417**
    terapia medicamentosa, 414
Capacidade funcional
    cardiorrespiratória, avaliação, 17
Caquexia, 325
    fisiopatologia, 325
    interferência na prescrição de
        exercícios físicos, 326
    prescrição de exercícios físicos, 327
        considerações para, **330**
        recomendações para, **329**
    prevalência, 325
    resposta ao exercício físico, efeitos
        colaterais e interferências
        farmacológicas, **330**
    terapia medicamentosa, 326
Cardiopatia, cuidados na prescrição
    de exercícios físicos, **359**
Cascata isquêmica, 244
Cefaleia, 251
    considerações para prescrição
        de exercícios, 258

crônica e diária, cuidados na
    prescrição de exercícios
    físicos, **258**
de esforço, 255
do tipo tensional, 251
    cuidados na prescrição de
        exercícios físicos, **258**
    fisiopatologia, 252
    interferência na prescrição de
        exercícios físicos, 253
    prescrição de exercícios físicos, 253
        recomendações para, **257**
    prevalência, 251
    resposta ao exercício físico, efeitos
        colaterais e interferências
        farmacológicas, **256**
    terapia medicamentosa, 252
Célula(s)
    de Kupffer, 306
    progenitoras endoteliais
        cinética das, 128
        diferenciação das, 126
        efeito do treinamento físico
            aeróbico sobre as, 127
        efeito do treinamento físico
            aeróbico sobre o número
            de, 129
        exercício físico e 124
        participação na reconstrução
            e formação de vasos
            sanguíneos, 125
        senescentes, 124
    progenitoras endoteliais
        senescentes, 124
    satélites, 38, 40
Células-tronco, 121
    classificação das, **121**
    hematopoiéticas e exercício
        físico, 129
    residentes em tecido e exercício
        físico, 130
Ciclo
    alongamento-encurtamento, 82
    de marcha da perna direita,
        parâmetros cinemáticos
        associados ao, 75
Cicloergômetro, 17
Ciclosporina, uso contínuo de, 231
Cifose, 344
Cinemática, 73
Cinética, variáveis, 76
Claudicação, cuidados na prescrição
    de exercícios, **272**
Comorbidades, cuidados na prescrição
    de exercícios físicos, **265, 353**

Componente(s)
muscular es, 38
    contribuições para o ganho
    de força, 42
neural
    contribuições para o ganho
    de força, 42
    relacionado ao aumento de
    força com o exercício
    físico, 36
Comportamento
    mudança para atividade física, 133
    adoção e manutenção, 137
    estratégias, 133
    planejamento, 135
    sedentário, 313
Condicionamento
    cardiorrespiratório, 191
    fase de, 4
    exercício físico da, 5
Condução
    atrioventricular, **87**
    ventricular, atraso final da, 87, *88*
Consumo de oxigênio,
    comportamento do, *19*
Continuum saúde-doença, 163
Coping, 142
Coronariopatia, cuidados na prescrição
    de exercícios físicos, **249**
Corrida em piscina funda, 68
Creatinofosfoquinase, concentração
    de, 298
Criança, 149
Crise psicoespiritual, 145
Critérios de Bethesda simplificados, **95**
Curva de pulso de oxigênio
    durante teste cardiopulmonar
    de exercício na esteira
    ergométrica, comportamento
    da, *20*
    durante protocolo do tipo rampa
    na esteira ergométrica,
    comportamento da, *20*

D

Dano induzido por alongamento, 56
Declínio cognitivo, cuidados
    na prescrição de exercícios
    físicos, **249**
Deformidade articular, cuidados
    na prescrição de exercícios
    físicos, **444**
Degeneração
    da parede arterial, 238
    muscular, 132
Denosumabe, 341

Densidade mineral óssea, 339
Depressão, 259, 427
    alastrante cortical, 252
    fisiopatologia, 260
    grave, cuidados na prescrição
        de exercícios físicos, **265**
    interferência na prescrição de
        exercícios físicos, 261
    maior, 259
    prescrição de exercícios físicos, 261
        considerações para, **265**
        recomendações, **264**
    prevalência, 259
    resposta ao exercício físico,
        efeitos colaterais e
        principais interferências
        farmacológicas, **265**
    severa, cuidados na prescrição
        de exercícios físicos, **367**
    terapia medicamentosa, 260
Dermatite, cuidados na prescrição
    de exercícios físicos, **287**
Desânimo, 259
Desconhecimento glicêmico, cuidados
    na prescrição de exercícios, **272**
Desfechos clínicos de acordo com
    sistema ou função, **164**
Desidratação, 168
Diabetes
    cuidados na prescrição de
        exercício físico, **209, 242**
    melito, cuidados na prescrição
        de exercícios físicos, **236**
    melito tipo 1, 267
        efeitos colaterais
            e interferências
            farmacológicas nas
            respostas ao, **272**
        fisiopatologia, 267
        interferência na prescrição
            de exercícios físicos, 269
        prescrição de exercícios
            físicos, 269
            considerações, **272**
            recomendações práticas
                para, **271**
        prevalência, 267
        terapia medicamentosa, 268
Diarreia e vômitos, cuidados de
    prescrição de exercícios
    físicos, **330**
Diazepam, 380
Digitálicos, 107
Dimorfismo sexual, 59
    amplitude de movimento e, 59

Dislipidemia(s), 273
  cuidados na prescrição de
    exercícios físicos, **304**
  fisiopatologia, 273
  prescrição de exercícios físicos, 275
    recomendações para, **278-279**
  prevalência, 273
  resposta ao exercício físico
    efeitos colaterais e interferências
      farmacológicas na, **277**
  terapia medicamentosa, 273
Disparo atrial, 92
Dispneia, 168
  cuidados de prescrição de
    exercícios físicos, **330**
Distúrbio(s)
  cardiovasculares, cuidados de
    prescrição de exercícios
    físicos, **346**
  da marcha, cuidados na prescrição
    de exercícios físicos, **353**
  da tireoide, 319
    fisiopatologia, 319
    interferência na prescrição
      de exercícios físicos, 320
    prescrição de exercícios
      físicos, 321
      considerações para, **324**
      recomendações para, **323**
    prevalência, 319
    resposta ao exercício físico,
      efeitos colaterais e
      principais interferências
      farmacológicas na, **322**
    terapia medicamentosa, 320
  do ritmo
    atriais, 91
    ventriculares, 91
  musculoesqueléticos relacionados,
    cuidados de prescrição de
    exercícios físicos, **346**
Diuréticos, 110
DNA, ver Ácido desoxirribonucleico
Doença(s), 159
  arterial periférica, 237
    considerações especiais para
      prescrição de, **242**
    fisiopatologia, 238
    interferência na prescrição
      de, 238
    prescrição de exercícios
      físicos, 239
      recomendações para, **241**
    prevalência, 237
    respostas ao exercício,
      efeitos colaterais e
      principais interferências
      farmacológicas na, **242**
    terapia medicamentosa, 238

cardiovasculares, 203
de Graves, quadro clínico da, 320
enfrentamento da, 141
hepática gordurosa não alcoólica, 305
  cuidados na prescrição de
    exercícios físicos, **312**
  fisiopatologia, 305
  interferência na prescrição
    de exercícios físicos, 307
  prescrição de exercícios
    físicos, 307
    recomendações, **311-312**
  prevalência, 305
  resposta ao exercício físico,
    efeitos colaterais e
    principais interferências
    farmacológicas, **310**
  terapia medicamentosa, 306
isquêmica do coração, 203
  exercício físico
    prescrição de exercícios
      físicos, recomendações
      para, **208**
    resposta ao exercício,
      efeitos colaterais
      e interferências
      farmacológicas na, **207**
  fisiopatologia, 203
  prescrição de exercícios
    físicos, 205
  prevalência, 203
  terapia medicamentosa, 204
metabólicas, 43
pulmonar obstrutiva crônica, 395
  fisiopatologia, 395
  interferência na prescrição de
    exercícios físicos, 396
  prescrição de exercícios
    físicos, 397
    considerações para, **399**
  prevalência, 395
  resposta ao exercício físico,
    efeitos colaterais e
    interferências farmacológicas
    na, **399**
  terapia medicamentosa, 396
renal terminal, 313
Doping, 108
  genético, 110
Dor(es)
  cuidados na prescrição de
    exercícios físicos, **367**
  da ciatalgia, 332
  lombálgica mecânica, 332
  lombar(es), 331
    aguda, 333

fisiopatologia, 331
interferência na prescrição
de exercícios físicos, 333
prescrição de exercícios
físicos, 333
considerações para, **338**
recomendações para, **337**
prevalência, 331
resposta ao exercício
físico, efeitos colaterais
e interferências
farmacológicas na, **336**
terapia medicamentosa, 332
Drive
central, decréscimo do, 166
central eferente, redução do, 57
neural, 36
Drogas
antiepilépticas, 372
supressoras do apetite, 291

E

Efeito condroprotetor do sulfato
de condroitina, 356
Eletrocardiograma, 85
Eletromiografia dos músculos
dos membros inferiores, *81*
Enfrentamento, 142
da doença, 141
no câncer, 144
estilos de, 143
Envelhecimento, 159, 162
amplitude de movimento e, 59
benefícios do exercício físico, 170
cardiovascular, 164
endócrino, 165
exercício de flexiblidade, 177
exercício em ambiente aquático, 178
exercício aeróbico, 176
exercício com pesos, 177
imunológico, 169
musculoesquelético, 166
neurocognitivo, 166
recomendações para prescrição
do exercício físico, 174
remodelação biopsicossociocomportamental associada
ao, 163
renal, 167
respiratório, 168
sensorial, 168
Enxaqueca, 251
Enzima do citocromo P450, 106
Epilepsia, 369
cuidados na prescrição de
exercícios físicos, **383**

do lobo temporal, 371
fisiopatologia, 371
interferência na prescrição
de exercícios físicos, 372
prescrição de exercícios
físicos, 373
considerações especiais
para, **378**
recomendações para, **377**
prevalência, 370
resposta ao exercício físico, efeitos
colaterais e interferências
farmacológicas na, **376**
terapia medicamentosa, 372
Equação de Fick, 18
Equilíbrio decisório, 134, **134**
Equivalente ventilatório, 22
de oxigênio, comportamento durante
protocolo do tipo rampa na
esteira ergométrica, *23*
de dióxido de carbono,
comportamento do, *22*
Ergômetro, 17
cuidados na prescrição de
exercícios físicos, **219**
Escala
numérica de dor, 186
visual analógica, 186
Escara de decúbito, 245
Esforço, percepção subjetiva
de esforço, 175
Espasticidade, 82
cuidados na prescrição de
exercícios físicos, **383**
Especificidade, 9
do organismo, 6
Esperança, falta de, 144
Esporte
com risco de queda, cuidados
na prescrição de exercícios
físicos, **378**
que estimulam baixa massa
corporal, 158
Estado nutricional, 11
Estatinas, 268, 299
Esteatose hepática, 306
Esteira, 17
Estilo
de enfrentamento em câncer, 143
de luta, 143
fatalismo, 143
negação, 143
Estimulantes, 109
bioquímicos, 109
Estresse
emocional, cuidados na prescrição
de exercícios físicos, **378**

metabólico, 53
oxidativo, 306
térmico ambiental, 157
Evidências eletrocardiográficas
    alterações limítrofes, 89
    assintomáticos sem outros
        achados, 86
    não atribuíveis ao treinamento
        físico, 91
Exercício
    aeróbico, 176, 189
        na hipertensão arterial
            sistêmica, 197
        na asma, 388
        na caquexia, 327
        na cefaleia, 253
        na depressão, 262
        na doença hepática gordurosa
            não alcoólica, 308
        na doença isquêmica do
            coração, 205
        na doença renal crônica, 315
        na epilepsia, 374
        na fibromialgia, 365
        na insuficiência cardíaca, 223
        na insuficiência renal crônica, 315
        na obesidade na infância e
            na adolescência, 283
        na obesidade no adulto, 292
        na osteoartrite, 357
        na osteoporose, 342
        na paralisia cerebral, 381
        na síndrome metabólica, 300
        na síndrome pós-poliomielite, 189
        nas dislipidemias, 275
        nas dores lombares, 334
        no câncer de cólon e reto, 421
        no câncer de mama, 409
        no câncer de próstata, 415
        no diabetes melito tipo 1, 269
        no HIV/Aids, 430
        no infarto agudo do miocárdio, 214
        no transplante do coração, 232
        nos distúrbios da tireoide, 321
    com pesos, 177, 190
        ganho de força induzido pelos, 36
        na asma, 388
        na caquexia, 327
        na cefaleia, 254
        na depressão, 262
        na doença hepática gordurosa
            não alcoólica, 308
        na doença isquêmica
            do coração, 206
        na epilepsia, 374
        na fibromialgia, 366
        na hipertensão arterial
            sistêmica, 197
        na insuficiência cardíaca, 224
        na insuficiência renal crônica, 315
        na obesidade na infância e na
            adolescência, 284
        na obesidade no adulto, 292
        na osteoartrite, 357
        na osteoporose, 342
        na paralisia cerebral, 381
        na síndrome metabólica, 300
        na síndrome pós-poliomielite, 190
        nas dislipidemias, 275
        nas dores lombares, 334
        no acidente vascular cerebral, 246
        no câncer de cólon e reto, 423
        no câncer de mama, 410
        no câncer de próstata, 415
        no diabetes melito tipo 1, 269
        no HIV/Aids, 430
        no infarto agudo do
            miocárdio, 215
        no transplante do coração, 232
        nos distúrbios da tireoide, 321
        plasticidade neuromuscular
            aplicada aos, 31
        prescrição dos, 156
    de flexibilidade, 177, 190
        na asma, 389
        na cefaleia, 255
        na caquexia, 328
        na depressão, 262
        na doença hepática gordurosa
            não alcoólica, 309
        na doença isquêmica do
            coração, 206
        na epilepsia, 374
        na fibromialgia, 366
        na hipertensão arterial
            sistêmica, 198
        na insuficiência cardíaca, 224
        na insuficiência renal crônica, 315
        na obesidade na infância e na
            adolescência, 284
        na obesidade no adulto, 293
        na osteoartrite, 358
        na osteoporose, 343
        na paralisia cerebral, 382
        na síndrome metabólica, 300
        na síndrome pós-poliomielite, 190
        nas dislipidemias, 276
        nas dores lombares, 334
        no acidente vascular cerebral, 246
        no câncer de cólon e reto, 423

no câncer de mama, 410
no câncer de próstata, 416
no diabetes melito tipo 1, 270
no HIV/Aids, 430
no infarto agudo do miocárdio, 216
no transplante do coração, 233
nos distúrbios da tireoide, 321
de preensão manual, análise da vasodilatação e da atividade autonômica simpática em resposta ao, *116*
de "sentar e levantar", 246
do assoalho pélvico, 415
efeitos colaterais, **199**
em ambiente aquático, 65, 178, 191
na asma, 389
na caquexia, 328
na cefaleia, 255
na depressão, 263
na doença hepática gordurosa não alcoólica, 309
na doença isquêmica do coração, 206
na epilepsia, 375
na fibromialgia, 367
na hipertensão arterial sistêmica, 198
na insuficiência cardíaca, 224
na obesidade na infância e na adolescência, 284
na obesidade no adulto, 293
na osteoartrite, 358
na osteoporose, 343
na paralisia cerebral, 382
na síndrome pós-poliomielite, 191
nas dores lombares, 334
nas dislipidemias, 276
no acidente vascular cerebral, 246
no câncer de cólon e reto, 423
no câncer de mama, 410
no câncer de próstata, 416
no diabetes melito tipo 1, 270
no HIV/Aids, 431
no infarto agudo do miocárdio, 216
no transplante do coração, 233
nos distúrbios da tireoide, 322
em *running wheels*, 52
físico
análise genômica em larga escala e, 117
benefícios do, 170
considerações especiais para a prescrição de, **180-182**
efeito antidepressivo do, 259
efeitos colaterais, **207**
em casa, programas de, 12
em grupo, programa de, 14
impacto do, 44
interferências farmacológicas na resposta ao, **207**
na síndrome pós-poliomielite, 188
para prevenção de quedas, 344
prescrição de, 3
princípios para, 5
princípios para a prescrição
adaptação, 6
continuidade, 9
especificidade, 9
individualidade biológica, 5
interdependência volume--intensidade, 8
sobrecarga, 7
recomendações práticas para a prescrição de, **200, 201**
regular, efeitos do, *452*
sessão de, componentes da, 4
principais interferências farmacológicas na resposta, **199**
Expressão de proteínas contráteis, modificações no perfil de, 50
Extrassístoles ventriculares, 91
frequentes, *92*

F

Facilitação neuromuscular proprioceptiva (FNP), 55, 56
Fadiga
induzida por alongamento, 56
muscular, cuidados na prescrição de exercícios físicos, **353**
Fármaco(s)
absorção de, 105
biodisponibilidade, 106
broncodilatadores, 108
difusão, 105
distribuição, 105
eliminação dos, 106
endocitose, 105
exocitose, 105
inotrópicos, 107
efeitos adversos, 108
mecanismo de ação, 107
metabolismo, 106
que alteram as respostas fisiológicas de repouso, de esforço e de pós-esforço, 107
transporte ativo, 105
transporte passivo, 105
vias de administração, 104

vias de administração, absorção e distribuição pelos tecidos e vias de excreção de, *104*
Farmacocinética, 103
Farmacologia, 103
Fator
  de crescimento vascular endotelial A, 49
  neutrófico derivado do cérebro, 112
Femproporex, 291
Fenobarbital, 372
Fenótipos cardiovasculares, 114
Fentanil, 109
Fibra(s)
  com o treinamento, conversão do tipo de, 42
  diversidade dos tipos de, 31
  muscular
    características morfológicas e eletrofisiológicas das, **34**
    classificação dos tipos de, **32**
    origem dos diferentes tipos de, 34
    tipos de, *46*
Fibrilação atrial, 92, *92*, 93
Fibromialgia, 363
  fisiopatologia, 364
  influência na prescrição de exercícios físicos, 365
  prescrição de exercícios físicos, 365
    considerações para, **367**
  prevalência, 363
  terapia medicamentosa, 364
Fibromyalgia Impact Questionnaire, 365
Fibrose pulmonar idiopática, 401
  fisiopatologia, 401
  prescrição de exercícios físicos, 403
    considerações para, **405**
  prevalência, 401
  resposta ao exercício físico, efeitos colaterais e efeitos farmacológicos sobre, **405**
  terapia medicamentosa, 402
Fitoestrogênios, 341
Flexibilidade, 55
Flutter, **93**
Força, 76
  braços de momento para a força, **77**
  contrátil, 56
  de empuxo, ação da, **66**
  de reação do solo, 71
    em exercícios aquáticos, 70
      no pé de um indivíduo durante a fase final de contato, 76

  de resistência, 67
    ação da, *67*
  efeito de rotação criado por, 77
  ganho induzido pelos exercícios com pesos, 36
  mecanismos de perda induzidos por alongamento, 56
  muscular, 153
    contribuições para o movimento, 79
    geração de, 80
    potencial de, 82
Fosfofrutoquinase-1 (PFK-1), 154
Fragilidade, cuidados de prescrição de exercícios físicos, **346**
Fragmentação nas fibras musculares, *38*
Fraqueza muscular
  cuidados de prescrição de exercícios físicos, **330**
  dos membros, cuidados na prescrição de exercícios físicos, **249**
Fratura
  por fragilidade, 344
  recente, cuidados de prescrição de exercícios físicos, **346**
  vertebral osteoporótica, 339
Função física, 161
  classificação da, 161
  nível de, **162**

G

Gasto energético diário, 290
Gene eNOS, 115
  esquema representativo, *115*
Genética, 111
Genoma humano, 112
Gestantes, cuidados de prescrição de exercícios físicos, **338**
Get Active Questionnaire, 341
Glicose transporte de, 47
GLUT4, expressão de, 48
Goniometria, 283
gp120, 428

H

Habituação, 7
Hemiplegia, cuidados na prescrição de exercícios físicos, **383**
Herceptin, 408
Hérnia de disco, cuidados de prescrição de exercícios físicos, **338**
Hidroginástica, 68
  índice de esforço percebido correspondente a diferentes intensidades de treinamento na, *70*

Hidroterapia, protocolo de tratamento na, 192
Hipercolesterolemia, 203
Hiperlipidemia, 274
 cuidados na prescrição de exercícios físicos, **279**
Hiperplasia
 musculares, 38
 nas fibras musculares, *38*
Hiper-reatividade ao esforço, cuidados na prescrição de exercícios, **201**
Hipertensão
 arterial, cuidados na prescrição de exercícios físicos, **236, 249, 296**
 arterial sistêmica, 195
  exercício físico
   prescrição de, recomendações, 200
   resposta ao exercício, efeitos colaterais e interferências farmacológicas na, **199**
  fisiopatologia, 195
  panorama mundial da, 195
  prescrição de exercícios físicos, 197
  prevalência, 195
  terapia medicamentosa, 196
 cuidados na prescrição de exercício físico, **209**
 pulmonar, cuidados na prescrição de exercícios físicos, **405**
Hipertrofia(s), 37
 musculares, 38
 septal, *89*
 ventricular adaptativa, 88
 ventricular direita, 90
 ventricular não adaptativa, 88
Hiperventilação voluntária, cuidados na prescrição de exercícios físicos, **378**
Hipoglicemia, cuidados na prescrição de exercícios físicos, **378**
Hipotensão, cuidados de prescrição de exercícios físicos, **318**
Hipotensão postural, cuidados na prescrição de exercício físico, **209, 249**
Hipótese monoaminérgica, 260
Hipotireoidismo, 319
Hipoxemia, cuidados na prescrição de exercícios físicos, **405**
Hipóxia
 cuidados na prescrição de exercícios físicos, **378**
 gerada na musculatura esquelética, 126

HIV (vírus da imunodeficiência humana), 427
HIV/Aids, 427
 fisiopatologia, 428
 interferência na prescrição de exercícios físicos, 429
 prescrição de exercícios físicos, 429
  considerações, **431**
  recomendações, **432**
  resposta ao exercício físico, efeitos colaterais e interferências farmacológicas na, **433-437**
 prevalência, 427
 terapia medicamentosa, 428
Homing, 126
 mecanismos de, *126*
Hormônios peptídeos e análogos, 110

I

Idosos, cuidados na prescrição de exercício físico, **209, 338**
IGF-1, importância da via, 40
Iinflamm-aging, 163
Imunossenescência, 163, 169
Incapacidade, 159
Índice
 de adiposidade hepática, 307
 de Cornell, 88
 de Lewis, 88
 de massa corporal, tendência mundial de níveis elevados de, 281
Individualidade biológica, 5
Indivíduo *fit and fat*, 309
Indução enzimática, 106
Inervação cruzada, representação do experimento de, *35*
Infarto
 agudo do miocárdio, 211
 exercício físico, prescrição de, recomendações, **218**
 fisiopatologia, 212
 interferência na prescrição de exercícios físicos, 213
 prescrição de exercícios físicos, 214
 prevalência, 211
 resposta ao exercício físico, efeitos colaterais e interferências farmacológicas na, **217**
 terapia medicamentosa, 213

Infecção(ões)
    cuidados de prescrição de exercícios físicos, **330**
    elevado risco de, prescrição de exercícios físicos na, **411**
Inflamação(ões)
    cuidados na prescrição de exercícios físicos, **359**
    neurogênica, 252
Inflamm-aging, 170
Infradesnivelamento do segmento ST, 97
Inibidor(es)
    da beta-hidroxi-beta-metilglutaril-CoA, 314
    da calcineurina, 231
    da TOR, 231
Instabilidade
    articular, cuidados na prescrição de exercícios físicos, **359**
    postural, cuidados na prescrição de exercícios físicos, **353**
Insuficiência
    cardíaca, 221
        descompensada, cuidados na prescrição de exercícios físicos, **277**
        fisiopatologia, 221
        prescrição de exercícios físicos, 223
        prevalência, 221
        resposta ao exercício físico, efeitos colaterais e principais interferências farmacológicas, **226**
        terapia medicamentosa, ???
    renal crônica, 313
        fisiopatologia, 313
        interferência na prescrição de exercícios físicos, 314
        prescrição de exercícios físicos, 315
        recomendações, **317, 318**
        prevalência, 313
        resposta ao exercício físico, efeitos colaterais e interferências farmacológicas na, **318**
        terapia medicamentosa, 314
Insulina, 268
Intenção comportamental, 135
Interdependência volume-intensidade, 5
Intervalo QT longo, 99, 99
Inventário
    de Ansiedade Traço-Estado, 365
    de Depressão de Beck, 365

Iodo, 319
Ioga, 63
Isoflavonas de soja, 341
Isquemia
    crítica de membro inferior, 237
        cuidados na prescrição de exercícios, **242**
    do miocárdio
        ao esforço, 97, 98
        cuidados na prescrição de exercícios físicos, **227**
        prescrição de exercícios físicos, considerações, **444**

J

Jejum, cuidados na prescrição de exercícios físicos, **287**
Juventude, amplitude de movimento e, 59

L

Laboratório de biomecânica, 74
Lactato desidrogenase (LDH), 154
Lei
    da aceleração, 78
    da inércia, 77
    de ação-reação, 78
    de movimento de Newton, 77
    osso-osso nas articulações, 79
Leptina, 282
Lesão(ões)
    agudas como de esforços repetitivos, 158
    aterosclerótica, estágios de evolução da, 204
    central, cuidados na prescrição de exercícios físicos, **383**
    em chicote, 364
    musculoesquelética, 301
    ortopédica, cuidados na prescrição de exercícios físicos, **296**
Leucemia, fator inibitório da, 132
Levotiroxina, 320
Limiar(es)
    anaeróbico, 23
    ventilatório, determinação dos, 23
Linfedemia, 327
Lipídeos sanguíneos, 273
Lipodistrofia, 427
Lipogênese hepática, 306
Lombalgia, 331
    mecânico-postural, 322
Lúpus eritematoso sistêmico, 439
    fisiopatologia, 440
    interferência na prescrição de exercícios físicos, 440

prescrição de exercícios
    físicos, 440
    considerações, **444**
    recomendações, **443**
    prevalência, 440
    resposta ao exercício físico, efeitos
        colaterais e interferências
        farmacológicas, **442**
    terapia medicamentosa, 440

M

Manobra de Valsalva, cuidados
    na prescrição de exercícios
    físicos, **378**
Marcha
    análise da, 75
    de um indivíduo com acidente
        vascular cerebral,
        características temporoespaciais
        da, *83*
Massa
    de tecido adiposo
        excesso de, 281
        marrom, 282
    muscular
        controle muscular da, 40
        perda associada a doença renal
            crônica, 313
Mazindol, 291
Mecanismo de adaptação, integração
    dos, 52
Medicamento(s)
    cuidados na prescrição
        de exercícios físicos, **265**
    que altera a função cardíaca,
        cuidados na prescrição
        de exercícios físicos, **296**
    utilização de, cuidados na
        prescrição de exercícios
        físicos, **219**
Medicina baseada em evidências, 142
Medidas antropométricas, 307
Medula óssea, 122
Membro(s)
    dominante, amplitude de
        movimento e, 59
    inferiores, eletromiografia
        dos músculos dos, *81*
Metástase óssea, prescrição
    de exercícios físicos,
    considerações para, **411**
Metformina, 299, 306
Mialgia, 409
Microarray, tecnologia de, 114
Microvasculite, 231

Migrânea, 251
    cuidados na prescrição de
        exercícios físicos, **258**
    e cefaleia, cuidados na prescrição
        de exercícios físicos, **258**
Miosina, 79
    de cadeia pesada, 44
Miosina ATPase, cortes histológicos do
    músculo sóleo de rato submetidos
    à reação histoquímica de, *32*
Miosite aguda, prescrição de exercícios
    físicos, considerações, **444**
Mixedema, 320
Mobilidade humana, função da, 73
Modificações estruturais e fisiológicas
    proporções corporais, 151
    tamanho corporal, 151
    tecido adiposo, 152
    tecido muscular esquelético, 152
    tecido ósseo, 152
Morfina, 109
Motoneurônio, 33
Mudança
    de comportamento para aderência
        à atividade física
        adoção e manutenção, 137
        autoconsciência, 133
        planejamento, 135
        prontidão para, 134
Músculo
    esquelético, 31
        cores, 31
        mecanismos de adaptação no, 43
    propriedades mecânicas do, 81
    sóleo de rato submetidos à reação
        histoquímica de miosina
        ATPase, cortes histológicos
        do, *32*
    tibial anterior pós-reação
        histoquímica por succinato
        desidrogenase, *33*

N

Narcóticos, 109
Náuseas, cuidados de prescrição
    de exercícios físicos, **330**
Neuropatia
    autonômica, cuidados na prescrição
        de exercícios, **272, 318**
    periférica
        cuidados na prescrição
            de exercícios, **272**
        prescrição de exercícios físicos
            na, **411**
Neuropeptídeo Y, 282
Nintedanibe, 402

Nível
   de certeza para exercícios
      aeróbicos, com pesos, de
      flexibilidade e aquáticos de
      acordo com a condição/
      doença, 449-452
   de evidência para exercícios
      aeróbicos, com pesos, de
      flexibilidade e aquáticos
      de acordo com condição/
      doença, 445-448
   de recomendação para exercícios
      aeróbicos, com pesos, de
      flexibilidade e aquáticos
      de acordo com a condição/
      doença, 453-456
Norepinefrina, 364

O

Obesidade, 291
   cuidados na prescrição de
      exercícios físicos, **359**
   na infância e na adolescência, 281
   fisiopatologia, 281
   interferência na prescrição
      de exercícios físicos, 282
   prescrição de exercício
      físico, 283
      efeitos colaterais e
         interferências
         farmacológicas na, **285**
      recomendações para, **286-287**
   terapia medicamentosa, 282
   no adulto, 289
      fisiopatologia, 290
      interferência na prescrição
         de exercícios físicos, 291
      prescrição de exercícios
         físicos, 291
         recomendações para, **295-296**
      prevalência, 289
      resposta ao exercício
         físico, efeitos colaterais
         e interferências
         farmacológicas na, **294**
      terapia medicamentosa, 290
Objetivo
   de curto e longo prazo, **136**
   estratégias de alcance de, **136**
Onda
   F típicas de fibrilação atrial, 924
   Q patológicas, 94, 95
   T
      inversão da, 90, 98
      invertidas, 91

Orlistate, 282
Orquiectomia, 414
Osteoartrite, 355
   interferência na prescrição
      de exercícios físicos, 356
   prescrição de exercícios
      físicos, 357
      considerações para, 359
      recomendações para, **362**
   prevalência, 355
   resposta ao exercício físico, efeitos
      colaterais e interferências
      farmacológicas na, **360, 361**
   terapia medicamentosa, 356
Osteoartrose, cuidados na prescrição
   de exercícios físicos, **367**
Osteopenia, cuidados de prescrição
   de exercícios físicos, **330**
Osteoporose, 339
   fisiopatologia, 340
   interferência na prescrição
      de exercícios físicos, 341
   prescrição de exercícios físicos
      considerações para, **346**
      recomendações, **345**
   prescrição de exercícios físicos,
      341, **411**
   prevalência, 339
   resposta ao exercício físico, efeitos
      colaterais e interferências
      farmacológicas na, **344**
   terapia medicamentosa, 340
Overuse, 158
Óxido nítrico, 114

P

Padrão
   de Brugada, 96, *96*
   strain em precordiais direitas, 90
Paralisia cerebral, 379
   fisiopatologia, 379
   interferência na prescrição
      de exercícios físicos, 380
   prescrição de exercícios
      físicos, 381
         considerações para, **383**
   prevalência, 379
   resposta ao exercício físico, efeitos
      colaterais e interferências
      farmacológicas na, **383**
   terapia medicamentosa, 380
Penumbra, 244
Percepção subjetiva de esforço, 283
PGC-1-alfa na regulação de proteínas
   mitocondriais, 48

Pirfenidona, 402
Placas ateromatosas, 274
Plasticidade neuromuscular aplicada aos exercícios com pesos, 31
Polimorfismos genéticos, 114
Poliomielite, 185
  paralítica, 185
Ponto de compensação respiratória, 25
Pós-púbere, 150
Pós-transplante < 1 ano, cuidados na prescrição de exercícios físicos, **236**
Post-Sleep Inventory, 365
Potência
  aeróbica, 153
  anaeróbica, 154
Pré-excitação ventricular, 93
  simulando bloqueio de ramo esquerdo, *94*
Preocupação, 144
Pré-púbere, 150
Pressão(ões)
  arterial
    cuidados na prescrição de exercícios físicos, **227, 304**
    nível inicial da, cuidados na prescrição de exercícios, **201**
  expiratória de dióxido de carbono ao final
    comportamento durante protocolo do tipo rampa em esteira ergométrica, *24*
  expiratórias finais, 22
  hidrostática, 65
    ação da, 66
Privação do sono, cuidados na prescrição de exercícios físicos, **378**
Problema(s)
  cardíacos, cuidados na prescrição de exercícios físicos, **378**
  neurológico, cuidados na prescrição de exercícios físicos, **236**
  ortopédico, cuidados na prescrição de exercícios físicos, **236**
Processo de crescimento e maturação, modificações no, 150
Programa
  de exercício físico
    em casa, 12
    em grupo, 14
  de reeducação postural para a coluna, 336
Proteína(s)
  contráteis, modificações no perfil de expressão de, 50
  desacopladoras, 282
  translocase de ácidos graxos, 49
Protocolos, 17
PSA (antígeno prostático específico), 414
Psico-oncologia, 144
Pulso de oxigênio, 19

Q

Qigong, 284
Quedas, cuidados na prescrição de exercícios físicos, **353**
Questionário de dor McGill, 186, 365

R

Razão
  da troca respiratória, 21
    durante protocolo do tipo rampa na esteira ergométrica, comportamento da, *21*
    percentual na oxidação dos substratos energéticos analisados pela, **21**
Reabilitação
  aquática, 191
  física, objetivos da, 243
Recuperação após o exercício, cuidados na prescrição de exercícios físicos, **378**
Reflexo-H, 380
Reinervação
  cardíaca após o transplante, 232
  parcial de fibras simpática e parassimpática, 230
Relação força-comprimento, 56
Relaxamento
  alongamento para, 62
  em piscina aquecida, 191
Remodelação
  biopsicossociocomportamental associada ao envelhecimento, 163
  da função endócrina, 165
Repolarização
  alterada para afrodescendentes, *98*
  alterada para caucasianos, *98*
  ventricular precoce, 89, *89*
RER, comportamentos do, 29
Resistência à insulina, 298
Respiração, 168
  de Kussmaul, 268
Resposta(s)
  glicêmica, cuidados na prescrição de exercícios, **272, 296, 304, 318**
  metabólicas, 154
Restrição calórica com exercício físico, combinação de, 308

Rigidez
   do tendão, alterações na, 56
   tendínea, 57
Ritmo
   cardíaco, alterações do, 86
   sinusal competindo com ritmo juncional, *101*

S

Sarcopenia, 347
   exercício físico, efeitos colaterais e efeitos farmacológicos sobre a, **353**
   fisiopatologia, 348
   interferência na prescrição de exercícios físicos, 349
   prescrição de exercícios físicos, 349
      considerações, **353**
      recomendações, **352**
   prevalência, 347
   terapia medicamentosa, 348
Saúde dos idosos, 160
Segmento ST, infradesnivelamento do, 97
Sensação de impossibilidade de ser ajudado, 144
Serotonina, 364
Shear stress, 49
Sibutramina, 282, 291
Síndrome
   da fragilidade, 161
   de Wolff-Parkinson-White, 93
   do QT longo, 99
   metabólica, 297
      considerações para, **304**
      fisiopatologia, 297
      interferência na prescrição de exercícios físicos, 299
      prescrição de exercícios físicos, 299
      recomendações para, **302-303**
      prevalência, 297
      resposta ao exercício físico, efeitos colaterais e interferências farmacológicas na, **301**
      terapia medicamentosa, 298
   pós-poliomielite, 185
      prescrição de exercícios físicos, fundamentos para, 186
Sobrecarga, 7
   atrial, 89
   de múltiplas câmaras, *90*
   ventricular esquerda, 87, *88*

Sono
   má qualidade de, 187
   padrão na fibromialgia, 365
Succinato desidrogenase, corte histológico de músculo tibial anterior pós-reação histoquímica por, *33*
Superidosos, 164

T

Tabular numérico obtido do teste cardiopulmonar de exercício realizado em indivíduo sedentário, **26**
Tai chi, 284
Taquicardia atrial intermitente, 91
Taxa
   de filtração glomerular, 167
   metabólica basal, 290
Tecido
   adiposo, 152
   muscular esquelético, 152
   ósseo, 152
Temperatura, condições adversas de, cuidados na prescrição de exercício, **201**
Tendinite, cuidados na prescrição de exercícios físicos, **367**
Tenofovir, 429
Tenofovir alafenamida, 429
Terapia
   antirretroviral combinada, 427
   antirretroviral de alta eficácia, 428
   com exercício, eficácia da, 189
   comportamental cognitiva, 189
   estrogênica combinada com exercícios, 341
   medicamentosa, objetivo, 103
Teriparatida, 341
Termocondutibilidade da água, 65
Teste
   cardiopulmonar de exercício, 18
      na avaliação das adaptações fisiológicas decorrentes de treinamento físico aeróbico, 27, 29
      estudo de caso, 29
      na prescrição do treinamento físico aeróbico, 27
      parâmetros determinados pelo, 18
      realizado em indivíduo sedentário, gráficos plotados a partir de dados numéricos obtidos do, *25*
   de esforço, cuidados na prescrição de exercícios físicos, **219**

de esforço físico, 18
de esforço positivo para isquemia ou arritmia cardíaca, cuidados na prescrição de exercícios físicos, **219**
de esforço proscrito, cuidados na prescrição de exercícios físicos, **227**
de esforço submáximo, 421
de sentar e alcançar, 283
de uma repetição máxima, 283, 341
Tetrageminismo ventricular monomórfico, 92
Tiazolidinedionas, 306
Tireoide, 319
Tireotoxicose da doença de Graves, 320
Tirosina, 319
Tiroxina sintética, 320
Torsade de pointes, 99
Transplante de coração, 229
  fisiopatologia, 230
  prescrição de exercícios físicos, 232
    recomendações, **235**
  prevalência, 230
  resposta ao exercício físico, efeitos colaterais e interferências farmacológicas em, **234**
  terapia imunossupressora após, 230
  terapia medicamentosa, 231
Transportador de serotonina, 112
Treinamento
  aeróbico e com pesos, 156
  físico
    adaptações cardiorrespiratórias e metabólicas induzidas pelo, **28**
    controle de intensidade do, **27**
  físico aeróbico
    efeito de 12 semanas de, **30**
    regular, 123
Tríade do atleta adolescente, 158
Triptanos, 252
Tristeza, 259
Trombose venosa profunda, medicação profilática, 245
Tumores colorretais, 420

U

Unidade
  motora
    recrutamento das, 34
    representação de, *33*
  muscular, características morfológicas e eletrofisiológicas das, **34**

V

VE/VO_2, comportamentos do, 29
Venlafaxina, 291
Via
  inalatória, 104
  intramuscular, 104
  intravenosa, 104
  oral, 104
  proteolítica, ativação de, 51
  retal, 104
  subcutânea, 104
  sublingual, 104
Volta à calma, 4

W

Watsu, 191
Western blot, densitometria, *123*